スキル外来手術アトラス
Atlas of Skill Office Surgery

《改題 第3版》

―すべての外科系医師に必要な 美しく治すための基本手技―

著

いちだクリニック院長
市田正成

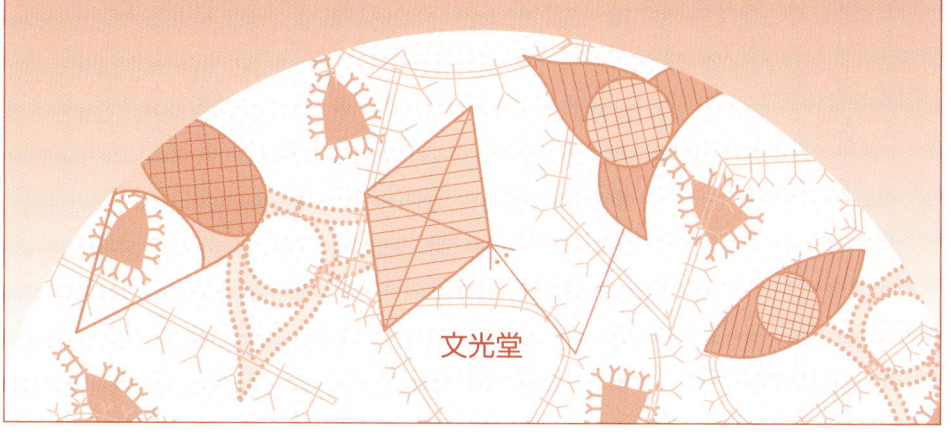

文光堂

[改訂履歴]
1988年5月	実地医家のための外来小手術アトラス	第1版第1刷発行
1997年10月	実地医家のための外来手術アトラス(改題)	第1版(第2版)第1刷発行
2006年4月	スキル外来手術アトラス(改題)	第3版第1刷発行

改訂第3版の序文

　1988年に本書の初版として，「実地医家のための外来小手術アトラス」が世に出てから，もう18年という年月が経つ．私は大学での教育職を断念して，市井の一形成外科医として生きて行くことを決意して，はや四半世紀が経った．私の専門分野である形成外科，美容外科は，開業してからのほうが手術件数が俄然多くなるという，他の外科系診療科では考えられない，唯一特殊な診療科である．おかげで外来手術で可能な手術に関しては，大学病院や総合病院などの施設の病院の形成外科医よりもずっと多くの手術症例を経験することができ，現在もまだそれが続いている．

　そこで今回の改訂では，イラストによる解説だけでなく，実際の症例をできるだけ各章のなかに供覧することにした．それによって，読者にその手術法が間違いのないものとの確信をインプットできればと思う．そして，その症例の術前と手術，そしてさらに術後経過を見て頂き，「早く治す」だけでなく，本書が目指すところの「美しく治す」ための参考にして頂きたいと願う次第である．

　大学病院や総合病院では，その大きい組織ゆえに，今なお患者よりも医者の方が立場が上というイメージがある．それゆえ患者は不満があってもよほどの落ち度がない限り，ストレートにクレームをいうことはない．しかし，著者のような第一線のクリニックでは，患者は対等の立場でものをいう傾向にあり，少しでも気に入らなければ不満をいう．そしてちゃんとした結果を出して初めて，患者の方から敬意を払ってもらえることになる．そこでようやく患者よりも立場が少しだけ上位になるわけである．

　そういう状況下で，20年あまりの歳月を過ごして来た著者は，今振り返って考えて見ても，患者が患者を呼ぶ，つまり口コミで患者が集まるようになるには10年以上の年月を要した．

　本書のタイトルに，今回「スキル」という冠をつけさせて頂いたのは，著者が現在手掛けている「スキル美容外科手術アトラス」と，タイトルを統一させる意味もあるが，"skill"とは，「習練により得られる，特に巧妙な特殊技能」という意味であり，"technique"よりも深い意味があるところが，著者の目指す主旨に合致していると思うからである．

　しかし，supplementの随所に書いたように，本書ではこれから立派な外科系医師，形成外科医をめざすレジデントの先生方のみならず，今なお自分の進路に迷っている先生方，さらには，形成外科的にはどうするのが正しいのかということを改めて知りたい外科系の先生方へ，心からの激励のメッセージを含めて書かせて頂いたつもりである．

　著者が今もそうしているように，1例1例を大切に精魂込めて取り組んで頂きたいと願う．そして手術は抜糸がすめばおしまいではなく，少なくとも1ヵ月後，できれば術後2, 3ヵ月まではフォローして観察して見て頂きたい．そこでようやく見えて来るものがあるはずである．

そこで初めて価値ある納得と反省ができるのである．「手術1症例の十分な考察は，10例の経験に匹敵する価値がある」と著者は確信する．

　本書を手に取るご縁を頂いた先生方すべての，今後の精進とご発展を心より願っている．

　最後に，著者のわがままな企画に従って，新刊と変わらないほど大変な，改訂版作りを承諾頂き，アドバイスを頂いた文光堂の浅井照夫顧問と企画部の鈴木祥子氏と，そして膨大な時間を本書の完成につぎ込んで下さったスタッフ諸氏に深く感謝申し上げる次第である．

2006年3月9日

市　田　正　成

推薦のことば

　市田正成先生と知り合ったのは，氏が未だ北里大学にて形成外科を修得しておられた頃である．もう10年近くにもなる．氏は誠に器用で，右でも左でも自由に動かし得るし，手紙なども左右の手で同じように書き得るのには驚く．かつてアメリカの形成外科医にByarsという人がいたが，彼は左右の手を同じように使えた．私は2回ぐらいしか，彼の手術を見ていないが，見る人はその器用さと手術のスピードの速いのに驚かない人はいなかった．

　市田先生もByarsと同じ器用さをもっている．

　この度，「実地医家のための外来小手術アトラス」を書かれたが，その内容を拝見して，この推薦のことばを書かせて貰う気になった．

　基礎編では，そこに現れている治したいものに対して，創および創痕の方向からどのような術式をとるべきかから説き起こし，ついで，創および創痕の縫合を細かく，自ら画かれた図をもって説明しており，またZ-形成術，W-形成術についての応用にも言及している．

　実際編においては，日常よく出会う創痕，小腫瘍，手指，足部の変形や外傷などに対しての対応の仕方を一つ一つ丁寧な図とその説明によって解説している．これは，未だこの種の解説本にはなかった点で，実地医家としては，こんな場合はどう，あんな症例にはこんな方法をとるべきかを誤りなく教授している点で極めて優れている．また，手指，足部の変化に対しても極めて適切なアドバイスを，図と説明をもって丁寧に，わかりやすく説いているところなどは，実地医家にとっては，正に神の救いの手として役に立つと信じる．われわれは長年診療の第一線に立って働いていたが，本書の示すような初期治療を受けて，外来を訪れた患者さんを見ることはまれであった．

　この意味で，第一線に立つ実地医家が本書を日常診療机の上におき，患者を処置するにあたって，参考とされることを希望するものである．

昭和63年4月

大 森 清 一
東京警察病院名誉院長
日本美容外科学会名誉会長
国際美容外科学会 Board of Trustee

序　文

　現在は手術で「治す」だけでなく，「美しく治す」時代である．交通事故や労働災害で運び込まれた患者の外傷でも皮膚に切開を加える必要が生じた時，外科医は神経を使うものである．皮切の方向や位置で後の外観が大きく変わることを経験しているだけに慎重にならざるを得ない．今回，市田先生が書いたこの本はアトラスであり，このような時に一見するのに便利である．座右に置いて普段の診療のあい間に気楽に目を通して，外来で手をつけることのできる形成外科の手術を思い浮かべるのも楽しいのではないかと思う．

　私と市田先生は，京都府立医科大学の諸富武文教授の下で整形外科教室の形成外科研究班の仕事をしていた．顔面や手，下肢の熱傷や外傷，先天性奇形あるいは熱傷後の瘢痕拘縮や瘢痕醜形の治療を担当していた．昭和37年において，すでに諸富教授は皮膚縫合に大変厳しかった．当時，一般に縫合は強く締め付けておく場合が多かったが，われわれの教室では縫合の痕跡が醜く残らないようにそっと寄せておくよう指導された．

　この教室で市田先生は厳しく鍛えられ，天性としか考えられない器用さで腕を上げ，自ら求めて関連病院に出張して多くの症例を経験し，また北里大学形成外科の塩谷信幸教授の下へ国内留学して，一流の形成外科を自分のものにしたのである．

　このアトラスに描かれている術式は他の教科書からの寄せ集めでなく，彼自身の経験の裏づけのあるものであり，良い術式を厳選して掲載している．そしてその手術の大切なポイントや陥りやすいピットホールについてはコメントがついていて，長年の経験が凝縮して詰められている．この得がたい本が出版されたことを心から嬉しく思っている．

　第一線病院の優秀な外科医の手術の機会が減少しつつある時に，この本が外来で可能な形成手術を呈示し，外科医としての術後のあの嬉しい感動の機会を増やすことに役立ててもらえば著者も大いに喜ぶことと思う．

昭和63年4月

井上　四郎
朝日大学附属村上記念病院
整形外科教授

著者第 1 版序文

　私は現在，形成外科医としてクリニックを持ち，毎日診療に携わっているが，仕事の性格上，瘢痕の二次修正の手術も多い．そんな時，最初の手術にあたった医師がもう少し丁寧な処置を心掛けていれば，これほどの変形や瘢痕拘縮はきたさなかったであろうと思われるケースも少なくない．

　私は整形外科医としてスタートしたが，植皮術の権威であり形成外科にも造詣の深かった諸富武文教授に師事したことが，後に形成外科医へと転進する運命の緒となった．事実私は入局するまで形成外科の何たるかを全く知らなかったのである．7年の間に完全に形成外科に魅せられ，その結果北里大学の塩谷信幸教授の門を叩くことになったが，私の経験から，第一線で創傷の処置にあたる外科系の医師で，形成外科的知識の必要を感じている人は意外に多いということがわかっていた．

　そこで，形成外科の基礎知識と基本的な手技を，広く外科系の医師に，見てすぐ応用できるアトラスを書くことを思い立ったわけである．

　本書はタイトルに「外来の小手術」としたように，私がこれまで約20年間の経験から，日常よく見かける症例で，外来手術としてでき得る範囲のものの解説を目的とした．

　また基礎編では，形成外科の基礎知識を中心にできるだけ簡潔にまとめた．多くの手術書は，オーソドックスな手術法の解説にとどまっているものが多いが，本書ではできる限り実際的な症例を解説することに努めた．加えて，実際の症例に対して，どのような手術方法があるかを考え，それぞれの手術結果についてまで詳しく解説した．また手術のステップごとに，キーポイントがわかるように説明した．図は本職の画家に任せると，美しいとはいえ，細部に誤りが生じることが多いので，本書では全て私が描かせて頂いた．少々稚拙ではあるが，手術の要所要所は，たとえば縫合糸のかけ方1本1本にまで，その縫合幅や数も実際の手術と同様に気を配り，また縫合糸の適当な太さまで記しておいた．初心者の方には，その辺りまで注意して参考にして頂けたら幸いである．

　なお本書の出版にあたり，御理解を賜り，終始お世話になった，文光堂浅井宏祐社長および室町良平氏に深く感謝の意を表する次第である．

昭和63年4月

市田　正成

目次

1 基礎編

第1章 手術器具 … 2
- A．よりよい手術ができるために … 2
- B．主なる手術器具 … 2
- Supplement 1 繊細な手術は精密な手術器械から … 6
- Supplement 2 レジデントへの提言！ … 7

第2章 局所麻酔術 … 8
- A．全身状態に対する注意 … 8
- B．局所麻酔剤 … 9
- C．注射法の要点 … 10
- D．局所麻酔注射の実際 … 11
- E．神経ブロック … 12
- F．静脈内局所麻酔法（特殊な伝達麻酔） … 13
- Supplement 1 痛みを感じる層があることを認識せよ … 15
- Supplement 2 注射針を曲げて使うのもコロンブスのたまご … 16

第3章 atraumatic techniqueとは … 17
- A．atraumatic techniqueの概念 … 17
- B．組織に対するtraumaの要因 … 17
- C．メスの使用法 … 19
- D．ピンセットの使用法 … 19
- E．スキンフックの使用法 … 20
- Supplement 1 患者に注射器を見せるな … 21

第4章 縫合術の基本 … 22
- A．皮膚縫合法 … 22
- B．真皮縫合法 … 26
- C．筋肉および筋膜縫合法 … 33
- D．腱縫合法 … 34
- Supplement 1 たかが皮膚縫合，されど皮膚縫合 … 34
- Supplement 2 仕事をしやすい「手場」を作れるのも実力の内 … 35

第5章 皮膚外傷処置の基本 … 36
- A．外傷処置の3原則 … 36
- B．創の種類と縫合法 … 37
- Supplement 1 外傷処置は今でも胸が躍る … 42

第6章 皮膚切開線の基本 … 43
- A．皮切線を決める基本ルール … 43

目次　ix

43	B．顔面の皮切線と縫合線
45	C．四肢の皮切線と縫合線
46	D．軀幹の皮切線と縫合線
47	Supplement　1　市つぁんに見せてやりたいよ
48	Supplement　2　自分の手は2つと決めてかかるな，指は10本あるのだから

49　第7章　皮膚欠損処理の基本

49	A．皮膚欠損処理の基本ルール
49	B．皮膚欠損の4つの基本形と修復法
56	Supplement　1　助手を使いこなせるのも実力の内

57　第8章　皮弁形成術の基本

57	A．皮弁形成術の種類
58	B．皮弁作成のための基本的手順とルール
59	C．advancement flap（伸展皮弁）
61	D．rotation flap（回転皮弁）
62	E．transposition flap（横転皮弁）
62	F．distant flap（遠隔皮弁）
65	G．delayed flap法（皮弁遅延法）その意義と実際
67	Supplement　1　皮弁形成術こそ形成外科医の本領発揮手術
67	Supplement　2　外科医は皮弁の血行にうとい

68　第9章　瘢痕形成術の基本

68	A．単純縫縮術
70	B．連続縫縮術
70	C．tissue expander法
70	D．Z-形成術
73	E．W-形成術
79	F．局所皮弁法
79	G．dog earの修正法
84	Supplement　1　線状瘢痕はどんな形状がよりきれいか

85　第10章　遊離皮膚移植術の基本

85	A．遊離植皮術の基本
86	B．遊離植皮術の生着メカニズム
87	C．植皮法の選択（全層か分層か）と採皮部の選択
89	D．植皮片の採取方針
93	E．植皮片の穿孔処理
93	F．植皮部の準備
94	G．植皮片の縫合法
98	H．植皮後のdressingと安静
98	I．植皮術後の処置の仕方
103	J．植皮皮片とカラーマッチ
103	K．植皮術の要点のまとめ
104	Supplement　1　手術中に"mistake words"は禁句，トラブルのもとになる

105	**第11章　縫合材料**
105	A．縫合糸の材質
106	B．縫合糸の線維
106	C．縫合糸の選択の実際
107	Supplement　1　ナイロン糸で縫えばよいというものではない
108	Supplement　2　手術がうまいと言われる人の共通点
109	**第12章　dressingと固定法**
109	A．dressingの目的
110	B．dressingの方法
111	C．副子固定法
112	Supplement　1　外科医は「森も観ながら木を観る」習慣をつけるべし
113	**第13章　術後ケアおよびケロイド対策**
113	A．術後ケア
115	B．ケロイドの治療

実際編
119

120	**第1章　頭部**
120	A．外傷
120	ケース1　頭部挫創
121	B．瘢痕
121	ケース1　線状瘢痕
123	ケース2　長い線状瘢痕
124	ケース3　連続縫縮術の適応例
126	ケース4　tissue expander法の適応例
128	C．皮膚腫瘍
128	ケース1　頭部小母斑
129	ケース2　比較的大きい頭部母斑
129	ケース3　かなり大きい脂腺母斑
131	**第2章　前額部**
131	A．外傷
131	ケース1　水平方向に縫合可能な挫創
132	ケース2　不適切な処置を受けてきた外傷
133	ケース3　前額部の広範囲な挫創
134	ケース4　弁状創
135	ケース5　皮膚欠損創
136	B．瘢痕
136	ケース1　多発瘢痕
137	ケース2　大きい弁状創瘢痕
139	ケース3　斜め方向の瘢痕
140	ケース4　水平方向に長い瘢痕

141		C. 皮膚腫瘍	
141		ケース1	単純縫合できる母斑その1
142		ケース2	単純縫合できる母斑その2
143		ケース3	単純縫縮困難な母斑
144		ケース4	前額部脂肪腫
145		ケース5	前額部骨腫

第3章 眉毛・眼瞼部 (147)

147	A. 外傷		
147		ケース1	眉毛部挫創
148		ケース2	鼻根部挫創（デブリードマン有効例）
149		ケース3	瞼縁の縦方向の裂創
151		ケース4	多発剥皮創
152		ケース5	皮膚欠損のある挫創
153		ケース6	広範囲皮膚欠損創
154		ケース7	一期的処理困難な挫滅創
155	B. 瘢痕		
155		ケース1	眉毛部の瘢痕
157		ケース2	眉毛の外傷状欠損
159		ケース3	上眼瞼鼻根部の多発瘢痕
160		ケース4	上眼瞼の瘢痕拘縮（軽度）
163		ケース5	上眼瞼の瘢痕拘縮による軽度兎眼症
164		ケース6	上眼瞼の瘢痕拘縮による高度兎眼症
165		ケース7	上下眼瞼の垂直方向の瘢痕拘縮
167		ケース8	下眼瞼の垂直方向の瘢痕拘縮による兎眼症
168		ケース9	上眼瞼の皮膚欠損を伴う多発瘢痕
170		Supplement 1	ケース7の補足説明
171		Supplement 2	顔の手術に眉毛の剃毛はしない
172	C. 皮膚腫瘍		
172		ケース1	眉毛部の母斑
173		ケース2	眉間部付近の母斑
175		ケース3	上眼瞼の母斑
178		ケース4	上眼瞼縁の母斑
180		ケース5	眼瞼黄色腫
181		ケース6	内眼角部の母斑
182		ケース7	下眼瞼部の母斑・皮膚腫瘍
185		ケース8	下眼瞼縁の母斑・皮膚腫瘍
187		ケース9	眼瞼霰粒腫 (chalazion)
189	D. 変形		
189		ケース1	眉毛の位置異常（顔面神経麻痺）
190		ケース2	上眼瞼の睫毛内反症（さかまつ毛）
192		ケース3	下眼瞼の睫毛内反症その1（内眼角形成術）
193		ケース4	下眼瞼の睫毛内反症その2
195		ケース5	先天性眼瞼下垂（軽度）
197		ケース6	コンタクトレンズ眼瞼下垂
198		ケース7	老人性眼瞼下垂
199		ケース8	先天性高度眼瞼下垂その1

203		ケース9	先天性高度眼瞼下垂その2（実症例）

第4章　耳介部

204	A．外傷		
204		ケース1	耳介血腫
207	B．瘢痕		
207		ケース1	ピアス耳の裂創変形
208	C．皮膚腫瘍		
208		ケース1	耳垂部粉瘤
210		ケース2	ピアス耳のケロイド
213	D．変形，奇形		
213		ケース1	副耳
215		ケース2	耳前瘻孔
217		ケース3	耳垂裂
219		ケース4	袋耳
223		ケース5	折れ耳
225		ケース6	立ち耳
229		ケース7	スタール耳

第5章　鼻部

231	A．外傷		
231		ケース1	鼻部切創
232		ケース2	鼻部の弁状創
234		ケース3	鼻部の皮膚欠損創
235		ケース4	鼻翼の部分欠損を伴う外傷
238		ケース5	鼻骨骨折
239	B．瘢痕		
239		ケース1	鼻の瘢痕
240		Supplement 1	鼻の皮膚は意外によく伸びるもの
241	C．皮膚腫瘍		
241		ケース1	鼻尖正中部の母斑その1
242		ケース2	鼻尖正中部の母斑その2
243		ケース3	鼻尖部正中以外の母斑
245		ケース4	鼻背部の母斑その1（局所皮弁法）
248		ケース5	鼻背部の母斑その2（くり抜き半寄せ法）
249		ケース6	鼻背正中部の母斑
252		ケース7	鼻の巨大な母斑
253		ケース8	鼻翼部の母斑
257		ケース9	鼻翼外側基部の母斑

第6章　口唇・下顎部

259	A．外傷		
259		ケース1	口唇部挫創
260		ケース2	上口唇部擦過創
261		ケース3	口唇部の皮膚欠損を伴う損傷
263		ケース4	口唇部の広範囲皮膚欠損
264		ケース5	上口唇の全層欠損

267		ケース6	下口唇の全層欠損
269	B. 瘢痕		
269		ケース1	口唇部の瘢痕拘縮その1（外傷性）
270		ケース2	口唇部の瘢痕拘縮その2（二次修正）
271		ケース3	下顎の瘢痕ケロイド
272	C. 皮膚腫瘍		
272		ケース1	鼻唇溝付近の母斑
273		ケース2	赤唇縁にかかる母斑その1
275		ケース3	赤唇縁にかかる母斑その2（実症例）
276		ケース4	鼻孔縁に近い母斑
278		ケース5	人中部下方の母斑その1
280		ケース6	人中部下方の母斑その2（実症例）
281		ケース7	人中部の巨大母斑
283		ケース8	人中部上方の母斑
287		ケース9	上口唇部のかなり大きい母斑（くり抜き切除法）
290		ケース10	赤唇部の母斑
291		ケース11	下口唇赤唇部付近の母斑
293		ケース12	下口唇赤唇部にかかる母斑
295		ケース13	下口唇部の大きい母斑
297		ケース14	下顎部の母斑その1
298		ケース15	下顎部の母斑その2（大きい母斑）

第7章　頬部

300	A. 外傷		
300		ケース1	挫滅創
301		ケース2	切創
303	B. 瘢痕		
303		ケース1	皮下瘢痕拘縮によるエクボ変形
304		ケース2	多発性瘢痕拘縮（W&Z-形成術）
306		ケース3	鼻唇溝付近の瘢痕
307		ケース4	口角部の瘢痕
308		ケース5	弁状創瘢痕
310		ケース6	直線状瘢痕
311		ケース7	多発瘢痕ケロイド
313		ケース8	広範囲の熱傷瘢痕拘縮
315	C. 皮膚腫瘍		
315		ケース1	粉瘤
316		ケース2	縫縮可能な母斑
317		ケース3	単純縫縮が不可能な大きい母斑
319		ケース4	一期的縫縮が困難な母斑（連続縫縮術）
320		ケース5	顔の輪郭線部の母斑

第8章　上肢

322	A. 外傷		
322		ケース1	爪下血腫
323		ケース2	爪剥脱創
324		ケース3	指尖部の皮膚欠損創

325	ケース4	指尖部挫滅創その1（単純縫縮術）
327	ケース5	指尖部挫滅創その2（断端形成術）
328	ケース6	指尖部挫断創その1（掌側三角弁法）
330	ケース7	指尖部挫断創その2（両側三角弁法）
331	ケース8	手掌部の皮膚欠損創
332	ケース9	指中節部の挫断創
333	ケース10	指掌部の皮膚欠損（骨の露出なし）
335	ケース11	指軟部組織欠損創（chest flap法）
336	ケース12	母指背側皮膚欠損創（cross finger flap法）
338	ケース13	手掌側腱露出創（局所皮弁法）
339	ケース14	指背側皮膚欠損創（分層植皮術）
340	ケース15	指尖部切断創その1（palmar flap法）
342	Supplement 1	手術法の選択の重要性
343	ケース16	指尖部切断創その2（再接着）
344	ケース17	指屈筋腱断裂
347	ケース18	指背部切創
348	ケース19	槌指（新鮮例および陳旧例）
350	ケース20	手背部切創（腱損傷を伴う）
352	ケース21	母指伸筋腱断裂
353	ケース22	手関節部（掌側）の切創その1
355	ケース23	手関節部（掌側）の切創その2
356	B．瘢痕	
356	ケース1	指の瘢痕拘縮（Z-形成術）
357	ケース2	指手掌側の瘢痕（植皮術）
358	ケース3	指間の瘢痕拘縮（Z-形成術，4flap法）
359	ケース4	手背部瘢痕拘縮
360	ケース5	手掌部の瘢痕拘縮
362	ケース6	手関節部の瘢痕拘縮
363	ケース7	肘関節部瘢痕拘縮その1
365	ケース8	肘関節部瘢痕拘縮その2（実症例）
366	ケース9	肩関節部瘢痕拘縮（5flap法）
368	C．腫瘍	
368	ケース1	爪下外骨腫
369	D．奇形，変形	
369	ケース1	合指症（指骨が正常なもの）（指間形成術）
370	ケース2	弾発指

372	**第9章　頸部・軀幹部**	
372	A．外傷	
372	ケース1	殿部の褥瘡その1（小さい褥瘡）
374	ケース2	殿部の褥瘡その2（やや大きい褥瘡）
375	ケース3	殿部の褥瘡その3（大きい褥瘡）
376	B．瘢痕	
376	ケース1	頸部の瘢痕拘縮その1（縦方向の瘢痕）
377	ケース2	頸部の瘢痕拘縮その2（気管切開瘢痕）
378	ケース3	頸部の瘢痕拘縮その3（耳下腺付近）
379	ケース4	胸部の瘢痕ケロイドその1（上方前胸部）

381	ケース 5	胸部の瘢痕ケロイドその2（乳房部）
382	ケース 6	前胸部の線状瘢痕ケロイド
384	ケース 7	側胸部の瘢痕ケロイド
385	ケース 8	腹部の手術瘢痕ケロイドその1
387	ケース 9	腹部の手術瘢痕ケロイドその2
388	ケース10	腹部の手術瘢痕ケロイドその3
389	ケース11	腹部の手術瘢痕ケロイドその4（上腹部〜下腹部）
390	ケース12	腹部の手術瘢痕ケロイドその5（下腹部）

391 C．皮膚腫瘍
391	ケース 1	胸部の母斑
392	ケース 2	背部の母斑

393 D．その他
393	ケース 1	腋臭症手術
396	Supplement 1	「極量」という概念を知らずに招いた死亡事故

第10章　下肢

397 A．外傷
397	ケース 1	下腿の挫創その1（弁状創）
398	ケース 2	下腿の挫創その2（弁状創皮弁壊死）
399	ケース 3	下腿のdegloving injury
400	ケース 4	下腿の小潰瘍

402 B．瘢痕
402	ケース 1	大腿部熱傷瘢痕（連続縫縮術）
403	ケース 2	膝関節部の瘢痕その1（前面 横長瘢痕）
405	ケース 3	膝関節部の瘢痕その2（前面 縦長瘢痕）
407	ケース 4	膝関節部の瘢痕その3（側面の瘢痕）
408	ケース 5	膝関節部の瘢痕その4（熱傷瘢痕）
409	ケース 6	アキレス腱部の瘢痕ケロイド
410	ケース 7	足部の瘢痕拘縮

412 C．皮膚腫瘍
412	ケース 1	足底部の母斑
413	ケース 2	足趾の潰瘍
415	Supplement 1	鶏眼治療について

416 D．変形，奇形
416	ケース 1	陥入爪その1（爪母切除法）
419	ケース 2	陥入爪その2（フェノール法）
422	ケース 3	足の合趾症（1, 2趾間）
423	ケース 4	母趾多合趾症
424	ケース 5	足の多合趾症（4, 5趾間）
425	Supplement 2	ガーゼによるドレナージ法は前世紀の遺物
426	Supplement 3	後書きに代えて

427 **索引**

基礎編

第1章　手術器具

基礎編

Introduction

　はっきりと言って，良い手術を行うには，良い手術器械が必要である．それが精緻な技術を要する手術であればあるほど，それを可能にする精密な手術器械が必要なのである．良い手術器具は優れた術者によって，手術を精確にそして迅速に行わしめ，より良い結果をもたらすことができる．手術は生きた人間に対して行うもの，時間無制限でよいはずはない．やはり，目的に合わせて使いやすく，スムーズに目的が果たせる器械を使って初めてよい結果が得られるのである．著者は整形外科医から形成外科医に転向するにあたって病院を変わり，形成外科の手術を始めた時，真っ先に驚いたことは手術器械の違いであった．そしてそのとき思いついたことは「弘法は筆を選ばず」という言葉であったが，「手術ではやはり器械が重要なのだ」と思った．弘法大師は書道の達人でもあったので，筆の善し悪しはあまり意に介さない人でよかったのであるが，手術の場合は違う．技術がしっかりとしていれば器械の善し悪しは二の次ということにはならない．やはり，精緻な手術を行うには手術器械もそれに見合うだけのものでなくてはならない．各自が自分の手に合った使いやすい手術器械を見つけることも重要なことである．

A　よりよい手術ができるために

❶ 手術の究極の目的

　外来でできる手術が，顔面および四肢に集中しているということは外科系の医師にとって周知の事実である．顔面，四肢はほとんどが身体の露出部位ということであるから，最終的には，機能の回復のみならず，整容的にも満足できる出来栄えでなくてはならない．

❷ 美しく治すことが使命

　ただ創が治ればいいというのでは本書に解説する意味がなくなる．これからの外科医は美しく治すことを考慮に入れる必要があるのである．したがって，手術器具は，いわゆるatraumatic operationができるような繊細なものでなくてはならない．

　以下に必要最小限，揃えたい手術器具について解説する．

　ここでもう一つつけ加えておきたいことは，「よい仕事をするには，よい器械を選ぶことも大切である」ということである．

B　主なる手術器具

❶ メス

a　＃15メス

　現在ではどんな手術も替刃メスが普通に用いられている（図1-1）．種類は数多くあるが，＃15メスが最も使いやすい．他には好みによって＃11，＃10などが用いられるが，形

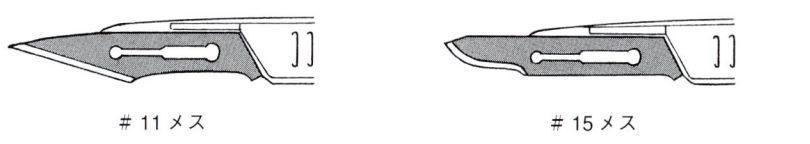

図1-1　最もよく使うメス
＃11メス　　＃15メス

図1-2　ピンセット

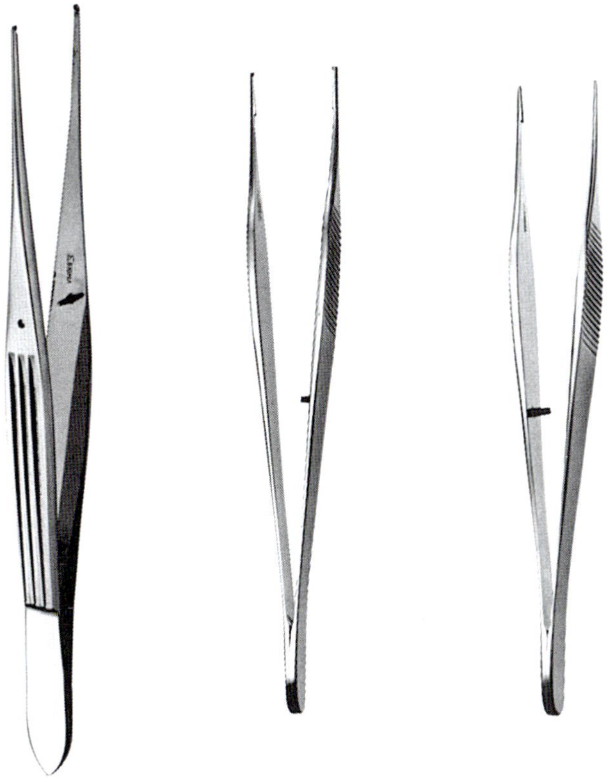

マッカンドー鑷子　アドソン鑷子　アドソン鑷子
（有鉤）　　　　（有鉤）　　　（無鉤）

成外科医の多くは＃15メスを用いている．

b　＃11メス

＃11メスは先が尖っているだけに深く切り込む傾向があり，習熟しないかぎり使い方が難しい．小さいホクロなどをくり抜くような場合には有効である．

❷ ピンセット

atraumaticな操作を行うためには鑷子（ピンセット）もできるだけ小さく，かつ把持力のあるものが望ましい（図1-2）．

著者はアドソンの**有鉤鑷子**を好んで用いているが，これは顔面や手の外科には最も適した鑷子と考えている．atraumaticな操作に必要な

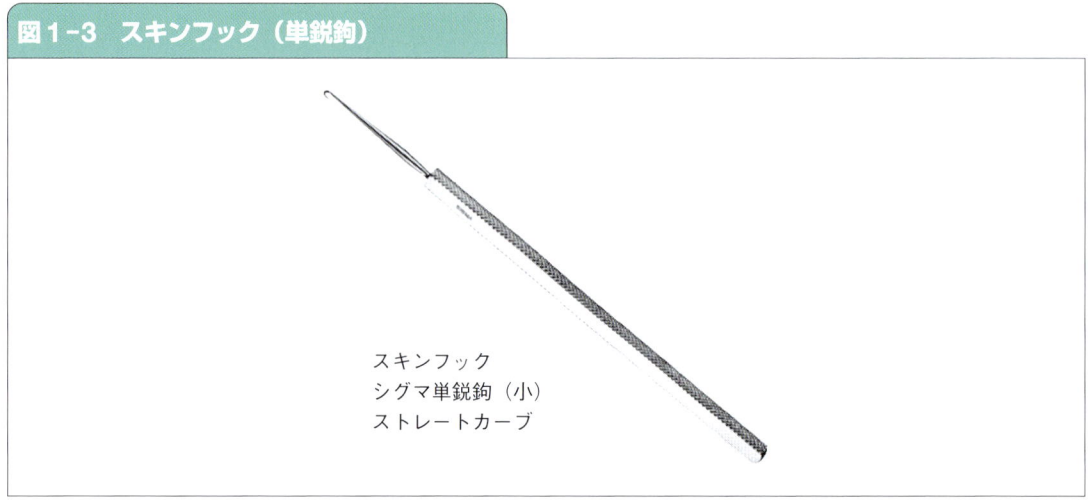

図1-3 スキンフック（単鋭鉤）

スキンフック
シグマ単鋭鉤（小）
ストレートカーブ

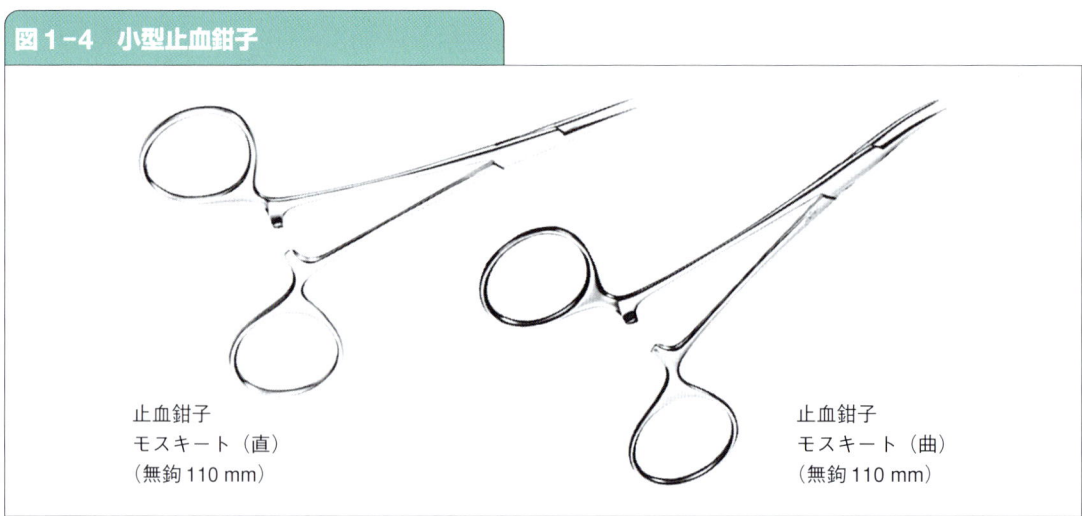

図1-4 小型止血鉗子

止血鉗子
モスキート（直）
（無鉤110 mm）

止血鉗子
モスキート（曲）
（無鉤110 mm）

のは有鉤か無鉤かという議論が昔からあるが，軟部組織をつかむのに，点でつかむ（有鉤）か，面でつかむ（無鉤）かの差で，有鉤鑷子の方がよりatraumaticということができる．しかし，どの鑷子を用いても，過度の力で軟部組織をつかめば同様にtraumaticであることには変わりない（→図3-3）．要するに必要なのは，**組織を傷つけないという心掛け**である．

❸ スキンフック（単鋭鉤）

スキンフック skin hook は小型の単鋭鉤で小範囲の術野に用いる（図1-3）．

単なる術野の展開のみならず，皮下縫合を行う際の皮膚鉤として用いることができ，使い慣れてしまうと，非常に便利な器械である（→28頁図4-8）．

❹ 止血鉗子

狭い術野の手術では止血鉗子も，また小さい器械である必要があり，モスキートタイプの小さいものを用いる（図1-4）．

❺ 持針器

持針器は，指を通して持つウェブスター型と，

図1-5 ウェブスター型持針器

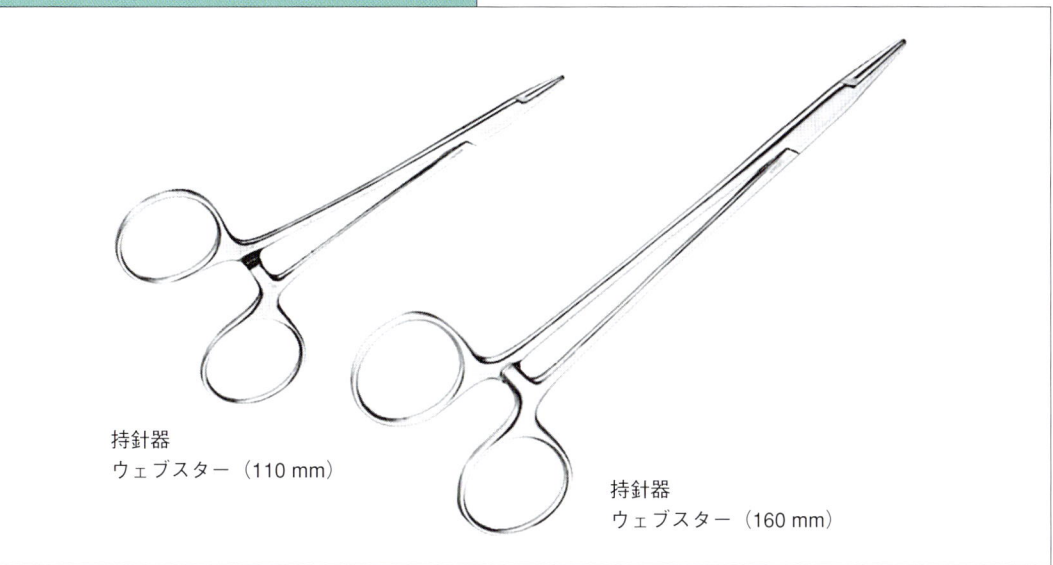

持針器
ウェブスター（110 mm）

持針器
ウェブスター（160 mm）

図1-6 ペンホルダー型焼灼器

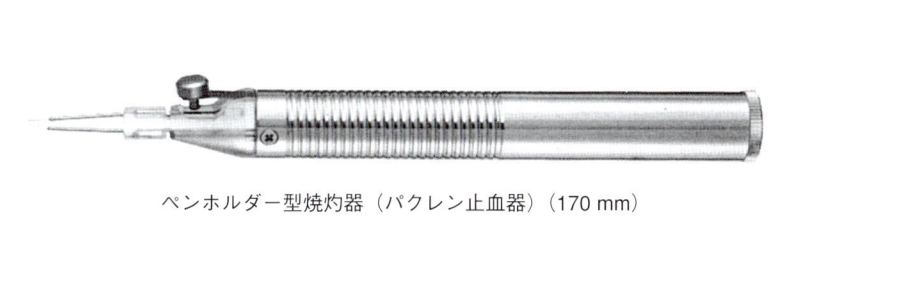

ペンホルダー型焼灼器（パクレン止血器）（170 mm）

手掌で把持するマチュー型とがある．いずれも，術者の好みによって使い分けられているが，形成外科ではウェブスター型のものを使用する医師が多い．

把持よりも指で持つ方が細かい操作ができるので著者は，ウェブスター型のダイヤモンドジョーのついたもの（通称ダイヤモンド持針器）を好んで用いている（図1-5）．

❻ ペンホルダー型焼灼器

止血操作には，直接結紮をするのが最も確実であるが，結紮するほどでもない小血管からの出血は，電気メスまたはバイポーラー凝固器を用いる．しかし，微小血管からの出血に対しては，このペンホルダー型の焼灼式止血器（通称**パクレン止血器**）が便利である．これは，単3乾電池2個が電源であり，先端の白金線部分の熱で焼灼できるようになっており，小型で非常に使いやすい（図1-6）．

❼ 組織用剪刀

軟部組織を切り取るための剪刀も各種あるが，著者の好んで用いるものは**キルナー剪刀**である．柄の部分など刃の部分以外には丸味をつけてあるので使いやすい（図1-7）．

図1-7 組織用剪刀

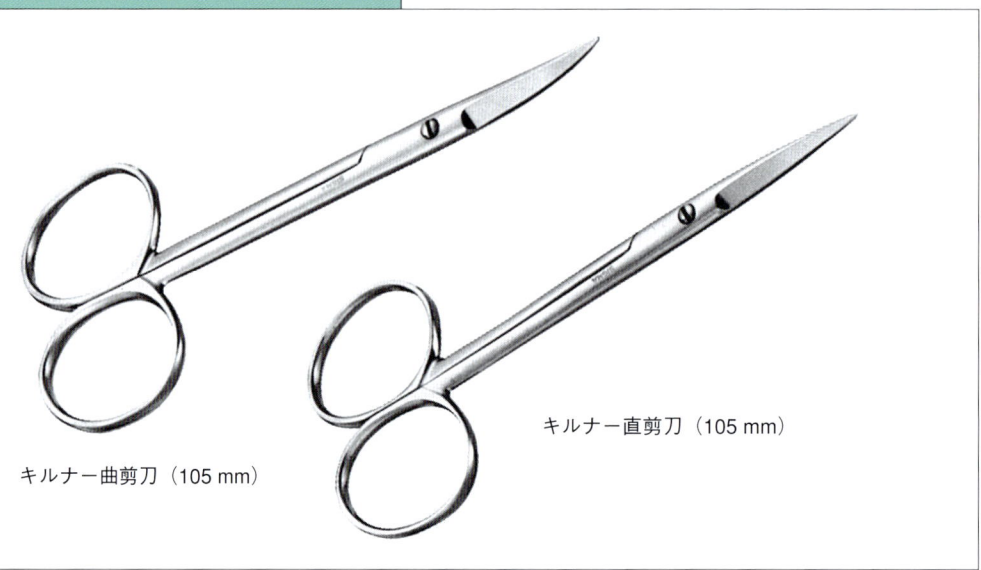

キルナー曲剪刀（105 mm）　　キルナー直剪刀（105 mm）

Supplement 1

繊細な手術は精密な手術器械から

　著者は卒後，母校の諸富整形外科教室に入局した．そして，研修医を整形外科から始めた．そしてその中でもどちらかというと繊細な仕事の多い手の外科や瘢痕形成に，より深い興味を持ったのである．当時の手術器械のなかで，諸富式手の外科鑷子というピンセットがあり，細かい手術にはそれを使うのが普通であった．後に著者は心機一転北里大学の形成外科に学ぶことになった．そして，驚いたことの一つは手術器械の繊細さであった．いままで使っていた整形外科の手術器械とは繊細さの度合いが一段も二段も違っていた．そして，弘法大師様には申し訳ないが，繊細な手術をするにはやはりそれなりの手術器械が必要だということを思い知らされたのである．「ちゃんとした技術があれば，手術器械のまずさはカバーできる」という考え方も一理はある．しかし，それは「もののない時代」のことである．やはり，「本当に良い仕事をしようと思えば手術器械もそれにふさわしいものであるべきである」というのが，より適切な考え方といえるであろう．早く高度な技術を身につけるには，やはり良い手術器械を用いる必要があるのである．

　著者は形成外科，美容外科手術には，通常アドソン鑷子をピンセットとして使う．北里大学から岐阜の病院に戻ったとき，先に書いた諸富式の手の外科鑷子を久々に使ってみた．その鑷子は，著者にはバネが固くてもうまともには使えなかった．形成外科の手術の大半は持針器と鑷子（ピンセット）で縫合する操作の繰り返しである．鑷子には最も繊細さが要求される．当然他の器械もしかりである．

　いまは天国に居ます諸富武文教授には，著者は転向して形成外科医になってからも，お亡くなりになる直前まで目に掛けて頂いたのであるが，「ごめんなさい．先生の手の外科鑷子は卒業させて頂きましたが，先生のメッシュスキンを作る器械は今も使わせて頂いておりますから」と，先生を偲んでいる．

Supplement 2

レジデントへの提言！

　近年，高校までの成績が優秀だというだけで，医学部を目指すという人が増えたのは事実である．しかしはっきりといって医者になるために必要な IQ は，特上である必要はない．自分を含めて，中の上，または上の下の頭脳さえあれば十分である．何故なら医療現場のほとんどの相手は一般の庶民なのであるから，相手の気持ちがわかる柔軟な頭脳の持ち主である必要がある（頭の良すぎる人間の最大の欠点は，馬鹿の気持ちがわからないところである）のだ．

　現に医師の国家試験に通れば，どこの大学を卒業したとしても，そこからは同格の医者としての人生マラソンの一斉スタートなのである（著者は大学生活を授業，部活，そして遊びは深夜までと，バランスよくこなし，楽しんだため，レジデントとしてスタートするときは思いきり新鮮な気持ちで意欲を燃やせたものである．すぐに病院に深夜まで残って，先輩の教えをうけることが当たり前の生活となった）．

　ここからは，胸に出身大学名カードをぶらさげているわけではないので，一般の患者には全く意味がない．そこからは「自分自身の人となり」で勝負なのである．大学の偏差値で医者のランクが決められるのではなく，人生これからの努力次第，精進次第，だから人生これからがおもしろいのである．

　ところで，著者が眉をしかめたくなる嘆かわしい風潮があるそうな．それは，「最近の若い医者はハードな修行を強いられる診療科に進みたがらない傾向がある」ということを聞くときである．これは著者の考えでは受験戦争の弊害のひとつであるという気がする．大学に合格するまで，また大学でも卒業まで試験試験で追いまくられ，うんざりするほど勉強させられてきた若者の何割かは，人生勝負のエネルギーの大半を医師国家試験が済んだところで使い果たしてしまっているのかもしれない．そこで「どんな診療科に行っても，普通の職業よりも，いずれは倍の収入が得られるなら，時間外の仕事があまりない診療科に行きたい」と考える者が多くなっているらしい．無理からぬことかもしれないが，淋しすぎる．それは「マイナス思考的自己暗示」と言うやつであるから，はやくその自己暗示を解いて頂きたい．

　少なくとも医師という肩書を得られたというからには，読者諸氏は，生まれるときすでに「医師として，世のため人のためになる」という使命を持って生まれて来ているのである．若いレジデントの先生方にはにわかには理解して頂けないかもしれないが，自分には使命があるということを考えてほしい．だからこそ，易きに走らず，自分に最適と思える，本当にやりたい道を見つけて突き進んで頂きたいのである．人間のやる気のエネルギーは無尽蔵である．その気になればいくらでも湧いてくるものである．

　本書を手にされるレジデント諸君は，これから腕に技術を身につけようとする外科系の医師であろうと思う．指先に IQ は関係ない．少々の器用ささえあれば，あとは努力次第で人生マラソンどんどんトップグループで走って行けるのである．自分は不器用だと思うなら，人の5倍努力すれば良い．医学書を沢山読んで知識をつけないといけない内科系と違って，10本の指に技術をつければ良いのである．できない相談ではない．自分の得意な能力を思いきり伸ばせる道を進む．そして患者には感謝される，好きなことを思いきりやって感謝される，こんなやりがいのある楽しい仕事はないではないか．

　レジデント諸君，医者になった限りは稼がなくてはなどという卑しい考えは持つべきでない．お金は守銭奴みたいにガツガツしなくても，自分にふさわしい分だけ後から入って来るものと思えば良いのだ．とにかく医者になった限りは，自分がもっとも生かせると思う道をおもいきり突き進んで頂きたい．途中で方向転換したくなればそのとき考えればよい．著者も8年目に整形外科から形成外科へと転向を実行した経験者である．もっと白状するならば，学生時代の終わりころ，親しい友達がみんな内科に行くというから，自分も内科医にと考えていたことが2ヵ月くらいあった．やはり自分はメスを持つべき人間と思い直したが，選択肢が多いと迷いも多いものである．

　自分は医学部に合格したから何となく医者になったと思っている人もいるかもしれない．しかし，それは間違いである．家族の勧めなどではなく，本当は目に見えない何かまたは誰かの誘導や手助けもあって，今君は医者になれたのである．それが君の今回生まれてきた使命である．だからこそ，今後は医者として大きくならねばならないのである．どうかそのことを自覚して頂きたい．

　これからが勝負の人生マラソン，心からご健闘を祈る次第である．

第2章 局所麻酔術

Introduction

どう思い出してみても，著者が研修医の時，局所麻酔をする際に，指導医から注射の仕方を事細かに教えられた記憶はない．「局所麻酔液を注射すれば麻酔液が浸潤したところは痛みがなくなるんだ」という，当たり前のことくらいしか言われていないし，ほとんどの外科医が局所麻酔に関してはその程度の認識しか持っていないと思う．

ところが著者は局所麻酔について，厳しく指導したい．それは第一線の医療現場で得た経験から，これがいかに重要な意味を持つ手術における第一工程であるか，ということを十分に知り尽くしているからである．局所麻酔術には基本的ルールが4つある．

ルール ① 局所麻酔をするときは，むやみに患者に痛がらせたり，患者に恐怖心をあおってはならない．

ルール ② 麻酔注射は効いてくるまでに短いながらも一定の時間がかかるため，少し待ってから手術を開始しなければならない．

ルール ③ 麻酔注射は原則として，神経走行の中枢から末梢に向かって行うべきである．

ルール ④ 麻酔液には「極量」というものがあることを，絶対に忘れてはならない．

要するに決して麻酔注射のことを軽視してはならないのである．昔気質の外科医の先生には，「そんなことまでなんで患者に気を使わないといけないんだ」と，お叱りを頂戴しそうであるが，もう現在，こんなことが当然のこととして要求される時代なのである．あえてこの章のタイトルを「局所麻酔術」としたのもそういう重要性を感じているからである．上記のルールは必ず守っていただきたい．

A 全身状態に対する注意

❶ 問診

これまでに局所麻酔剤によるなんらかの処置（抜歯や創縫合処置）を受けたことがあるか，その場合になんらかのトラブルがなかったか否か，必ず問診することが必要である．

❷ 局麻剤テスト

局麻剤によるショック（例えばキシロカインショック）はテスト量（0.1 mL 程度）でも起こるといわれているので，テストそのものにも注意しなければならないが，何もしないよりは，した方がよい．

表2-1 麻酔剤の作用時間と極量

薬剤（商品名）	濃度（％）	作用時間（時間）	極量	
リドカイン（キシロカイン）	0.5〜2	1〜1.5：エピネフリン（E）（−） 2：E（＋）	500 mg	1％で 50 mL
プロカイン（ノボカイン）	1〜2	0.5：E（−） 1：E（＋）	1,000 mg	1％で 100 mL
メピバカイン（カルボカイン）	1〜2	1〜2：E（＋）（−）	500 mg	1％で 50 mL
ブピバカイン（マーカイン）	0.25〜0.5	3〜8	200 mg	0.25％で 80 mL

表2-2 局所麻酔剤の合併症（中毒症状・ショック）とその治療

```
心臓血管系→ショック症状（血圧下降・徐脈・蒼白・発汗・不整脈）
延髄中枢→呼吸抑制・無呼吸・血管虚脱
中枢神経系→中毒症状（悪心・嘔吐・多弁・多幸症・不安・不穏・めまい・興奮・見当識障害）
       ──→筋攣縮・痙攣・昏睡 ──→呼吸不全・心不全・心停止

治療法 1）循環虚脱→輸液・昇圧剤・ステロイド剤・心マッサージ
     2）呼吸抑制→酸素・人工呼吸
     3）痙攣→セルシン・イソゾール
          人工呼吸・筋弛緩剤
```

❸ 血管収縮剤

外来の小手術では，指趾の手術を除き，ほとんどの場合，局麻剤に，血管収縮剤（エピネフリン）を混ぜたものを用いるので，高血圧や心疾患の患者には注意しなければならない．

❹ 中毒症状とショック症状

中毒症状は，局所麻酔液が血液の方に急激に入ってしまった場合に起こり得る．

まずは不穏症状，多弁，興奮状態の状態があり，それを越えると，悪心，嘔吐があったりする．さらに頻脈，血圧上昇，呼吸数の上昇が起こる（表2-2）．

ショック症状は，血圧の下降，徐脈，蒼白，発汗，不整脈といった症状で判断する．

B 局所麻酔剤

❶ 種類

一般に用いられている局麻剤にはキシロカイン（塩酸リドカイン），プロカインなどがある．キシロカインにはエピネフリンの入ったもの，キシロカインEがあるので著者は主にこれを用いている．その他のものは，エピネフリン（ボスミン）を添加して用いる（10万倍程度のボスミン希釈液となるように添加する）．

普通1％キシロカインEを用いることが多い．

少し時間が長引きそうな場合（1時間以上）には，長時間作用の局麻剤，マーカイン（0.25％）を同量混ぜて局麻に用いると麻酔効果が長く持続する．

❷ 極量

多量の局麻剤を必要とする手術では，やはり，局麻剤の極量と中毒症状を念頭におかなくてはならない（表 2-1, 2）．

❸ 血管収縮剤

エピネフリンの効果発現：エピネフリンで，実際に血管収縮作用が最高に発現するのは 5～7 分を要する．局麻後，少なくとも 3 分は待ってから執刀に入るべきである．

C 注射法の要点

❶ 注射は痛いもの？

注射は針を皮膚に刺すもの，だから痛いのは当たり前，と言ってしまえばそれまでである．しかし，患者にほとんど痛みを感じさせない注射方法はあるのである．多くの医者は，「麻酔は本番前の前置きのようなもの，あっさりとその工程を済ませて本番に進みたい．痛いのは一瞬であるから我慢してほしい」と考える．

しかし，患者にできるだけ痛みを感じさせない注射法を心がける習慣を身につけておいてほしい．必ずその気配りは報われるときがくる．

❷ 局所麻酔注射の痛みの原因

患者に痛みを感じさせる原因は分析すると，以下の 4 つである．

a 皮膚の切創

注射針を皮膚に刺すときの皮膚に切創をつける瞬間の痛み（たとえ針穴でも開ければ組織的には切創である）．

b 組織の圧迫

注射液が皮下の軟部組織に入るときに，組織を押し広げる瞬間の痛み（眼瞼のような柔らかい部位と，鼻のような固い部位とでは注射の痛みがまったく違うのはこのことが原因である）．

c 浸透圧差

注射液の浸透圧と軟部組織の組織液の浸透圧差による刺激痛．

d 神経刺激

注射針が直接そこを走っている知覚神経に当たったときの痛み．

❸ 痛くない麻酔注射法

原因がわかっていて，それに対処する気持ちさえあれば，痛くない注射方法は自ら可能となる．上記の原因に対する対処方法は，以下のようなものである．

a 表面麻酔

①局所麻酔剤の貼り薬があるので，それを注射の 30 分から 1 時間前に麻酔注射部位に貼っておく（例；小児の小母斑の切除術など）．

②できるだけ細い注射針を用いる．著者は 27 G 針または 30 G 針を用いることが多い．

b slow insertion

これは注射針の刺入速度をゆっくりとするか，太い神経に針を当てないように注意するしかない．

c pH 調整

注射液の pH 調整をすれば麻酔液を注入するときの痛みをほとんどなくすることができる（麻酔液に重炭酸ナトリウムを混ぜる（メイロン注射液を麻酔液の約 10％）という裏技がある）．

d slow injection

注射液をゆっくりと注入することである．

図 2-1　顔面の麻酔に必要な神経の知識

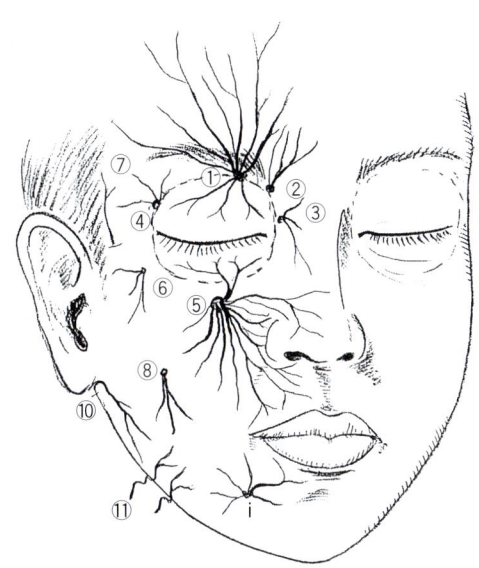

a：顔面の皮神経（三叉神経の走行）

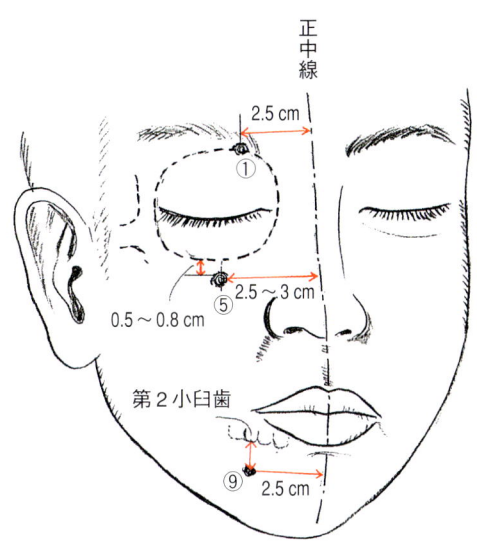

b：神経ブロックの有効なポイント

① 上眼窩神経
② 上滑車神経
③ 下滑車神経
④ lacrimal n. ｝三叉神経第1枝
⑤ 下眼窩神経
⑥ zygomatico-facial n.
⑦ zygomatico-temporal n. ｝三叉神経第2枝
⑧ buccal nerve

⑨ おとがい神経 mental n. ｝三叉神経第3枝
⑩ 大耳介神経
⑪ trans. cervical n. ｝C_{2-3}頸椎神経

これらの神経の内①，⑤，⑨の3ヵ所の神経孔はブロック注射が有効であることが多く，顔面の外表の手術の際にはよく行われる．

D　局所麻酔注射の実際

❶ 頭部

　局麻剤だけではかなり出血するので，さらにエピネフリン加生食（ボスミン生食）を局注することにより止血効果と，皮下の剥離を容易にする効果をあげることができる．

❷ 眼瞼

　眼瞼形成術でも，1％キシロカインEを1～2 mLで一側の麻酔が可能であるので，あまり注射量が多すぎても，手術がかえってしにくくなる．また術前に，表面麻酔剤（ベノキシール®）を点眼しておくと角膜を刺激することを防止できる．内眼角部は特に注射時に疼痛があるので，注射は外側から内側に向かってする．

❸ 鼻部

　エピネフリン加局麻剤（キシロカインEなど）を注射する．局麻注射時でも鼻尖部は特に疼痛があるので，あらかじめ下眼窩神経ブロック（図2-1）を補足的にしておくと局麻剤の注射時も疼痛が少なくてすむ．

❹ 口唇部

　上口唇部の麻酔は下眼窩神経ブロックを併用

図2-2 指神経のシェーマ

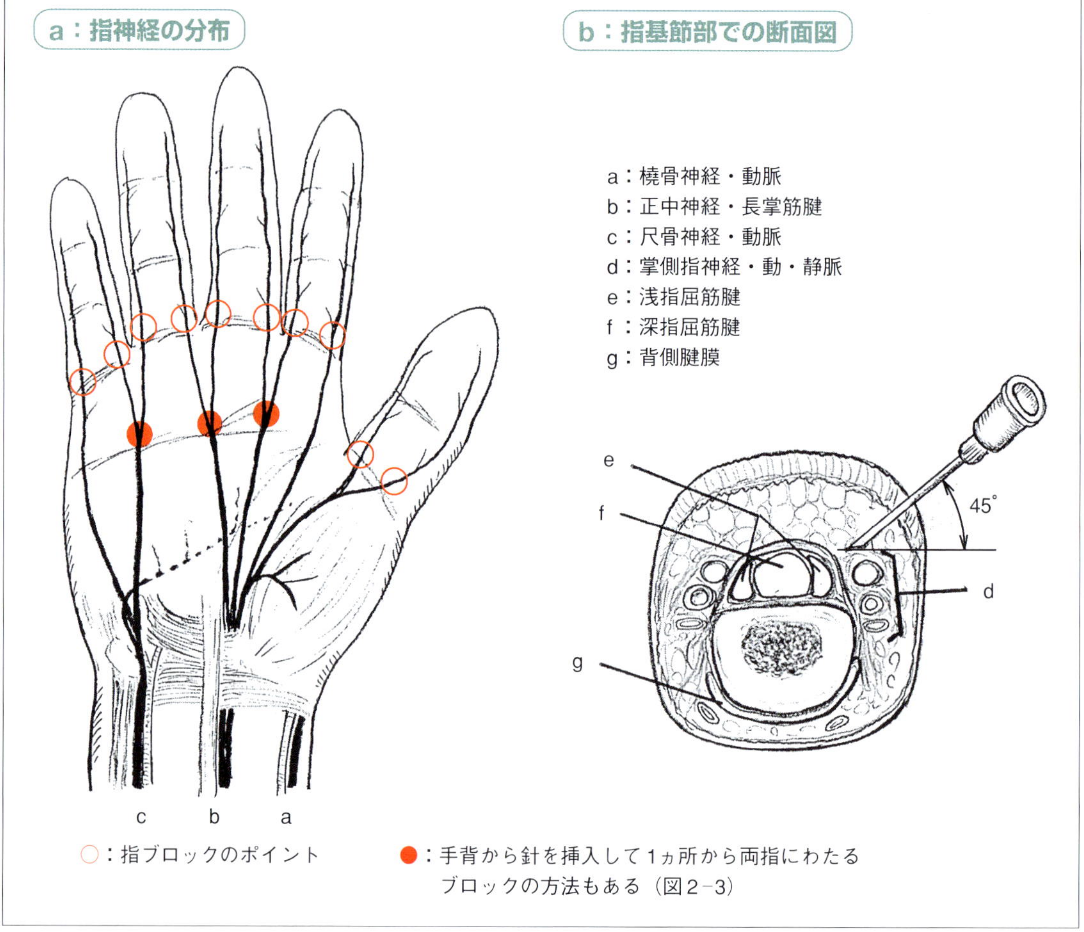

a：指神経の分布

c　b　a

○：指ブロックのポイント　●：手背から針を挿入して1ヵ所から両指にわたるブロックの方法もある（図2-3）

b：指基節部での断面図

a：橈骨神経・動脈
b：正中神経・長掌筋腱
c：尺骨神経・動脈
d：掌側指神経・動・静脈
e：浅指屈筋腱
f：深指屈筋腱
g：背側腱膜

45°

すると効果の持続時間が長くなる．

⑤ 耳介部

エピネフリン加局麻剤を用いてよい．

⑥ 手

指はエピネフリン加局麻剤は指の壊死を招くおそれがあるため**禁忌**である．手掌部や手背部は単なる皮膚の麻酔であればエピネフリン加のものでもさしつかえない．指の場合は，digital block で麻酔すべきである（図2-2，3）．

⑦ 頸部，軀幹

エピネフリン加局麻剤（キシロカインEほか）を手術局部に注射する．

E 神経ブロック

ここでは外来手術に用いる主なものについて解説する．

① 顔面頭部

上眼窩神経ブロック，下眼窩神経ブロック（三叉神経第2枝），下顎神経ブロック（三叉神経第3枝），後頭神経ブロック（図2-1-b）．

図2-3 背側からの指神経ブロック

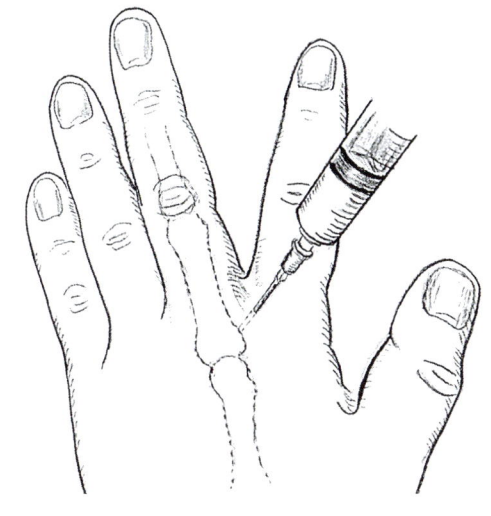

注射針の刺入を背側から行うと，針を刺す痛みの感じ方が少ない．また2-3，3-4，4-5指間では同時に2指（の半分）の神経ブロックができるという利点がある

❷ 手指

指ブロック digital block（図2-2，3に詳述した）．

F 静脈内局所麻酔法
（特殊な伝達麻酔）

❶ 適応

肘部から手指にかけての全域で駆血とともに麻酔が完全にできる．植皮術以外の，特に腱や骨折など1時間半以内の手術には最適である．

❷ 手順

以下のようなステップで行う．

a 輸液路の確保とテフロン針の留置

手術部に近い部位の皮下静脈にテフロン針を挿入し，これを抜けないように固定する．
また，この麻酔法を行う場合は必ずブドウ糖の輸液路を確保しておく必要がある．

b 駆血操作

エスマルヒ駆血帯で，手から前腕，上腕まで駆血する（図2-4）．上腕にエアターニケット（止血帯）を装着し250～300 mmHgの圧で駆血し，エスマルヒ駆血帯をはずす（図2-5（★現在はエアターニケットという器械があるが血圧計があればこれだけの操作は可能である））．

c 局麻剤の注入

あらかじめ確保した静脈路から，0.5～1%キシロカインを，成人で20～25 mL注入する．

d 効果

注入後3～10分で完全に無痛状態となる．同時に筋肉の運動麻痺もある．

e 麻酔の解除

駆血を解除する前に点滴を全開にする．静脈内にとどこおっている麻酔液が解除とともに一気に全身に回るため低血糖状態であってはならない．
この麻酔は駆血帯を解除すると同時に速やかに麻酔がきれる．また，駆血部の血管拡張

図2-4　エスマルヒ駆血帯を巻く

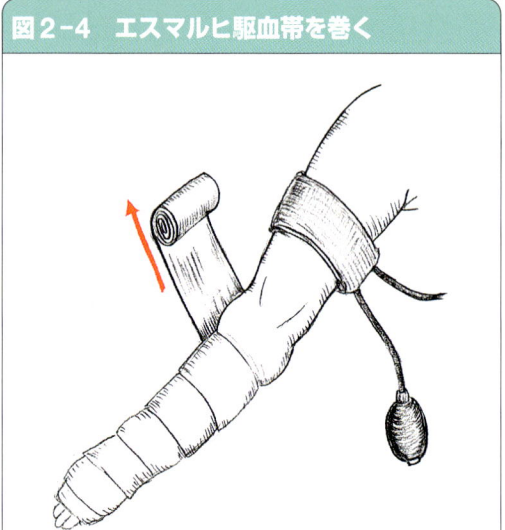

図2-5　静脈局所麻酔の実際

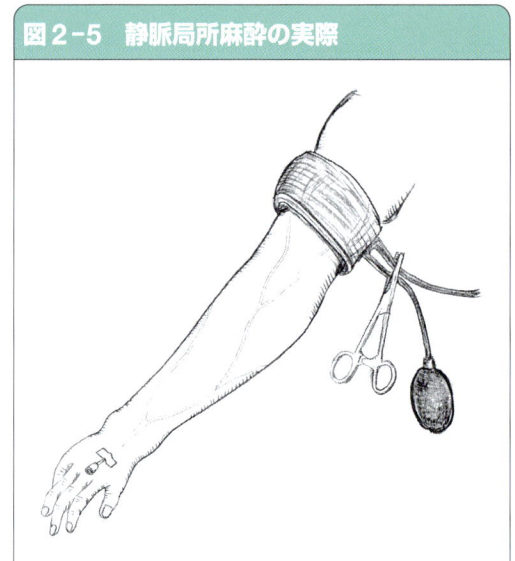

が，10分くらい持続するので，**駆血解除後10分間は圧迫安静が必要である**．

❸ 注意点

a　駆血部の疼痛対策

　この麻酔法は30分〜1時間で駆血部の緊縛による疼痛を強く訴えるので，その場合には麻酔の効いている駆血帯から少し末梢部を再びエスマルヒ駆血帯で駆血し，エアターニケットをはずすと，駆血部の疼痛は消失する．そして，手術を再開することができる．しかし，1時間半を限界として，駆血帯は，除去しなければならない．あまりに**長時間の駆血は神経麻痺を起こす危険性がある**からである．

b　輸液路の確保

　本静脈局所麻酔の場合，あらかじめグルコース加リンゲル液またはブドウ糖液を静脈点滴しておく．

　そして駆血帯を解除する直前に全開で輸液することが必要である．

Supplement 1

痛みを感じる層があることを認識せよ

　自慢ではないが，著者は自分で自分の身体に注射ができる．普段利き腕の反対の手の握力を使う手術が多いため，右の肘関節周囲炎がよく起こる．そのとき自分で局所麻酔剤にステロイドを混ぜて，痛みのポイントに注射すると，一発で痛みは消失する．その注射を自分でするのが楽しみでもあるのだ．それを初めて体験したとき，皮膚の痛みを感じる層は何と紙1枚分ではないかと感じたのである．皮膚に針を刺す．痛い．しかし針をさらに深く刺入すると，針先には何の痛みも感じない．そして次に少し痛みのようなにぶい痛みを感じるところがある．それは筋膜である．そして筋肉内はまた針先の痛みがなく，次に痛いところは骨に針が当たったとき，つまり骨膜である．肘関節部位の痛みには筋肉の骨付着部付近に注射をするのであるが，要するに，痛みを主に感じるのは皮膚，筋膜と骨膜の3つの膜だけであるということを言いたいのである．

　したがって局所麻酔を施すとき，注射をむやみにぷすぷすと皮膚に打つのはあまりに稚拙な技といえる．著者は外傷患者の縫合処置に麻酔注射をする際，よほどの汚染された創でないかぎり，注射針を皮膚に刺入せずに裂けた創部から皮下組織に刺入することにしているが，これは著者なりの患者への思いやりである．痛みのセンサーのある第1膜を素通りする技なのである．それは針の痛みを感じるのは3つの膜に限られるということを認識すれば，そこから生まれる当然の配慮である．「あの先生の麻酔注射は痛くなかった」と言うような些細な評判が後には，名医へと発展していく可能性を秘めているのである．

　レジデント諸君，「たかが注射」と軽くみてはいけない．患者というものは，麻酔注射の痛みの程度と，術者の技術は反比例すると考えたがるものなのだ．そこでは医学部の偏差値など何の意味も持たない．

Supplement 2

注射針を曲げて使うのもコロンブスのたまご

　局所麻酔の注射を行う際，患者に注射の痛みを少しでも軽減しようと考えるとき，まずは針を皮膚に刺入する回数を最小限にとどめることを考えるであろう．そして針を抜かずに多方向に注射をすることになる．

　そんなとき針の根元で，30～45度くらい曲げておくと容易に注射の方向を変えることができ，非常に注射が容易になる．注射は針がまっすぐな状態でするものとしか思っていなかった人には「コロンブスの卵」かもしれない．

　針の方向を変えようと思った時，真っすぐの針の状態ではシリンジを変えたい分だけ動かさなければならないが，針を曲げておくと，シリンジを少し回転させるだけでほとんど動かさずに目的の方向に針先を移動することができるようになる．現在では著者は局所麻酔の際には，必ず針を曲げてから注射にとりかかる習慣が付いてしまっている．非常に便利であることには間違いない！

　ただし，一つだけ気をつけたいことがある．針が曲がっていることを患者には見られないことである．

　注射器だけでも患者にとっては「恐怖の種」であるのに，針が曲がっているということは また，恐怖をさらにかきたてる原因となるらしい．使用前にその注射器を見せると，「ああこんな（針の曲がったような）ひどい注射器で注射されるのか！」となり，また使用後にその注射器を見られると，「ああ針が曲がるほどひどい注射をされたのか！」となるのである．注射器は見せるべきではないのだ．患者の若い医者に対する不信感というものは，何が原因となるかわからないものである．著者にも若い頃は患者にいろいろクレームをつけられたことがある．後にして考えて見ると，「若い医者に対する不安感が，原因だったのだ」と思えば納得のいくことが多々あった．

　患者というものは，「この医者大丈夫か？」と思った瞬間から，「あら探し」を始めるもので，「良いところ探し」をする患者はまずいない．**人間とはそういうものである．**その中で患者の信頼を得るには，「痛くない，手際が良い，結果が良い，誠実さがある」を目指すしかないのだ．レジデントで何の実力もないときでも発揮できるのは，誠実さだけである．心から誠意をもって当たれば，必ず相手に通じるものである．そして，一人，また一人とファン，信者を増やして行くのだ．

第3章 atraumatic technique とは

基礎編

Introduction

　ここにあえて atraumatic technique のことを解説しようと考えた理由は，手術処置というものは，傷を治す，悪いところを取り去る，きれいに治すという大義名分を掲げていながら，実際には結構，患者の身体に不必要な損傷を施しているものであるということを，はじめに認識しておいていただきたいという配慮からである．

　患者の身体にメスを入れること自体がもう傷をつけているのである．例えば腹部の手術，虫垂炎の手術で腹部に瘢痕が残るのは当然である．もしその瘢痕が大きく醜く残ったとしたら，命を助けてもらったにもかかわらず，その感謝の気持ちが持続するのは数年で，その後患者は醜い傷あとと暮らすことになる．そしてやがて傷あとに対する不満のほうが大きくなる．人間とはそんなものである．であるからこそこれからは，腹部の手術であってもある程度形成外科的に皮膚の処理にも気を配ることが望まれるのである．

　atraumatic ということは，組織にできるだけ不必要な損傷を与えないという意味である．鑷子で皮膚をつかむのにも，糸で皮膚を縫うのにも余分のダメージを皮膚や皮下軟部組織に与えないようにする配慮が必要である．

A atraumatic technique の概念

❶ atraumatic technique とは

　atraumatic technique とは細胞レベルで組織を損傷しないで目的の手術を行う操作のことである．しかし，すべての組織を損傷しないで手術を行うことは不可能であるから，**不要な組織の損傷を最小限にとどめて行う操作**と解釈すべきである．例えば皮膚を縫合する操作にしても，皮膚に縫合針を刺入することはすなわち trauma（損傷）であるが，やむを得ない．

　しかし，皮膚縫合を7号絹糸でするのと，4-0ナイロン糸でするのとではどちらが損傷度が少ないか？ 4-0ナイロン糸で皮膚縫合するのと，7-0ナイロン糸で縫合するのとではどちらが損傷が少ないか？ 答えは明らかである（図3-1）．

B 組織に対する trauma の要因

　atraumatic な手術を行うためには，組織に対して，**以下のような trauma を与えないようにすればよい．**

　このことは，すべての手術に必要な，大変重要なことである．

❶ 圧迫による組織細胞の挫滅
❷ 牽引による組織細胞の損傷
❸ 露出による組織細胞の乾燥，壊死

図3-1　縫合術の比較

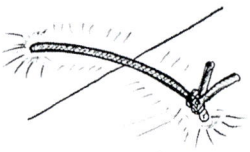
a：7号絹糸

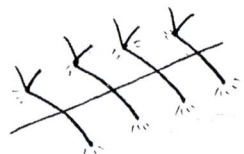
b：4-0ナイロン糸

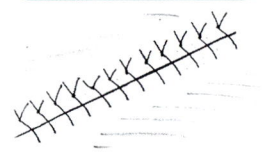
c：7-0ナイロン糸

aに比べるとbの縫合法は確かに細かいが，cの縫合に比較するとまた丁寧さのレベルが大きく違っている．

実際例

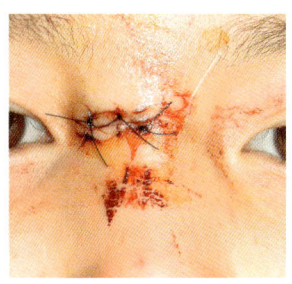

①7歳女児．近医にて縫合処置を受けたが，家族が形成外科的に適切な処置かどうか，当日確認に来た．4-0ナイロン糸にて，3針マットレス縫合がしてあった．

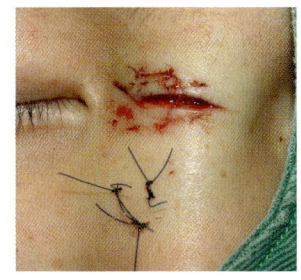

②本日なら形成外科的にも満足できる処置に修復可能と判断し，再手術を勧めた．
局麻下に4-0ナイロン糸を除去．皮下縫合は施されていないことがわかった．

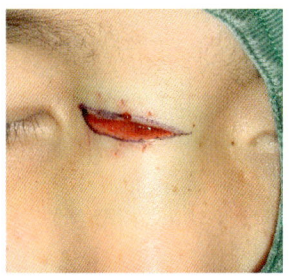

③デブリードマンをすべき範囲をマーキングしたところ．

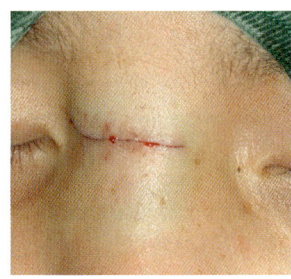

④真皮縫合終了
皮膚縫合をしなくてもここまで寄せることができている．

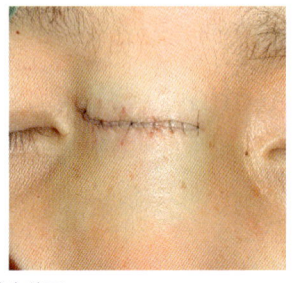

⑤皮膚縫合終了
7-0ナイロン糸にて12針縫合した．
（★美しく治すためには，少なくとも皮膚は6-0以上に細い糸を使用するのが顔面の縫合では常識である．）

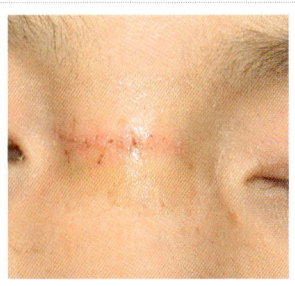

⑥術後1週間目
抜糸終了したところ．
美しく治すためにはこの程度の基本的縫合術が必要である．

図3-2 メスを走らせる意義の解析

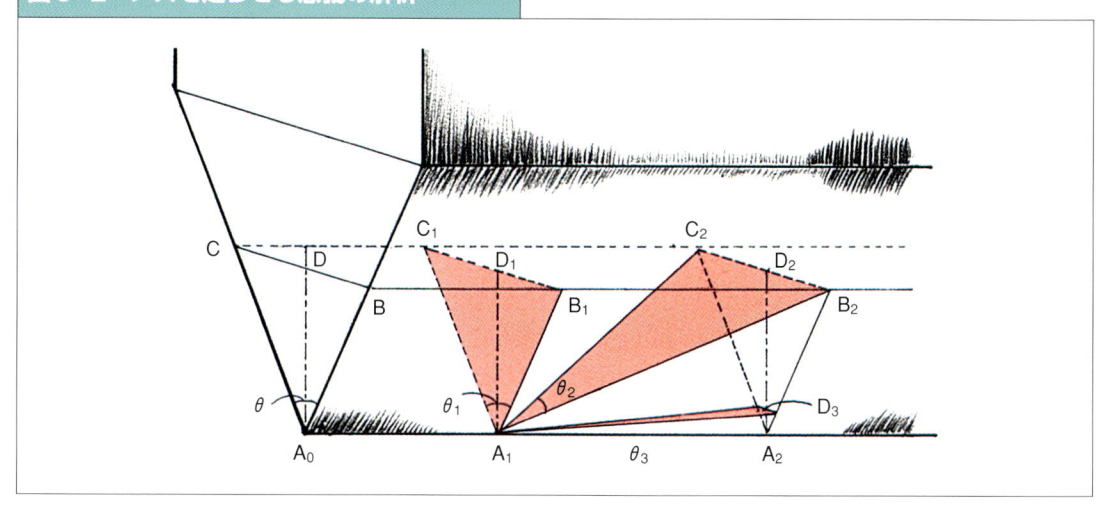

④ 浸透圧差の著しい液体の接触による組織細胞の壊死

縫合操作にしても皮膚をつかむ操作にしても①の圧迫しすぎに注意すべきであり，手術中は露出された組織はどんどん乾燥していく（細胞レベルで）のであるから，生理食塩水をかけるとか湿ガーゼを用いるとかして，③を予防する．消毒液さえも④の要因となる．

C メスの使用法

❶ メスは走らせよ

メスの切り口は創治癒に影響を与える．それは，切断面の基底細胞などの細胞レベルでの損傷の程度には，メスによる切り方の良し悪し，つまり鋭的か鈍的かが関係するからである．

また，メスを押しながら切る場合と，メスを滑らせながら切る場合では切れ方に大きな差がある．メスを走らせれば走らせるほどさらに鋭利なメスで切ったことになる（図3-2）．

❷ メスを走らせることの意義

この図はメスを走らせるほど鋭利な刃で切ったことになるということの説明図である．つまり，A_1 から A_2 までメスを進めた場合，D_2 の深さまで刃が入ったとすると，θ_2 の角度の刃で切ったことになり，全くメスを進めずに D_1 の深さまで押して切った場合は θ_1 の角度つまりメスの刃の角度そのもので切ったことになる．ところが，A_2 までメスを進めたとき，D_3 の深さまでしか深く入らないくらいスッと切った場合，θ_3 の角度の刃物で切ったことになるわけである．このことは，メスを持つ時，常に頭の隅に置いておくべきものである．
（★紙でできているにもかかわらず新しい本の縁で手を切る理由がここにある．）

D ピンセットの使用法

❶ ピンセットの使い方

軟部組織をつかむためにピンセットは必要不可欠の道具であるが，atraumatic な操作をす

図3-3　atraumatic technique の比較

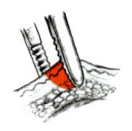

a：無鉤鑷子
鑷子の接触面全体で組織を圧迫する．

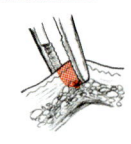

b：有鉤鑷子
持ち方によるが，鉤の部分で組織を把持すると，aよりもatraumaticな操作ができる．

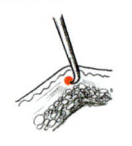

c：スキンフック
鉤のかかった部分だけで組織を支えるので，その他の部分にはほとんど損傷を与えない．

るためには，目的の組織を必要最小限の力でつかむように心掛けなければならない．

❷ 有効なピンセット

形成外科手術でよく用いられるのはアドソン鑷子とかグレーフェ鑷子であるが，これは普通の外科用鑷子に比べ接触面がかなり細くなっている．

❸ 有鉤か無鉤か

有鉤か無鉤かどちらを選ぶべきかということがよく議論される．普通の外科用鑷子では，有鉤より無鉤の方がatraumaticということができるかもしれないが，アドソン鑷子程度になると，有鉤の方がかえってatraumaticということができる．つまり点でつかむか，面でつかむかの差である．しかしどんな鑷子を用いても，必要以上に強い力でつかんでしまえばそこにtraumaを生じることはいうまでもない（図3-3）．

E　スキンフックの使用法

皮膚縁もピンセットでつかむ代わりに，スキンフックを用いるとさらにatraumaticな操作が可能となる（図3-3c）．

スキンフックは筋鉤として用いることもできるが，皮下縫合の際に真皮層を展開する場合にフックを用いると縫合操作が容易にできるようになる（➡基礎編第4章 図4-8）．

Supplement 1

患者に注射器を見せるな

　著者が，スタッフに徹底させている注意点の一つは，「手術室では患者に注射器を見せるな」ということである．これは患者によってはそれを見ただけで頻脈が起こるくらい恐怖心をあおることになるからである．「麻酔の注射ですよ」とだけいえばよい，何もわざわざ見せる必要はないのである．小児の患者には特に徹底するべきであるが，おとなの患者でもそれくらいの配慮はするべきだと思う．気弱な患者は大人でも注射器をみて動揺するのである．大病院での手術室では患者は病院の大きさに圧倒されてしまい，感情を剥き出しにしないものであるが，個人のクリニックでは違う．まして美容外科手術などのような場合は，その瞬間に手術を拒否すればまだ手術を回避できるという患者の意向が優先されるという状況であるから，患者は感情を剥き出しにするのである．そういう現場で四半世紀以上，患者に鍛えられてきたからこそ，著者は「たかが局所麻酔」であっても，こうるさく若い医師に指導を入れたいのである．

　著者には遠い昔，幼少のころ，身体が弱かったせいもあって，時々往診をしてもらった記憶がある．その記憶の中心はやはり注射器だ．著者が育った山村のことである．診療所の先生は人力車でやってきた．かなりの年配の先生（子供の著者にはそう見えた）が，目の前で注射のアンプルをカットして，注射器に詰める．アンプルの先の細い部分に残った液まで大事そうに吸う．そして，針を上にかざして注射器のエアを抜く．そして最後に注射液が針の尖端から一滴分ぷくっと出て来て，針を伝って下へ流れる．あまりにも痛そうな身震いしたくなる瞬間である．そして注射を打たれる腕を剥き出しにされ，酒精綿で拭かれる．その酒精綿の匂いが鼻をつくとき，痛みの想像は最高潮に達する．そんな情景を今もはっきりと覚えているのだ．著者はそれを見て泣き叫んだりする子供ではなかった．しかし今もはっきりと覚えているくらいである．じっと凝視していたのであろう．そして注射の恐怖心とともに，こんな注射をされることになった我が身のふがいなさを感じていた．

　後日このときの光景を総括して見た．家族の見守る中，注射器にくすりをつめておごそかにエア抜きをして注射をする一連の行為は，その先生にしてみれば家族に見せる一種の「治療行為をしているのだぞ」というパフォーマンスだったのだ．患者がこわがるかどうかは眼中になかったはずだ．むかしはそれで良かった．なぜなら田舎のこと，比較の対象になる医者が他にはいなかったからである．しかし今はもうそんな時代ではない．

　レジデント諸君，現在は患者が医者を選ぶ時代である．つまり医者は比較される時代である．だからこそ，医者として生き残るためには，どんなことにも気配りをして，「一味違ういい先生だよ」と，患者にいわれるような医者を目指して行かなければならないのである．

　以前からよく聞くはなし，ドイツでは医師免許をもったタクシードライバーが沢山いる．医者では食って行けないから．日本でももうすでに医者をやめてラーメン屋をやっている人がいる．「医者もサバイバルゲームの時代」はもうそこに来ているのである．

第4章　基礎編

縫合術の基本

Introduction

　そもそも外科医にとって，縫合処置をすることは基本中の基本技術である．しかしそのような，いまさら言うまでもないことが，外科医の間では結構おろそかにされているような気がする．そして，きれいに縫合することこそが，われわれの仕事と自負する形成外科医との技術格差がますます広がって行くような感じを，日常診療において受けるのである．

　しかし，患者およびその家族は「外科医ならちゃんときれいに縫合処置してもらえるもの」と期待している．その期待を裏切られたときの反応はどうであろうか．患者は単純である．その外科医の全技量まで疑われることになりかねないのである．まさに「たかが皮膚縫合，されど皮膚縫合」である．

　本章では，これからフレッシュな意気込みで腕を磨いていこうとする外科系レジデントに，形成外科の基本的手技である，正しい縫合法を解説していきたいと思う．これは何も難しいことではなく，外科医として当然知っておくべき縫合法の基本なのである．もうすでに，患者が手術の縫合瘢痕の美しさを要求する時代になっているのである．

A　皮膚縫合法

❶ キーポイント

a　皮膚縫合の基本

　皮膚縫合の基本は創縁の両端を縫合糸によって密着させることであるが，それによって順調な癒合が生じるべく血行の再開，コラーゲン架橋が起こりやすい状況を作れないといけない．

　そのためには，合わせるべき創縁の両端を，「密着するに必要な最小限の力で，また最小限の間隔で縫合する」ことである．

b　縫合処置は「もろ刃の刃」

　なぜ「必要最小限」でないといけないのか？それは縫合するということは傷を治癒に向かわせるのに必要なことではあるが，実は縫合された局部は阻血状態にされるのである．阻血状態ということは創治癒を阻害することに他ならない．つまり，縫合という処置そのものは「もろ刃の刃（やいば）」，いいことであり，悪いことでもあるのである．

　もし皮膚縫合の間隔を必要以上に極端に密に縫合した場合，癒合どころか，阻血によって，創縁の両端がみごとに壊死に陥るのである（★特に下肢の縫合にはこのことを注意）．

c　悪い縫合処置例の供覧

　まずは，良くない縫合処置の見本を供覧して，読者の奮起を促すことにしたい．これらの症例はすべて著者が近年に遭遇したものである（図4-1）．

図4-1 良くない縫合処置の実例

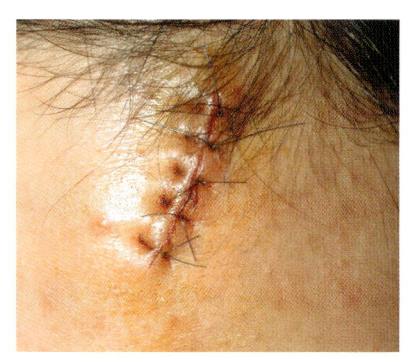

①ナイロン糸でていねいに縫合しているつもりかもしれないが，形成外科的に見るとまだまだ！締め方がきつすぎる．

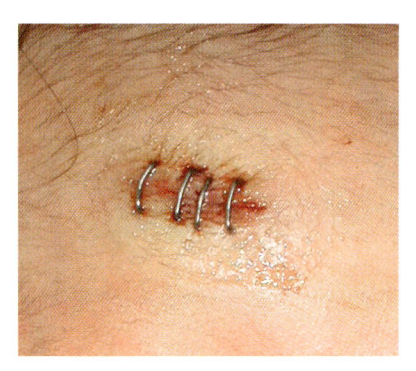

②「ホッチキスで縫ってある！」と言って親が飛んで来た．傷を絶対に見てはいけないと言ったって見たい人は見る．自分の子どもがこんなことされていたら嬉しいだろうか？

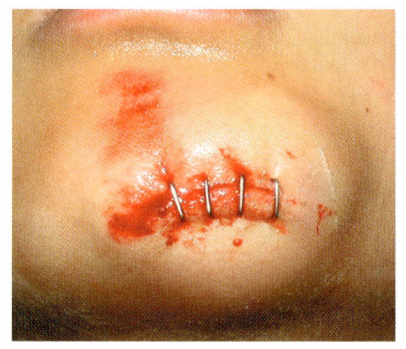

③縫合部に段差がついたままホッチキスですか？！術者のやる気のなさが見え見えである．

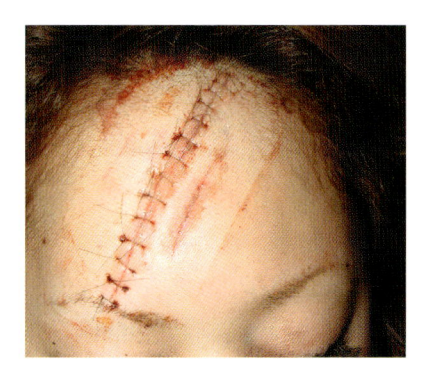

④細いナイロン糸で縫合さえすればいいというものではない．最小限の基本的ルールは守ってもらいたい．
（→実際編第2章Aケース3）

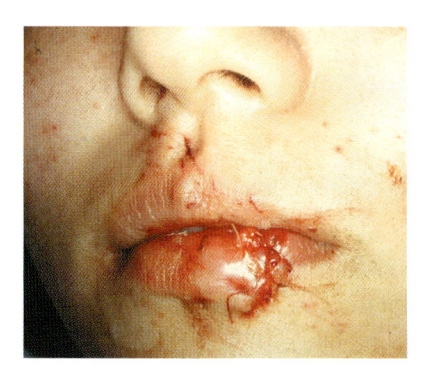

⑤縫合処置とは，単に縫えばいいというものではない．口唇のように組織の限界がはっきりしているところでは，ずれのないように縫合すべきなのだ．（→実際編第6章Aケース1）

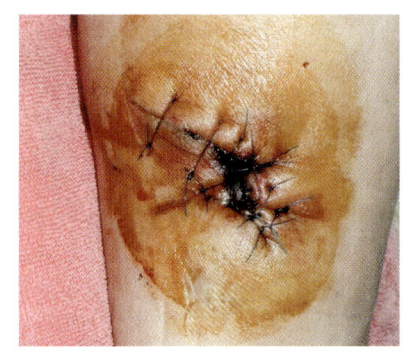

⑥複雑な挫創なので「とにかく縫い寄せておこう」という術者のあせりが見えている．一部の皮弁の先端が壊死に陥っているではないか．
（→実際編第10章Aケース2）

図4-2 皮膚縫合法の基本

a：単純縫合　simple loop suture

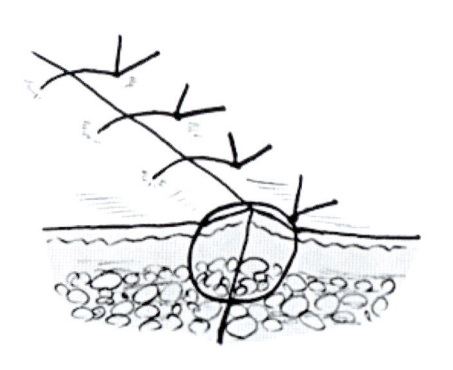

b：マットレス縫合　mattress suture
辺縁を確実に合わせたいときに用いる．

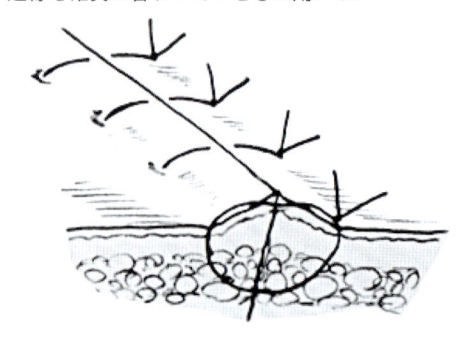

c：水平マットレス縫合　horizontal mattress suture
手掌部のように固い皮膚の縫合に用いると有効．

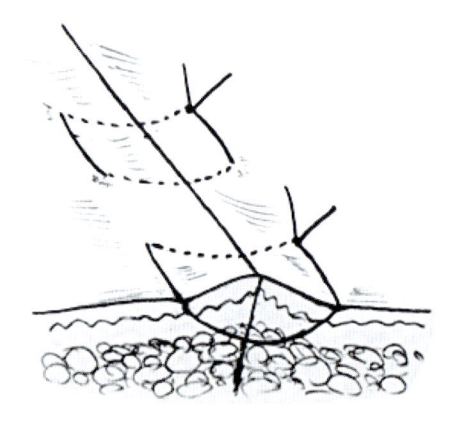

d：half buried suture
表皮の状態があまりよくなくて，しかも緊張の強い部分を無理に寄せて縫合する必要のあるような場合に有効．

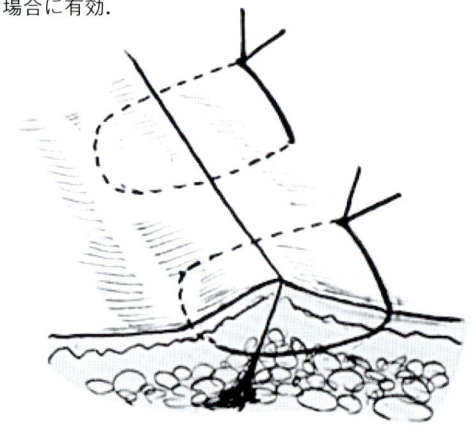

❷ 基本的皮膚縫合法とバリエーション

a 皮膚縫合の基本

皮膚縫合に最も注意すべきことは，創縁の表皮どうしをうまく密着させることである．皮膚の厚さや固さによって縫合の方法を変える必要がある場合もある．

b 皮膚縫合のバリエーション

皮膚縫合のバリエーションとしては，次のようなものがある（図4-2）．

①単純縫合法（simple loop suture）
　まったく普通の縫合法．断面で見るとloop状になっている．

②マットレス縫合法
　（vertical mattress suture）
　腹部などのように，長い距離を縫合する部位で，なおかつ皮膚が柔らかくて創縁にずれが生じやすい場合にこの縫合法を用いる．正確には垂直マットレス縫合法というが，通常はマットレス縫合といえばこの縫合法のことをいう．

図4-3　3点縫合法の基本（その1）

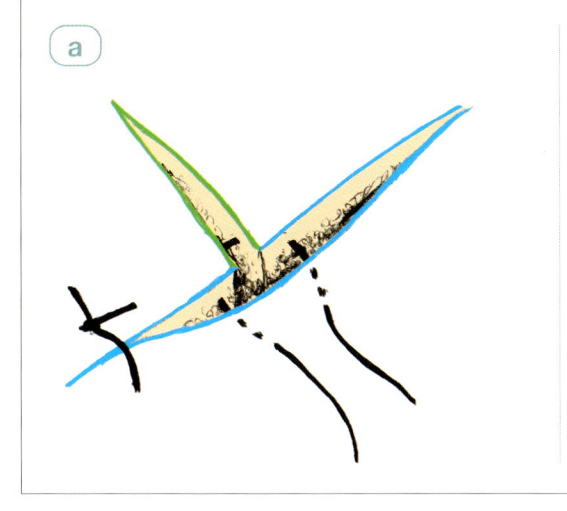

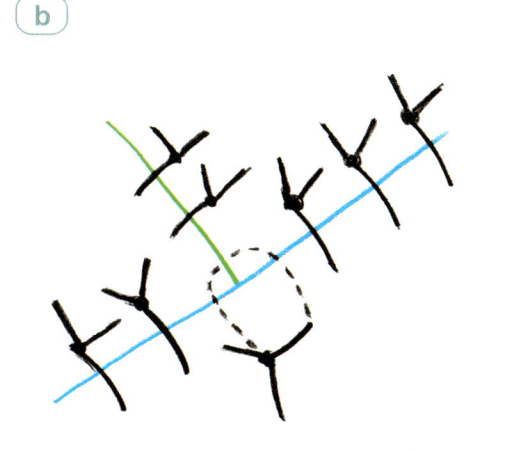

③水平マットレス縫合法
（horizontal mattress suture）
創縁を寄せるのにかなりの力が必要な場合や，手掌，足底など皮膚が固い部位を縫合する場合にこの方法を用いる．

④半側埋没縫合法
（half buried suture）
感染創や炎症部位など，表皮の状態があまりよくなくてしかも緊張もある部位などを寄せながら縫合する必要のあるような場合にこの方法を用いる．いずれの縫合方法も，目的は創縁を上下のずれがなくうまく密着させるための工夫であり，部位と状態に応じていろいろな縫合法が用いられるのである．

❸ 3点縫合法（3 point suture）

a　3点縫合法とは

3点縫合とは3つの創縁を1点に寄せる必要のある場合であるが，外傷処理でも手術でもよく遭遇するものであり，知っておくべき縫合法である．創縁の先端の血行を考慮にいれて縫合糸をかける必要がある．

b　3点縫合法その1：half buried sutureの応用（図4-3）

3つの創縁のうち，1つまたは2つの創縁の先端は真皮にかけ，残りの創縁に寄せて行くように縫合する方法で，腹部など外科手術の皮膚縫合にもよく用いられる．ただし，先端が密着しにくいことも多く，その場合には表皮の縫合を追加する必要がある．

c　3点縫合法その2：冨士森法（図4-4）

3つの創縁を均等に寄せるべく，連続でloop縫合してしまう縫合法．創縁の先端を針が2回ずつ通ることになる．あまりきつく縫合しすぎると先端が壊死することがあるが，表皮のずれができにくいので慣れると誰でもうまく縫合できるという長所がある．

❹ 連続縫合法

a　概念

皮膚の縫合法には連続縫合法というものもあり，縫合処置をスピーディに行う手段として有効である．しかしそれにはそれなりの技術も必要である．

図4-4　3点縫合（その2）（冨士森法）

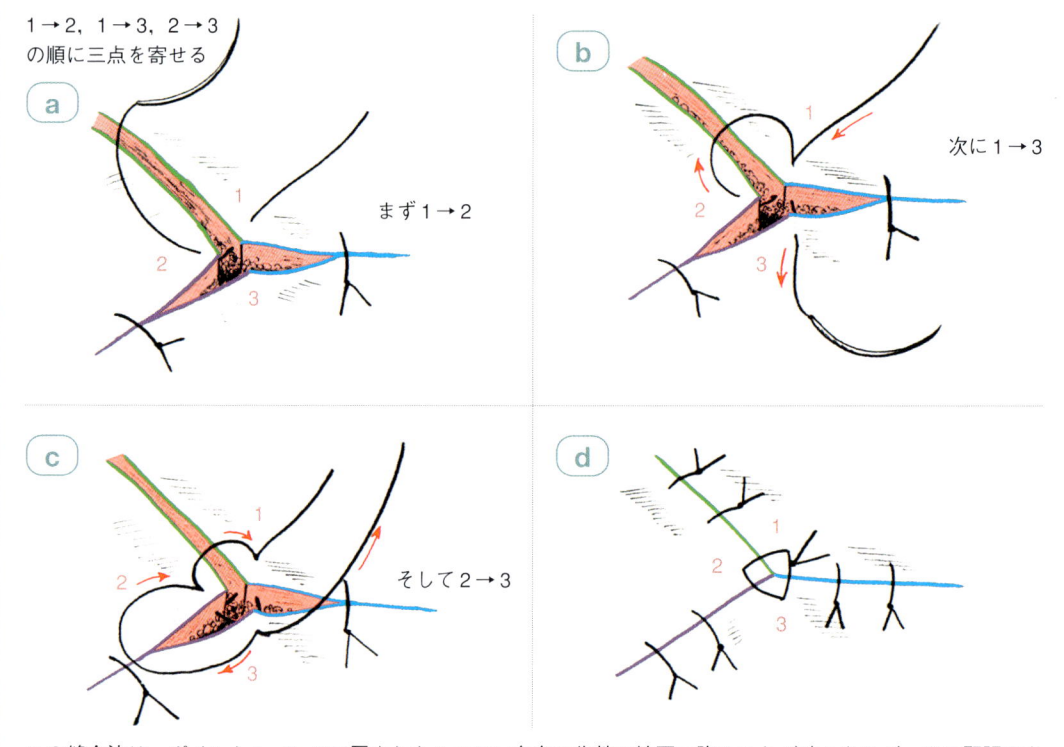

a 1→2, 1→3, 2→3の順に三点を寄せる
まず1→2

b 次に1→3

c そして2→3

d

この縫合法は，ポイント1，2，3に囲まれた3つの三角弁の先端は壊死に陥ることが時々あるが，やや緊張のある部位の縫合には非常に有効である．針の刺入ポイントから先端までの長さを1〜2mmにとどめるようにして，その分深く針を刺入するように心がけるとよい．

b 目的

皮膚縫合に要する時間の節約が主目的である．

c 必要条件

連続縫合は，時間的に早く縫合ができるのであるが，欠点はともすれば粗雑な縫合になる可能性が高くなることである．それを防止するためには，皮下縫合，ことに真皮縫合が確実にできていなければならない．

d バリエーション

図4-5に示すようにいろいろな縫合法がある．皮膚の固さ，部位によって使い分ける．

B 真皮縫合法 (dermostitch)

真皮縫合とは創縁を寄せるために真皮層レベルで縫合する方法である．実際には，**真皮層のみで縫合する場合は少なく，真皮層を含む真皮下層も一緒に縫合するほうが多い**．

真皮縫合によって表皮創縁が密着するほどに寄せられることが理想的である．

❶ 真皮縫合の要点

a 目的

真皮縫合の目的は，皮膚縫合を行わない状態でも創縁がほとんど密着した状態にすることによって，皮膚縫合の抜糸を早期に行っても創部が開いたり瘢痕の幅が広くなったりす

図4-5 連続縫合法のいろいろ

a : over and over suture

簡単であるが，辺縁を合わせにくい．しかし真皮縫合を確実にしてあればこの縫合法でも十分な場合が多い．

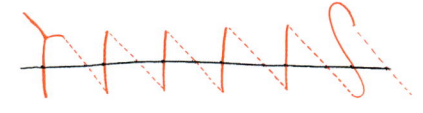

表に出ている糸の向きが違う．

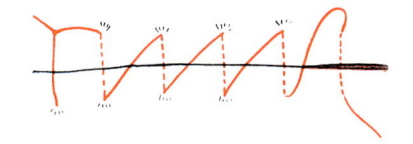

b : continuous mattress suture

表皮を縫合部に巻き込むことがなく，早く縫合できる over and over 法よりも確実である．

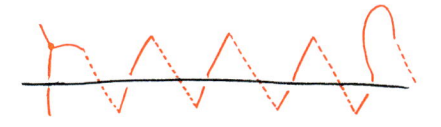

c : blanket suture

植皮弁の縫合．顔などに有効．ただし皮膚が軟らかい部分は辺縁がくびれやすいので注意する．

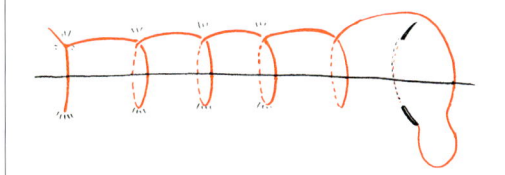

d : continuous buried suture

表皮レベルを合わせるのがむずかしい．

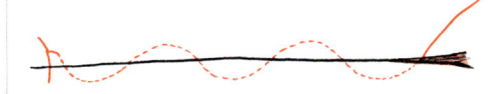

ることを予防することである．

b 注意点

真皮縫合では両方の創縁が密着するほどに寄らなければあまり意味がない（図4-6）．

真皮縫合は，あまりに大きく糸をかけたり，あまり細かく縫いすぎてもその部位の血行を阻害するだけでかえって逆効果（創縁の壊死や不必要なしこり）を招くことになる．

c 真皮縫合のコツ

真皮縫合でうまく創縁を寄せるコツは，創縁部の割面を70°程度の鋭角にして，皮下をうまく処理（トリミング）することと，縫合糸のかけ方を工夫することである（図4-7）．

d 縫合糸

真皮縫合では原則として，白または透明の縫合糸を用いる（図4-8）．（黒や青の縫合糸は後日，透けて見えるようになることがあるからである．）

e 結び目の位置

真皮縫合の結び目は最深部にくるようにしなければならない．

f 真皮縫合をしない部位

眼瞼および手掌部には原則として真皮縫合は行わない．

これは皮下に縫合による結び目のしこりを残すことを防ぐためである．

第4章 縫合術の基本

図4-6　不十分な真皮縫合

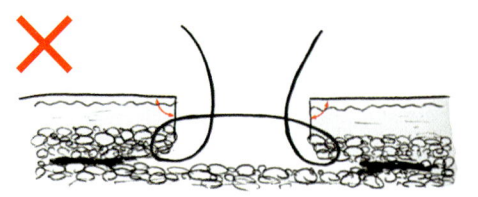

✗

創縁のトリミングが不十分（十分に鋭角になっていない）な場合．

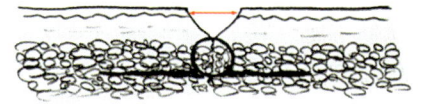

真皮縫合を行っても表皮レベルを十分に寄せることができない．

図4-7　正しい真皮縫合

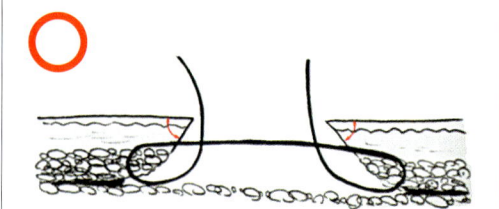

○

創縁が十分鋭角にトリミング（目安は60〜70°）されている場合．

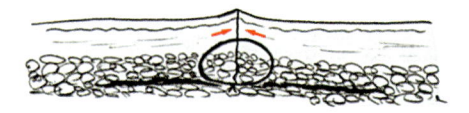

真皮縫合を行った時，表皮レベルが十分に接近する．結び目は最下層に落ちつくように縫合する．

図4-8　真皮縫合の実際

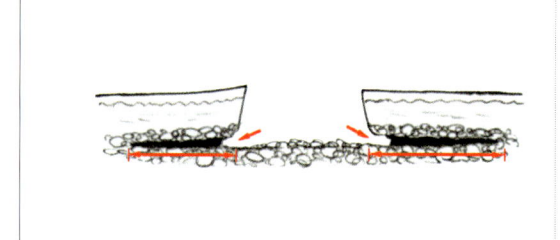

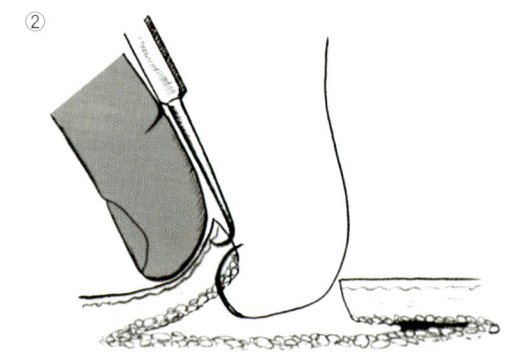

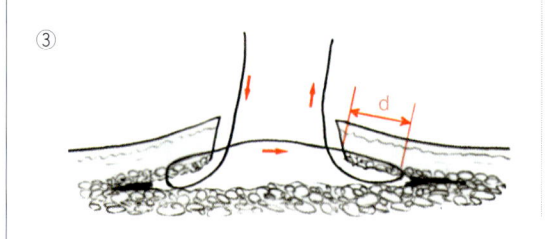

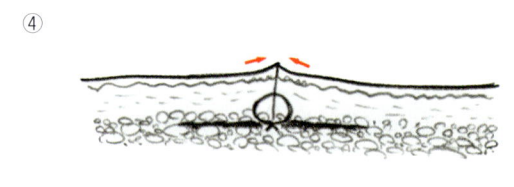

① ② ③ ④

g　真皮縫合の盛り上げ方

真皮縫合による縫合部の盛り上げ具合が，縫合，瘢痕の幅に大きく影響する（図4-7, 12）．

h　多層の皮下縫合

皮下脂肪層が非常に厚い腹部などを皮下で寄せる場合は2層，3層にも皮下を縫合するべきである（図4-11）．

図 4-9 死腔のできる縫合

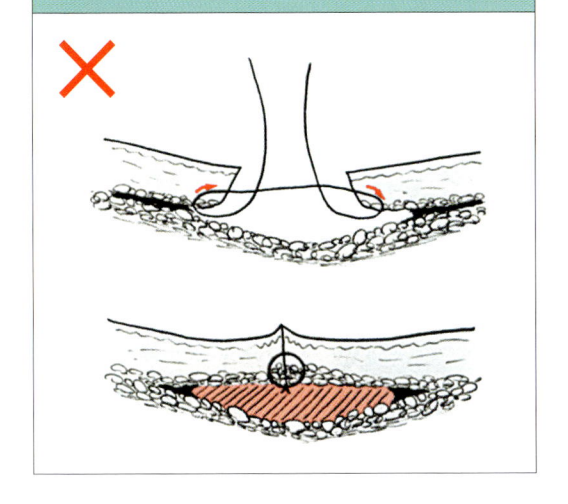

図 4-10 死腔を作らない真皮縫合

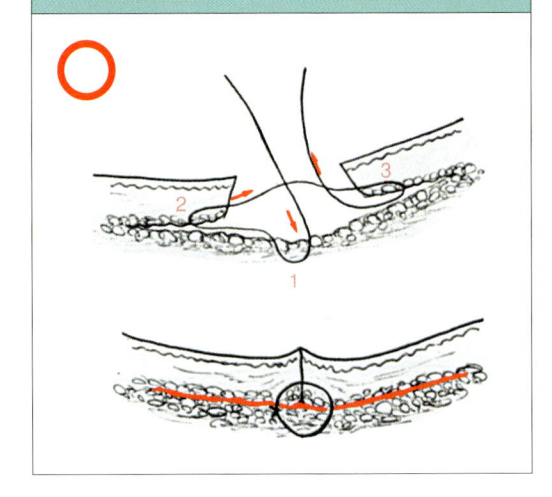

❷ 真皮縫合の実際

ⓐ 皮下剝離の幅

腫瘍や瘢痕などを切除することによって生じた大きな皮膚欠損を閉じる場合，原則として皮膚欠損幅と同じ程度の皮下剝離を両側に行う（図 4-8-①矢印）．もちろん，皮膚にあまり緊張がなく簡単に寄せられる部位であれば，剝離範囲はもっと狭く，時には全くしなくてもよい．

ⓑ 縫合糸のかけ方

縫合糸のかけ方は，まず，深い方から浅い方に向かって針を通す（図 4-8-②）．

スキンフックで皮膚を反転させると操作が容易となる．

ただし，スキンフックは図のように環指または小指を用いて対をなすことによって有効な働きをする．

次に対側に糸を通す時には浅い方から深い方へ向かう（図 4-8-③）．

真皮の最も深いところをすくうように針を進ませる（図 4-8-③のdの幅を長くする）と，緊張の強い部位でもうまく寄せることができる．

図 4-11 厚い皮弁の皮下縫合

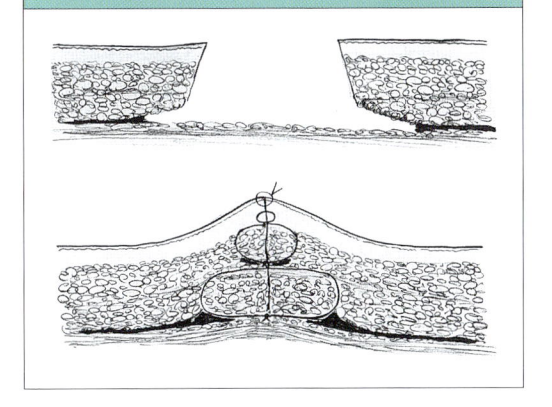

ⓒ 結び目の位置

結紮糸を 0.5 mm 程度の長さで切る．結び目は最も深いところに落ちつくことになる（図 4-8-④）．

❸ 特殊な場合の真皮縫合

ⓐ 皮下の底が凹面の場合

真皮縫合を普通に行うと死腔（dead space）を作る．死腔（斜線部）ができると，血腫を作りやすく，創の治癒に影響を与えるのでよくない（図 4-9）．

皮下が凹面の場合，真皮縫合で死腔を作らないために，底部（1）にも糸をかけると，死腔を防止することができる（図 4-10）．

第 4 章 縫合術の基本

図4-12 皮膚の緊張の強い部位での真皮縫合の程度と瘢痕の幅

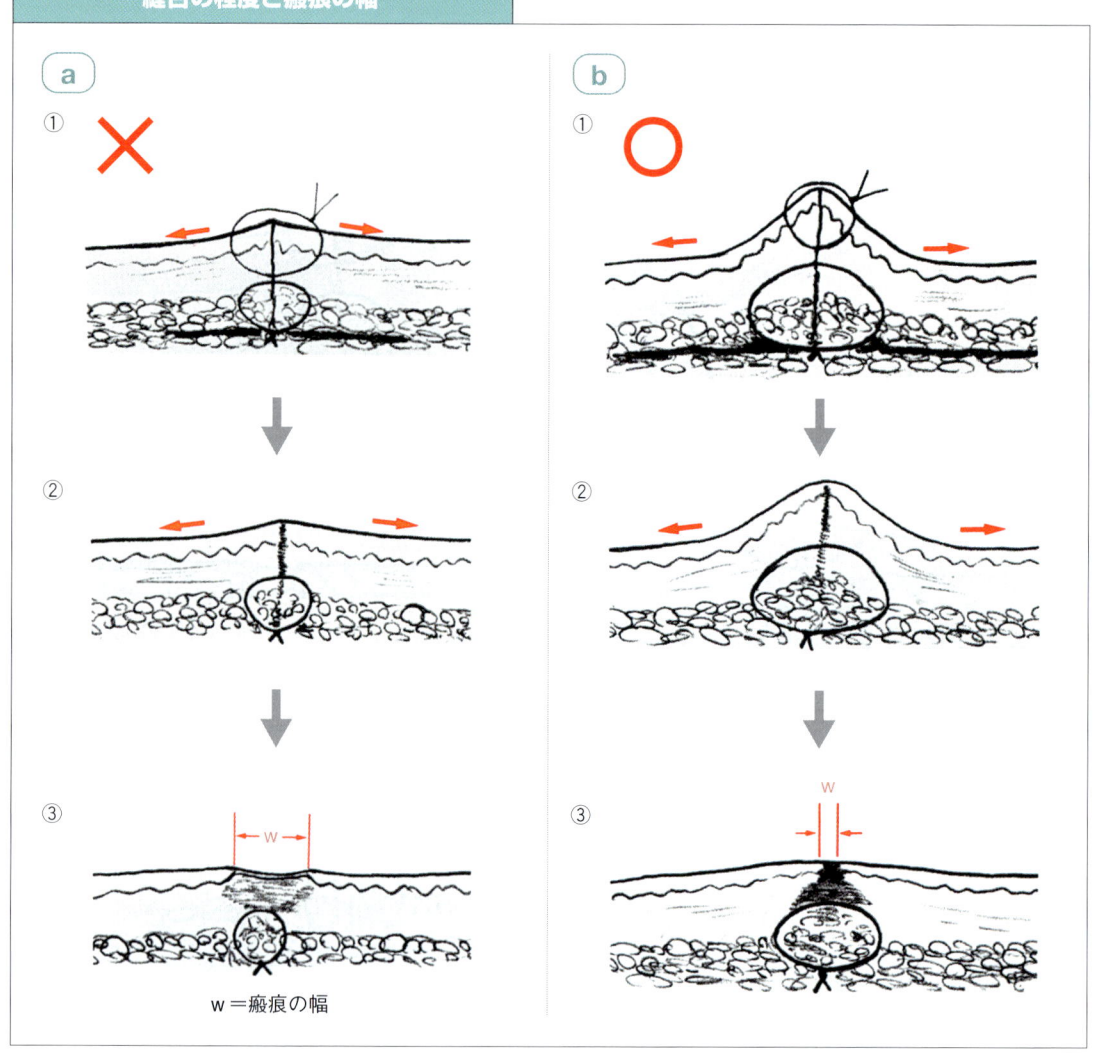

a ① ✕
②
③ w
w＝瘢痕の幅

b ① ○
②
③ w

★ 鼠径部から全層皮膚を採取した後を閉鎖するような場合．

真皮縫合の糸をかける順序は1→2→3とすると，要領よく縫合できる．

b 厚い軟部組織を寄せる場合

皮下脂肪層が非常に厚い場合の皮下および真皮縫合（例：腹部など）．

皮下を2～3層に縫合することによって確実に皮下を寄せることができる（図4-11）．

最下層→3-0ナイロン
中下層→4-0または5-0
　　　（一部真皮にもかける）
真皮層→5-0
表皮→6-0または7-0

❹ 真皮縫合で創縁を盛り上げる理由

a 盛り上げる部位

縫合部の緊張が強い部位または膝関節部などのように，普段皮膚の伸展度が激しい部位であればあるほど，創縁は盛り上げたい．

30　基礎編

図4-13 段差をなくす皮膚縫合

①

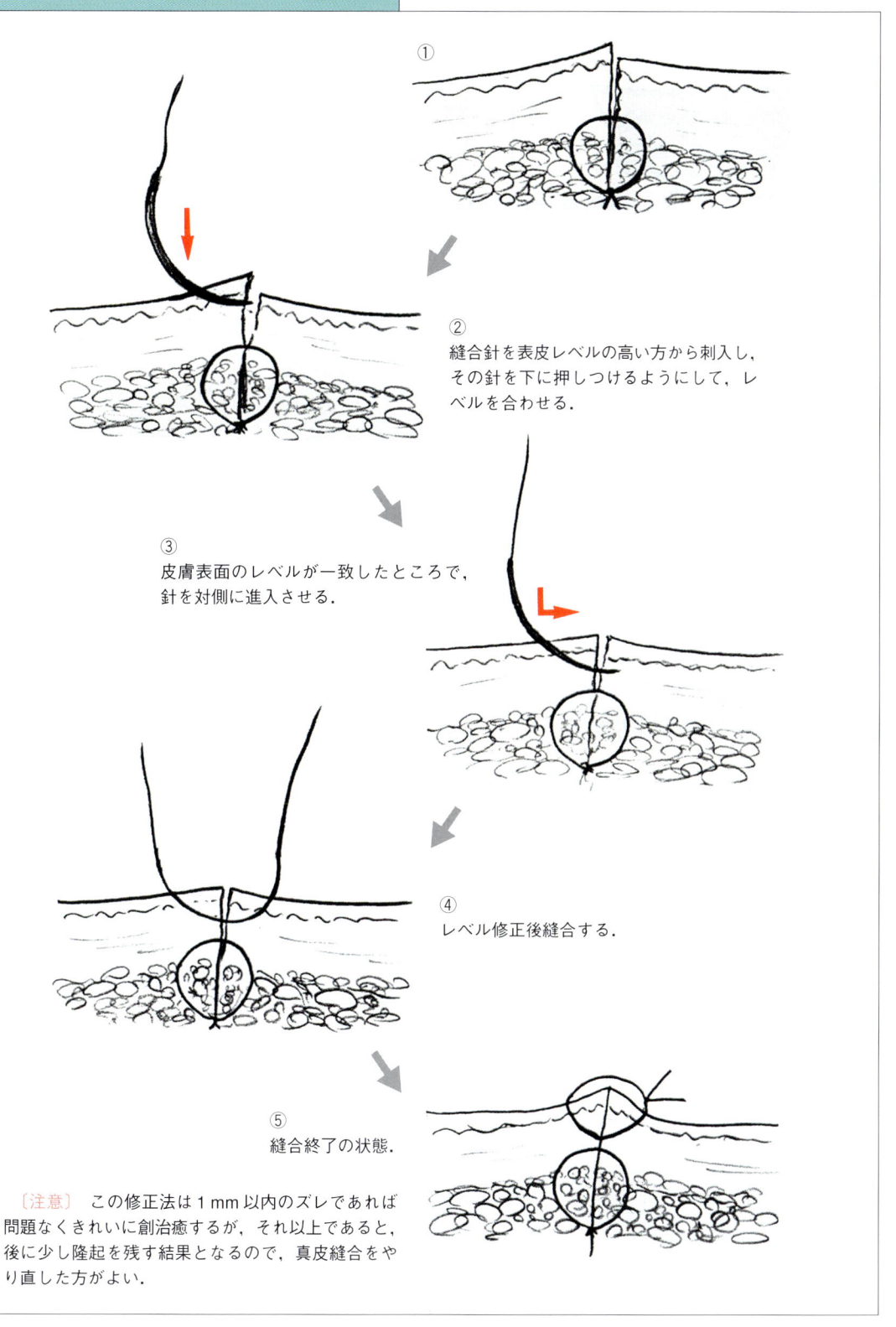

② 縫合針を表皮レベルの高い方から刺入し，その針を下に押しつけるようにして，レベルを合わせる．

③ 皮膚表面のレベルが一致したところで，針を対側に進入させる．

④ レベル修正後縫合する．

⑤ 縫合終了の状態．

〔注意〕この修正法は1mm以内のズレであれば問題なくきれいに創治癒するが，それ以上であると，後に少し隆起を残す結果となるので，真皮縫合をやり直した方がよい．

図4-14　筋肉および筋膜縫合

a：筋層の縫合

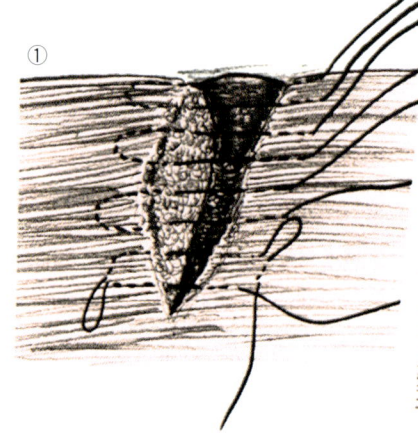

筋腹の縫合には4-0ナイロン糸でmattress縫合をし（a-①），縫合端を6-0または7-0ナイロン糸でさらに補強する（a-②）．

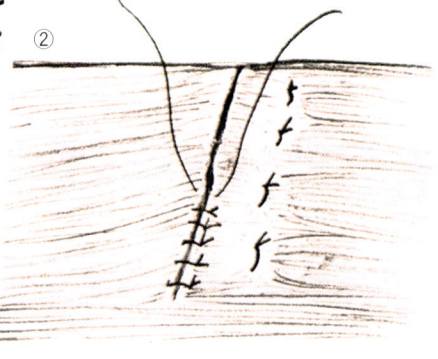

b：筋膜の縫合

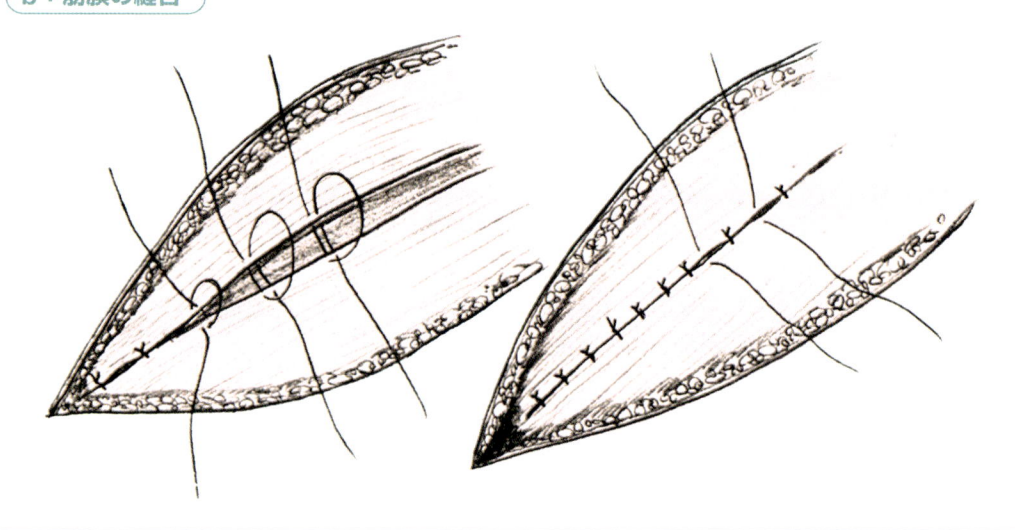

緊張によって，術後次第に縫合線の瘢痕は幅が広くなってしまうからである（図4-12-a）．

b　方法

これを図4-12-bのように，意識的に盛り上げるように真皮縫合をしておくと，1～2ヵ月で隆起は平坦になってしまうが，縫合線はほとんど広くならないで落ちつく．

c　適応

関節周辺のように皮膚の緊張が常によくかかる部位は特にこのような配慮をする．

d　非適応部位

ただし，逆に盛り上げてはいけない部位もある．

★　盛り上げて縫合してはいけない部位：前額部と頸部の，しわの方向の縫合線，鼻．（皮

図4-15　腱縫合のバリエーション

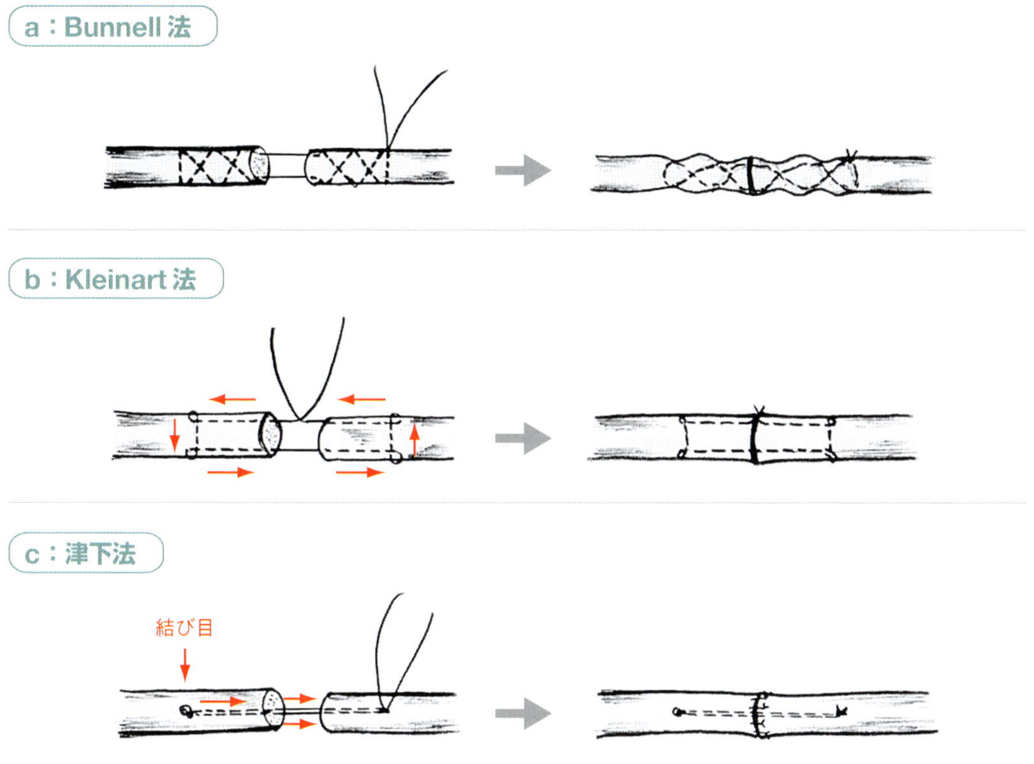

a：Bunnell法

b：Kleinart法

c：津下法
結び目

下の**筋肉**の走行に関係があり，この筋肉が緊張すると常に傷あとの幅が広がらないように力が加わるのである．したがって，盛り上げて縫合するとそれがそのまま残り，かえって目立つ結果を招く．)

⑤ 真皮縫合の微修正

真皮縫合の結果，表皮レベルでのズレ（断層）ができた場合．

軽度のズレ（顔であれば1mm以内，腹部などでは2mm以内）であれば皮膚縫合の際に修正が可能である（図4-13）．

C 筋肉および筋膜縫合法

a　方法

筋層縫合は筋線維にできるだけ損傷を与えたくないので，細かく，数針縫合するのが理想的である（図4-14-a）．

筋膜縫合は，縫合幅を狭くしっかりと締結することが望ましい（図4-14-b）．

b　治療期間

縫合が完治するまでの期間は3週間を要する．

c　縫合糸

縫合糸は4-0または，5-0程度の太さのナイロン糸，テトロン糸などが望ましい．

D 腱縫合法

a 方法

腱縫合の際留意すべきことは，腱の中にも微細な血流があるということである．

腱内の血行を極力阻害せずに，なおかつ，強固な固定性が得られる方法が理想的である．

b 種類

以上の理由で，古典的な Bunnell 法は腱内血流を阻害する程度があまりに激しいので現在では理想的な縫合法とはいえず，Kleinart 法や津下法の方がよりよい方法として用いられている．

津下法を行う場合は，4-0，5-0ナイロン糸による両端針が用いられる．

腱がつながるには，腱内を走る微小血管による栄養が必要であることが判明してから，Kleinart や津下の縫合法が考案されてきたのである．

c 治療期間

腱縫合の場合も，完全につながるのに3週間を要するので，その間は縫合部に緊張を与えないように安静固定しなければならない．

Supplement 1

たかが皮膚縫合，されど皮膚縫合

本文で皮膚の縫合処置をていねいに行うのは当然とする形成外科医と，普通の外科医との技術格差がどんどん広がっているということを少し書いたが，形成外科がちゃんと存在する総合病院であればよいが，日本の大多数の外科病院には形成外科医はいないのが現状である．だからこそ外来で救急処置をする外科医に，少なくとも形成外科医が納得する基本的な縫合処置の方法を知っておいてもらいたいと切に願うのである．

最近は著者のクリニックに，本来縫合処置をするべき外傷に，テープで傷を寄せただけで救急処置を終了して，「あとは心配なら形成外科医に診てもらいなさい」と言われたという患者が増えてきた．これなら内科医でもできる．外科医の本分の放棄であると著者は思う．下手に縫合処置をして後で恨まれるようなら手をくださない方がまし，というのも一理ありではあるが，あまりにも淋しいではないか．少なくともこれから外科医として腕をあげたいという意欲のある人なら，少しでもきれいに縫合処置を施す努力をするべきである．人の評価というものは，意外に簡単な処置をどうしたかで決められることも多いものである．特にレジデントの時代は，外傷の処置，皮膚の縫合をうまくできるようになることが，名外科医への第1歩である．そこから技術を積み上げて行くのである．まさに「たかが皮膚縫合，されど皮膚縫合」である．

Supplement 2

仕事をしやすい「手場」を作れるのも実力の内

　著者は今まで，形成外科にかぎらず，外科，整形外科，脳外科，耳鼻科，眼科などいろいろな科の手術を見たり，手伝ったりしてきた．そして，手術がうまいと言われている先生に共通するものがあるということもわかった．それはつきつめれば「手際がよい」ということになるのであるが，具体的には手術をするべき術野をつくるのが上手いということである．手術によっては広い視野も狭い視野もあるが，いずれにしても，目的の現場で手術がしやすいような状況を如何にうまく作れるかが非常に重要なのである．

　逆に手術があまり得意でない外科医は，いかにも「俺は難しい手術をやっているんだぞ」といわんばかりに，血みどろの術野で，やりにくそうに手術をしているが，周囲の者には手際の悪さが丸わかりというようなところがある．

　著者がかつて勤務していた病院で，脳血管吻合のマイクロ手術をさせて頂いていた，脳外科の坂本宏教授に教えられた教訓で，いつも手術中に浮かぶ言葉がある．それは「よい手術をするにはまずよい手場をつくることが大切です．よい手場をつくれるのも実力ですよ」という言葉である．「手場」というのは目的の仕事をする現場のことであるが，脳外科のように本当に狭い視野の場所で如何にうまく手術をするかとなると，いかにその手場を作れるかということが重要な必要条件となるのである．坂本教授に教えて頂いたのはもう25年近く前の事であるが，最近TVで，アメリカに渡り，活動の拠点を持ち，鍵穴手術ができることで有名になり，ゴッドハンドを持つ日本人脳外科医として有名になられている福島孝徳先生が，同じような意味のことを言われていたのを観て，坂本先生を思い出した．福島先生は脳腫瘍を取りに行くとき，「現場に到達するまでに，十分に慎重に時間をかけます．それは必要な視野を得るために．そして現場に着いてから目的の仕事をするためにもう一度術野を拡げるような二度手間をしないようにです．だから最後に腫瘍を取り出すのは速いですよ」と話されていた．つまり手術の要領はいかに良い術野を得るかである，ということで，坂本先生のアドバイスと共通するものがある．それはすべての外科系手術にも共通するものなのである．

第5章　皮膚外傷処置の基本

基礎編

Introduction

　外科医であれば誰でも当然，外傷処置はできなければならないが，まして患者は，当然それを完璧にできるものと期待している．しかし，その温度差に先に気が付くのは意外にも患者側なのである．

　近年は，インターネットの普及も手伝って，患者側の方が「付け焼き刃」ながらも結構知識を持っている．例えば「顔のけがなら形成外科の方がきれいに治せる」といった情報である．それで外科医はますます自身の縫合技術の向上を，放棄するようになっていると思われる．しかし，基本的な縫合の技術を身につけていれば，誰でも十分に合格点の取れる外傷処置ができるのである．

　「放棄」という言葉を使ったが，実際には最近，「傷寄せテープ」なる清潔テープが出回っており，外傷の処置に縫合処置をせずにこのテープで傷を寄せておくだけで済ませてしまう外科医が多くなっているのである．下手に縫って，恨まれるくらいなら，縫合せずにおいてあとは形成外科医に任せる方がよいという考え方もある．しかし，外科医なら，まともな外傷処置を行い，「あの先生に縫ってもらってきれいに治った」と喜んでもらうことが外科医としての本懐ではないか．外科医でもこれくらいはできるという気概を持っていただきたいのである．

A 外傷処置の3原則

　外傷処置の原則は，❶創の洗浄，異物の除去，❷デブリードマン，そして❸縫合処置を行うことである（図5-1）．

❶ 洗浄

a　外傷処置のファーストステップ

　創部を処置する際には，まず洗浄．砂利や泥などの異物を除去して創部をきれいにしなければならない．

b　外傷性入れ墨

　擦過創の最初の処置でこの洗浄という全く基本的な操作を怠ると，外傷性入れ墨という後遺症を残すことがある．

c　汚染擦過創の処置

　縫合処置を必要としない擦過創であっても，状況によっては局所麻酔を施した後，ブラシなどを用いて泥や砂利を完全に洗い流す必要がある．

d　洗浄の重要性

　たかが「洗浄」であるが，この操作を省略されたために，一生残る外傷性入れ墨を持たされている気の毒な人は，数限りなくいるのである．

★　普通の外科医はどんな外傷でも一応創部が

図5-1 外傷処置

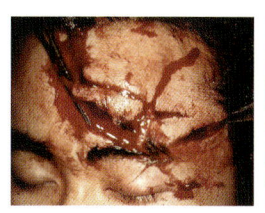

①交通事故による顔面の新鮮外傷．まず手短かに外傷の状況を把握する必要がある．

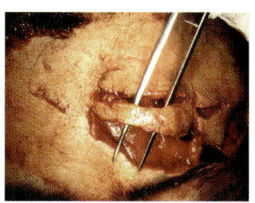

②局麻下に洗浄し，異物を除去した後デブリードマンに移る．このような多発挫創の場合は最小限のデブリードマンにとどめる．

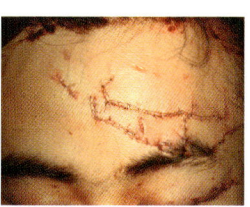

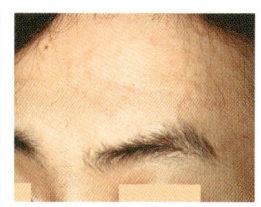

③筋層→真皮層→皮膚の順に縫合を行う．

④術後
特に二次修正を勧めることもないほどにきれいに治癒した（本人も修正希望せず）．

上皮化完了したり抜糸が終了すると，「これで治療は終了です」といって，その後の瘢痕の予後は観察しない．それゆえ，外傷性入れ墨などが生じてもわからないのである．外傷性入れ墨で相談に来るほとんどの患者は，「その内に消えるからといわれた」というのである．特に救急外傷を扱う外科医には，こういうことのないように肝に銘じておいていただきたい．泥のついた擦過創には特に注意して「洗浄を完璧に」することである．

❷ デブリードマン

a 概念

挫滅した組織を切除し，創を新鮮化することをデブリードマン débridement という．

鈍的外力による創は大なり小なり辺縁の挫滅が存在する．それを鋭的な新鮮創に替えるのである．

b デブリードマンの注意点

切除する組織の量は部位によってかなり注意を払う必要がある．

特に顔面での眼瞼や，鼻のように，皮膚面積の狭い部位はデブリードマンは最小限にとどめなければならない．

c 二次的デブリードマン

挫滅の面積が広くどの程度デブリードマンを行うか迷う場合は，創の洗浄のみにとどめておいて，約1ヵ月後に二期的に瘢痕修正を行う（→実際編第3章ケース7）．

❸ 縫合処置

この処置については第4章に詳述．

B 創の種類と縫合法

❶ 切創

a 方向により処置方法を変える

鋭利な刃物で垂直に切った創であればデブリードマンをせずに縫合処置にかかってよい．

しかし，斜めに切り込んだ創（trap door wound，図5-2）では縫合法に注意する．辺縁を処理（これも一種のデブリードマンである）してから縫合にかかるべきである．

❷ 挫創

鈍的外力による創を挫創と呼ぶ．

図5-2 trap door wound の処理方法

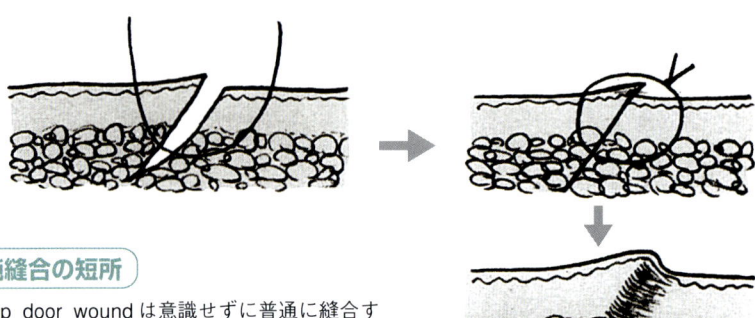

✗

a：単純縫合の短所

trap door wound は意識せずに普通に縫合すると，鋭角の断端をもつ方が必ず overlap する．

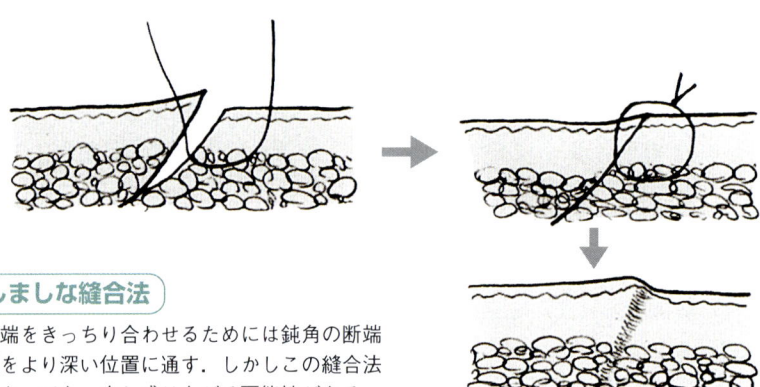

△

b：少しましな縫合法

断端をきっちり合わせるためには鈍角の断端側をより深い位置に通す．しかしこの縫合法であっても，少し盛り上がる可能性がある．

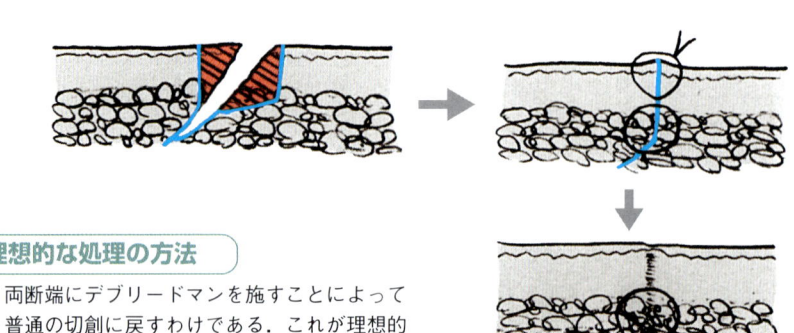

○

c：理想的な処理の方法

両断端にデブリードマンを施すことによって普通の切創に戻すわけである．これが理想的な処理方法である．

38　基礎編

図5-3 弁状創の処理方法（その1）

a：単純縫合

弁状創は普通の創と同じように縫合すると，いったんは普通に治癒するが，2〜3ヵ月もすると皮下の瘢痕組織によって盛り上がりを生じる．これは整容的に非常に醜い瘢痕となる．

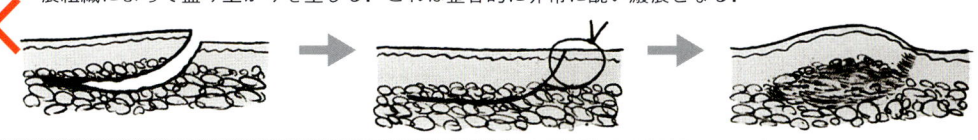

b：皮弁の厚い弁状創の処置

flap の幅が 20 mm 以内で下に皮下脂肪層がついた状態であれば，皮下脂肪を切除したうえで縫合する．要するにこの方法は全層植皮に準じた方法で処理したことになる．

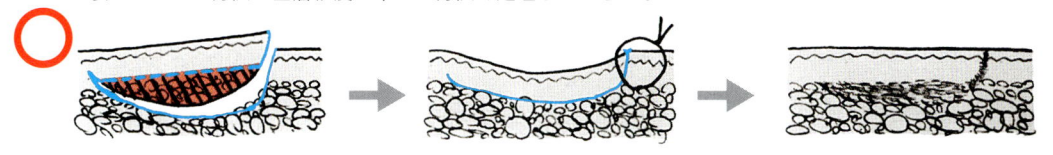

c：無縫合処理

分層皮膚のように薄い小さいぺらぺらの弁状創であれば縫合もせずに，そのまま皮弁をもとの位置に貼り合わせるように乗せるだけでも創は治癒するが，これも結局は，a と同じである．

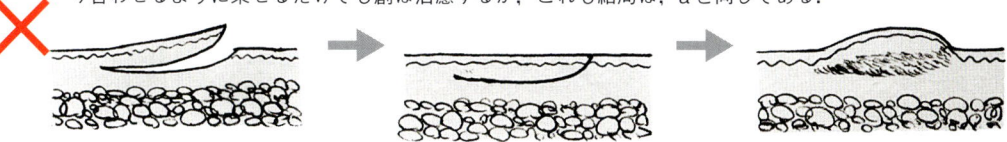

d：真皮層の深さの弁状創の処置

このようにぺらぺらの弁状創を処置する場合，flap の先端を数 mm 切除してから縫合すると，比較的盛り上がらない瘢痕で治癒する（g，①と同じ）．（→実際編第2章A ケース4）

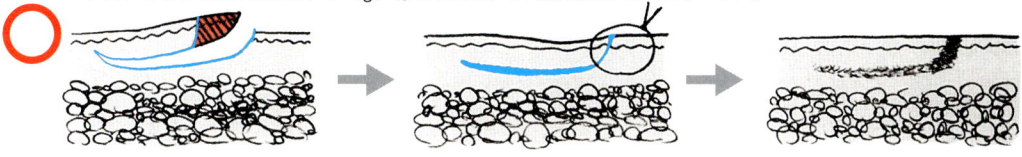

e：幅の狭い弁状創の処置

弁状創の幅が 70 mm 以内の狭い場合，これをそっくりそのまま切除してしまう方法．適応部位は限られているが，理想的な処置の仕方である．

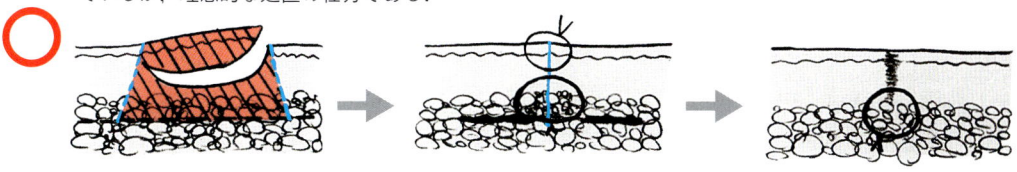

図5-4 弁状創の処理法（その2）

f：薄目の分層皮膚のような弁状創の処置

端を2～3mmを切り取っておくだけで放置しても比較的きれいに治る（gと同じ）．

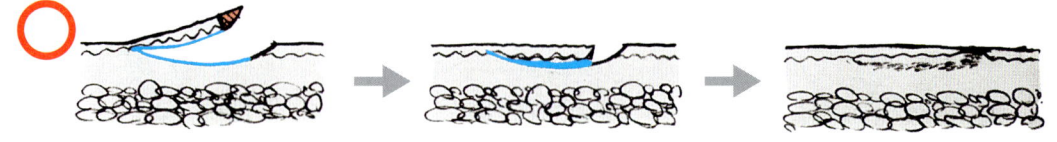

g：薄目の弁状創の処置

①フロントガラスによる顔面損傷などにはこのようなぺらぺらの弁状創がいくつもできることが多い．
②弁状創の辺縁を弁状の部分だけ2mm程度切除する．
③ぺらぺらの皮弁が破れたりしない程度に6-0または7-0ナイロン糸にて数針かける．
④小さい弁状創であれば縫合せずに，上からソフラチュールガーゼを乗せて固定するだけでもよい．

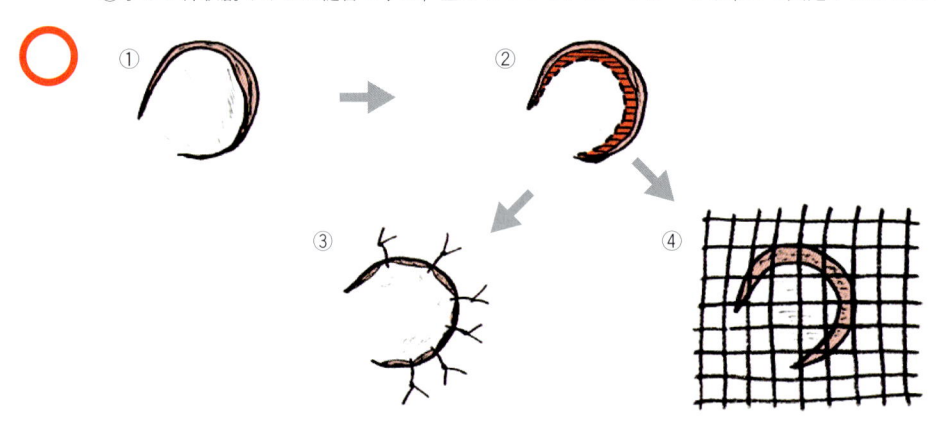

挫創は必ずその創縁が多かれ少なかれ挫滅を受けているので原則的には辺縁のデブリードマンを行った後，真皮縫合および皮膚縫合を行う．

❸ trap door wound

皮膚面に対して斜方向に切り込むような断面のできる創をtrap door woundと呼ぶ（図5-2）．

屋根や床の引き上げ戸をtrap doorというが，この形に似た創であるところからその名称がついている．

❹ 弁状創

trap door woundの程度が強くなったものが弁状創である（図5-3, 4）．

ともに縫合処置には細心の注意を払わなければならない．

弁状創 flap woundは皮弁状になった部分の血行を考えて縫合処置を行う．

もしその皮弁の血行が全く期待できないものであれば，遊離植皮術の手技に準じて縫合を行わなければならない．

図5-5 弁状創の瘢痕症例（その1）

a：弁状創の症例．（図5-3aの実例）

このような形状の創は半月状に近い皮下の裂創がある．初診時すでに2日経過していたので，そのまま治癒を待つことにした．

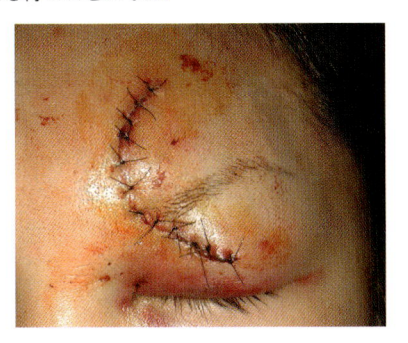

b：受傷後1ヵ月目

予想通りの弁状創の盛り上りを生じている．
(➡実際編第3章Aケース3)

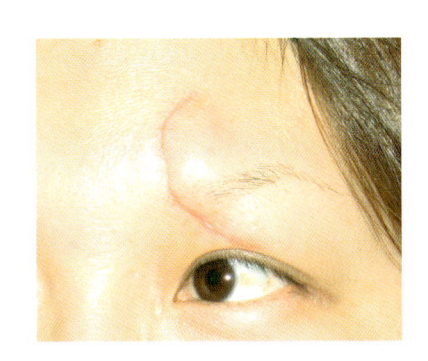

図5-6 弁状創の瘢痕症例（その2）

a

図5-3cの実例といえる多発状の弁状創瘢痕（trap door scar）下顎部は見事なまでのstitch markを残している．

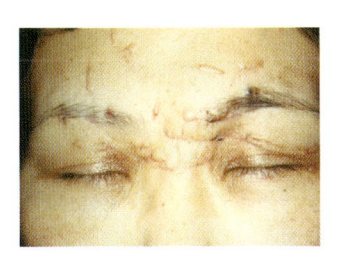

b

ほとんどの隆起瘢痕は紡錘状切除（2回に分けて）結局は図5-3のdとeの処置を二次的手術によってしたことになる．

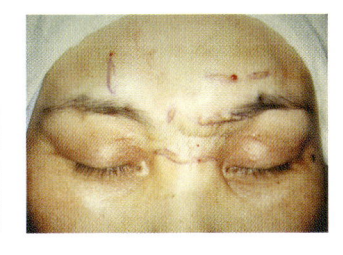

c

trap door scarは平坦な線状瘢痕に落ちついた．

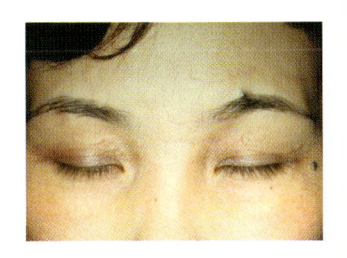

第5章 皮膚外傷処置の基本

Supplement 1

外傷処置は今でも胸が躍る

「下手に縫って恨まれるくらいなら，縫わない方がまし」と考えたのであろうなと思えるような処置をしている外科医が多くなっている．著者に言わせれば外科医としての本分の放棄である．しかしそれにはそれなりの理由もあって，患者の方でインターネットなどによる情報で，形成外科ならきれいに治してくれるという漠然とした中途半端な知識を持っているから厄介なのである．しかしそんなことにはめげずに，すべての外科医には外傷処置に強くなっていただきたいと切に願っている．本書を書くことを思い立ったのはそんなところからの発想でもある．本来は普通の外科医，外科系の医師なら外傷の処置を無難にこなすことは当然できてしかるべきなのである．著者は整形外科医から出発したのであるが，トップの教授自らが形成外科にも力を入れておられたので，教室全体で皮膚の縫合法には気を配っていた．その教室で先輩の手術を拝見できたお陰で，外傷の処置も結構ていねいに行うことが最初からスムーズに身についていった気がする．患者から「きれいに治してもらってありがとう」と感謝されると，また今後も頑張ろうという意欲がわいてくるのである．人間は単純な方がよい．ちょっとしたことでも感謝されることが快感で嬉しくて，また感謝されてその快感を味わいたいために次も頑張ろうと努力するのである．

勤務医のころ，指をつめたやくざ者が何人かわざわざ著者を指名して断端形成術を受けに来たことがあったが，「なぜ僕に」と尋ねると，「先生はわしらの間で指の切れ端をきれいな形にしてくれると言う評判なんや」と言った．こんな思いやりは彼らには不要と言われる向きもあろうかとは思うが，相手はだれであろうと，手術の出来栄えを評価されたことで気分は良かった．著者は今でも外傷処置には「やりたい！」という意欲がわいてくる．重傷であれば余計にファイトがわくが，もちろんどんな小さな外傷でもである．今は仕方なく我慢して，若い医師に任せることが多いが，本当なら押しのけてでも自分がやりたい衝動にかられるのである．「もたもたしていると俺がやってしまうぞ！」と，心の中で叫んだりして．これははるか昔の大学受験時代の数学の応用問題を解くときの楽しみに共通するものがある．「絶対にうまく解いてやる！」という意気込みが最初に必要であることは当然である．

これから外科医として腕を磨くことに意欲を燃やしておられる若きレジデントの先生方は，まず外傷処置の基本を身につけて日常診療に役立てていただきたい．実は手術の基本の公式は数が知れている．それゆえ数学の問題に比べればやさしいものである．ただし，相手が感情のある生身の人間であることで，気を使わねばならないが．その公式をいかにうまく使いこなせるか，だけである．

普通の手術の最後に皮膚を閉じるだけなら，何も考える必要はないが，外傷は応用問題，いろいろと考えながら処理をすすめて行く，こんな胸が躍ることはないのである．本文ではその公式をできるだけわかるように記述することを心がけたつもりである．

第6章　基礎編

皮膚切開線の基本

Introduction

　皮膚切開線のことを重視するのは形成外科医である．それは日頃瘢痕拘縮やケロイドで手を焼く症例を診ているからである．確かにケロイド体質でないかぎりは腹部でも四肢でも結構目立たない瘢痕で落ち着いているものである．しかし，外科や整形外科の手術瘢痕でケロイドになって紹介されてくる症例を診ると，「最初の皮切をちょっと工夫してもらえばこうはならなかったのに」と言いたくなるのである．それゆえ，ベテランの外科医，整形外科医には聞き入れてもらえることは不可能としても，若いこれからの人たちには聞く耳を持っていただきたいと思う．
　腹部や胸部の手術後の瘢痕ケロイドを波状瘢痕に変えるだけでケロイドが発生せずに治るケースをみると，最初からこう切ってこう縫合しておけばきれいに治ったはずと言うこともいえなくはない．ただし，手術の状況で，皮膚を縫合するだけにまた1時間も手術を延長することが是か非かというと，著者はそこまでして患者に身体的負担を強いることには問題があると思う．
　「昔から皮切はこうすることになっているんだ」という，伝統的習慣はなかなか修正困難であるが，著者の勧める皮切は形成外科的には常識なのである．
　抜糸が済めば傷のことには関心がなくなる外科医や整形外科医とは違い，形成外科医は傷あとの赤みが消退してしまうまでフォローするのが努めなのである．

A 皮切線を決める基本ルール

形成外科的観点から見た皮膚切開線を決める基本ルールは3つある．

皮切線を決める3つのルール

ルール① 自然にできる皺の方向に沿っていること（図6-1）．

ルール② 部分的にでも皺に沿っていること．

ルール③ 自然の皺に垂直に切開するのが最短距離のような切開線を必要とする場合は，波型またはジグザグの線とすること（図6-3, 4）．

B 顔面の皮切線と縫合線

上記ルールがすべてあてはまる（図6-2）．

❶ 口唇周辺部の皮切線のルール

　顔にも口周囲のように皮膚の動き伸縮の激しい部位と，頬のようにあまり動かない部位とがある．

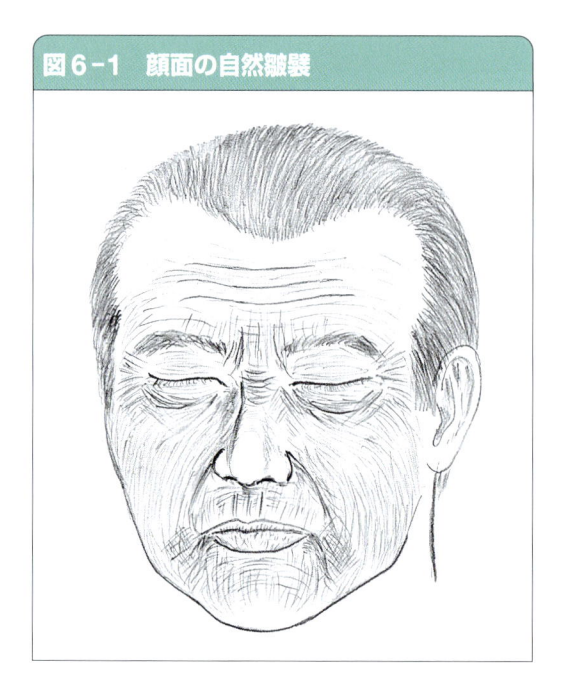

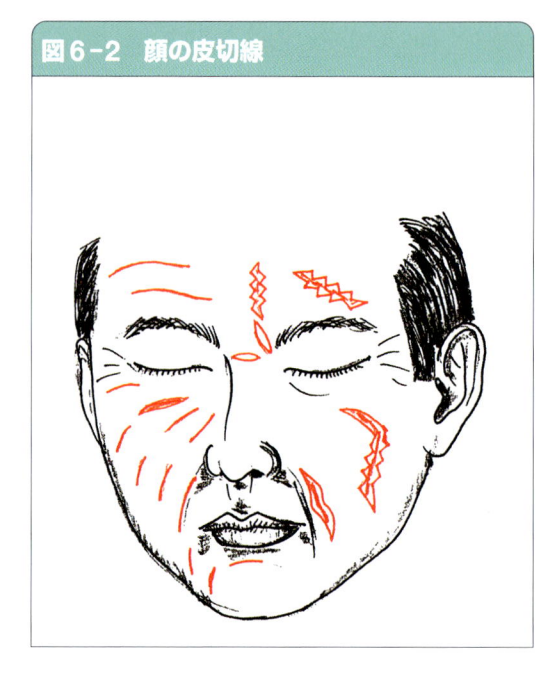

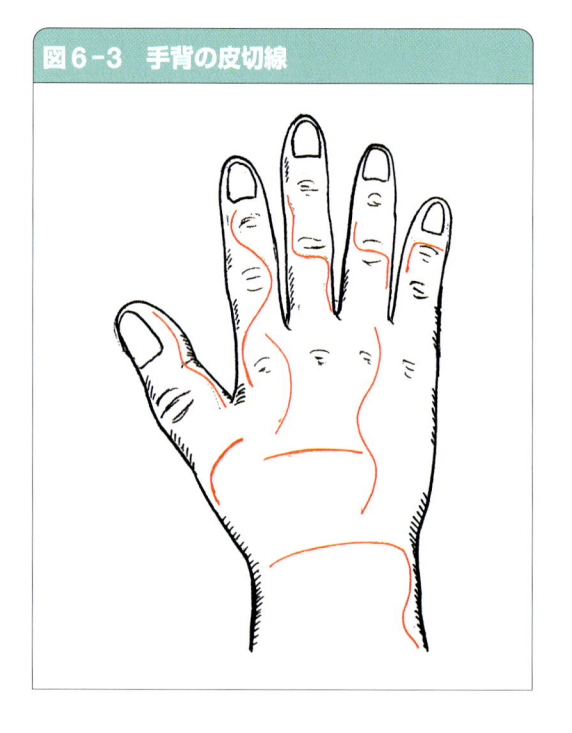

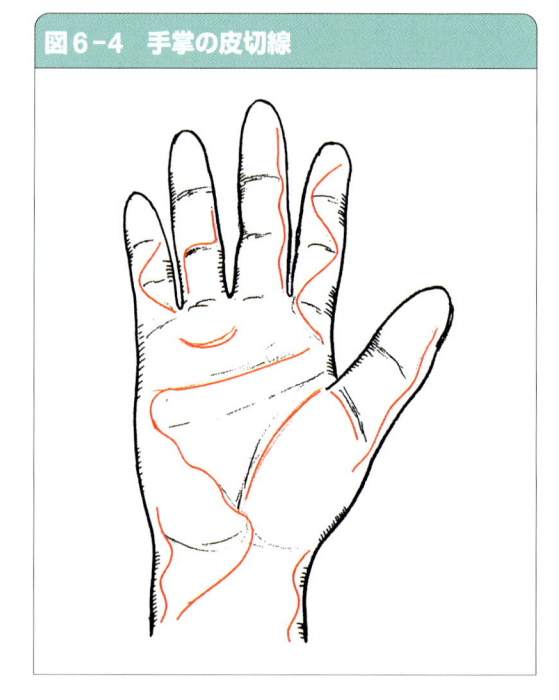

| 図6-1 顔面の自然皺襞 | 図6-2 顔の皮切線 |

| 図6-3 手背の皮切線 | 図6-4 手掌の皮切線 |

　口の周辺ではだいたい皺の方向に沿った縫合線になる場合は緩やかな曲線（lazy S）であればよく，ジグザグにする必要はない．

❷ 頬部の皮切線のルール

　頬の場合，縫合線が直線的で3cmを超える時にはジグザグの線になる方が目立たない（W－形成術）．ジグザグの一辺の長さは5mmを

図6-5 肘部の皮切線
ⓐ ✕　ⓑ
肘部

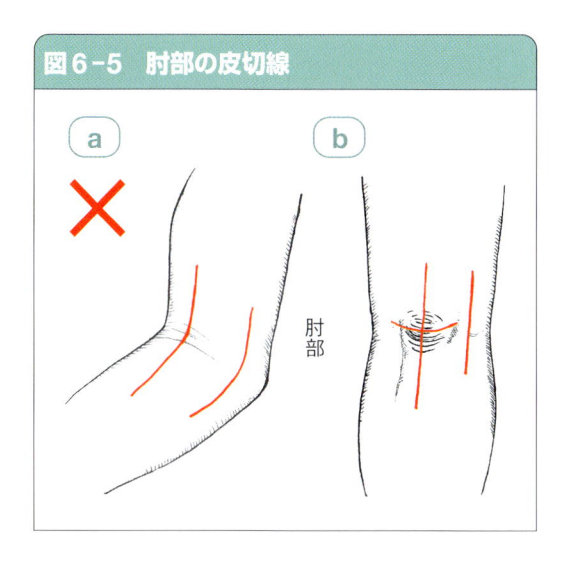

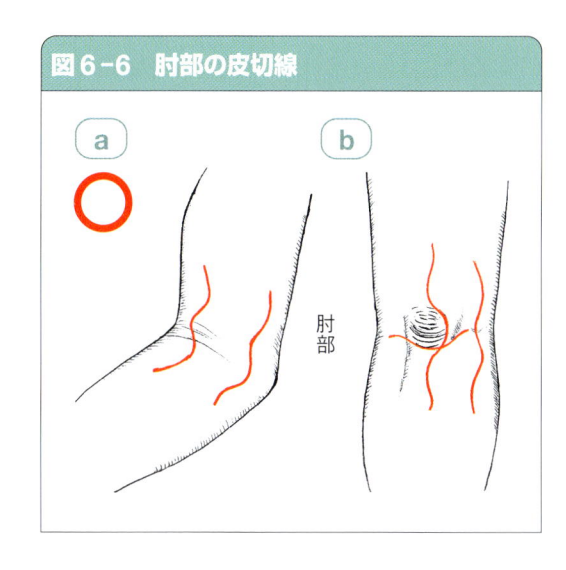

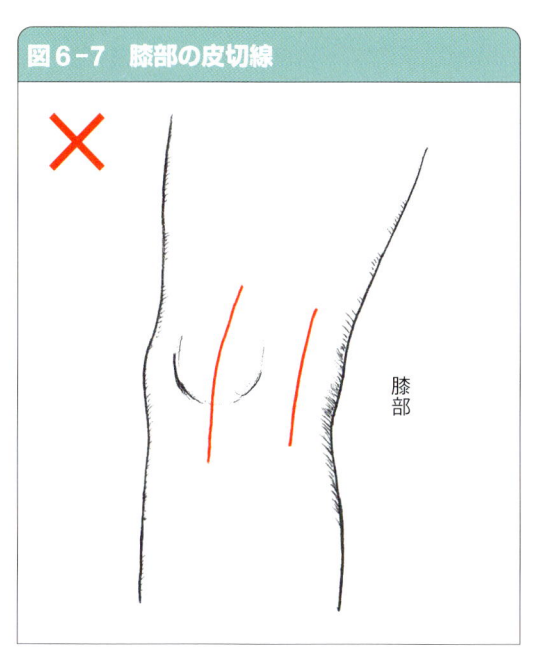

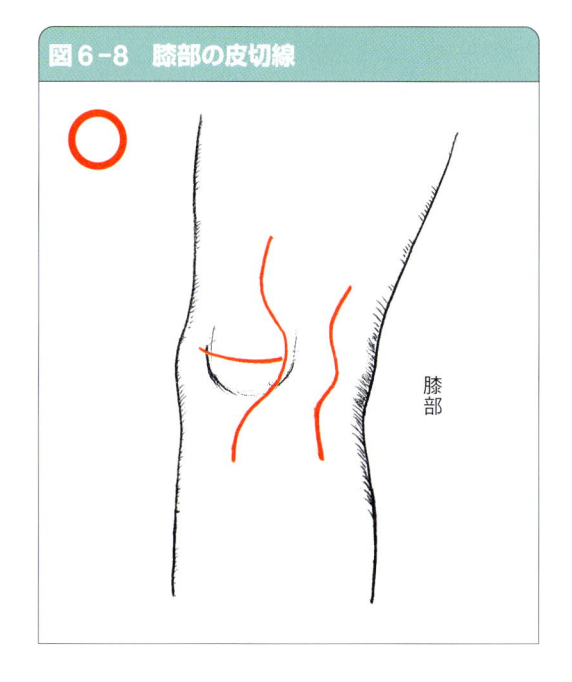

図6-6 肘部の皮切線
ⓐ ◯　ⓑ
肘部

図6-7 膝部の皮切線
✕
膝部

図6-8 膝部の皮切線
◯
膝部

原則とし，各辺のなす角度は90〜100°とする．

❸ 顔の輪郭線付近の皮切線のルール

　縫合線が顔の輪郭線《正面または側面から見た場合の》の位置に来る場合，輪郭線の形状を著しく変形させることがないように，ということを優先するべきで，この場合は自然の皺の方向を無視してもよい（➡実際編第7章Cケース5）．

C 四肢の皮切線と縫合線

❶ 手の皮切線のルール

　上記の原則はだいたいあてはまるが，手のように機能を重視しなければならない部位は，瘢痕拘縮をきたさないように，たとえ目立つ瘢痕となってもしっかりジグザグをつける方を優先させる（図6-3, 4）．

第6章　皮膚切開線の基本　45

図6-9 軀幹部の皮切線

△

胸腹部

図6-10 軀幹部の皮切線

○

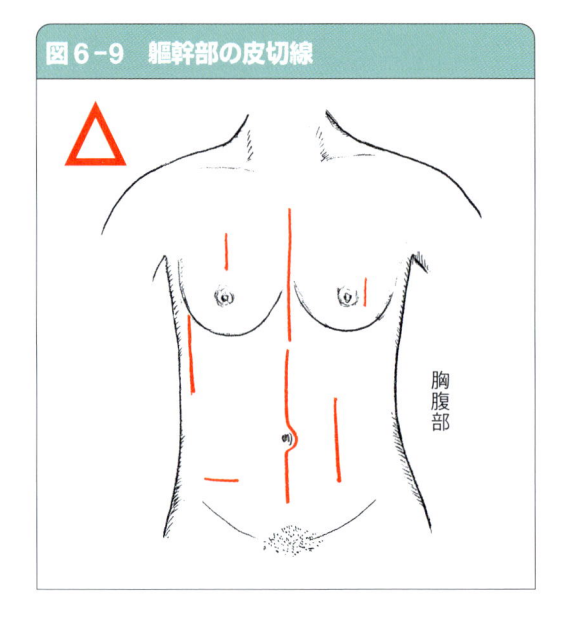

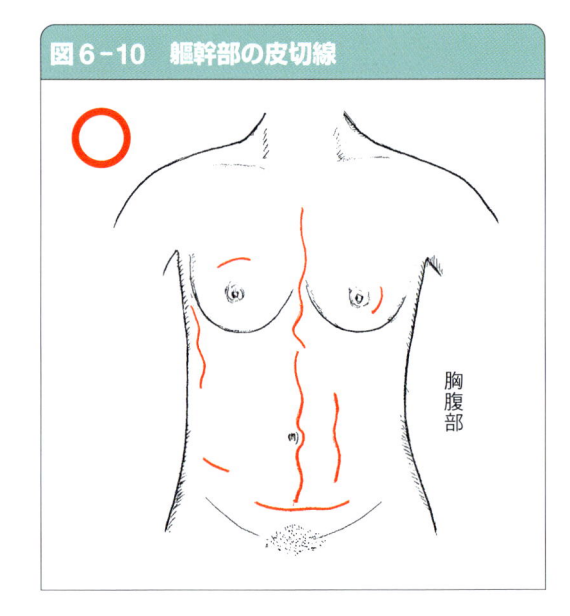

胸腹部

❷ 関節部の皮切線のルール

　肘関節および膝関節部位を縦断する皮切は，大きい波状とする（図6-5〜8）．

　瘢痕が目立つことと，瘢痕ケロイドを生じやすくなり，もし生じた場合には拘縮をきたし，機能障害を招くことになるからである．

D 軀幹の皮切線と縫合線

❶ 軀幹部の皮切線のルール

　上記の原則を完全に守るということは外科医にはできないかもしれないが，術後の瘢痕ケロイドの痛みや痒みを訴えて訪れる患者を多く手掛ける立場の形成外科医としては，少しだけ皮切に曲線を入れる優しさを考慮されれば瘢痕ケロイドは生じなかったであろうと思われるケースが結構ある（図6-9，10）．

　少なくともケロイド体質があることを患者から申告されていれば，理想的な皮切線を選択するべきである．

Supplement 1

市つぁんに見せてやりたいよ

　著者が独立する前，朝日大学の附属村上記念病院にいたころ，当時形成外科医の著者は便利屋として，喜んで外科や脳外科の手術の皮膚縫合を引き受けたりしていた．そのときは外科の若かりしころの滝先生がよく助手についてくれた．そのため当時の附属病院の外科医は形成外科的に縫合するとは腹部でもこのように縫合するものであることをご存じであった．外科医の矢田貝助教授や滝先生はそのうちに，自分たちで若い女性の腹部皮膚を縫合するときは切開線にも工夫をして波状切開線とし，形成外科的といえる縫合法で処理するようになった．そして縫合を終えると「（こんなにきれいに縫合してしまって）市つぁんに見せてやりたいなあ」といって笑うのが常になっていたそうである．今でも矢田貝先生や滝先生の豪快な笑い声を思い出して一人笑いしてしまう（その両先生も今は大病院の外科部長である）．要するに外科医だってその気になればできるのである．多くの外科医はその気にならないだけである．若くいろいろなことに興味を持って手を出す気持ちがわき，またそれをしても受け入れられる時期に，いろいろな技術を吸収して自分の財産にしておくべきである．医者になって10年15年も経つと，「いまさら人に聞けないよ．教えを乞うなんて」と言う気持ちの方が先に立つようになる．そうなってからではもう遅いのである．

　本書は，今の内にこんな形成外科的知識を身につけておくとよい全ての外科系レジデントの先生方に読んでいただきたいという思いで，書かせていただいたものである．こういう知識は必ずどこかで役に立つと確信している．

Supplement 2

自分の手は2つと決めてかかるな，指は10本あるのだから

　日本人は総じて器用な手を持っているとされている．しかし，器用，不器用には歴然とした差があるものである．外科医になるには不器用でもかまわない．やる気があるかないかだけ，と言って先輩外科医は入局を勧めてくれるものである．それは一理ありである．要するに器用な人の2倍3倍努力すれば良いのである．

　ゴルフだってもともと運動神経に自信がなくても，努力次第でそこそこ上達できるのと同じように，手術はちゃんとした手順で，着実に行えば，十分に合格点を取れるものである．

　器用，不器用の差というものはどういうことなのか，考えてみたことがある．あるときに片手で折り紙の鶴を折ることを思いついて，これが指使いの仕方で上手くもまずくもなることがわかった．これをいきなり人にやらせてみると，器用な手つきか不器用な手つきかがはっきりとわかるのだ．これは幼少のころから指をよく使うことの訓練ができているかいないかの差だと思うが，やはり素質だけではなく，努力をしているか否かの差でもある（これを折り紙のできる小中学生にさせてみると，驚くほど上手くできる子供がいる．そういう子供はおもいきりほめてあげて，将来医師や看護師や美容師，調理師など「師」がつく技術者になることを勧めてあげるとよいと思う）．

　ちなみに片手折り紙をすることで，5本の指を上手く使うことがいかに大切かがわかるもので，指は使い方でこんなにも多機能になるのかということを思い知らされる．普段使わない手の骨間筋を使うので筋肉痛がくるが，こういうトレーニングが手術でも以外に役立つのである（練習にはガムの包み紙で折り紙にするのが適度の大きさである）．

　両方の手でひとつのゴルフボールを持ち上げれば2つの手で1つの仕事である．2個のボールを片方に1つずつ持ち上げれば2つの仕事である．しかし，そのゴルフボールを片方の五本の指の間に1個ずつ挟み，おまけに手のひらに1個のボールを乗せれば，5個のボールを一度に持ち上げることになり，片手で5つの仕事をしたことになる．つまり，両手はその使い方次第で，1つの仕事だけでなく，10の仕事も可能だと言うことである．その複数の仕事をスムーズに出来るか否かが，器用不器用の差なのである．このような能力は鍛えれば向上するはず，最初からあきらめないで努力するべきである．少なくとも外科医としてスキルを向上させたいと意欲を燃やす若い医師ならば．

第7章　基礎編

皮膚欠損処理の基本

Introduction

　皮膚欠損とは，外傷または手術によって生じた局所的な皮膚組織の不足した状態である．その大小によって，種々の修復の方法を考えなければならない．その修復方法は大別すると，3つある．

(a) 単純縫縮：周囲皮膚の伸展性を利用して，単純に縫い寄せる方法
(b) 皮弁移植：皮膚欠損部位に，隣接，遠隔を問わず，欠損部位に見合った皮膚を，皮下組織とともに血行が保たれた状態で移植する方法
(c) 皮膚移植（植皮）：皮膚欠損の形状に合わせて，別の部位（donor）から欠損部位に移植する方法

　原則的にはa→b→cの順に段階的に皮膚欠損の修復を考える．つまり，まずは縫縮を試みる．それでは閉じきれないときは皮弁移植で閉じることを考え，それでも無理なら，最終的に植皮術を考える．これが皮膚欠損処理の基本ルールである．この中ではbの皮弁移植が最も複雑であり，形成外科医にとっては胸躍る応用問題である．cの植皮術はしたがって，ほかに方法がない場合に用いる最終手段であることがわかる．それは審美的には決して優先してお勧めするべき方法ではない．なぜなら所詮は「つぎあて」にすぎないからである．

A 皮膚欠損処理の基本ルール

❶ 縫縮

　周囲皮膚の伸展性を利用して単純に縫い寄せる方法．まず第1に考えるのが縫縮法である．

❷ 皮弁移植

　欠損皮膚の形状に合った皮膚を皮下組織とともに血行の保たれた状態で皮膚欠損部に移植する方法．単純縫縮が不可能の場合に考える．

❸ 植皮

　別の部位から採皮して欠損部に移植する方法．①，②ともに不可能な場合に行う．

> **ルール①** 皮膚欠損を修復するには，ⓐ単純縫縮ⓑ局所皮弁ⓒ植皮の順序で欠損部の被覆を考える．

B 皮膚欠損の4つの基本形と修復法

　すべての皮膚欠損は，原形がどのような形状をしているとしても，それを単純化すると，図7-1のような4つの形に置換することができる．局所皮弁を利用して修復できるような皮膚欠損に対しては，この形状の単純化は非常に重

図7-1 皮膚4つの基本型に置換できる皮膚欠損

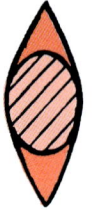

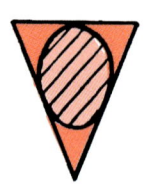

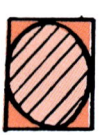

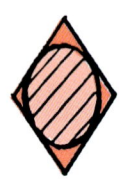

ⓐ紡錘形　ⓑ三角形　ⓒ矩形　ⓓ菱形

要なポイントである．

> **ルール②** すべての皮膚欠損はどのような複雑な形状であっても，ⓐ紡錘形ⓑ三角形ⓒ矩形ⓓ菱形の4つの基本型に置換することができる．そこからそれぞれの基本型の修復方法を選択すればよい．

❶ 紡錘形皮膚欠損の修復

紡錘形の皮膚欠損は，左右をそのまま合わせるのが最も良い閉鎖の方法である（図7-2a）．しかし欠損の大きさが大きくなるにつれて，必ずしも単純に閉じることができなくなる．そのバリエーションは図7-2b～cのごとくである．図7-2bは特殊な部位で口腔粘膜のような伸縮度の大きい部位にかぎられる．

❷ 矩形の皮膚欠損の修復

矩形の皮膚欠損の場合も種々の閉鎖方法があるが，だいたい図7-3a～eのように5つの方法に分けられる．

小さい皮膚欠損であれば紡錘形にしてしまうことになるが，狭い部位での欠損に対しては，c, dのようにadvancement flap法が有効な場合が多い．特にcのV-Y advancement flap法は使用頻度が高い（顔面の母斑切除術など）．

❸ 稜形，菱形の皮膚欠損の修復

皮膚欠損をこのような特殊な形にする場合は，あらかじめ，局所皮弁を用いることを目的としている．図7-4bのLimberg flap法は実際によく用いられる便利な局所皮弁（鼻部の母斑，褥瘡閉鎖などに有効）である．

❹ 三角形の皮膚欠損の修復

三角形の皮膚欠損もよくある形状である．図7-5cのようにrotation flapを用いることが多い（褥瘡閉鎖にはこの皮弁を用いることが最も多い）．

❺ 円形，楕円形の皮膚欠損の修復

円形や楕円形の皮膚欠損はホクロを切除する場合など常日頃に直面することが多い．図7-6aのように紡錘型にして閉じることを考えるのが普通であるが，特殊な場合には，図7-6b, cのようなデザインも考える．口唇や鼻の周辺の母斑の切除などの場合には有効である．

図7-2 紡錘形の皮膚欠損の修復

a：単純縫縮

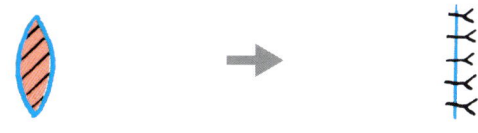

b：V-Y advancement法の応用

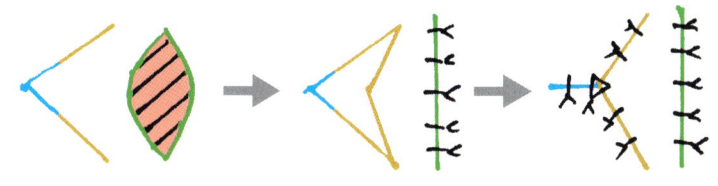

★このV-Y法が用いられるのは，dog earができることを全く考えなくて良いような，かつ伸縮度の大きい口腔内粘膜部の欠損処理に限られる．

c：減張切開

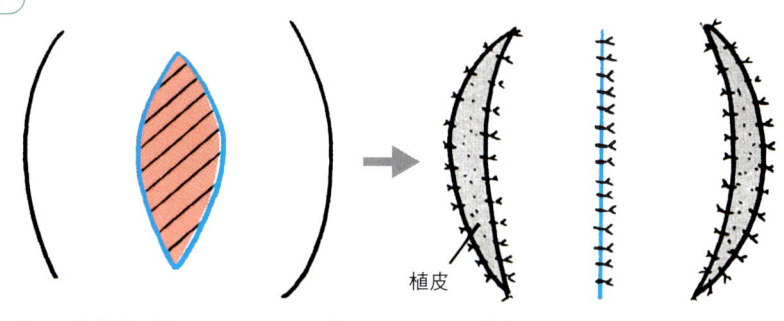

植皮

★この修復法が用いられるのは四肢のようにあまり皮膚の伸展が期待できない部位に限られる．

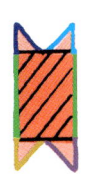

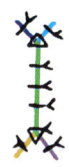

図7-3 矩形の皮膚欠損（その1）

a：紡錘形と同じ形にして単純縫縮

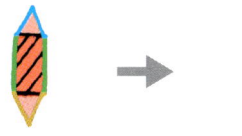

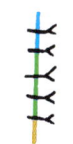

b：上・下にあまり瘢痕を伸展したくない場合

第7章 皮膚欠損処理の基本

図7-3 矩形の皮膚欠損（その2）

c：V-Y advancement 法

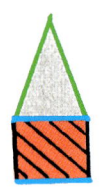

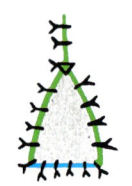

実際例

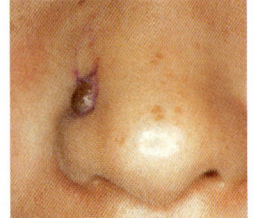

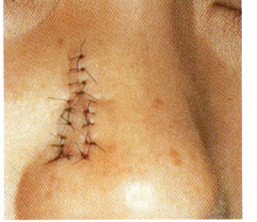

V-Y advancement 法を応用した．

c'：両側 V-Y advancement 法

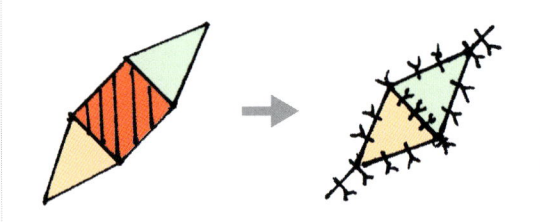

実際例

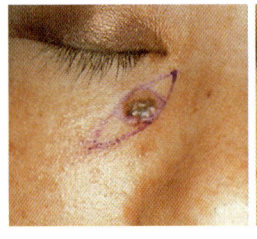

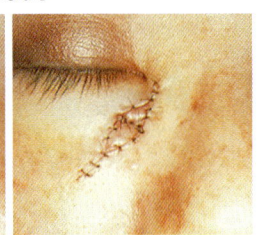

このケースは上・下からのV-Y flap法で被覆し，下眼瞼のひきつりを予防した．

d：Bürow の三角を利用した advancement 法

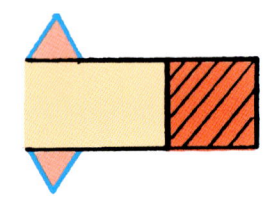

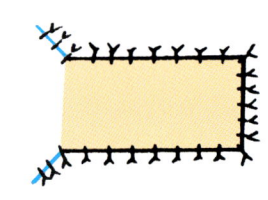

e：遊離植皮

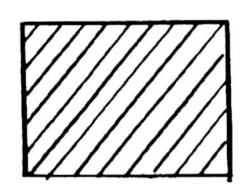

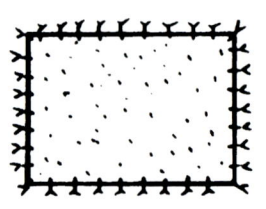

植皮を行う場合は矩形にこだわる必要はない．

図7-4 菱形の皮膚欠損

a：単純縫縮

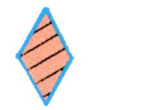

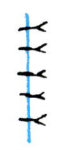

b：Limberg flap法

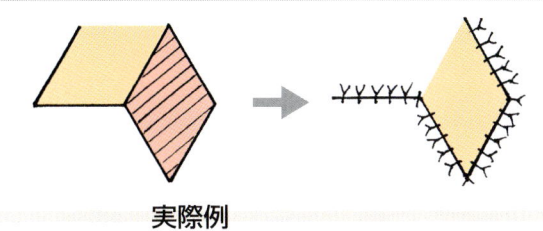

実際例

ケース1
鼻の斜面や鼻翼部の母斑（ホクロ）の手術にはこの皮弁が有効となることが多い．

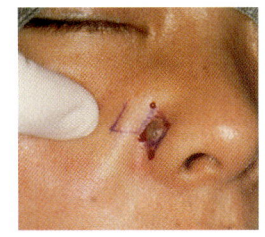

①鼻翼上部のホクロ 頬部との境界に及ぶもの．

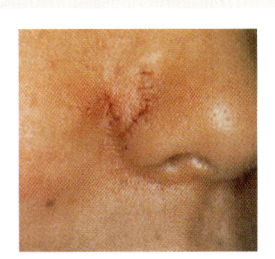

②菱形皮弁にて，頬部からの皮弁で被覆した．

c：Dufourmentel flap法

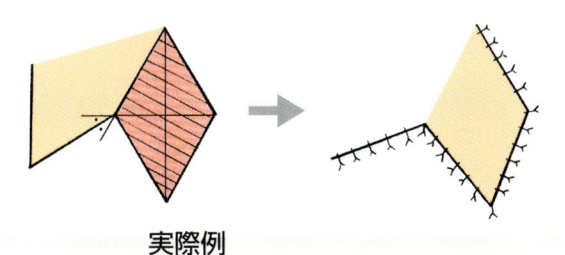

実際例

ケース2
小・中程度の大きさの褥瘡の修復によく用いられる菱形皮弁．

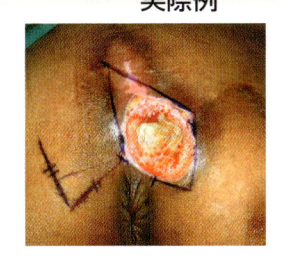

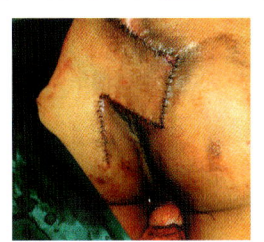

d：2ヵ所にLimberg flapを用いたもの

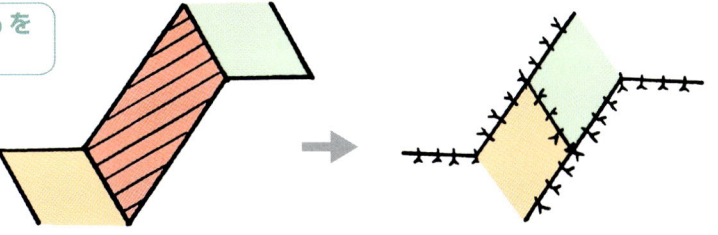

第7章　皮膚欠損処理の基本　53

図7-5 三角形の皮膚欠損

a：単純縫縮

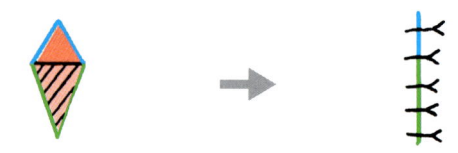

b：縫合線をあまり上方に伸ばしたくない場合

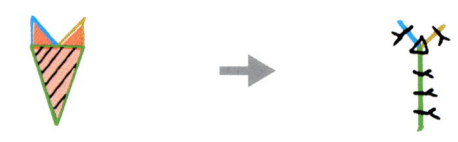

c：rotation flap（→実際編第9章Aケース3）

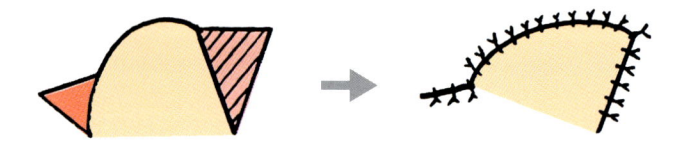

d：左右のrotation flap

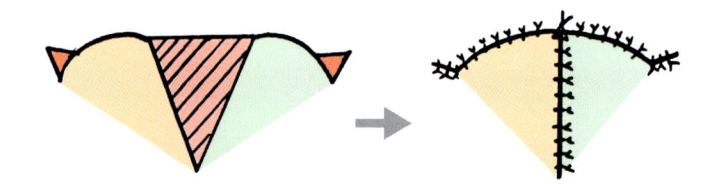

e：縫縮できるだけ縫縮して，残りの部分を遊離植皮

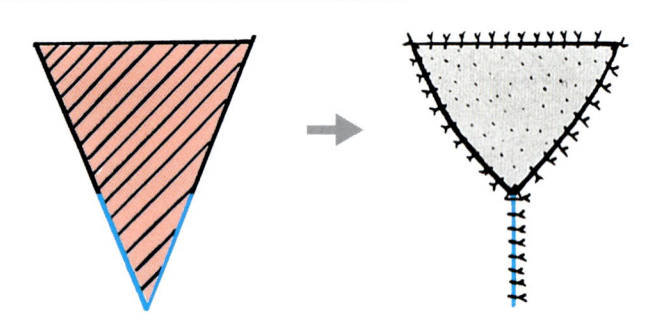

★遊離植皮術で皮膚欠損を被覆する場合，容易に縫縮できる部位は，やはり縫縮を行い植皮面積を少しでも小さくしてから植皮を行うのが原則である．

図7-6 円形の皮膚欠損

a：紡錘形に置換

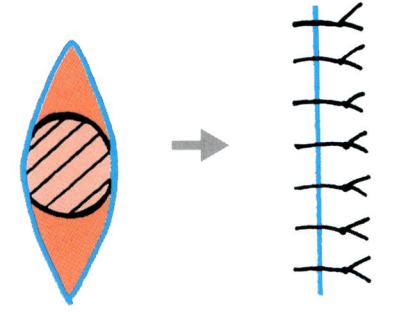

b：crown excision法

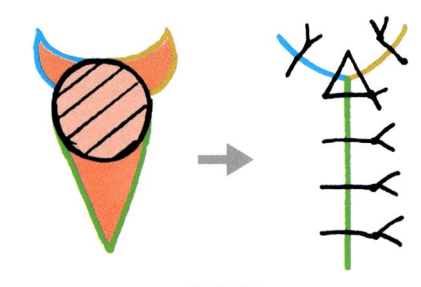

実際例

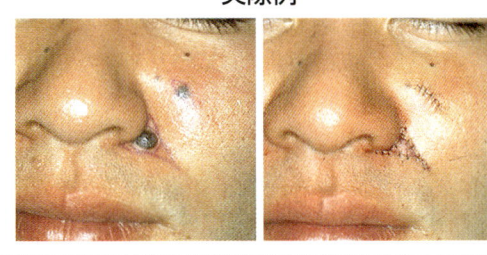

c：crown excision法

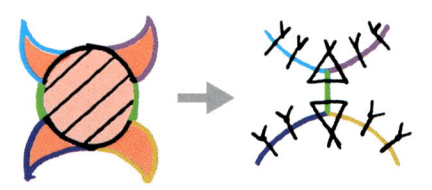

b, c：限られた範囲での縫縮法として利用価値がある．

実際例1

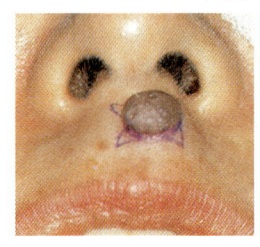

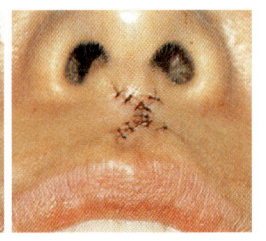

実際例2

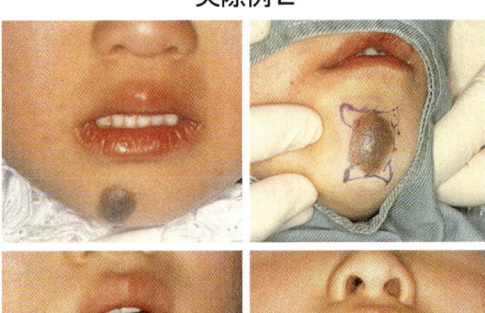

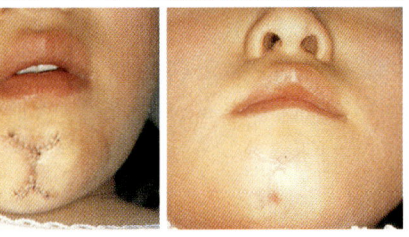

d：単純に植皮

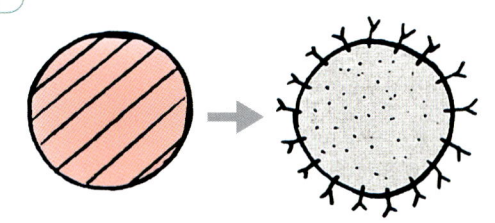

第7章 皮膚欠損処理の基本

Supplement 1

助手を使いこなせるのも実力の内

　どんな外科医でも，最初は執刀医を務めるといっても，前立ちの指導医に教えてもらい，内心はドキドキしながら，手術を進めて行く（本当は導いて貰うのであるが）のである．そして，少し実力が付いてくると，今度は格好をつけて早くやろうとするため，助手のことなど考えずに突っ走ろうとする傾向が出てくる．

　こういう術者に助手としてつくと，ただの手伝いでつかされているだけで，充実感を味わうことができない．

　しかし，本当の実力がつくと，助手をうまく使いこなして行けるので，スマートな手際のよい手術ができるようになるのである．そして助手の手を第3，第4の手として使えるまで，うまくコンビネーションが保てるようになると，執刀医と助手は思いが一体となり，助手も常に術者とおなじ術野を見ているため，手術をしているような充実感が味わえるようになるのである．

　その結果手術はその工程から終了までよりスムーズに運び，よりよい結果が得られるわけである．

　このことを著者は北里大学でお世話になった塩谷教授から教えて頂いた．先生は著者に助手につかせながら「助手をうまく使いこなすのも実力の内なんですよ」といわれた．そして教授お得意のジョークで「私は助手を私の実力以上に使いこなすのがうまいんです」といって周囲を笑わせられたことを今も覚えている．

　これから腕を上げていこうという意欲に燃えている若い外科医は，助手に対する認識として，ただの手伝いマシンとしてではなく，第3，第4の手として考える習慣を身につけて行って頂きたいと思う．その最も近道は常に術者と同じ術野を見ていることである．

　ちなみに著者のクリニックでは外科手術が99％である．手術の助手はすべて専属のナースができる．それもただの助手ではない，私の第3，第4の手として，立派に器械出しもしながら手術の助手をこなしている．著者の手術室に見学に来られる医師が，手術以外にいつも目を見張るのは，助手につくナースの実力のすごさだという．そのとき私は「みんな私の第3，第4の手として自分も手術をしているつもりでいますから」と答えることにしている．現在はそんなすごいナースが4人もいるのであるが，実際は第3，第4の手よりも上を行くほどで，第2，第3の手として手術をしていることが多い．

第8章 皮弁形成術の基本

Introduction

皮膚欠損の修復方法の2番手として，工夫されるのが皮弁（flap）による方法である．これは血行が保たれた状態で皮膚と皮下組織（ほとんどの場合は皮下脂肪のみ）のついた皮弁をうまく起こして移動し皮膚欠損を修復するのである（それに対して，遊離皮弁という方法があるが，これはいったん完全に切り離した皮下組織付きの皮膚を欠損部位に移動し，そこで動脈，静脈の血管吻合によって，直後から血行を再開させる方法であるため，外来手術の本書では解説を省略した）．

工夫すると書いたが，この工夫は実にバラエティに富み，皮膚欠損の部位，大きさ，形状によって，どこから皮弁を持ってくるかを考えなければならない．それを通常「皮弁のデザイン」というが，そのデザインのしかたにはいくつかの手順とルールがある．それを考慮に入れると，皮弁のデザインは大体が決まってくるものである（このデザインを考えることにうきうきと意欲がわく人は，形成外科医の素質ありである）．

基本の公式とルールは数が知れている．それをしっかりと頭に入れて，それを武器として，皮膚欠損処理という応用問題に取り組めばよいのである．

A 皮弁形成術の種類

皮弁形成術には次のようなものがある．
① 局所皮弁法　local flap
② 島状皮弁法　island flap
③ 皮下組織茎皮弁法　subcutaneous flap
④ 筋皮弁法　myocutaneous flap
⑤ 遠隔皮弁法　distant flap

❶ 局所皮弁法

大別して，次の3つがある．中程度までの皮膚欠損に対しては，これらの手段を駆使して修復する症例が多い．
ⓐ 伸展皮弁　advancement flap
ⓑ 回転皮弁　rotation flap
ⓒ 横転皮弁　transposition flap

❷ 島状皮弁法

血管柄を茎として皮膚を移植する方法で，眉毛の再建に有髪部皮膚を移植する場合や，知覚神経を含んだ他指の皮膚を，血管神経束を有茎として知覚のない指に移植する場合などがある．

❸ 皮下組織茎皮弁法

皮下組織を茎として皮膚を別の部位に移植する方法で，顔面でも，鼻部，眼瞼部の皮膚欠損を修復する場合にしばしば用いられる方法である．

❹ 筋皮弁法

皮下に筋肉組織を含んだ状態のまま有茎皮弁移植する方法で，ある程度の厚味または容量のある皮膚を含む組織を移植する必要のある場合に有効な方法である．

❺ 遠隔皮弁法

局所皮弁法に対するもので，隣接皮膚以外の遠隔地点に採皮部を求め皮膚欠損部位に移植する方法である．

例えば手や，指の皮膚欠損に対して，胸・腹部から移植する場合などである．

B 皮弁作成のための基本的手順とルール

❶ 皮膚欠損の形状の把握と置換 そして皮弁の選定

a 形状の把握と置換

ここであえて形状の把握としたのは，例えば褥瘡のように表面から見た皮膚欠損と dead space（死腔）の範囲では形状がまったく違う場合があるため，褥瘡の閉鎖手術に把握すべき正確な形状とは，死腔の範囲のことである．そして，その形状は，前章に解説した4つの単純な形状に置換することができるわけである（➡皮膚欠損処理のルール②）．

b 皮弁の選定

皮膚欠損の部位，大きさ，そして深さを考慮に入れて，単純縫縮が不可能または不適当とわかった瞬間，次の皮弁形成術に切り替えて，今度は皮弁の種類の選定に入る．

原則として，隣接した皮膚を伸展させるか横から回すかして，不自然な瘢痕を極力残さず，血行状態の良好な皮膚で欠損部をカバーできればよいのである．前述のように局所皮弁法は3つに大別できる．

> **ルール ①** 局所皮弁法には ⓐ伸展皮弁法，ⓑ回転皮弁法，ⓒ横転皮弁法の3つがある．

❷ 皮弁作成部位の決定（donorの位置）

a 血行状態

皮弁のデザイン作成には，まず，その血行状態の安心できる部位を皮弁の基部にする必要がある．それゆえ常に皮膚の血行方向や血行の状態を意識してデザインを考える．

> **ルール ②** 皮弁のデザインには，血行状態ということを常に考慮しなければならない．

b donorの閉鎖処理

また，皮弁のdonorはいかに単純に閉じられるかということが選択の大きな理由となる．

> **ルール ③** 皮弁を起こして移動した後の皮膚欠損はできるだけ単純に閉じることができるような（方向を変えれば楽に皮膚が寄せられるような）余裕のある部位に皮弁を作（デザインする）らなければならない．

c 皮弁作成部位

皮膚欠損をどの皮膚でカバーするか，可能性は欠損部位の上下左右の四方と，さらに遠方からと，いくらでもあるが，donor部位にも瘢痕ができることを考えてその瘢痕が目立たない状態で落ち着きそうな部位を選ぶことが大切である．

> **ルール ④** 皮弁形成術を行った場合，術後の縫合線瘢痕ができるだけ目立たないようにdonorの位置を考えてデザインしなければならない．

❸ 皮弁の形状の決定

a 皮膚欠損の大きさと形状

皮弁の形状を決めるのは，皮膚欠損の大きさと形状である（例えば，顔面の良性腫瘍切除後の皮膚欠損はあまり大きくない場合が多いため，自然皺襞の方向を考慮に入れて決めることになる）．

b 皮弁の長さと幅

これは部位によって，また血行状態によってかなり決め方が異なる．基本的には1：1であるが，欠損部位の状況によって，皮弁を長くする必要のある場合は皮膚面は2：1としても，皮弁の厚みで血行状態を安心できるように工夫する．

c 皮弁の厚さ

上記のように皮弁形成は，2次元的な考えのみでは成り立たず，あくまで血行状態が保たれた状態で行うものであるから，それなりに厚みを持たせた形状で作り，移動させることを考える必要がある．

❹ 血行状態から見た安全な皮弁のデザインの基本

a 血行状態を考慮に入れた場合，皮弁の種類は

① random pattern flap
② axial pattern flap

の2つに大別できる．①は動脈性の血行のことを考えないで皮膚の真皮下血管網の血行だけに頼る皮弁のことで，②は皮下の動脈とその血行の方向を確実に確認して作成する皮弁のことである．

b それぞれの皮弁によって，デザインする際の皮弁の長さと幅の比率を変えなければならない．

教科書的には頭頸部以外での① random pattern flap では1：1が原則である．頭頸部では血行がよいため「2：1でも大丈夫である」という書き方がしてある．

c 四肢において皮弁をデザインする場合は，必ず皮弁の基部を中枢側におくべきである（動脈性の血管は当然末梢に向かって走っているからである）．

それはつまり②の axial pattern flap のことを考慮に入れているわけで，そのことを意識して皮弁をデザインするかぎりは，四肢でも長さが2倍以内であれば大丈夫であると考えてよい．

d 以上の観点からすると，頭頸部では状況によっては長さが幅の3倍の皮弁を作ることは可能と考えてよい．

当然その場合は皮弁の厚みを考える必要がある．

> ルール⑤ 皮弁作成の際は，皮弁の血行が，
> ① random pattern flap
> ② axial pattern flap
> のいずれであるか，またはそれらの中間であるか，常に考慮に入れて行わなければならない．

C advancement flap （伸展皮弁）

伸展皮弁は隣接の皮弁を伸展させるようにして欠損部に移動させるもので，図8-1のようにいろいろな場合がある．図8-1-a は皮弁を最も単純に伸展させるデザインであるがこの皮弁の伸展を容易にするために，皮弁の基部で二等辺三角形の皮膚を切除することが多いが，このアイデアを最初に思いついた人に因んで「Bürowの三角」と呼んでいる．このBürowの三角状皮膚切除法はこの advancement flap

図8-1 advancement flap のいろいろ

a：advancement 法

皮弁の後端部に三角形の皮膚を切除して皮弁の移動を容易にする．この切除する三角を Bürow の三角と呼ぶ．

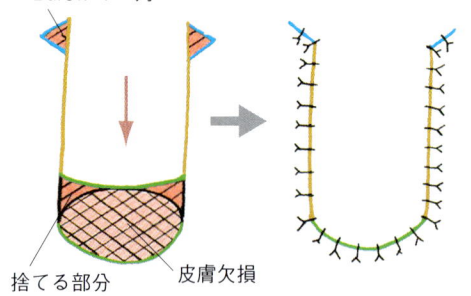

Bürow の三角
捨てる部分　皮膚欠損

実際例

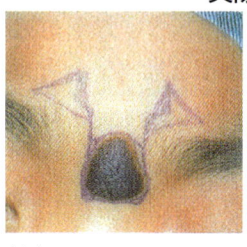

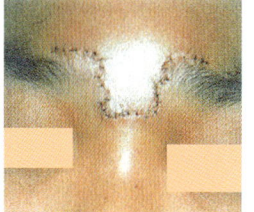

（左）眉間の大きい母斑の切除に当たって，前額からの advancement flap をデザインしたところ．
（右）縫合終了時．顔面でもあり直線的な縫合線とならないようにデザインを工夫した．

b：V-Y advancement 法
（皮弁の基部の形 V が縫合終了すると Y 字になる）

血行は皮下茎によって保たれることに注意．

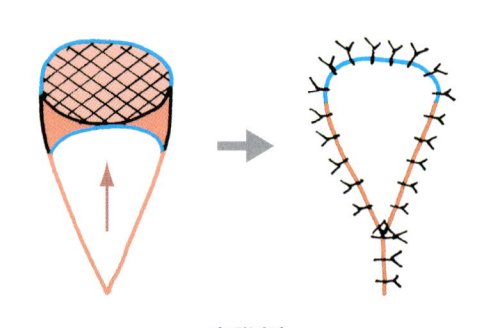

実際例

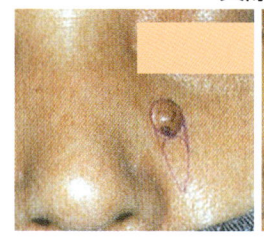

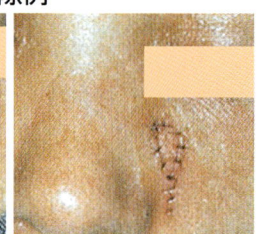

皮下組織を茎として皮膚を欠損部に移動する皮弁移植術である．

c：crown excision 法

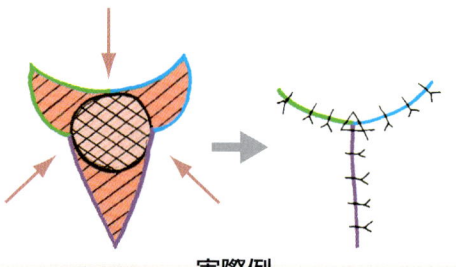

実際例

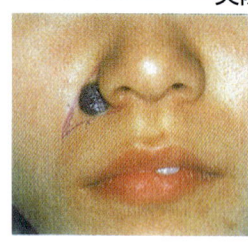

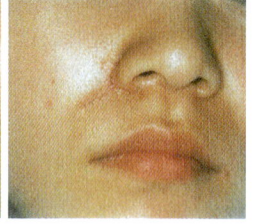

周辺皮膚をうまく前進（advance）させて皮膚欠損部を被覆する工夫の1つである．

d：切除縫縮法も一種の advancement 法といえる

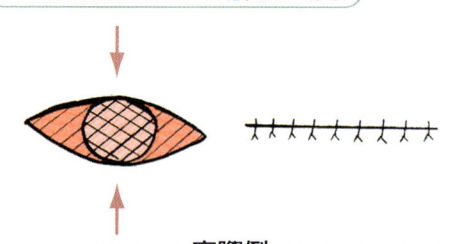

実際例

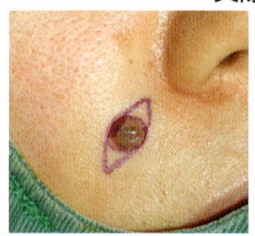

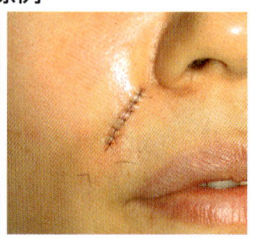

60　基礎編

図8-2 rotation flap の3つのパターン

a 皮弁の後端部に三角形の皮膚を切除して皮弁の移動を容易にする．

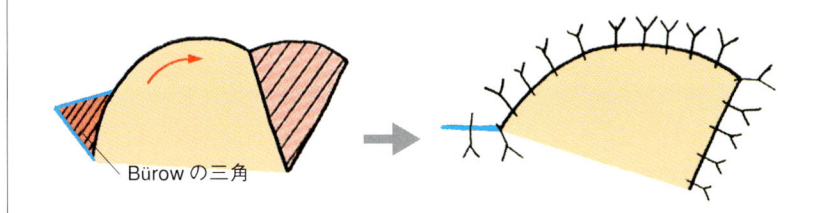

Bürow の三角

b 皮膚の伸展性がある部分での比較的大きい皮膚欠損の処理．皮弁の皮膚はかなり引き伸ばされている．
実際にはこれで済ませる場合は少なく，ある程度まで皮弁を引き伸ばし，最後は小さい Bürow の三角で長さを調節することが多い．

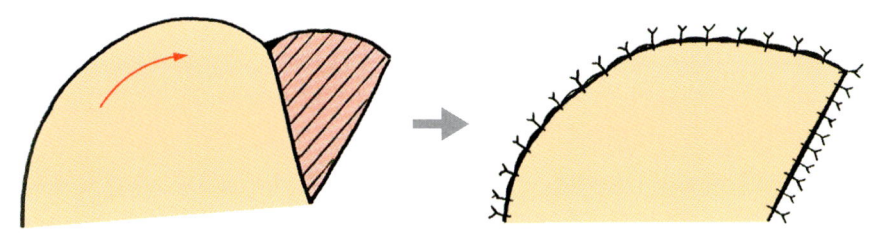

c b の方法では目的地点まで皮弁の回転ができない場合に，回転を容易にするために back cut を入れる．
ただし，これが安心してできるのは血行が良い部位に限られる．

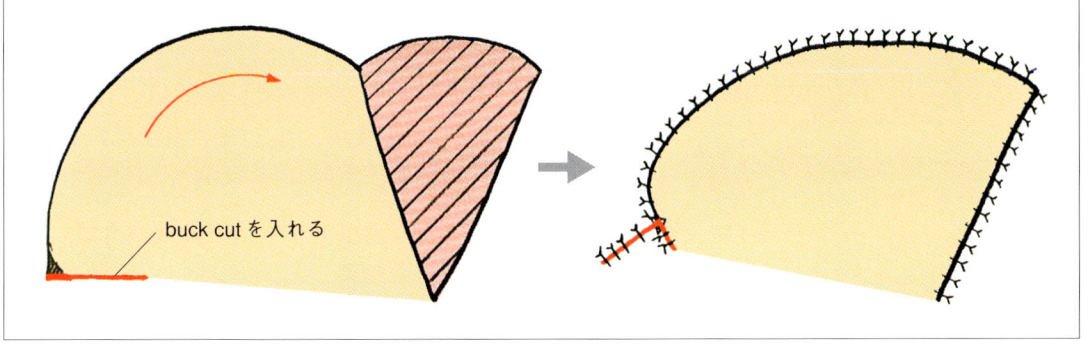

buck cut を入れる

のみならず，rotation flap の際にも有効である（図8-2）．図8-1-d のように紡錘形の皮膚欠損を単純に閉じる場合でも厳密には2つの advancement flap によって両側から閉じるともいえるのである．

D rotation flap（回転皮弁）

皮弁を回転することによって欠損部に移動させる方法である（図8-2）．
皮膚欠損の大きさによって皮弁も大きくなるが，この回転皮弁は欠損部の面積よりも，かな

り（2～3倍）の大きさの面積の皮弁を起こす必要があり，図8-2のように必ずしも創を閉じられるとはかぎらない．

E transposition flap（横転皮弁）

皮膚欠損部の周囲に作った皮弁を横に移動させる方法である（図8-3～5）．多少とも回転の要素が含まれる．また特殊なtransposition flapとして次のようなものがある．

❶ Limberg flap

図8-5-a，bは皮膚欠損を菱形の欠損とみなして（➡基礎編第7章図7-4-b）隣に皮弁をデザインして移動させ，しかも移動とともに恵皮部は閉鎖できるという便利な皮弁作成法を示す．

図8-5-aはLimberg flapというが，単に菱形皮弁と呼ぶこともある．

❷ Dufourmentel flap

図8-5-bはその皮弁を少しmodifyしたものであるが，これは図8-5-aに比べ皮弁の血行の点でより安全な皮弁といえる．考案者の名をとってDufourmentel flapという．

鼻翼部付近のホクロ切除時や，褥瘡の手術（➡実際編9章Aケース1，2）に有効な皮弁である．

F distant flap（遠隔皮弁）

遠隔皮弁法は隣接していない離れた部位の皮膚を，皮膚または皮下組織を茎にして移動させるものである．よく用いられる遠隔皮弁法には次のようなものがある．

❶ palmar flap（手掌皮弁，図8-6）

このような名称は恵皮部の名称を取ってつけられている．

palmar flapは指先部の，しかも骨の露出している皮膚欠損を被覆するために用いるもので，指先部にとっての恵皮部としては最高の部位である（➡実際編第8章Aケース15）．

❷ cross finger flap

隣接する指をdonorとして，指の骨や腱，腱膜の露出した創を被覆する皮弁形成術である（➡実際編第8章Aケース12）．

❸ abdominal flap（図8-7）

手や前腕の外傷で，骨や腱の露出している皮膚欠損に対して主に用いられるのが，このabdominal flap（腹部皮弁）である．

切り離しまで約3週間を要し，恵皮部はほとんどの場合縫縮される．

❹ island flap

血管柄を茎として目的部位まで移動させる方法．

動脈は必ず含んでいなければならないが，静脈は必ずしも含んでいる必要はない．

❺ subcutaneous pedicle flap（皮下茎皮弁，図8-8）

皮下の軟部組織のみを茎とした皮弁で，顔面のように血管網の発達した部位にのみ可能である．

❻ cross leg flap

下腿や足の骨の露出したような皮膚欠損に対して，反対側の下腿の皮膚をdonorとする皮弁形成術で，皮弁を起こし移動をした後3週間で皮弁を切離するまでの固定期間は歩行も不可能である．下腿の深い皮膚欠損には有効な手段であるが，患者に苦痛を強いることになる．

図8-3 transposition flap（その1）

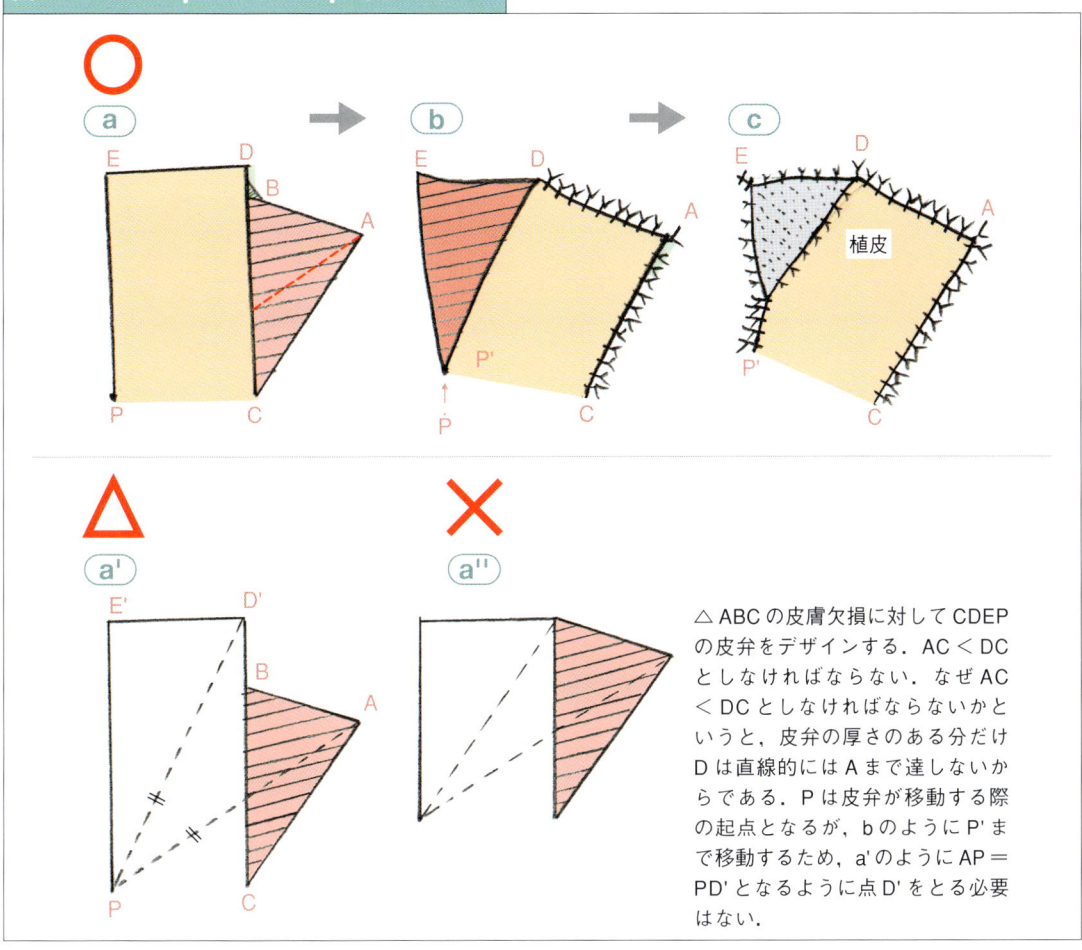

△ABCの皮膚欠損に対してCDEPの皮弁をデザインする．AC＜DCとしなければならない．なぜAC＜DCとしなければならないかというと，皮弁の厚さのある分だけDは直線的にはAまで達しないからである．Pは皮弁が移動する際の起点となるが，bのようにP'まで移動するため，a'のようにAP＝PD'となるように点D'をとる必要はない．

図8-4 transposition flap（その2）

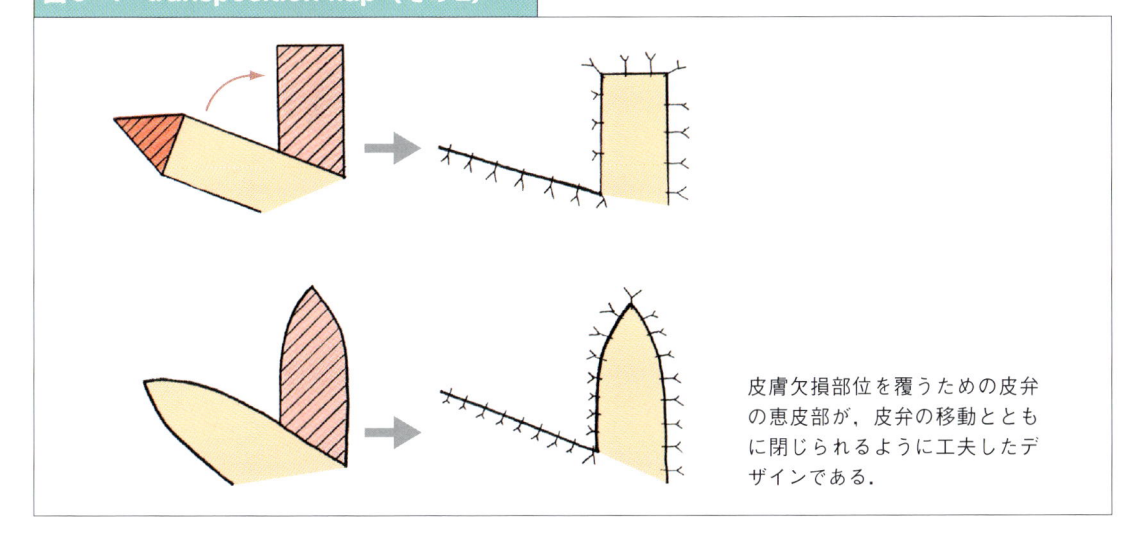

皮膚欠損部位を覆うための皮弁の恵皮部が，皮弁の移動とともに閉じられるように工夫したデザインである．

第8章 皮弁形成術の基本

図8-5 菱形皮弁

a : Limberg flap
血行に不安のない顔面特に鼻翼部付近のホクロ切除時などに有効

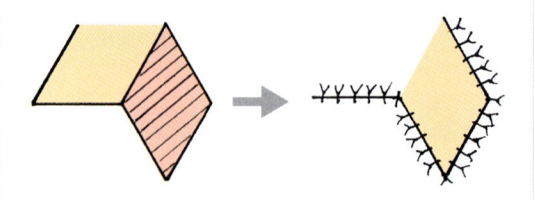

実際例

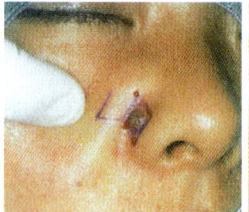

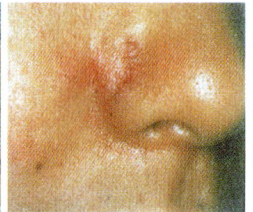

顔面の小腫瘍切除後にこのflapは特に有効.

b : Dufourmentel flap
皮弁の基部の幅が広いため, 血行不良に近い仙骨部褥瘡の手術に有効

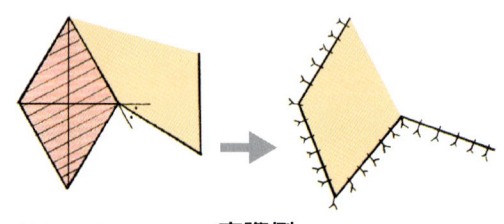

実際例

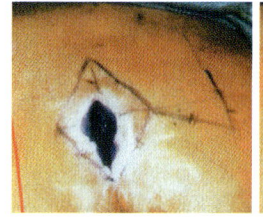

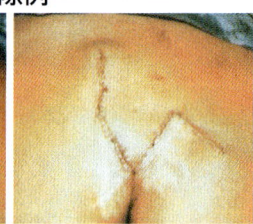

血行が必ずしも良くない体幹部の, 中等度の大きさの皮膚欠損（直径が10cm〜15cm）の修復には最適である.
（→実際編第9章ケース1, 2）

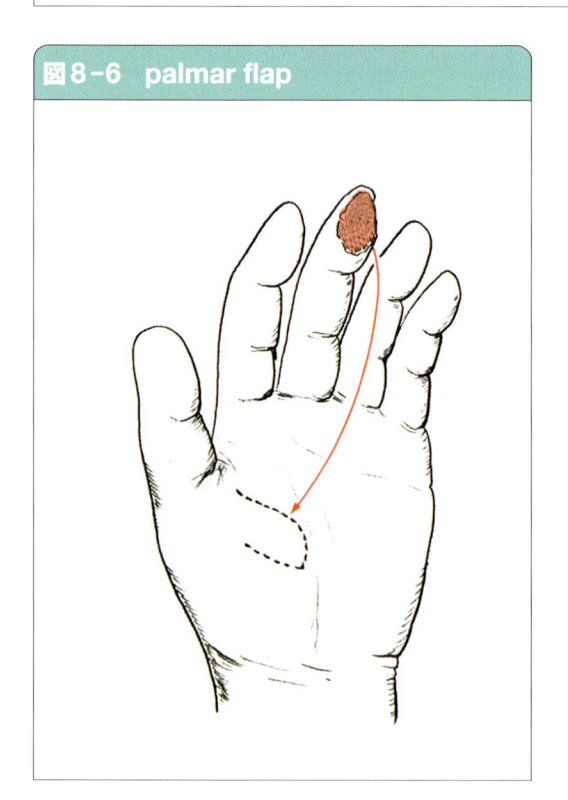

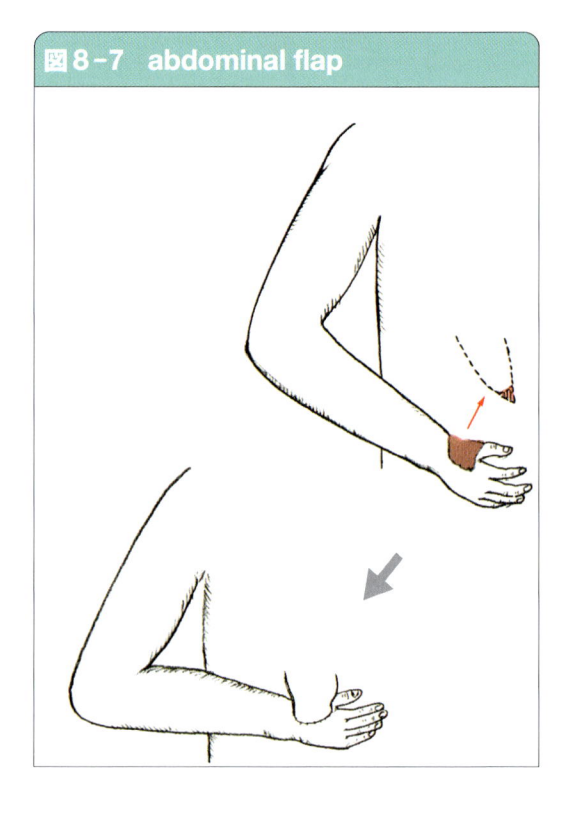

図8-6 palmar flap

図8-7 abdominal flap

図8-8 subcutaneous pedicle flap

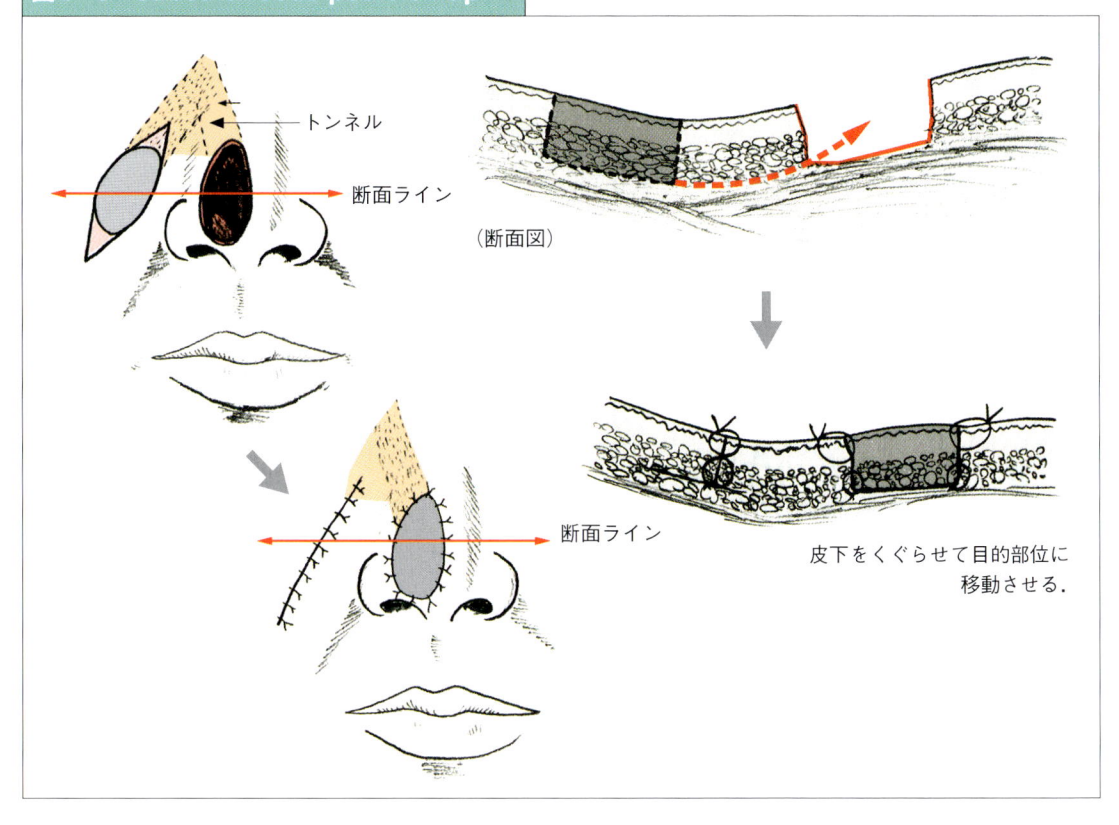

トンネル
断面ライン
（断面図）
断面ライン
皮下をくぐらせて目的部位に移動させる．

G delayed flap法（皮弁遅延法）その意義と実際

① delayed flap法の意義

a 概念

　この術式の概念は非常に重要である．皮弁移植術において，皮弁を起こしたとしても，その血行に不安が大いにある場合，一期的に皮弁を移動させないで，いったんそのまま元に戻して縫合しておくと，その皮弁には皮弁の基部からの血行が，促進されるという現象が起きる．10～14日でその効果は最高潮となるため，安心して皮弁を移動することができる．このように皮弁をいったん元に戻して縫合する操作を「皮弁をdelay」するといい，これを皮弁遅延法と呼んでいる．

b 適応

　この手技は，長さと幅の比率がどうしても2：1以上にせざるを得ない上肢や血行の悪い下肢や足などで皮弁を作成する必要のある場合に非常に有効である．

c 特殊な場合

　特に下腿のように血行が不良な部位で皮弁を起こす必要のある場合には，2回のdelayを行う場合もある．
　つまり，1回目は1：1または1.5：1の皮弁を起こして，delayed flapとし，10～14日後に皮弁を延長して3：1にした後，再び元に戻して縫合するのである．そしてさらに10～14日後にその皮弁を起こして目的の部位に移動させるわけである．このように慎重な皮弁作成術を実行することが，確実な結果をもたらすことにつながるのである．

図8-9 delayed flap 法の実際

一期的皮弁移植
①皮弁デザインは長さと幅が3：1である
②皮弁を筋膜上で起こす
③無理な皮弁作成はこういう結果を招く

✗

慎重に2度の delay を行う例
①～③ 1回目の delayed flap の作成
④～⑤ 術後2週間，2回目の delayed flap の作成
⑥ 2回目手術後3週間，3度目の手術でようやく皮弁移植術を実行する

○

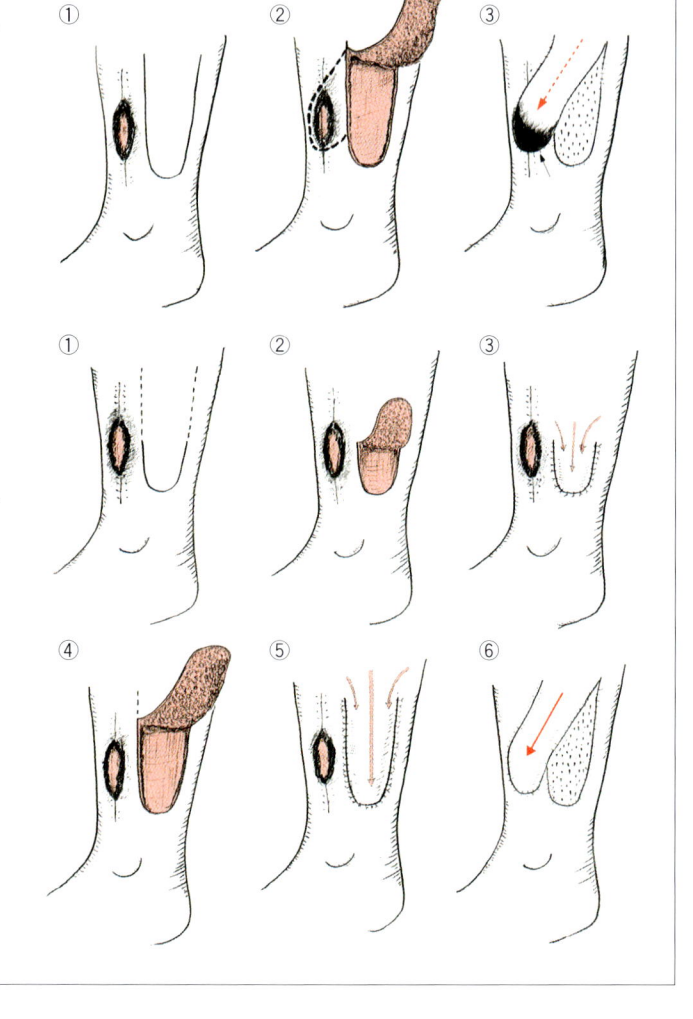

❷ delayed flap 法の実際

a 手術法

　下腿に脛骨の露出を見る細長い皮膚欠損創がある場合，皮弁でもって皮膚欠損を被覆する必要がある（骨皮質には遊離皮膚移植は生着しない）．このような事態が起こるのは高齢者に多い．

　この際皮弁は少なくとも3：1の長さが必要となる．そこで一期的に皮弁を移動させると皮弁の先端が壊死に陥る可能性が高い（特に高齢者では血行に問題がある場合が多い）．そこで安全に無理なく皮弁を移動させるために，2回の皮弁の delay を行い移動させることにした．

★　delay の際，縫合した皮弁の下層にワセリン軟膏を塗布しておくと，皮弁の基部からのみの血行で皮弁は栄養されることになり，さらに血行促進効果が助長される．そうして計画通り安全に皮弁は移植することができるわけである．

Supplement 1

皮弁形成術こそ形成外科医の本領発揮手術

　外傷処置に際しては，胸躍ると書いたが，実は皮弁形成術として，いろいろな方法を考えて皮膚欠損を修復することに知恵を絞ることは，形成外科医として非常にわくわくすることなのである．外傷の処置は救急手術であるから手際の良さが要求されるが，この皮弁形成術の場合はじっくり考える時間がある．要するにパズルを解くようなものである．これは著者が高校生のころ幾何学が好きであったことにも共通するものがある．学問の中に図形が入ってくる図形を見るだけでファイトが湧いた．手術の中に図形が関与してくる，何だかわくわくなのである．この気持ちが理解できる人は形成外科医に絶対に向いている．他に昔から図画工作が好きであったり，プラモデル作りが好きであったりする人は，ますます形成外科医向きである．

　この章でいろいろな図形が出ているが，このような図形を基本として，皮膚欠損を修復することに応用できるようになることは，形成外科医的な上達を意味することなのである．

　逆にこのような図形に何の関心も湧かない人は申し訳ないが形成外科には不向きと考えて，他の外科医を目指していただくのが賢明ではないかと思う．

Supplement 2

外科医は皮弁の血行にうとい

　内臓の手術を行う外科医と，形成外科医との一つの大きな違いは，前者は内臓を縫合するのが主な作業に対して，後者は皮膚を縫合するのが主な作業であることの違いである．それがどういうことに影響するかというと，外科医が皮膚を縫合するときに，形成外科医ほどには，皮膚の血行ということに意識が行かないのである．それは内臓の仕事がほとんどで，最後に皮膚を単なる締めくくりに行う外科医には無理からぬことである．それに対して，形成外科医はそのほとんどの仕事を皮膚縫合することにかけるのであるから，縫合の仕方によっては周辺皮膚の血行にまで悪影響を及ぼすこともわかっている．

　特に皮弁を扱う手術には，その皮弁の血行がいかに重要な注意事項であるか，痛いほどわかっている．かたや外科医はその一針で，そこから先の血行が途絶えて組織に壊死が起こるというようなことは，普段内臓に起こっているかも知れなくても，直接見ることがないため，意識にないのである．当然皮膚の縫合にそういうこと意識することがない．複雑な切れ方をしている外傷の処置に当たるとき，ついつい皮弁の血行ということを無視して縫合して，皮膚壊死部位を作ることになるのである．

第9章 基礎編

瘢痕形成術の基本

Introduction

　外科医は魔術師ではないので，瘢痕を消し去ることはできないが，目立たない瘢痕に替えることはできる．そして形成外科医は，手術の結果をまるで魔術師か手品師の仕事のように，患者から高く評価してもらうことを，密かに期待している．瘢痕をゼロにすることは不可能であるからこそ，限りなく目立たない瘢痕にしたいと努力するわけである．

　その瘢痕形成術の基本的な考え方は，瘢痕そのものを皮膚欠損と見なせばよく，それに対する処理方法は原則的に第7章に解説した方法に準じるのである．

　つまり，a) 縫縮，b) 皮弁形成，c) 皮膚移植という解決方法の原則的ルールは変わらない．

　ただし，形成するべき瘢痕は線状瘢痕が圧倒的に多いのが事実である．線状瘢痕は誰が考えても縫縮は可能である．そこでさらに次元を高めて，より目立たない線状瘢痕に置換する工夫がなされる．その工夫の最も使用頻度の高いものが，W-形成術であり，Z-形成術である．

　これらの形成術は，形成外科の基本的手術であるが，形成外科医がいない町の方が圧倒的に多いのが日本の現状である．外科系の医師がこれらの基本を身につけておいて，必要に応じて瘢痕形成術を実行できれば，大都市以外の一般庶民には大いにありがたいことであると思う．知識欲の旺盛な，また頭の柔軟なレジデントのうちに，こういう手術法の基本を知っておくのは非常に意義のあることである．

A 単純縫縮術

❶ 目的

　単純縫縮術は線状瘢痕や，小さい瘢痕など，一度に完全に切除することが可能な場合に考える方法であるが，全く単純に切除すればいいというものではない．

　この方法は，自然皺襞に沿った比較的短い線状瘢痕に対して適応がある（図9-1a）．

❷ 方法

a　単純縫縮法の限界

　単純縫縮術は術後の縫合線が3cmを超えて全くストレートになることはあまり望ましいことではない（図9-1b）．

b　W-形成術

　短い線状瘢痕であっても自然皺襞に沿わないものは，単純縫縮ではなく，W-形成術を用いなければならない（図9-1c）．

図9-1 瘢痕形成術のデザイン

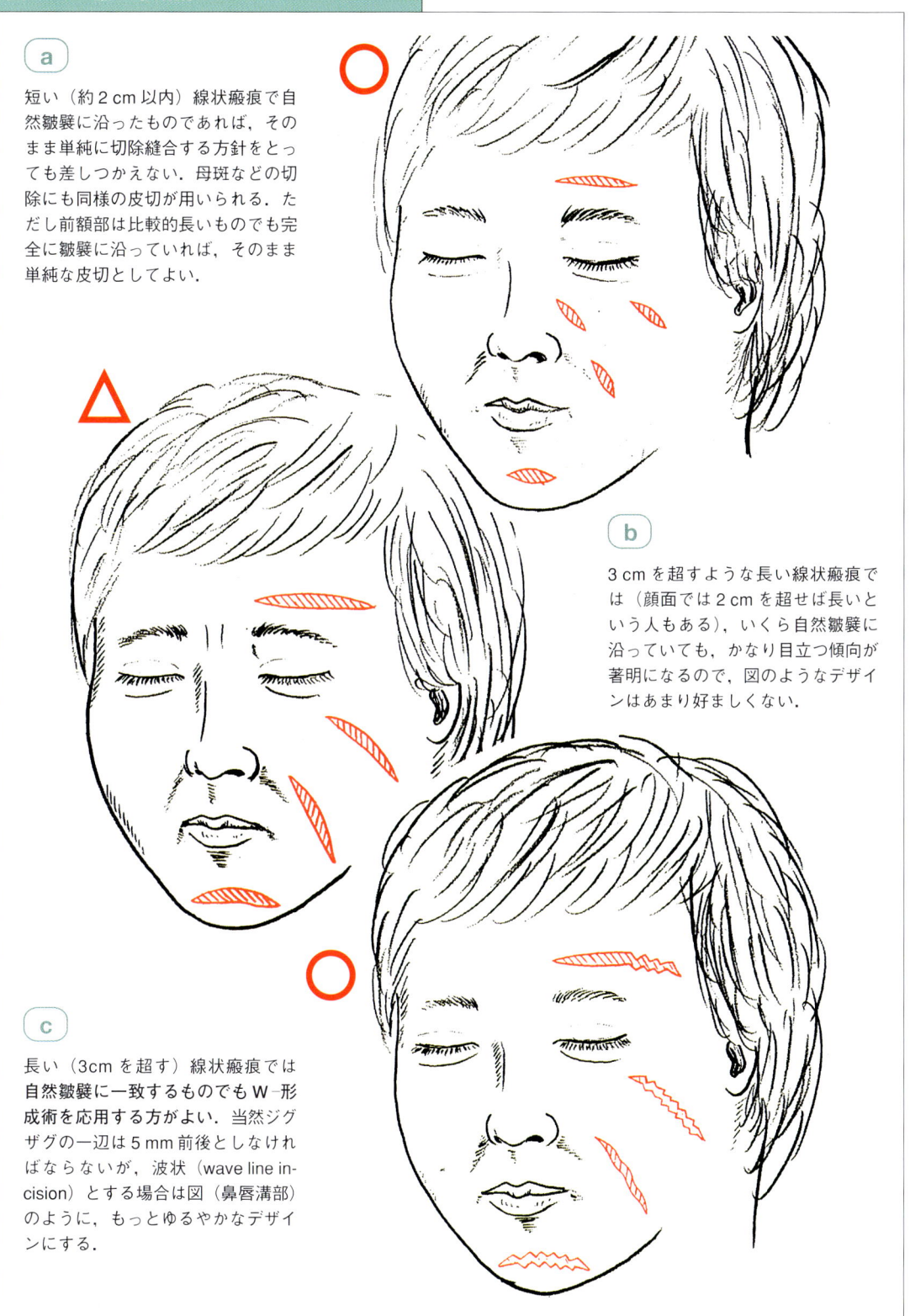

a
短い（約2 cm以内）線状瘢痕で自然皺襞に沿ったものであれば，そのまま単純に切除縫合する方針をとっても差しつかえない．母斑などの切除にも同様の皮切が用いられる．ただし前額部は比較的長いものでも完全に皺襞に沿っていれば，そのまま単純な皮切としてよい．

b
3 cmを超すような長い線状瘢痕では（顔面では2 cmを超せば長いという人もある），いくら自然皺襞に沿っていても，かなり目立つ傾向が著明になるので，図のようなデザインはあまり好ましくない．

c
長い（3cmを超す）線状瘢痕では自然皺襞に一致するものでもW-形成術を応用する方がよい．当然ジグザグの一辺は5 mm前後としなければならないが，波状（wave line incision）とする場合は図（鼻唇溝部）のように，もっとゆるやかなデザインにする．

第9章 瘢痕形成術の基本

図9-2 単純縫縮できる線状瘢痕の修正法のバリエーション

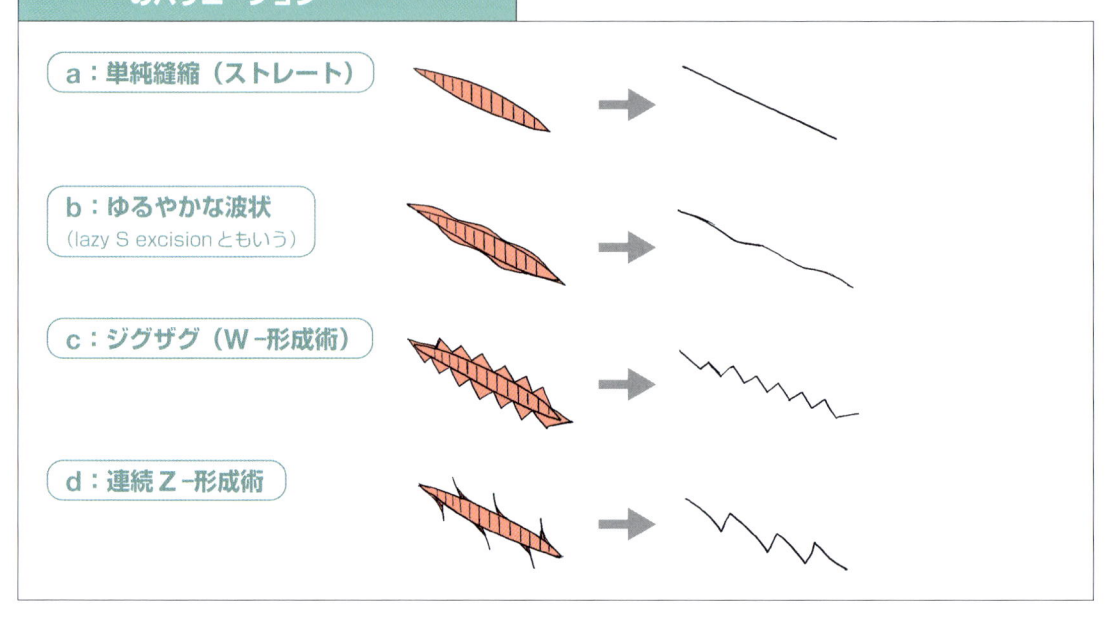

a：単純縫縮（ストレート）

b：ゆるやかな波状
（lazy S excision ともいう）

c：ジグザグ（W-形成術）

d：連続Z-形成術

c　その他の方法

5 mm以上の幅の広い線状瘢痕の修正法にも波状やジグザグなどいろいろな方法がある（図9-2）．

B 連続縫縮術

① 目的と適応

瘢痕でも平面状のものは複数回の縫縮術によって線状の瘢痕に変える方法を用いることがある（図9-3）．

比較的平坦な瘢痕で，一期的に縫縮することができない大きさであるが，植皮するほどでもないという場合がよい適応である．

C tissue expander 法

① 目的と方法

組織拡張器（tissue expander）を瘢痕や母斑の両側皮下に埋め込み，徐々に生理食塩水を注入してふくらませ，2～3ヵ月かけて周囲の皮膚を伸ばすことによって，単純縫縮を可能にするという1980年頃から始まった治療法である（➡実際編1章Bケース4）．

D Z-形成術

① Z-形成術の基本

a　Z-形成術とは

Z-形成術は，隣り合った2つの三角弁を交換することにより，2点間の距離を延長する操作である．

図9-3 正しい連続縫縮術

a 肥厚性瘢痕を連続縫縮する場合，瘢痕はあまり伸びないので，中央部を切除してよい．

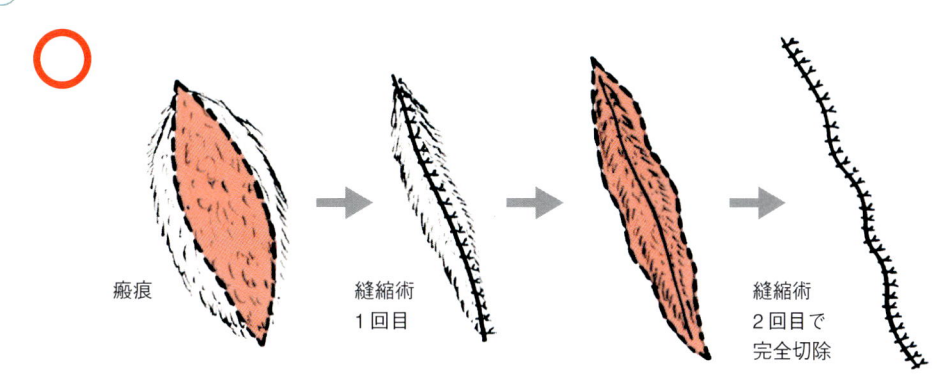

○

瘢痕 → 縫縮術1回目 → 縫縮術2回目で完全切除

b 色素性母斑を連続縫縮する場合，中央部を1回目に切除すると，母斑部が伸展されて残った母斑部の面積が広がってしまうので，**縫縮の効率が悪くなる**（cと比較するとその差がわかる．bはもう一度（3回目）の切除術を必要となる）．

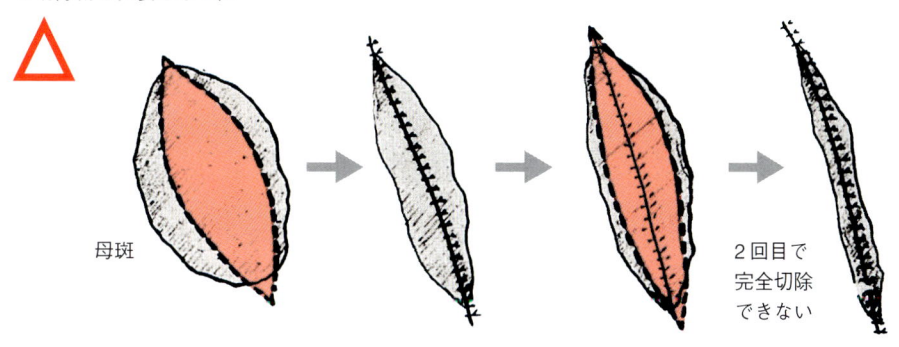

△

母斑 → → → 2回目で完全切除できない

c 1回目の切除で，半側は完全に母斑が消えるようにデザインする．こうすると縫縮の効率がよくなる．

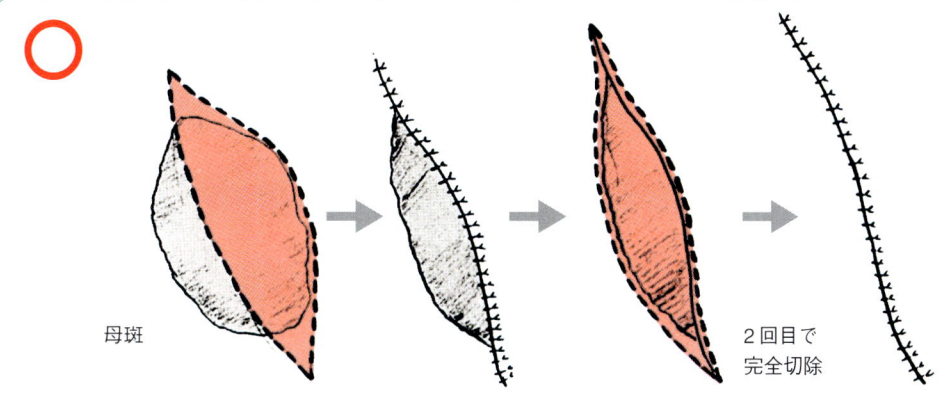

○

母斑 → → → 2回目で完全切除

第9章 瘢痕形成術の基本

図9-4　Z-形成術の基本

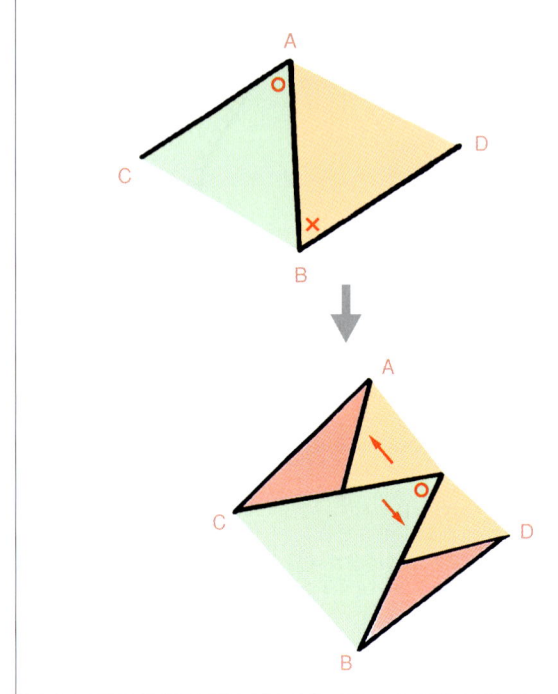

隣接する三角皮弁を置換することによって，AB間距離を延長（または短縮）することがZ-形成術の基本である（原則としてABを延長する場合にはCD間には皮膚の余裕がなければならない）．
三角皮弁AおよびBの頂角が60°の場合，最も延長率が大であり単純計算では1.4倍の長さになる．

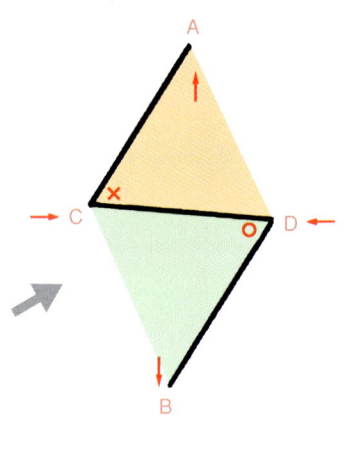

切開線がZ状になることからZ-形成術と呼ばれるものである．

b　基本型
Z-形成術の基本型は，三角弁の頂角が60°を示すもので最も自然な皮弁の交換ができる（図9-4）．

c　実際の形状
Z-形成術の実際は線状瘢痕の部位，または線状瘢痕の方向と自然皺襞の方向の関係によってデザインを変えることになる（図9-5）．

d　皺の方向を知る
線状瘢痕にZ-形成術のデザインをする際，自然皺襞の方向がはっきりわかれば，おのずとデザインは決まってしまう（図9-5）．
（Z-形成術の基本としてこのことは必ず完全に理解しなければならない）

❷ Z-形成術の目的

a　目的その1
2点間距離を延長する（図9-4, 9-6a）

b　目的その2
瘢痕の方向を変えて自然皺襞の方向に近づける（図9-6b）．

c　目的その3
組織の軸方向の偏位を皮弁の交換により正常に戻す（図9-6c）．

d　目的その4
立体面での山を谷に，谷を山に変える（図9-6d）．

❸ 特殊なZ-形成術

a　連続Z-形成術
（図9-7）．

図9-5 Z-形成術のデザインの実際

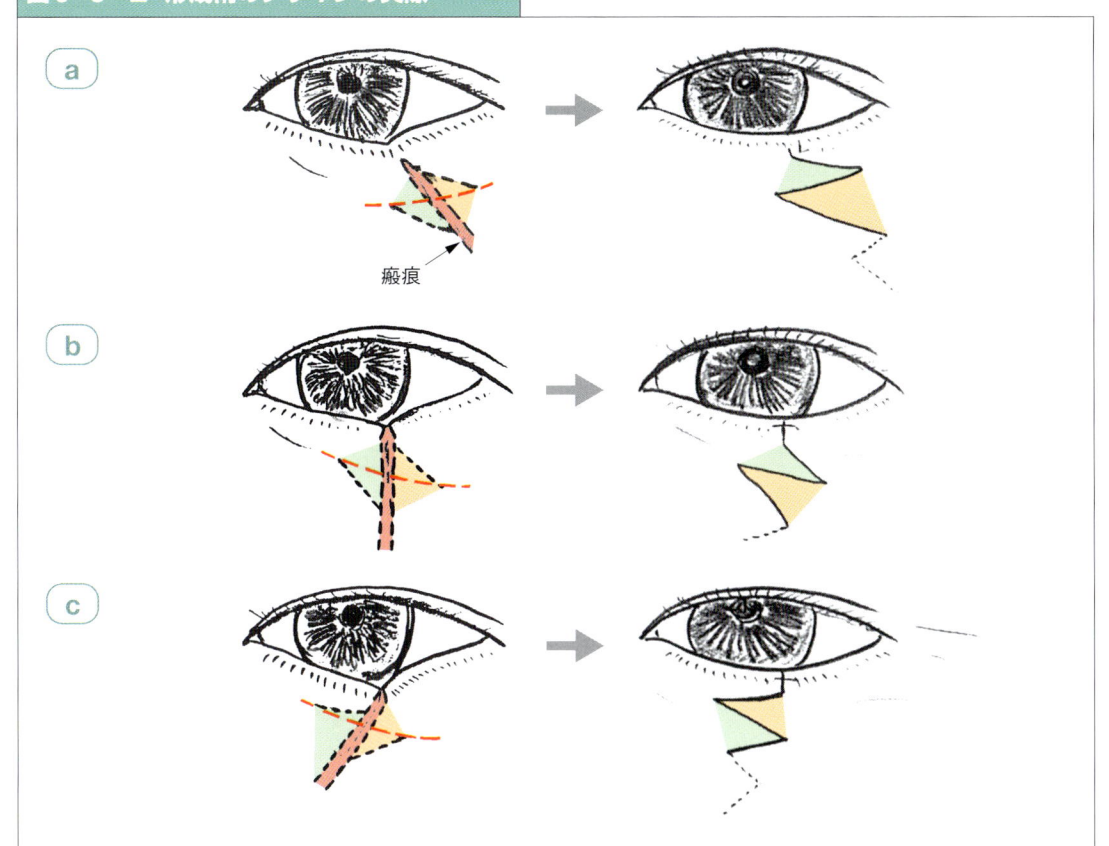

a

b

c

瘢痕

Z-形成術の実際のデザインは瘢痕の方向とその部位の自然皺襞の方向によって決まる．つまり赤線を引いたラインが自然皺襞であり，線状瘢痕の方向がどれだけずれているかによってZ-形成術のデザインを変える必要があるのである．図はその1例を示す．

b 4-flap法（Limberg法）

（図9-8）．

c 5-flap法

（図9-9）．

これらは，高度の瘢痕拘縮に対して，2点間距離を延長する効果が非常に大きいため，そのような延長効果を必要とする場合に用いられる．

E W-形成術

❶ 目的

a ぼかし効果

W-形成術とは長い線状瘢痕をジグザグの線状瘢痕に変える方法でありそれによって，瘢痕を目立たなくし（ぼかし効果），多少の拘縮を取り除くことが目的である（図9-10）．

b 連続皮弁形成術

この方法は縫縮術の特殊な方法ともいえる

図9-6 Z-形成術の4つの目的

a：Z-形成術の目的その1

瘢痕による拘縮．AB間の距離を延長するために2ヵ所にZ-形成術を施したもの．

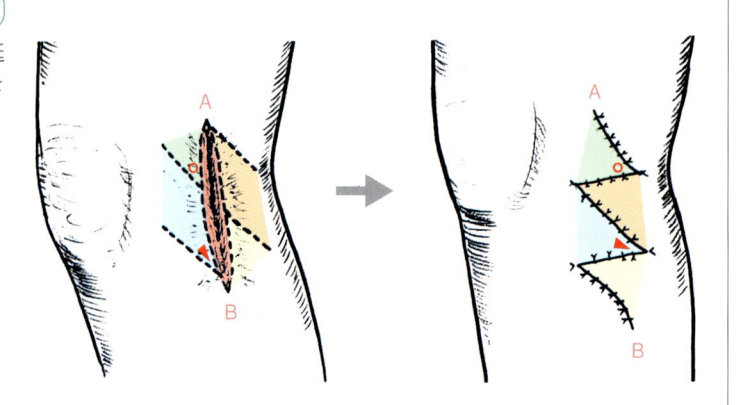

b：Z-形成術の目的その2

あまり拘縮は見られないが，瘢痕の方向を変えて目立たなくするためのZ-形成術．

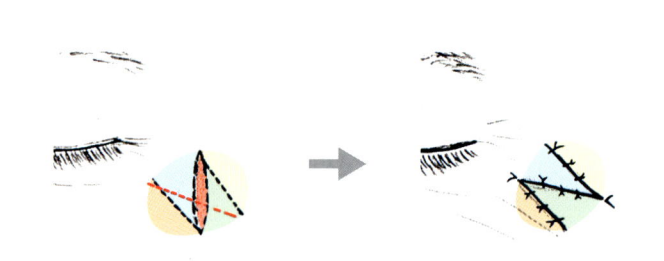

c：Z-形成術の目的その3

左の眼尻が下方に引っ張られている状態に対してZ-形成術により軸方向の偏位も矯正．

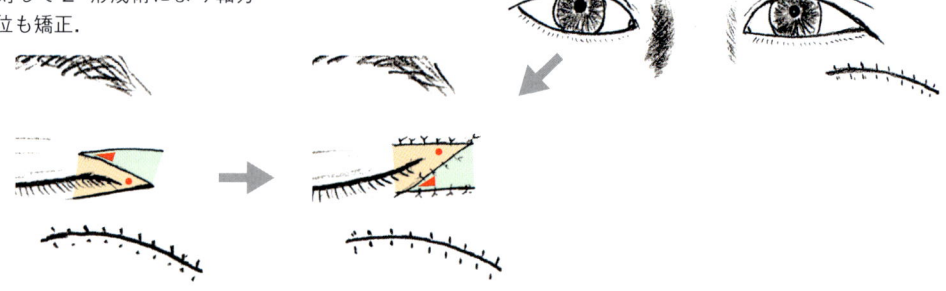

d：Z-形成術の目的その4

山を谷に，谷を山に変える効果．指間部や鼻翼部などの水かき状の瘢痕拘縮の場合に有効．

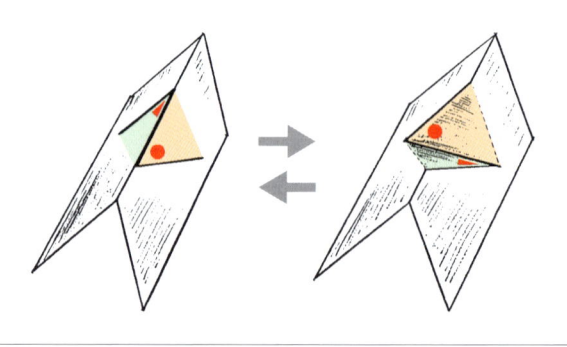

74　基礎編

図9-7 連続Z-形成術

Z-形成術を複数で用いる場合，斜線部を切除してスムーズな縫合線となるようにする必要がある．

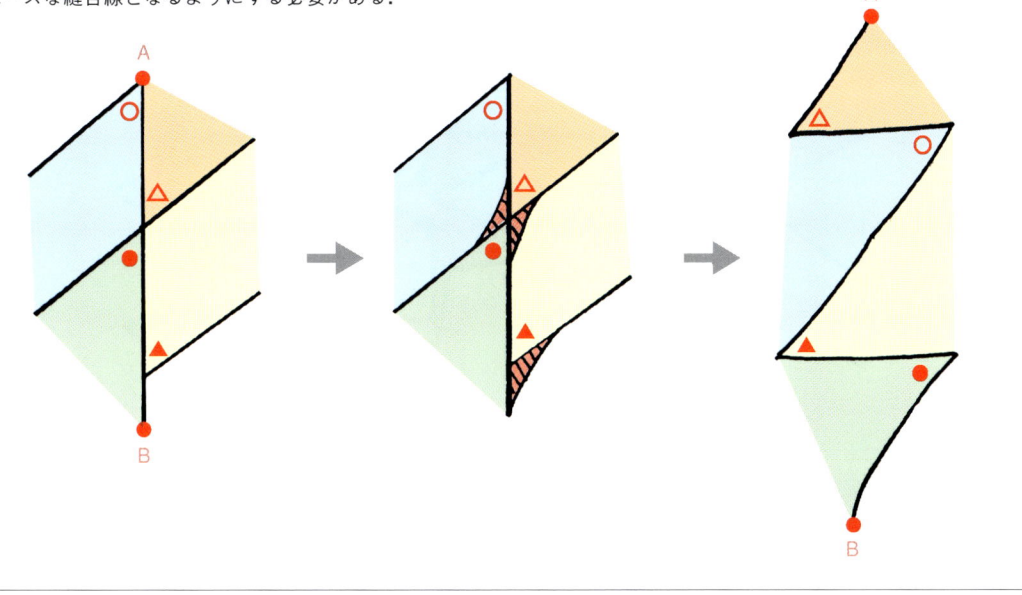

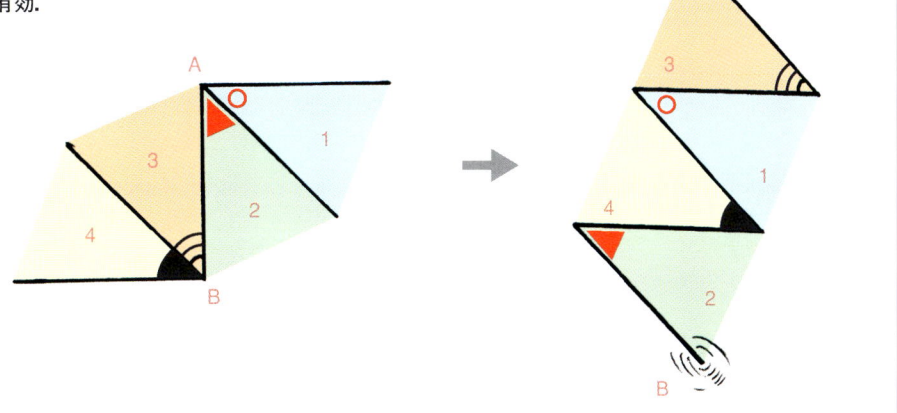

図9-8 4-flap Z-形成術

AB間の延長効果は大きいが，A点とB点部位には著明なdog earを作ることになるので，応用部位に注意しなければならない．**母指と示指の指間の高度の瘢痕拘縮**などに有効．

第9章 瘢痕形成術の基本

図9-9　5-flap Z-形成術

AB間の延長効果はさらに大きい．腋窩の瘢痕拘縮などに効果を発揮する．
（→実際編第8章Bケース9）

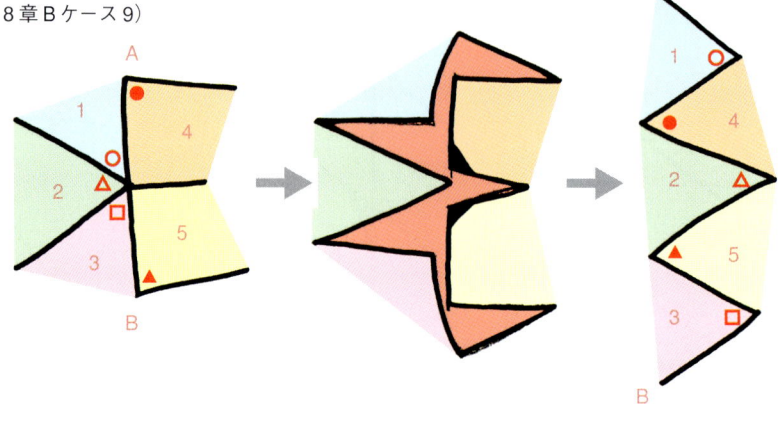

図9-10　W-形成術の実際（その1）良い例

○　W-形成術は瘢痕を取り除くとともに多少は拘縮を取ることができる．そして"ぼかし効果"が最も有効に得られるものである．

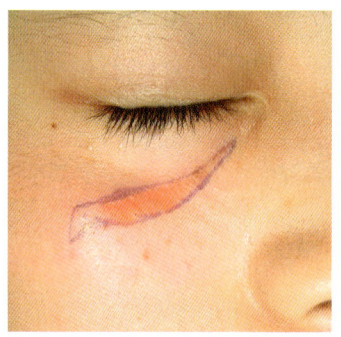

① 11歳女性．大きく開いた挫創瘢痕．切除すべき瘢痕をマークしたところ．

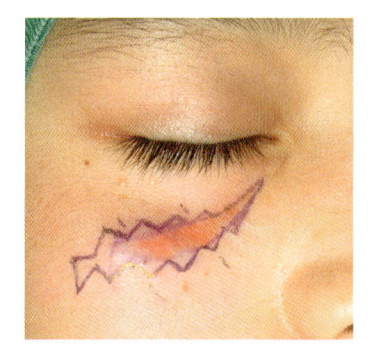

② W-形成術のデザイン

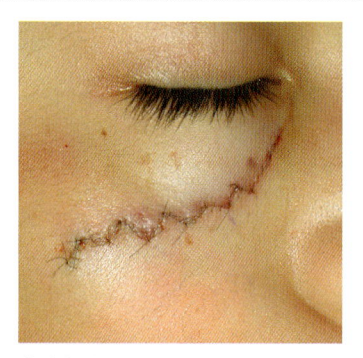

③ 縫合終了時

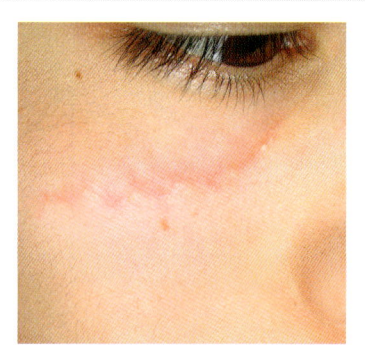

④ 術後2ヵ月目．まだ赤味は消失途上であるが，拘縮はない．

図9-11　W-形成術のデザイン

①普通のW-形成術のデザイン．
②自然皺襞の方向に近い（45°以下）場合にはジグザクの一辺は皺襞の方向に一致する方を少し長目にデザインする．

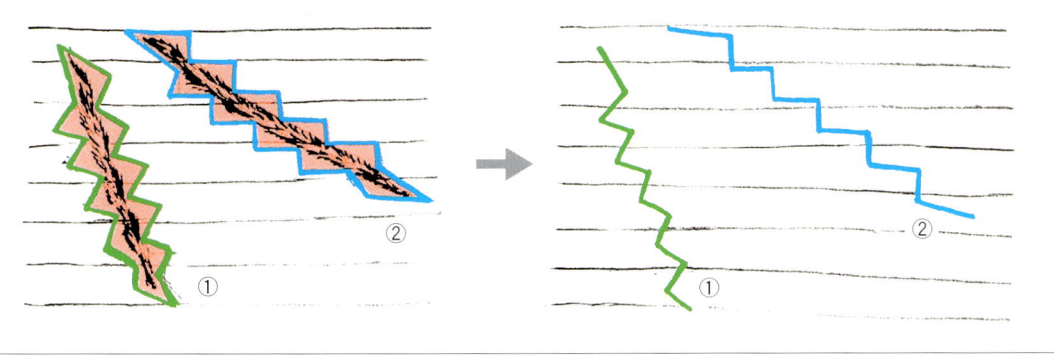

図9-12　正しいW-形成術

W-形成術では，ジグザグの一辺の長さと角度に注意しなければ成果がうすれてしまう．
①一辺の長さが短すぎる場合（3mm以下），全体として1本の太い線に見えてしまうので，線状瘢痕の"ぼかし効果"が得られない．
②一辺の長さが5mm程度で80～90°のアングルのジグザグであれば，"ぼかし効果"も得られ，非常に目立ちにくい瘢痕となる．
③一辺の長さが長すぎる場合（10mm以上），一辺一辺の線状瘢痕が目立ち，全体として非常に不自然で目立つ瘢痕となる．
④ジグザグのアングルが120°ともなると，遠くから見ると結局一本の線状瘢痕に見えてしまうので成果は半減してしまう．

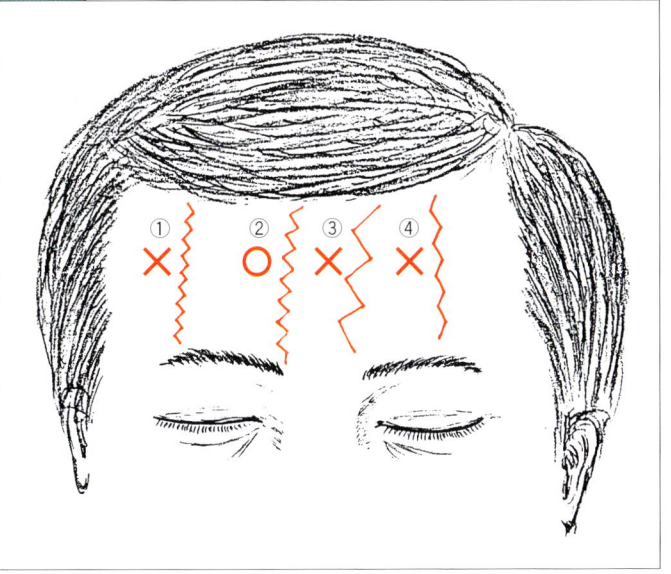

し，連続皮弁形成術ともいえる．

❷ 方法

a　W-形成術の基本ルール

W-形成術の一辺の長さは4～5mmが適当であり，また皮弁の頂角は60～90°が適当である．

b　デザイン

一辺の長さは5mmを原則とし，短すぎるとぼかし効果が得られないし，また，長すぎるとかえってジグザグが目立ちすぎるのでそのデザインに注意しなければならない（図9-12）．

第9章　瘢痕形成術の基本

図9-13 W-形成術の実際(その2)良い例

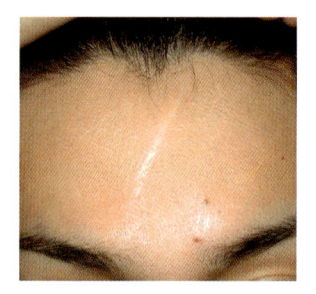

① 24歳男性．直線状瘢痕

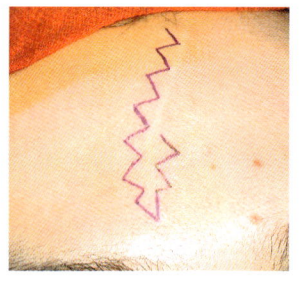

② 皮切のデザイン
片側のラインに対応するようにラインを描いて行く．

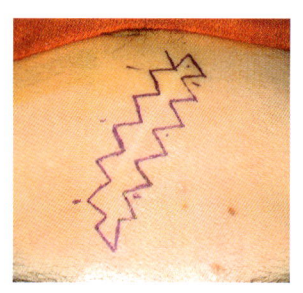

③ デザイン終了

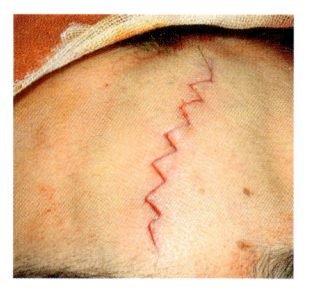

④ 真皮縫合終了時の状態

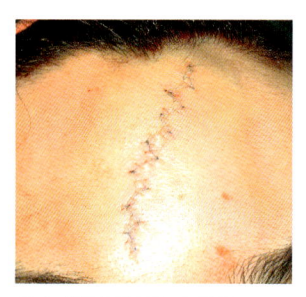

⑤ 皮膚縫合終了した状態

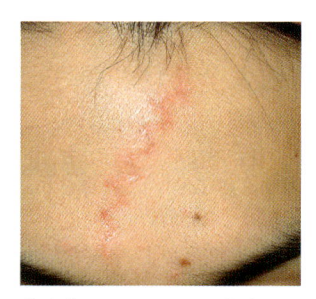

⑥ 術後1ヵ月目．最も赤味が目立つ時期である．

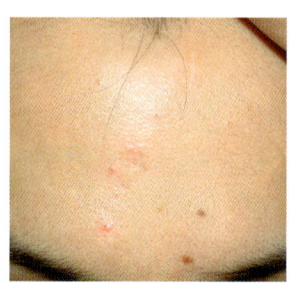

⑦ 術後4ヵ月目．瘢痕の赤味はかなり消失している．

78　基礎編

c 自然皺襞との関係

W-形成術のジグザグの一つおきの辺は**自然皺襞にできるだけ沿うようにデザインを工夫する**と，より目立たない瘢痕となり効果はさらに大きくなる．特にデザインの両端は極力自然皺襞の方向に一致するように工夫する（図 9-11）．

d W-形成術を応用

自然雛襞に沿った線状瘢痕であっても，ある程度長い（3 cm 以上）ものは W-形成術を応用すると，より目立たなくすることができる（図 9-13）．

F 局所皮弁法

① 目的

瘢痕が線状でなくて，面積のある瘢痕の場合には，あざを取る場合と同様の考えで取り組む．

単純に縫縮ができないものであったり，また縫縮するには，あまりに正常皮膚を多く切除しなければならないような場合．

遊離植皮術を考える前に，とるべき手段は局所皮弁法で修復できないかということである．

② 方法

局所皮弁は大別して，
伸展皮弁 advancement flap
回転皮弁 rotation flap
横転皮弁 transposition flap
の 3 法がある．

ここでは瘢痕形成術の一手段として局所皮弁法があるということを記すにとどめ，詳細は第 8 章にゆずる．

G dog ear の修正法

① 方法

皮膚を縫合した際，縫合端に犬の耳のような盛り上がりが生じる時，これを dog ear という．

dog ear は合わせるべき 2 辺の長さが違いすぎる場合と，合わせるべき 2 辺の端の角度が大きすぎる場合とがある．

dog ear の修正法は，原因によって 2 通りの方法がある．前者は長い方の辺を短縮し，後者は角度をより鋭角にするのが原則である．

図9-14　W-形成術の実際（その3）良くない例

✗　まずいデザインの実例

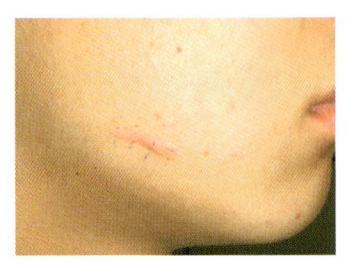

①下顎部の瘢痕ケロイド

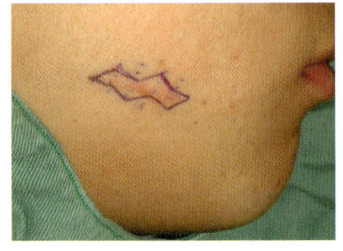

②皮切のデザイン
ジグザグのラインにはなっているが，アングルがデザインの時点で120°と鈍角すぎる．

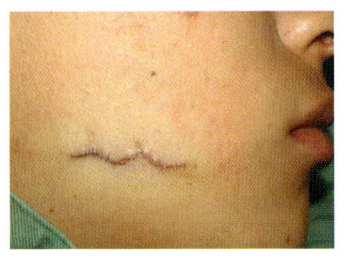

③手術終了時，アングルはさらに鈍化し140〜150°になっている．結局直線的瘢痕に近づきすぎて，ぼかし効果が出せない．

図9-15　W-形成術の実際（その4）良くない例

✗

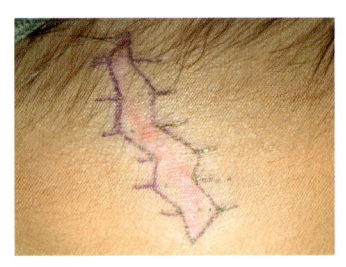

①8歳女児．ほとんど縦方向の瘢痕．当然W-形成術を行うべき症例．デザインに注目．アングルがかなり鈍角，1辺の長さも8〜9mmと長すぎる．

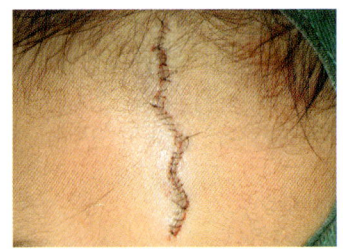

②手術終了時の状態．これは明らかにデザイン間違いであり，W-形成術の基本に基づいたデザインではない．

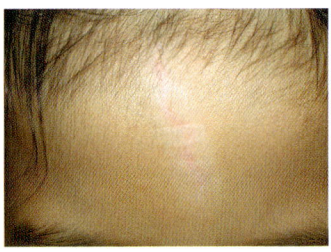

③術後2ヵ月目，テーピングもしっかりしてあり，術後経過は良好である．しかし瘢痕は直線状にしか見えないのが残念である．

図9-16　dog ear の予防法

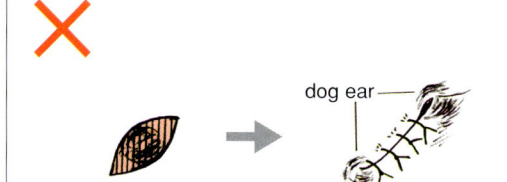

✗

切除量を遠慮すると dog ear ができるためかえって醜くなる．

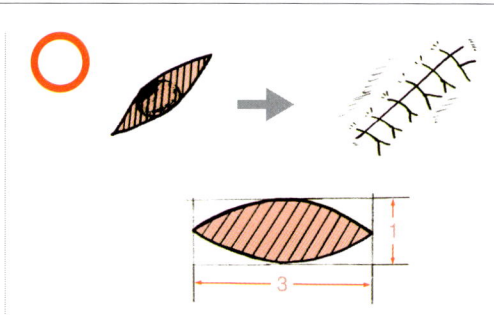

○

単なる切除縫縮でも紡錘形は長軸を十分に長くしないと dog ear を作り，結果としてかえって醜い跡を残すことになる．通常長軸は短軸の3倍は必要とされている．

図9-17　dog ear の修正の実際（その1）

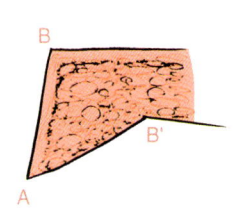

AB ＝ AB' であっても，頂角＜ BAB' が大きすぎる場合（約40°以上）にも，そのまま縫合すると dog ear となる．

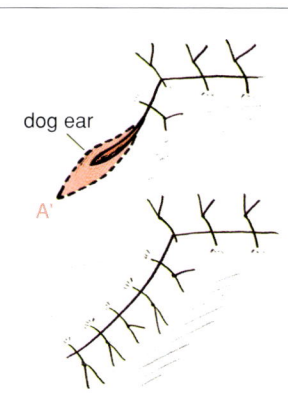

両辺の長さは同じでも切除縁の頂角が鈍でありすぎた場合（約40°以上）の dog ear の修正は両辺をさらに延長して頂角（＜ BA'B'）が狭くなるようデザインする．

図9-18 dog ear の修正の実際（その2）

dog ear は皮切のデザインの際，AB と AB' の長さに差がありすぎる場合に生じる．図では AB ≫ AB'．理論的には AB − AB' = AC となるように C 点をとり，二等辺三角形 DAC の皮膚を切除することを考える．ただし，AD の方向は**自然皺襞の方向**にできるだけ沿わせるということが重要である．

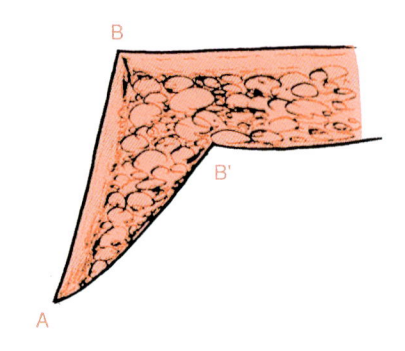

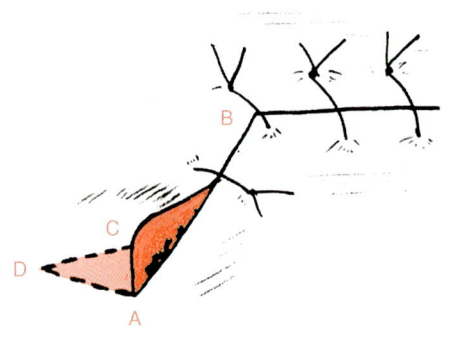

実際には，まず AD 方向の皮切を行い皮弁状に伸展する．そして A 点に一致する位置を決めデザインする．

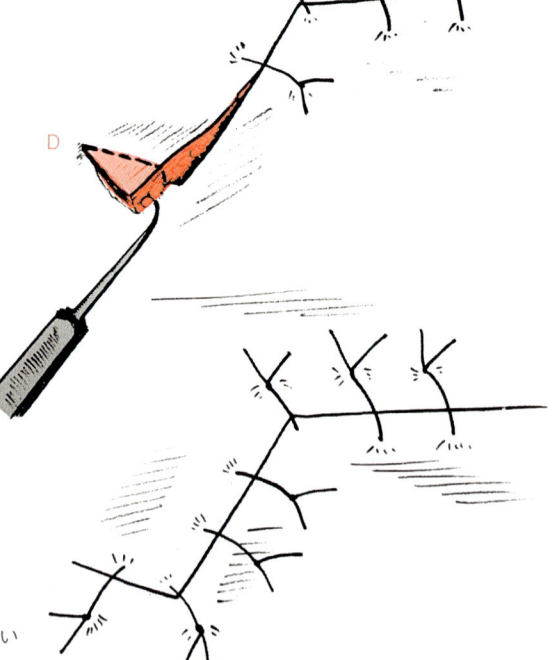

延長する皮切はだいたい 1〜2 cm のことが多い．

図9-19 ホクロ切除後のdog earの修正の実際（その3）

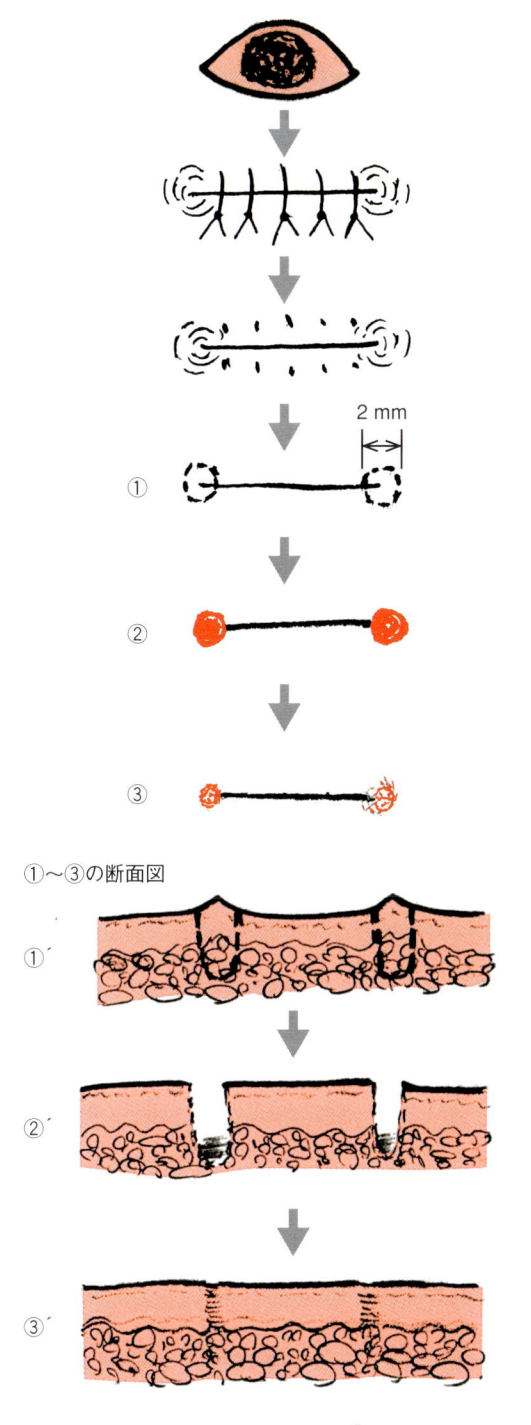

2 mm

①

②

③

①〜③の断面図

①´

②´

③´

dog earの大きさが非常に小さい場合にはdog earそのものを，「くり抜く」ことによって平坦にして，修正することができる．

Supplement 1

線状瘢痕はどんな形状がよりきれいか

　線状瘢痕はきれいに治れば本当に細い線で，それが直線状，曲線状，弧状，波状，階段状，そしてジグザグ状などの形をしているところだけが違うものである．ではその中で，どんな線状瘢痕が目立たず，なおかつきれいなのか．その答は一概には言えることではない．部位的な問題もある．

　しかし著者の考えを言わせていただくならば，やはりW−形成術の瘢痕である一辺が5mmのジグザグ状の線状瘢痕が最もきれい，つまり整容的に判断して高度であると思う．この瘢痕は，眼瞼以外であればどこにあったとしても許せる線状瘢痕である．

　もちろん前額部であれば水平方向の直線がベストであるし，鼻唇溝部位では，それに沿った弧状がベストである．

　瘢痕に拘縮が強い場合，拘縮の解除できる程度は，Z−形成術にはかなわない．どうしても必要な場合はZ−形成術を折り混ぜるべきである．

　しかし，W−形成術でも，少々の拘縮解除効果はある．したがって，顔面のような露出部位では，許されるならばW−形成術にとどめておくのが賢明な策であると思う．

　関節部位ならともかく，顔面にいくら拘縮が強くても，連続Z−形成術を用いることはお勧めではない．形成外科的技術をわざとひけらかしているようで，全然美しいとはいえないからである．

　規則的なジグザグ状瘢痕が整容的に優れているがゆえに，著者は瘢痕形成術ではW−形成術をできる限り多用するべきであると考えている．

第10章　基礎編

遊離皮膚移植術の基本

Introduction

　本当のところ遊離皮膚移植術（以後通例にならい「植皮術」とする）は，決して高度の技術を要するものではない．

　すべてのステップを，基本に忠実にこなしていけば常に99％は生着するものである．しかし，いい加減に適当に片付けてはうまくいかないことがある．手術の最後にしっかりとガーゼで覆いテープで固定をしたとする．そこまでは完璧であったとしても，術後4〜7日後に初めてドレッシングをはずすまでは患者がどのような時の過ごし方をしているかはわからないのである．わからないので患者の自発的安静度に期待するしかない．まさに植皮術はギャンブル性の高い手術なのである．それゆえ，いくら熟練した形成外科医であっても常に植皮術は100％の生着率とはいかないのである．

　植皮術の全ステップと，要求される注意点は次の5つであり，これらは植皮の面積の大小には関係なくすべての植皮術において守り実行すべきルールである．
(1) 適切な採皮部（donor）を選択する．
(2) 植皮床の完全なデブリードマンと止血を行う．
(3) 植皮片のていねいな縫着（dead spaceを作らない）を行う．
(4) 術後は植皮片にずれや過圧迫の起こらない確実な固定とドレッシングを行う．
(5) 術後は局部の安静を保つことにも細心の注意を払う．

A　遊離植皮術の基本

❶ 適応

　遊離植皮術は，縫縮法や局所皮弁法では修復できない場合に用いるのが原則である．

❷ 分類

a　分類

　植皮術は皮膚の厚さによって分類でき表10-1のようになる．

　遊離植皮術（狭義の「植皮術」といえばこの遊離植皮術を指す）には，表皮植皮から真皮下血管網つき全層植皮まで，その厚さによって種々の方法がある．

b　植皮片の厚さと生着率

　植皮片の厚さと，生着率は反比例する．

　つまり，**植皮片は薄いほど生着しやすく，厚くなるほど生着しにくくなる**．

c　植皮片の厚さと整容効果

　植皮片の厚さと術後の整容的成果は比例する（図10-1）．

表 10-1 植皮術の分類

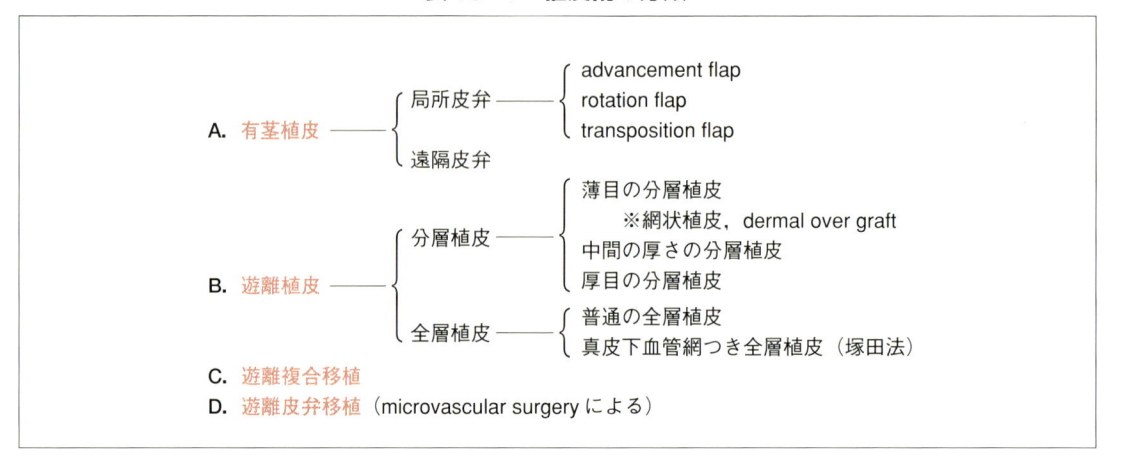

```
A. 有茎植皮 ┬ 局所皮弁 ┬ advancement flap
          │          ├ rotation flap
          │          └ transposition flap
          └ 遠隔皮弁

B. 遊離植皮 ┬ 分層植皮 ┬ 薄目の分層植皮
          │          │   ※網状植皮，dermal over graft
          │          ├ 中間の厚さの分層植皮
          │          └ 厚目の分層植皮
          └ 全層植皮 ┬ 普通の全層植皮
                    └ 真皮下血管網つき全層植皮（塚田法）
C. 遊離複合移植
D. 遊離皮弁移植（microvascular surgery による）
```

図 10-1 植皮片の厚さと生着率と整容効果

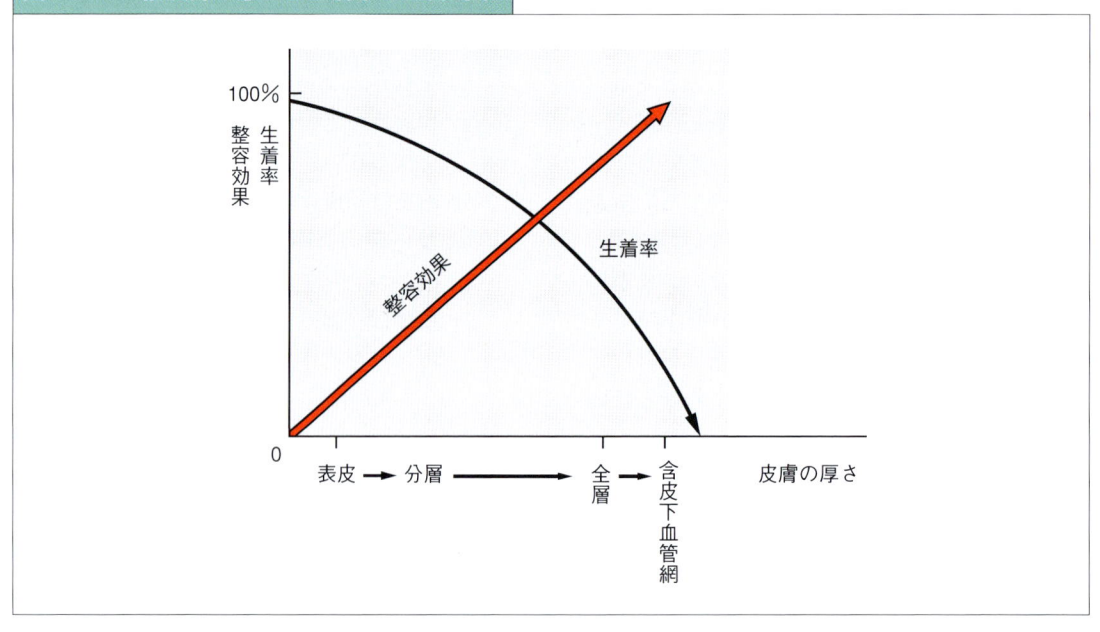

B 遊離植皮術の生着メカニズム

❶ 植皮片の生着過程（図 10-3）

a　プラズマ循環期（24〜48 時間）

血行の再開はなく，母床と皮片との間の組織間液で，植皮皮膚が栄養される．

b　毛細血管直接吻合期（3〜4 日）

母床から皮片の血管にいくつかの血管が直接吻合を行うことにより，皮片に血流が再開する．

この時期は血液が皮片に流れ込んでも，帰り道が十分に発達していないので**植皮皮膚はうっ血状態にある**．

図10-2 植皮片の厚さと名称

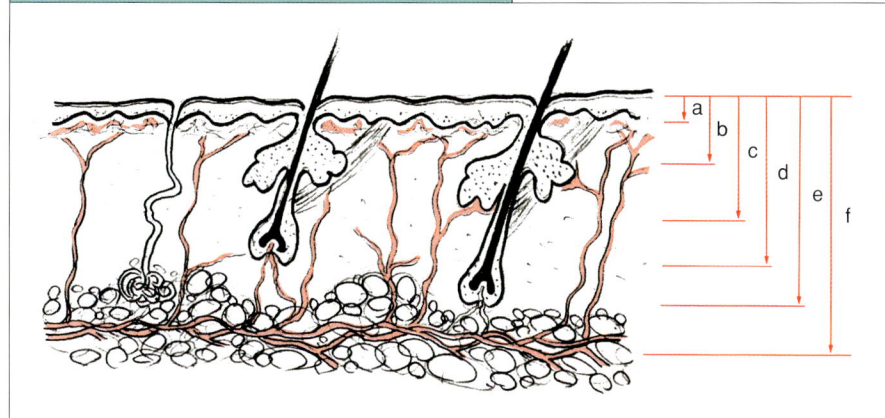

a：表皮層のみ（Tiersch法）
b：薄目の分層
c：普通の分層
d：厚目の分層
e：全層
f：真皮下血管網を含む（塚田法）

図10-3 植皮片の生着過程

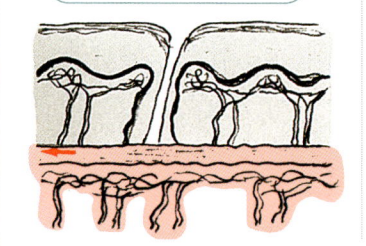

a：プラズマ循環期
b：毛細血管直接吻合期
c：血管再生期

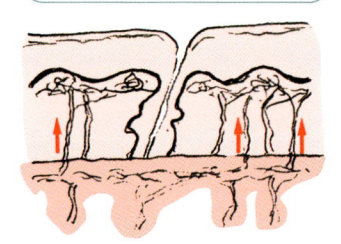

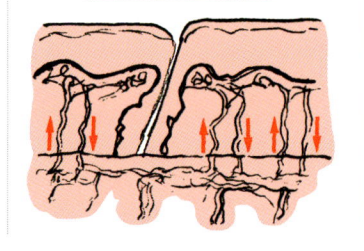

c 血管再生期（5〜10日）

この時期になると動脈の再開とともに静脈還流も次第にスムーズになり，皮片の色調は日を追うごとに正常皮膚の色に戻っていく．

❷ 植皮片のdressing

dressingは適度の圧迫が必要であるが，これは，皮片の下の出血による血腫を形成することを防ぐために必要である．血管の吻合期に皮片はうっ血状態になるので浮腫を予防するためにも必要なことである（図10-4）．

❸ 植皮片の壊死

植皮片が生着しないで，壊死に陥る最大の原因は「血腫」を作ることである（図10-5）．

直径3mm以内の小さい血腫であれば周囲からの毛細血管の橋渡し現象 bridging phenomenon により壊死に陥ることなく，生着する．

C 植皮法の選択（全層か分層か）と採皮部の選択

❶ 植皮法の選択

a 分層植皮術

植皮後，伸縮性が乏しいので，顔面や関節部のように常に皮膚の伸縮する部位に植皮することは適当でない．

図 10-4　植皮片圧迫の必要性

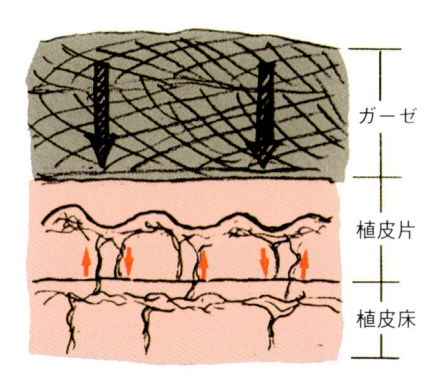

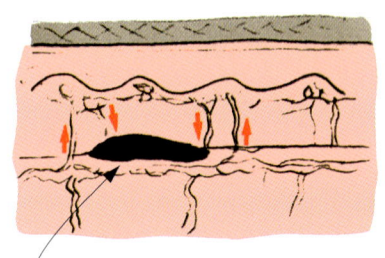

ガーゼ
植皮片
植皮床

血腫　圧迫が弱いとうっ血期に出血しやすい．

図 10-5　血腫の大きさと植皮片の壊死

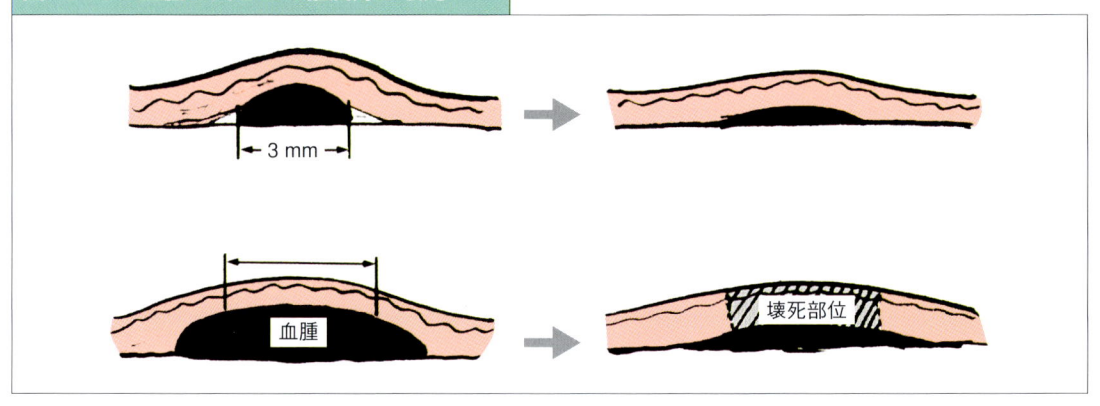

3 mm

血腫 → 壊死部位

b　全層植皮術

1) 全層皮膚はその点で顔面や関節部に適しているが，皮膚のきめの問題，色素沈着の問題で，その採皮部の選択に注意しなければならない．
2) 全層植皮の場合，原則として，採皮部は縫縮することが望まれる．

c　広範囲の植皮が必要とされる場合

顔面であっても分層植皮によって，まず創を閉鎖することを優先する．

d　網状植皮術

また，軀幹，四肢などでは網状植皮 mesh skin graft によって，採皮皮片を 3～5 倍に拡大して広範囲に植皮することが多い．

❷ 採皮部の選択

ルール ①　植皮術で整容的にも満足できる成果を得るには，まず適切な部位（donor）を選択しなければならない．

a　分層皮膚の採皮部

1) 分層皮膚の採皮部は，できる限り，水着でかくれる部位とすべきである．
2) その点から採皮部の第 1 選択部は殿部が望ましい（特に女性），その次に大腿部，軀幹部が採皮部に選ばれる．

表 10-2　植皮部と採皮部の選択の原則

植 皮 部	植皮片の厚さ	採 皮 部
前額部	全層または厚目の分層	鎖骨上窩部，胸部
眼瞼部	〃	耳介後部
頬部	〃	鎖骨上窩部，胸部
鼻部	〃	耳前部（無髪部），頤下部
口唇部	〃	鎖骨上窩部，頤下部
頤部	全層	鎖骨上窩部
頸部	〃	胸部
軀幹部	〃	軀幹部，大腿部
四肢（関節以外）	〃	〃
四肢（関節部）	〃	鼠径部
手背部	〃	足背部，鼠径部
手掌部	〃	足底部（非加重部）
指背部	分層または全層	足背部，鼠径部，前腕肘部
指背部（関節部）	全層	〃
指掌部	〃	手掌部（手関節部），足底部

b　採皮部の選択の原則

1) 植皮部と，植皮皮膚の厚さ，採皮部の選択の原則をまとめると**表 10-2**のようになる．
2) **顔面および手掌部の植皮術**において採皮部の選択が重要であるわけは，植皮後のカラーマッチ（周囲皮膚との色調のなじみ具合）を重視しなければならないからである．カラーマッチの良好な皮膚を採取するには，やはり性状の類似した皮膚を選ぶことである．
3) 身体露出部では**整容的効果も得られる**ものでなければ，患者は真の満足を得られない．

D　植皮片の採取方針

❶ 全層皮膚

　全層皮膚の採皮部は目的に応じて選択しなければならない．図 10-6〜14 にそのあらましを示す．

❷ 分層皮膚

1) 分層皮膚で必要な皮片の幅が 2 cm 程度のものであれば，「カミソリ」で採取するのが最も簡単である．
　麻酔はキシロカインEなどのように，血管収縮剤入りのものを用いる．
2) **分層皮膚の採皮部は水着になっても隠れる部位を第1に選ぶべきである．大腿部を第1選択とすることは好ましいことではない．**
　順序からいえば，殿部，下腹部，腰部，大腿部となる（図 10-15）．
3) さらに大きい皮膚が必要な場合は，ダーマトームを使用する．
　ダーマトームはパジェット型（ドラム式）とエアトーム式とがある．

❸ ドラム式のダーマトームの使用法

a　清拭

　採皮部の皮膚の上の水分，油分を完全に除くためエーテルを含ませたガーゼにて拭きとる．

図 10-6 耳介後部

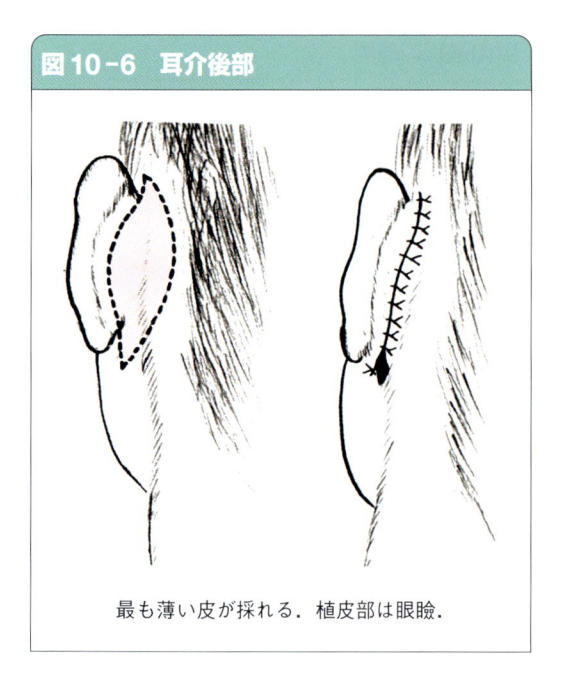

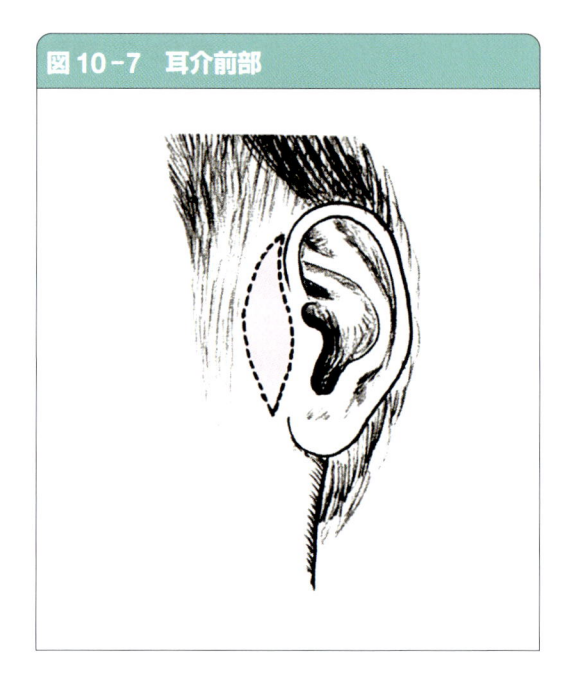

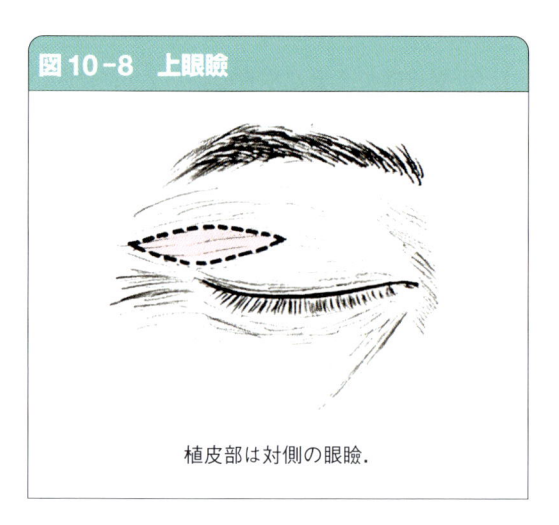

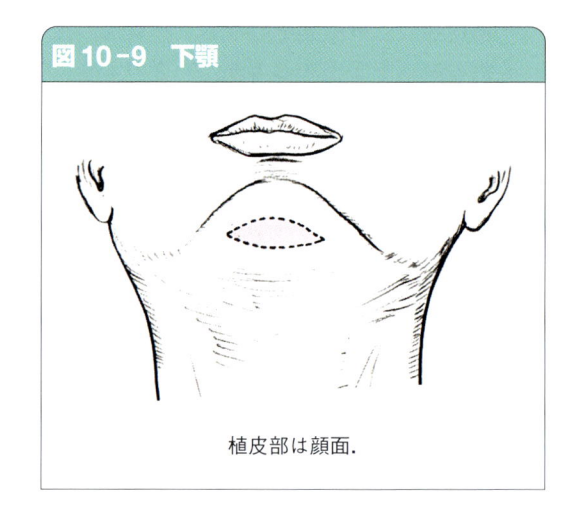

最も薄い皮が採れる．植皮部は眼瞼．

図 10-7 耳介前部

図 10-8 上眼瞼

植皮部は対側の眼瞼．

図 10-9 下顎

植皮部は顔面．

b　donor へののりづけ

ゴムのりを皮膚，ドラムの両方に塗って十分に乾かす．最近ではドラム式のダーマトーム用の両面テープがあり，これを使用する場合も多い．

c　目盛りの確認

採取作業にとりかかる目盛りを十分に確かめる．

ダーマトームによって目盛上のクセがあることも承知しておくこと．

d　採皮と採皮後処置

採皮が済んだ後，採皮部には速やかにソフラチュールガーゼのような軟膏ガーゼを貼布し，その上からエピネフリン加生食水ガーゼを当て，その上から乾ガーゼで覆っておく．最終的には 30〜60 分後に，血液を多量に含んだガーゼをとり替えて乾ガーゼを当て，絆創膏固定する．

図10-10 鎖骨上窩部

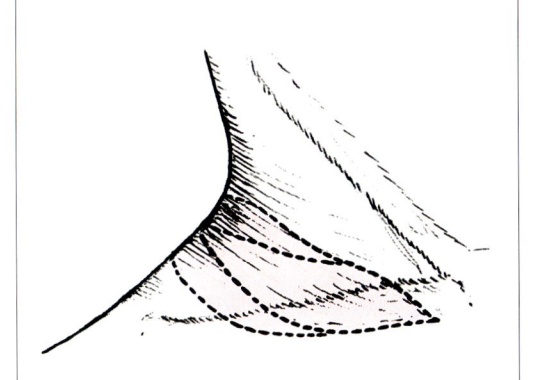

顔面のかなり広い面積の植皮に通常用いられる．

図10-11 手関節部の手掌皮膚

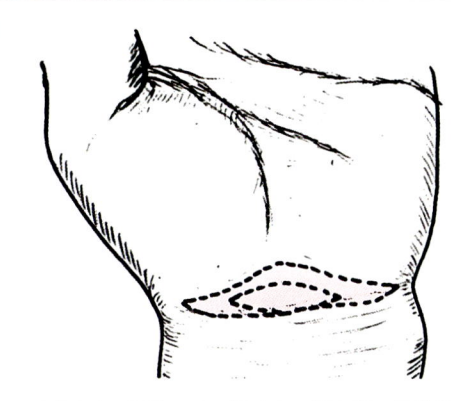

手掌皮膚が採取できる数少ない採皮部．指掌部の植皮に最適．足底に比べると面積には限界がある．特に指側面のように**手掌から手背にまたがるような部位**の植皮には特に有効である．

図10-12 前腕肘部

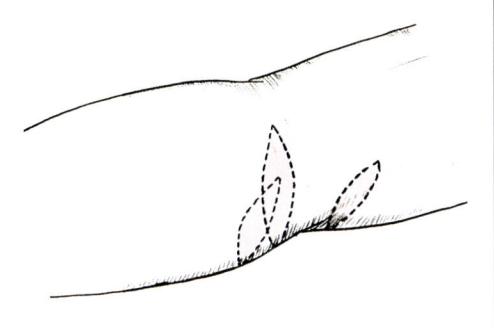

比較的皮膚が薄く余裕があるので，指背部などには採皮部として適している．

図10-13 足底部の土踏まずの部位

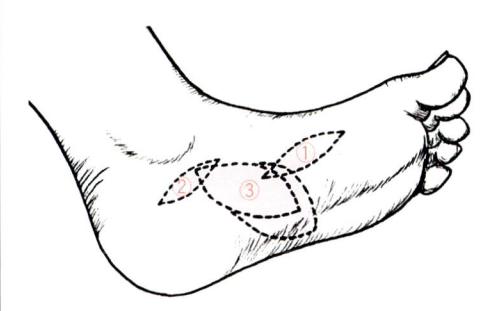

手掌部および指掌部植皮に用いる．①②は縫縮可能．③は遊離植皮によって創を閉じる．その採皮部は鼠径または大腿部にする（全層植皮が望ましい）．

e 皮片の保存

ドラムから，皮片をはがし，生食ガーゼにくるんでおく．

図10-14　鼠径部

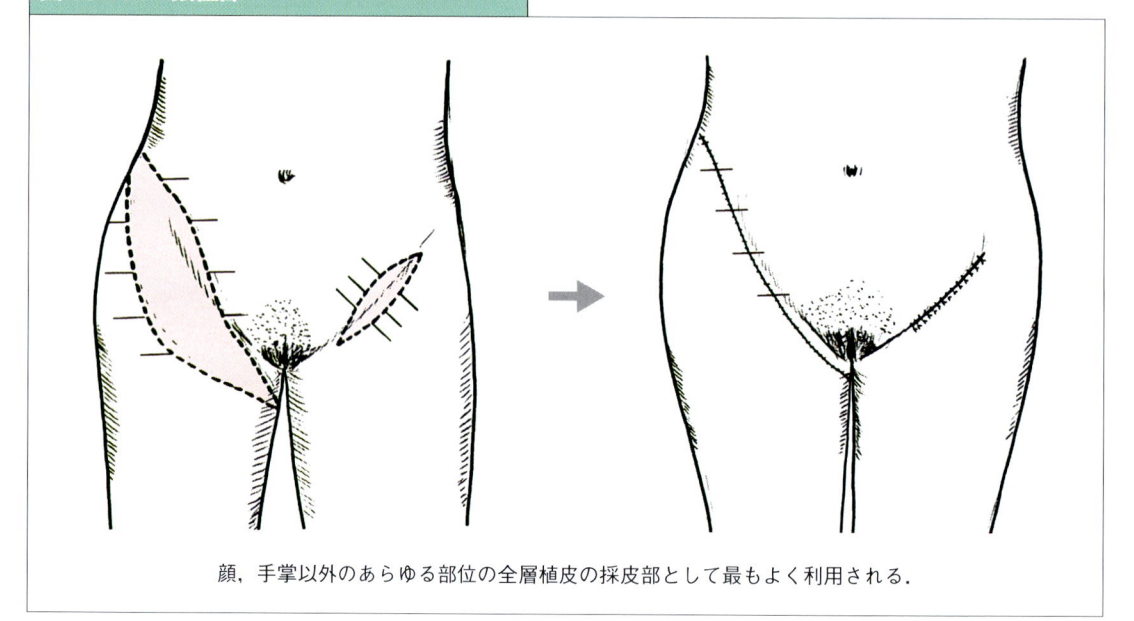

顔，手掌以外のあらゆる部位の全層植皮の採皮部として最もよく利用される．

図10-15　分層皮膚の採皮部

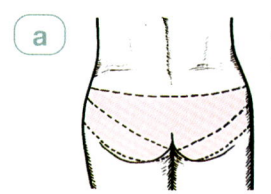

a　パンティに極力かくれる部位を採皮部として選ぶ．

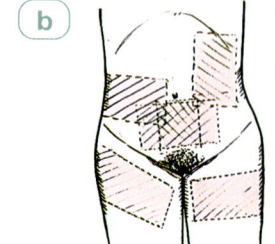

b　広範囲の植皮の際には次第に採皮部位が拡大する．

図10-16　分層皮片の穿孔

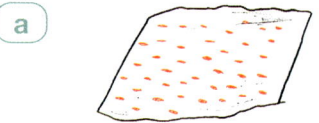

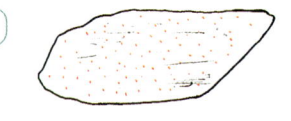

a：#11メスで開けた孔はかなり目立つ．整容効果よりも生着することを優先する場合にのみ開けることがある．

b：18Gの注射針で孔を開ける方が目立たない．顔面や前腕のような露出部では22G針程度の細い針で開けるとさらに目立たない．

図10-17 骨皮質の露出した創面の植皮

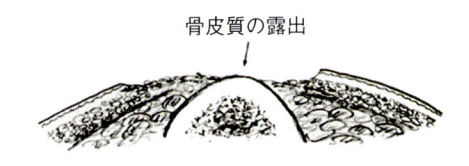

骨皮質の露出

ⓐⓑⓒのいずれかの方法で被覆する．

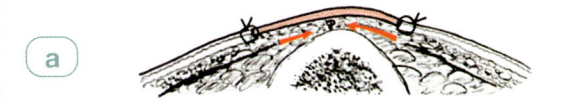

ⓐ 周囲の軟部組織を少しでも寄せてその上に植皮する．

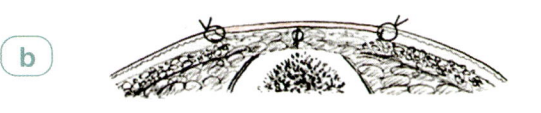

ⓑ 骨皮質を少し削ることによって軟部組織の引き寄せを容易にする．

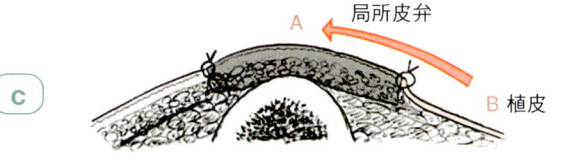

ⓒ 局所皮弁 A / B 植皮
骨皮質の上は局所皮弁で覆いA，新たにできた皮膚欠損部位Bに植皮する．

E 植皮片の穿孔処理

❶ 目的

　植皮片の生着に最も悪い影響を及ぼすものは**皮片下にできた血腫**である．それを少しでも予防するために，皮片に穴を開けて，皮片縫縮後に生じた小出血の血液が，皮片の上のガーゼに浸みるようにする（図10-16）．

❷ 方法

ⓐ 穿孔穴の大きさ
　この皮片の穿孔は18ゲージの針（ピンク針）を用いて1 cm^{2}に2個程度の穴を開けた場合，術後整容的に問題を生じるほどの目立つ瘢痕を残すことはない．

ⓑ 皮片への穿孔
　身体露出部以外での遊離植皮術では，植皮床の小出血に完全に自信が持てない場合には，ピンク針よりも，もっと大きい孔（幅3〜5 mm）を開けた方が生着率は高くなる．

F 植皮部の準備

　ルール ② 植皮床の準備には生着可能な部位での完全なデブリードマンと確実な止血が必要である．

❶ 植皮準備の処置

ⓐ デブリードマン
不良肉芽や壊死組織を完全に除去する．

ⓑ 完全な止血
出血を確実に止める．

c 皮片が生着しない部位

腱や骨皮質が部分的に露出している場合，単純に遊離植皮を施すことは皮片の部分壊死を招くのみである．

❷ 複雑な状況の場合

a 腱が露出している場合

有茎皮弁移植を考える．

b 骨が露出している場合

症例によって以下のような方法も考える（図10-17）．

1) 骨膜上には遊離植皮は生着可能．ただし皮膚と骨膜が癒着した状態で治癒するのでよい治癒状態とはいえない．したがって，重症の皮膚欠損でとにかく創を被覆する必要のある場合のみ用いる．
2) の軟部組織をずらして，骨面を見えなくし，その上に植皮する（図10-17a）．
3) 骨の突出している部分を削りとり，周囲の軟部組織がカバーしやすくする．その上に植皮する（図10-17b）．
4) 骨が露出している部位のみ局所皮弁で被覆し，その他の部位は遊離植皮とする（図10-17c）．

感染創で不良肉芽や壊死組織が混在している場合には，術前3～5日から，抗生剤加生食水ガーゼにて，1日2～3回の**湿布を行い肉芽面の新鮮化，清潔化を図る**．その結果，植皮床は完備できる．

G 植皮片の縫合法

> **ルール ③** 植皮片は必要最小限の縫合数でなおかつ死腔を作らないようにていねいに縫着する．

❶ 植皮片の縫合の要領

a 皮片の準備

植皮部位にだいたい合わせて皮片を切る．

b 皮片の縫着

全周を6～10針で要所のみを縫合し，余分の皮片を切除する（タイオーバー固定をする場合，この縫合糸は長いまま残しておく）（図10-19a）．

c タイオーバー固定

タイオーバー固定用の縫合を終了すれば，その残りの部分は，連続縫合としてよい（時間の節約にもなる）（図10-19c）．

❷ その他の要点

a 皮片の形状

全層植皮の場合は特に皮片の形は，植皮床の形に合わせることが必要である（あらかじめ植皮予定の型紙を作り採皮部に当てて採皮皮膚を採取する）．

b 真皮縫合

全層植皮の場合，真皮縫合を勧める人もあるが，あまり普及してはいない（図10-21）．

c 死腔の予防

縫合部辺縁に死腔を作らないように皮片を縫着しなければならない（図10-20）．

図10-18 壊死組織の深い創の処置方法

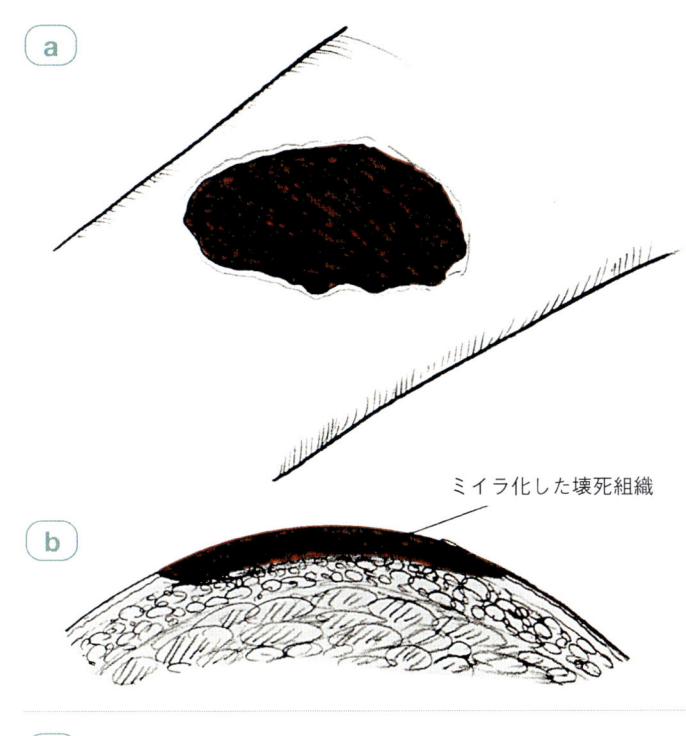

a

b

ミイラ化した壊死組織

a, b：熱傷によってミイラ化した壊死組織．2週間もおくとその下層に感染を生じる．

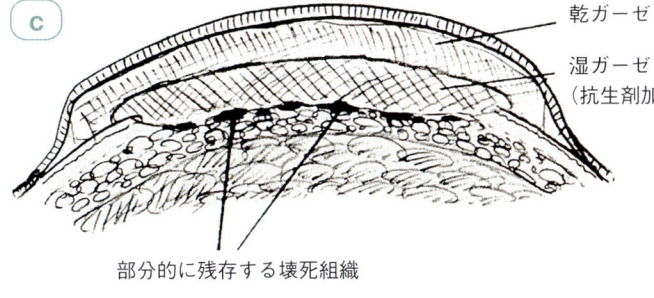

c

乾ガーゼ
湿ガーゼ（抗生剤加生食水）
部分的に残存する壊死組織

デブリードマンをした後，抗生剤加生食水を十分に浸み込ませたガーゼで覆い，その上を乾ガーゼなどでカバーする．これは1日に2〜3回交換するのが理想的である．

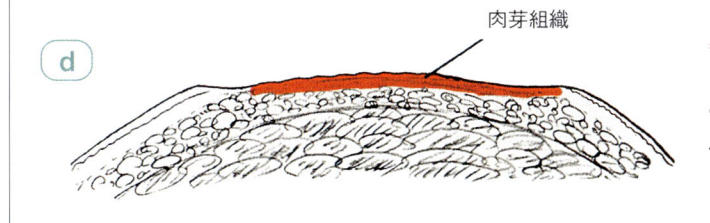

d

肉芽組織

数日間で良質の肉芽組織の表層となる．もちろん出血もない状態である．良質の肉芽とは，すぐにくずれたりしない比較的しっかりとした組織のことである．

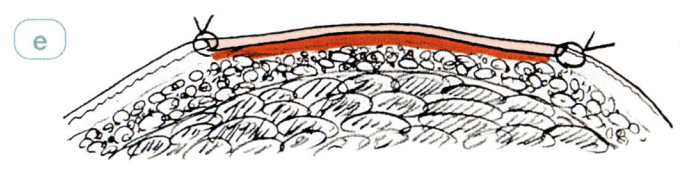

e

植皮片の縫着を行う際，良質の肉芽層の表面は搔爬を全くせず，そのまま上にのせて縫合するだけで十分に生着する．

第10章 遊離皮膚移植術の基本

図10-19 植皮片の縫合法

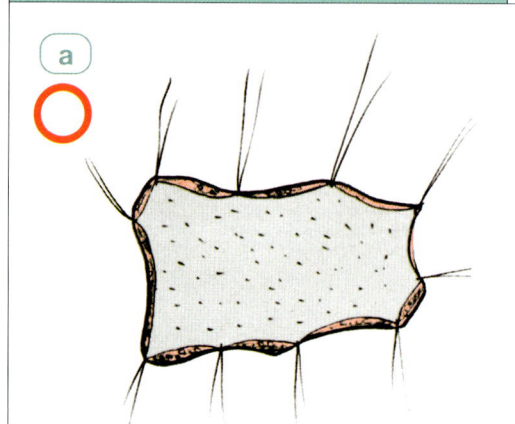

a ○
先に全周にわたり要所のみを縫合．

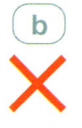

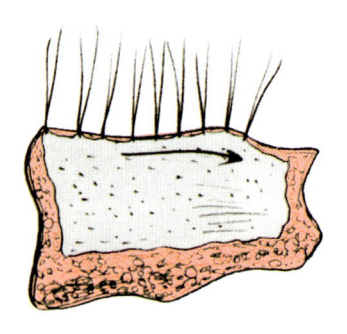

b ×
辺縁を一方からていねいに縫合していく方法は，植皮片がともすれば全体に平均した緊張で縫合できないことが多いのでよくない．

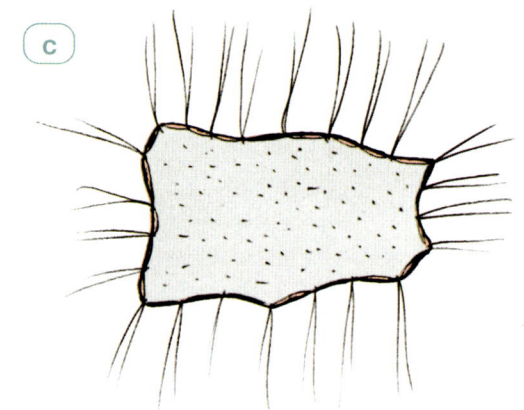

c
タイオーバー固定に必要なだけの縫合．

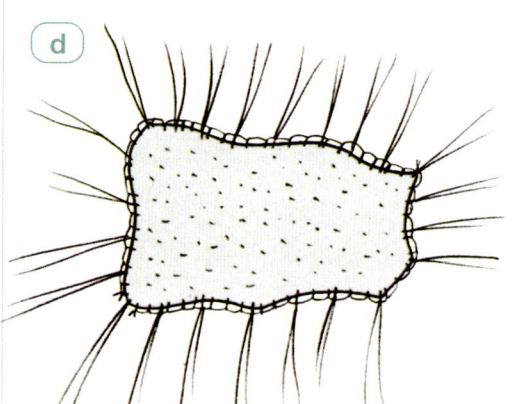

d
残りの部分は細目（5-0または6-0）のナイロン糸にて連続縫合（blanket sutureがよい）．

図10-20 植皮片の縫合法

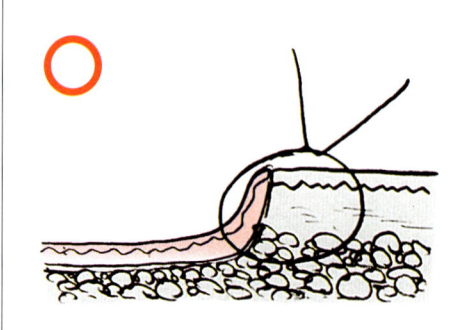

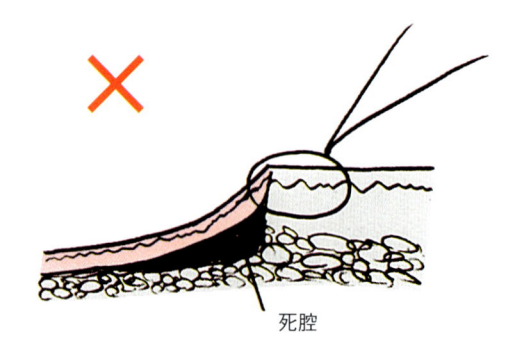

○　　　　　×

死腔

植皮片は表面からずっと深い断層になっている場合がよくあるので，皮片の縫着には死腔を作らないようにしっかりと縫いつける．

図10-21 全層植皮片の真皮縫合

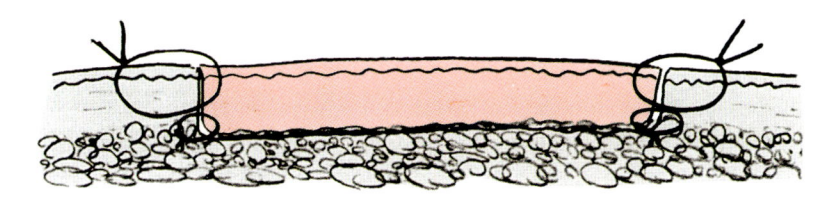

手間がかかりすぎることもあり，あまり好まれないが，真皮縫合を少しでも行うと，縫合部の目立ち方が少なく有効である．

図10-22 植皮後のdressing

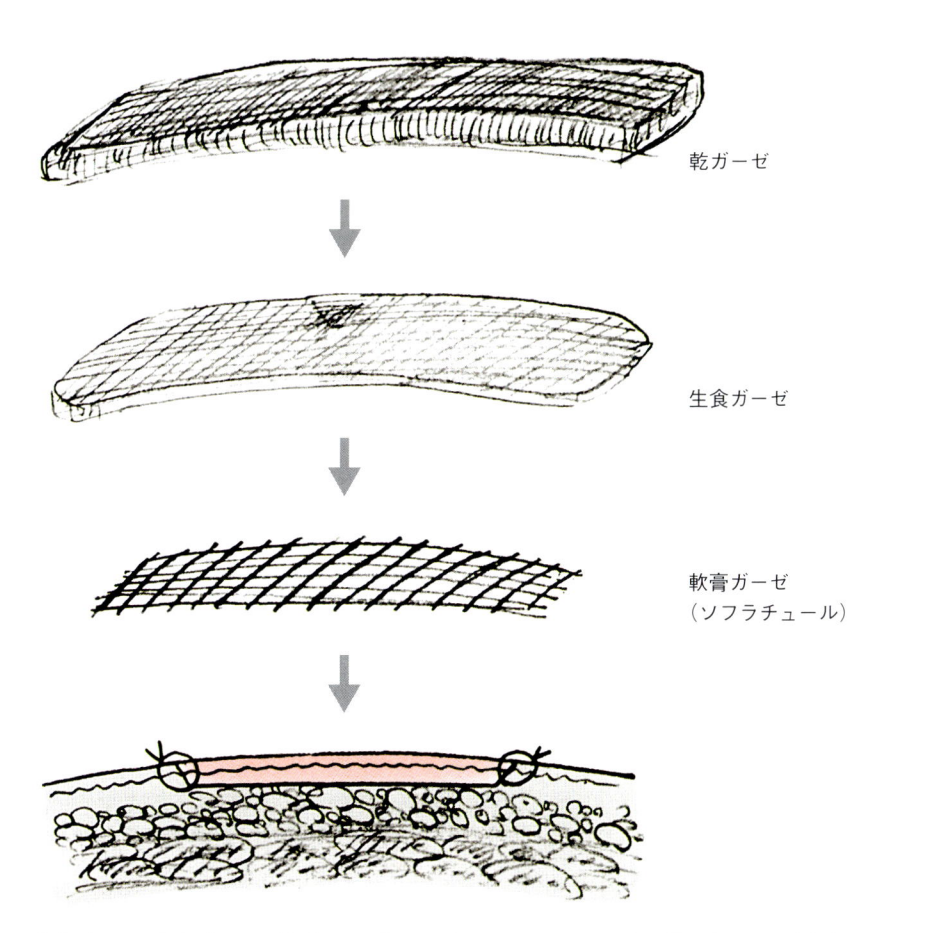

乾ガーゼ

生食ガーゼ

軟膏ガーゼ
（ソフラチュール）

軟膏ガーゼ，生食ガーゼ，乾ガーゼの順にカバーしていく．その上を伸展性のある絆創膏でずれないようにしっかりと固定する．

H 植皮後の dressing と安静

> ルール ④ 植皮片縫着後は皮片のずれや過圧迫が起こらないように確実な固定と dressing を行う．

❶ タイオーバー固定の必要・不必要

四肢のように植皮床が凸面であり，かつ，その深層には骨があり，安定している部位では，タイオーバー固定（後述）の必要はない．

逆に植皮床に凹面の部位があったり，深層が口腔であったりしてガーゼによる圧迫の効果があげられない場合にはタイオーバー固定の適応がある．

植皮片縫着後の固定，dressing は非常に重要であり，植皮術の全過程の中でも決して軽視できないポイントである（図 10-22）．

❷ 植皮片が生着しない要因

植皮片の生着に悪影響を及ぼす原因は次のようなものである（図 10-23）．
1) 血腫（母床の出血による）
2) 植皮片のずれ
3) 過剰の圧迫による阻血
4) 不十分な圧迫による浮腫

それゆえ，適度の圧迫と，皮片がはずれないためのしっかりとした固定に細心の注意を払うべきである．

❸ タイオーバー固定 (tie-over fixation)

a 目的

この方法は植皮片の上に厚く置いたガーゼを，植皮片の周囲に縫いつけた糸で固定するもので，これによって，皮片の圧迫と，ずれの防止を兼ねることができる．

この方法は，植皮片の dressing には最も有効な方法とされている．

ただし，**植皮床が凸面であれば，特にタイオーバー固定は必要がない**（図 10-24）．

b 方法

1) タイオーバー固定をするには皮片を縫着した縫合糸を長いまま残しておいて，タイオーバー固定に用いることが最も多い．
2) 他には植皮部の外郭部皮膚に糸を縫いつけて，タイオーバー固定に用いる方法もある（図 10-25b）．

植皮片縫着糸をタイオーバー固定に用いる方法は，最もオーソドックスであるが糸の締めつけ方によって，皮片と母床の間にかえって死腔を作ることがあるので注意を要する（図 10-25c）．

c タイオーバー不要の部位

凸面の植皮部位に何が何でもタイオーバー固定をすることは，かえって皮片がくびれたりする原因となるので，四肢・指の凸面はタイオーバー固定は不要である（図 26）．

d 術後の局所の安静

> ルール ⑤ 術後は局所の安静に細心の注意を払い皮片の確実な生着を目指さなければならない．外来手術においても植皮術を成功させるためには，ギプス包帯，副子固定など少々オーバーに思えるほどの手段を用いてでも，局所の安静を保たなければならない．

I 植皮術後の処置の仕方

❶ 種々の術後処置法

術後のガーゼ交換については，諸家によって，いろいろな方針がある．それは以下のようなものである．

方針 1）
術後，10～14 日くらいは全くガーゼ交換しない．

図 10-23　植皮片が壊死を起こす4つの原因

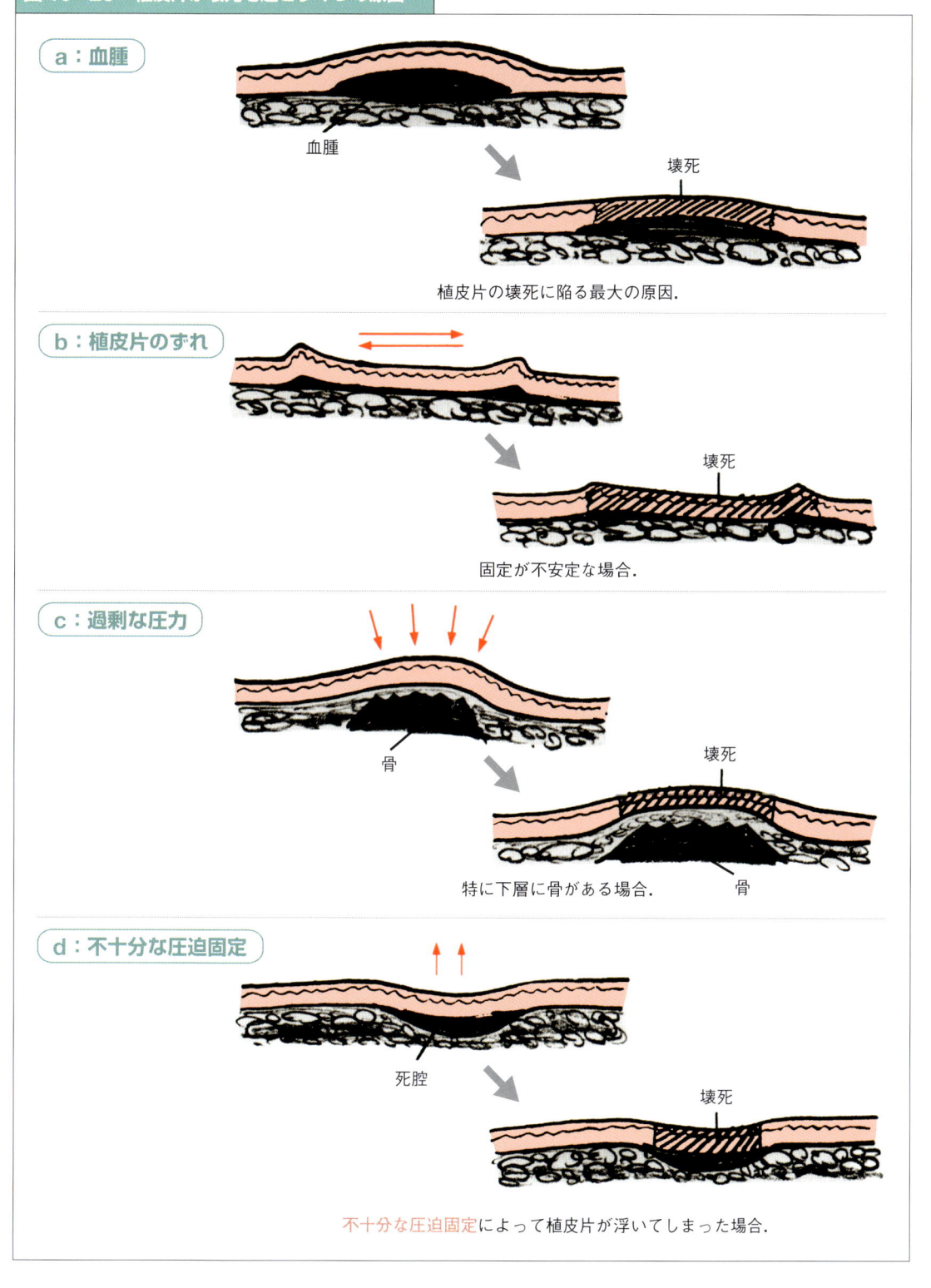

a：血腫

血腫

植皮片の壊死に陥る最大の原因.

b：植皮片のずれ

固定が不安定な場合.

c：過剰な圧力

骨

壊死　骨

特に下層に骨がある場合.

d：不十分な圧迫固定

死腔

壊死

不十分な圧迫固定によって植皮片が浮いてしまった場合.

第10章　遊離皮膚移植術の基本

図 10-24 植皮後の dressing

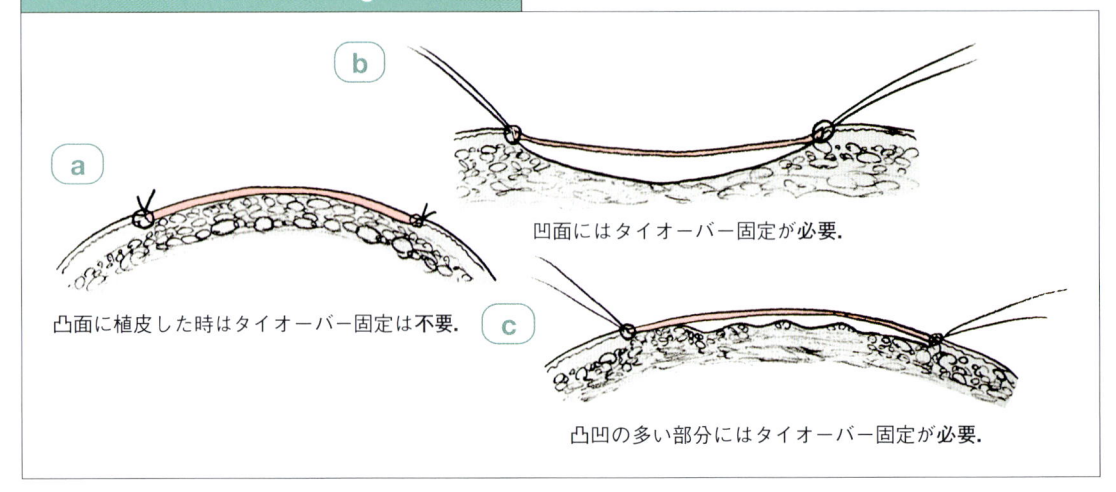

凸面に植皮した時はタイオーバー固定は不要．
凹面にはタイオーバー固定が必要．
凸凹の多い部分にはタイオーバー固定が必要．

方針 2)
術後，7日目で最初のガーゼ交換をする．
方針 3)
術後，4日目で最初のガーゼ交換をする．
方針 4)
術後，1〜2日目から，ガーゼ交換をする．

❷ 1) の方針の場合

1) の方針は，最初にガーゼを交換した時，すでに植皮の結果が決まっている．血腫を形成した部位は壊死に陥っている．

植皮片は，ほとんど正常の皮膚の色調を呈しており，また，部分的に血腫を形成し壊死に陥ったところは，完全に黒く，境界もはっきりとしている．止血に自信があればこの方法も悪くはないが，ギャンブル性が強い．

縫合糸跡が比較的目立って残るが，身体露出部以外であれば問題はない．

❸ 2) の方針の場合

2) の方針を好む人は最も多いかもしれない．形成外科医にも多い．

最初のガーゼ交換をした時点で植皮片は，まだ赤味がかなり残っている（congestive）．できるかぎり，抜糸も行えば縫合糸跡は比較的目立たない．

❹ 3) の方針の場合

3) の方針をとる人は（ほとんど形成外科医である）この時点では皮片下に，血腫を形成していても皮片は完全な壊死状態にはなっていないので，それを洗い流してしまうことによって，生着させることが可能である．

いくら完全に止血できたと思っていても絶対に大丈夫ということはないので，この時点でガーゼ交換するということはより確実な皮片の生着を目指すためには有効な処置といえる．ただし，小児の場合は4日目より3日目の方が安全かもしれない．

著者は通常この方法を取っている．

よほど自信のある場合，そしてたとえ，部分的に壊死部分があっても整容的に問題にならない部位の植皮の場合には，術後7日目に最初のガーゼ交換をすることもある．

❺ 4) の方針の場合

4) の方針をとる人は3) の方針ではまだ安心できない人で，母床からの出血を確かめて，直ちに洗い流して，完全に，皮片を生着させたいという目的をもって，行うわけである．

ただし，この時点では，植皮の stage からすると直接吻合期が始まったばかりの時点であ

図10-25 タイオーバー固定

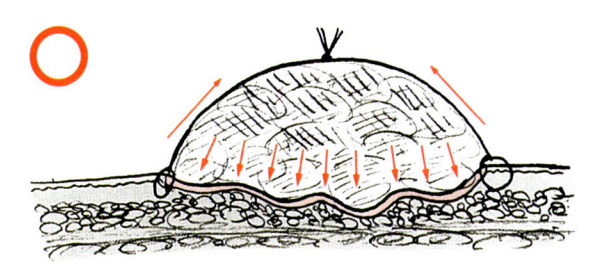

a：理想的な固定と圧迫の状態．

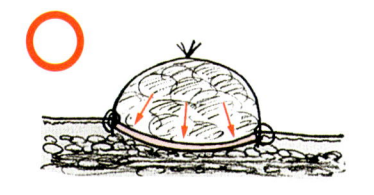

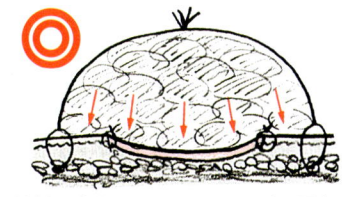

b：縫合糸をタイオーバーに用いないで，さらに外側に糸をかけてタイオーバー固定をする方が確実な固定が得られる．

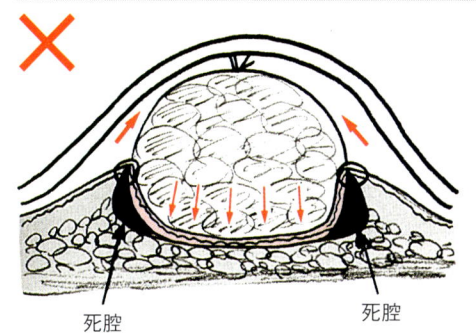

c：タイオーバー固定も強く締めすぎると，かえって縫合部で植皮片が浮き上がって死腔を作ってしまうので注意しなければならない．

d：タイオーバー固定のさらに外周の固定が非常に重要である．

図10-26 凸面の植皮のタイオーバー固定（良くない例）

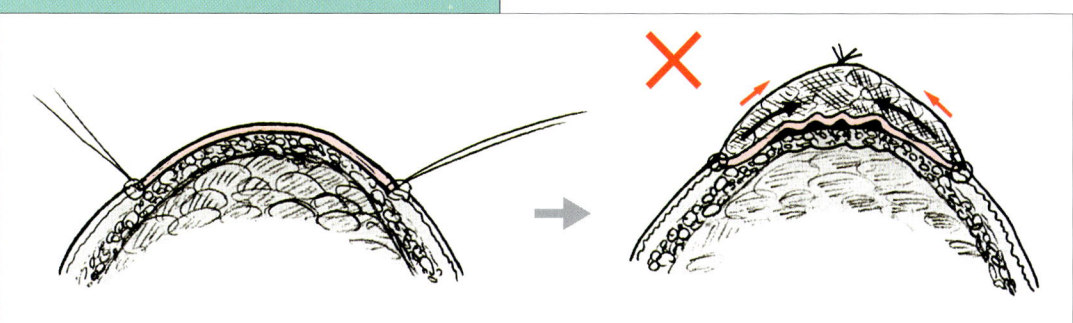

植皮片がくびれる可能性が大きくなるので危険．それゆえタイオーバー固定をしない方がうまく生着しやすい．

第10章 遊離皮膚移植術の基本

図 10-27 血腫除去法（術後4日目なら有効）

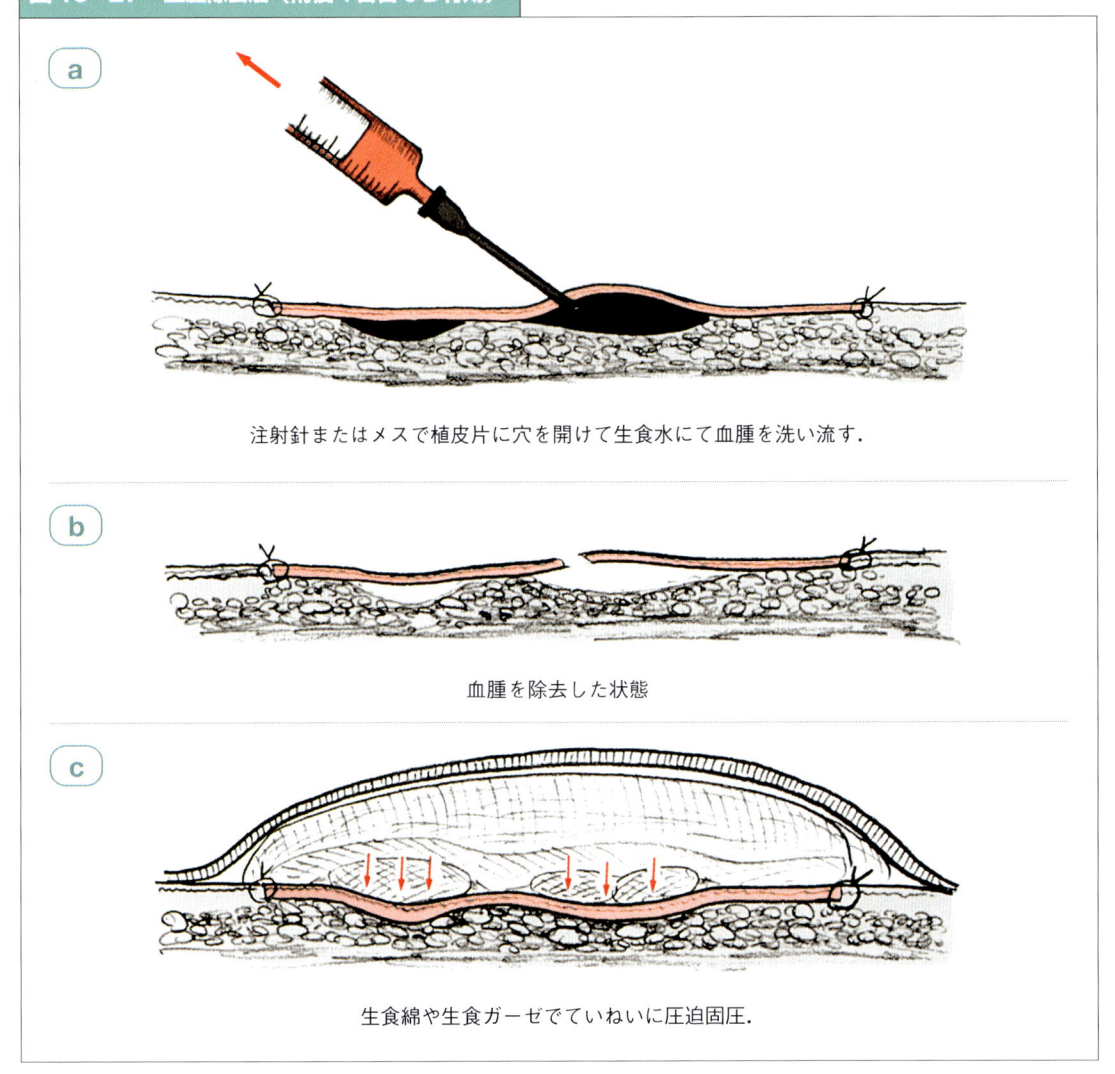

a

注射針またはメスで植皮片に穴を開けて生食水にて血腫を洗い流す．

b

血腫を除去した状態

c

生食綿や生食ガーゼでていねいに圧迫固圧．

り，扱い方によってはかえって新たな血腫を作りやすい可能性もあり，著者はcの方針（4日目）の方が安全でよいと考える．

❻ 術後4日目以後の処置

a 血腫の有無の判別

術後4日目の時点では，部分的に血腫を形成していることは，皮片の色調が局所的に，暗赤紫色になっているので判別できる．

b 血腫判別法

しかし，完全な血腫であるか，ごく菲薄な血腫で血液が皮片に染みこんでいる状態かは，見分けなければならない．こういう場合はライトを当てて，凝視することで完全な血腫か否かはだいたい見分けがつくので誰でも慣れれば，識別は容易である．

c 血腫の除去方法

術後4日目の時点で血腫があることがわかれば注射針や＃11メスなどで皮片に割を入

れて生食水で洗浄する．血腫は，鑷子で生食ガーゼを把持した状態でぬぐい取るようにして除去する．

洗浄が済めば，大きい切開（1 cm 以上）部は，再び縫合しておく．これで，その血腫部位に死腔を作らないように確実に，適度の圧迫固定をすればたいていの皮片は，生着可能である（図 10-27）．

d　その後の dressing change

2 回目からは 1 日おき程度にガーゼを取り替えることにする．2 週間経過すればほとんど dressing は不要になるが術後 3 週間は一応，注意深いケアを要する期間である．

J　植皮皮片とカラーマッチ

❶ カラーマッチの重要性

重症の皮膚欠損外傷であれば，とにかく皮片でカバーできればよいと考えるが，創治癒が完了すると，いずれ外観上整容的なことが問題となってくるのは当然である．そこで植皮部と周辺とのカラーマッチということを考慮に入れる必要がある．

❷ 術後ケアの重要性

a　色素沈着の防止

黄色人種の場合，植皮皮膚は必ず色素沈着を起こす．それを最小限にとどめるには，やはり採皮部の選択が重要である．

b　紫外線からのガード

黄色人種でも色白と色黒では色素沈着の程度が大きく異なってくる．少しでも色素沈着を軽度にするためには 1 年間は紫外線を徹底して避けるべきである．

K　植皮術の要点のまとめ

❶ 完全生着

植皮術は常に 100% 生着させることを目標として行わなければならない．

❷ 植皮術のステップ

植皮術の全工程は以下の通りである．
1) 植皮術の適応の有無
2) 植皮の種類から見た植皮方法の選択（皮片の厚さなど）
3) 採皮部の選択と採皮
4) 植皮床の整備
5) 皮片の縫着および dressing
6) 患部の安静，固定

❸ 確実に生着させるためのポイント

1) 植皮床の止血と整備
2) 皮片の適切な縫着
3) 皮片の確実な固定と dressing
4) 植皮部位の安静

以上の 4 つのステップが確実に実施されれば植皮片は 90〜99% は確実に生着する．

❹ 植皮術はすべて同じステップ

植皮術は植皮面積の大小にはかかわりなく全く同じステップで行えばよい．

❺ 著者からのアドバイス

外科系の医師は外傷を扱う限り，植皮術の基本をマスターしておくべきである．また，植皮術の適応についても熟知しておく必要がある．

Supplement 1

手術中に"mistake words"は禁句，トラブルのもとになる

　新しくスタッフになった医師や看護師に，私がまず最初に注意することがある．それは手術や処置中に「mistake」を意味する言葉は声に出してはいけないと言うことである．「すみません」とか「あっ」とかいう言葉は誰でもどこでも普通に使っている言葉であるから，意識してそのような言葉を発してしまわないようにする習慣を身につけるより仕方がない．

　なぜそれがいけないのか．理由は単純である．mistakeを意味する言葉は患者が聞くと，自分の身に何かまずいことがなされたのではないかと思ってしまうことになりかねないからである．手術を受ける患者の多くは血中のノルアドレナリン濃度が高まり，不安の固まりのような状態になっている．そういう状態では非常に神経過敏になっており，その状態で「あっすみません」などという声を聞いただけで，自分に何かされたのではと思い，不安はますます増幅することになるわけである．それによって医師への不信感が芽生え，それが手術の結果に対する不満へと増幅し，やがては訴訟問題にまで，トラブルは発展していく可能性があるのである．

　昔そんな医療訴訟ドラマがあったことを覚えている．そのドラマのクライマックスは「先生はあのとき"あっ"と大きい声をだしたじゃないですか！私ははっきりと覚えています」という患者の訴えであった．つまり，「あっ」というひとことで負けてしまったのである．

　また数年前TVのニュースでも騒がれたある大学病院の救急外来での誤診事故では，若い担当医が家族に聞こえるところで，「やばい！」といってしまったことが，いたく患者の家族に不信感を増幅させたということが伝わっているが，「やばい」などという言葉は誰でもよく使うが，本来は低俗な俗語で，医師たるものが患者またはその家族に聞かれている状態で発する言葉では絶対にないということを肝に銘じておくべきである．「やばい」の一言で君の医師としての信頼を無に帰することになることもあるのである．

　大病院という器のなかで守られながら仕事をしている医師や看護師は「すみません」や「あっ」というくらいのことは何の躊躇もなく発しておられると思うが，本当は患者に不快感・不安感を与えている．患者は大病院という器に圧倒されて，自分で不安をもみ消しているだけである．しかし，著者のように個人のクリニックで仕事をするものにとっては，たかがそんなことでも患者に不信感や不安を持たれる一因になり兼ねないと，常に注意をしているのである．それは患者への当然の気配りのひとつでもある．

　ちなみに私のクリニックでは手術室でのmistake wordは罰金制にしている．たいていの新人スタッフは1,2度罰金を払うと，もうその後は絶対に言わなくなる．「すみません」は無言で会釈だけでよいということにしている．

第11章 縫合材料

Introduction

　縫合材料は著者が医者になったころは，針付きのナイロン糸がようやく世に出たころである．ナイロンは体内で最も異物反応が少ないということで，顔面の縫合処置に用いると，縫合糸痕（stitch mark）が残りにくいとされている．しかしながら，ナイロン糸で縫えばきれいに治るというものではない．良いものを正しく使わなければ意味がない．例えば，顔面は通常形成外科的には皮膚を6-0または7-0ナイロン糸で縫合するが，4-0ナイロン糸でそれもきつく縛ってしまっては，1週間後にはみごとなstitch markを残すことになるのである．

　現在でも絹糸で縫合されて来る患者によくお目にかかる（実は最近はsecond opinionが流行で，子どもの顔の外傷の縫合創部を，「この縫い方で良いか」確認に連れてこられる親が増えてきているのである）が，細い絹糸でていねいに縫合されていれば，それで十分である（ただし術後5～6日で抜糸をしたいものである）．逆にナイロン糸で皮膚縫合されていたとしても，その縫合糸が太すぎたり，強く締めすぎであったりでは，全く意味がなくかえってまずいことになる．縫合糸は近年は吸収糸で結構長期間力学的強度を保つというものなどが開発されており，また針も上質の針ができている．

A 縫合糸の材質

❶ 分類

　縫合糸は自然糸と合成糸に大別できる．また，非吸収性と吸収性に分けることができる．そして，単線維（monofilament）と多線維（multifilament）に分けることもできる．

❷ 材質と用途

　吸収性の縫合糸は皮下の縫合または鼻腔や口腔内の抜糸が困難な粘膜部の縫合などに用いられる．

❸ 非吸収性，単線維の合成糸

　組織反応性が少なく，強度もあるものが皮下縫合に適しており，ナイロン，ポリプロピレン（Prolene）が通常用いられる．

❹ 吸収性，多線維の合成糸

　カットガット（腸線）が，狂牛病の危険性が話題になる時代になり過去のものとなって，また，現在ではかなり長期間の抗張力のある吸収糸が開発されている．

　以下のような縫合糸がよく使われる．

a　Dexon®

　polyglycolic acidの重合体で，ブレード糸

表11-1 縫合糸の種類

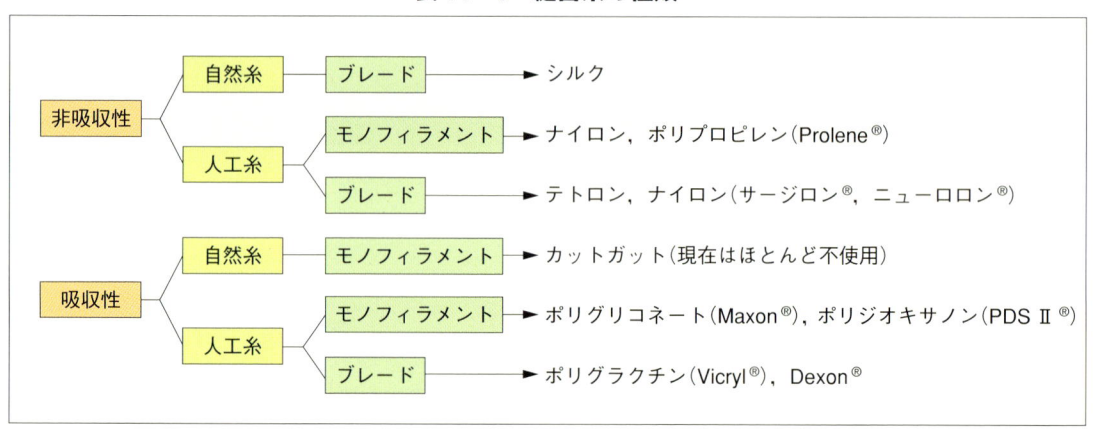

```
                    ┌─ 自然糸 ─── ブレード ──→ シルク
         ┌ 非吸収性 ┤         ┌─ モノフィラメント ──→ ナイロン，ポリプロピレン（Prolene®）
         │        └ 人工糸 ──┤
         │                  └─ ブレード ──→ テトロン，ナイロン（サージロン®，ニューロロン®）
         │        ┌ 自然糸 ─── モノフィラメント ──→ カットガット（現在はほとんど不使用）
         └ 吸収性 ┤         ┌─ モノフィラメント ──→ ポリグリコネート（Maxon®），ポリジオキサノン（PDS II®）
                  └ 人工糸 ──┤
                            └─ ブレード ──→ ポリグラクチン（Vicryl®），Dexon®
```

である．皮下縫合した場合2ヵ月位で吸収される．

b　Vicryl®

ポリグラクチン．ブレード糸で，さらに長期間の抗張力がある．皮下縫合や筋膜縫合に用いられる．

c　Maxon®

ポリグリコネート．単線維で吸収糸のため，真皮縫合にも用いられる．

d　PDS II®

ポリジオキサノン．単線維で吸収糸．真皮縫合によく用いられるようになっている．

B 縫合糸の線維

❶ 種類

単線維（monofilament）のものと，多線維（multifilament）のものとがある．multifilamentには撚糸（twisted suture）と，編糸（bladed suture ブレード糸）とがある．

従来のシルク糸は撚糸であったが，最近はシルクも合成糸も編糸である．これは表面が比較

表11-2 縫合糸の太さの選択の原則

部 位	皮膚	真皮・皮下
軀 幹	4-0〜5-0	3-0〜5-0
顔 面	6-0〜7-0	4-0〜6-0
眼 瞼	7-0〜8-0	縫合しない
手 背	5-0〜6-0	5-0〜6-0
手 掌	4-0〜5-0	縫合しない

的平坦であることと，抗張力が強いからである．

❷ 用途

monofilamentの縫合糸は細菌の繁殖巣になりにくいということで皮下縫合に適している．

multifilamentの縫合糸は，逆に細菌の繁殖巣になって縫合糸膿瘍（stitch abscess）をつくりやすいため，汚染創や，頭部皮下の縫合には避けるべきである．

C 縫合糸の選択の実際

❶ 種類と太さ

縫合糸は部位によって種類，太さが適当なものを選ぶ必要がある．大体の目安を表11-2に示した．

❷ 近年の傾向

近年は吸収性の合成糸で抗張力の維持期間が比較的長いものが開発されてきた．

monofilament では Maxon，PDS Ⅱ などがそれである．multifilament では Vicryl などがよく用いられている．

❸ 使用法こそ重要

いくら良質の縫合糸であっても，使用方法が正しくなければ意味がない．

特に皮膚縫合では強く締めすぎると，どんなに細い縫合糸で縫ってあっても，結局は縫合糸痕を残すことになる．

Supplement 1

ナイロン糸で縫えばよいというものではない

著者が研修医の頃は，外傷の処置は絹糸で縫合するのが当たり前の時代であった．そして瘢痕形成術のように，傷あとをきれいにする手術のときだけ針付きナイロン糸を使うことが始まったばかりの時代であった．しかし現在でも市中の個人開業医の外科医では，まだ絹糸で縫合処置をしているところも少なくない．

縫合法と瘢痕のきれいさ，目立ち方は縫合糸の種類と太さ，縫合時の糸の締め方，抜糸までの期間の3つの要素が関係する．その中でもより影響力の大きいものは，糸の締め方と，抜糸までの期間である．したがって縫合糸の種類は必ずしも瘢痕のきれいさに影響を与えるものではない．著者に言わせれば，本当に縫合糸の跡が目立たずにきれいに治すことを考えるならばナイロン糸が必要であるが，普通のきれいさならば絹糸でもだめではない．それよりも縫合糸の跡つまりムカデの足のような縫合糸瘢痕を残さない縫合法はきつく締め上げないことと，ほどほどに早く抜糸をすることである．

つまりナイロン糸で縫合すればよいというものではないのである．

本文で悪い縫合の例を供覧したが，素材が良くても使い方を間違えば何にもならないという例である．普通整形外科や外科では顔の皮膚を縫合するのに，4-0 または 5-0 ナイロンを用いるが，形成外科医は 6-0 または 7-0 ナイロンで縫合する．しかしそれとて，7-0 ナイロンで縫合すればよいというものではないのである．要するに使い方次第というわけである．

Supplement 2

手術がうまいと言われる人の共通点

　大学病院の手術場では，麻酔医と看護師が，どの科のどの先生が手術がうまいかをよく知っている．外科系すべて，上手な外科医には，彼らによくわかる共通点があるからである．これから腕を磨いて上達したいと意欲に燃えている若きレジデント先生方に，その共通点をいくつか挙げて，腕を上げるためのアドバイスとしたい．

1) 手術中は決してあわてない．感情的にならない．どのようなピンチにも冷静に対処できる（助手や看護師に怒りや器械をぶつける術者はつまるところ自信，余裕がない証拠）．
2) 手術をしやすい術野を作るのがうまい．そしていつも術野がきれいである．
3) 助手を使うのがうまい．したがって仕事がどんどんはかどるわけである．まるで役に立つ作業員の多い工事現場のようなものである．
4) 術者の視野が広いので，術野のみならず麻酔医，看護師の動きなど，手術場全体にまで気配りができる．
5) 2つの手というよりも，10本の指を有効に使って手術をする．したがって手際が良くスムーズに手術が進む．
6) 手術には皮切から最後の皮膚縫合まで，いくつかのステップがある．そのステップを一段一段正確に，スムーズにこなして行くことができる．そして次のステップに移るのが素早く，ぐずぐずしていないため，流れるように手術がはかどっていく．したがって外野から観ていても，非常に手際がよく見えるのである．
7) 手術に対する知識と計画性が正確である．

　以上のようなことが共通点と言える．器用，不器用は確かに先天的な要素がある．しかし，手術の上手下手はそれだけで決まるものではない．手術に対する知識と計画，解剖の知識，技術，要領のつかみかた，機転の利かせ方，そして度胸など，いろいろな要素がそろってこそ，よい手術ができるのである．それらは努力次第で必ず身につくものである．

第12章 dressing と固定法

Introduction

　手術後に軟膏ガーゼや乾ガーゼで dressing をするのは，創部がずれたり，離開したり，血腫が溜まったりしないように手術部を固定し安静に保ち，それによって術後順調な治癒に向かうようにするためである．

　また dressing は，単なる「傷隠し」では不十分で，ただ大きいガーゼで大ざっぱに手術部を覆いながら，縫合部を寄せる固定が不十分であれば意味がない．また，術後の患者を，外来患者でも入院患者であっても 24 時間監視していることはできないので，患者がどのような状態にあっても，少なくとも手術部位だけは安静に保てるように，しっかりとした固定を施すべきである．

　ただし包帯固定をする場合は，きつく巻けばよいのではない．きつく巻くことによって，循環障害を起こして，遠位部または周辺に強い浮腫をきたすこともあるので注意する必要がある．例えば顔の手術で頭部から下顎までぐるぐる巻きにすると，翌朝には顔面に見事な浮腫が来ているが，これなどは不必要な dressing である．

　著者はかつて形成外科に学んだとき，「手術は，dressing を終えたときが終了したときである」と教えられた．縫合を終えたときが手術の終了ではない．

　dressing の重要性を認識しておくべきである．

A　dressing の目的

　1) dressing（手術後に創部にガーゼを当てたり，絆創膏を貼ったりすること）の目的は，手術終了時の状態のままで，安静に保って，その結果順調な治癒が望めるようにすることである．

　2) dressing には細心の注意を払わなければならない．

　術者は手術を終了した時点での状態がずっと保たれるかのごとく，思い込みがちであるが，特に外来通院患者は，24 時間監視しているわけにはいかない．それゆえ，患者が，どのような状態にあろうとも少なくとも手術部位だけは，安静に保つことができるように，しっかりとした固定を行うべきである．

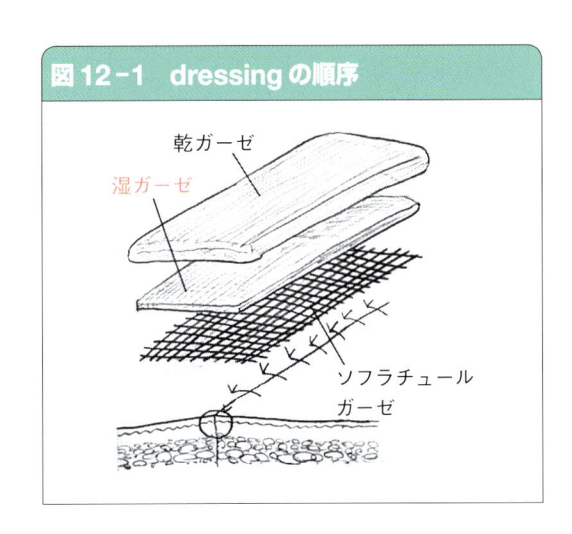

図 12-1　dressing の順序

乾ガーゼ
湿ガーゼ
ソフラチュールガーゼ

図12-2 dressing の順序の実例

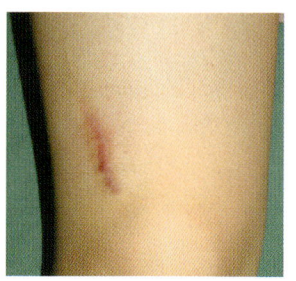

① 26歳女性．右大腿部の瘢痕症例
手術から dressing
それに術後のテーピングを供覧する．

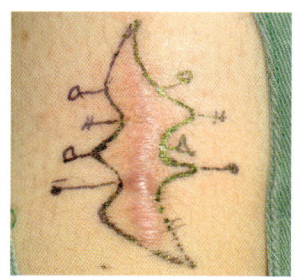

② デザイン完了
膝関節周辺であることから，かなりの振幅の波状線とする．

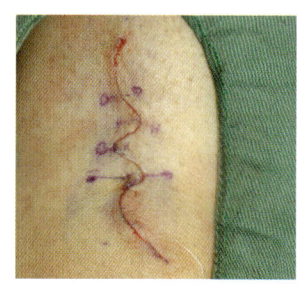

③ 手術中，真皮縫合を終了したところ

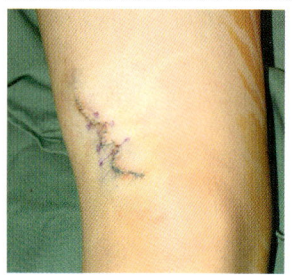

④ 皮膚縫合を終了したところ

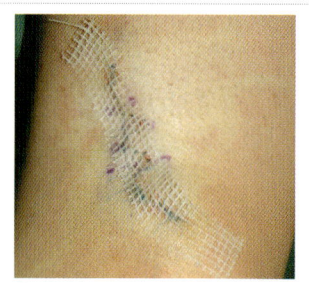

⑤ dressing に移る
ソフラチュールガーゼをのせる．

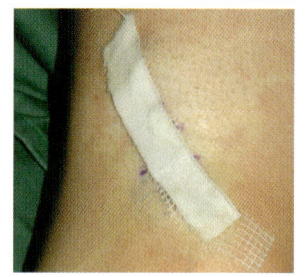

⑥ 次いで湿ガーゼをのせる．

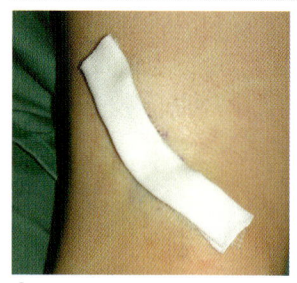

⑦ その上に乾ガーゼをのせる．

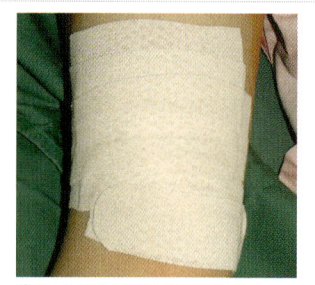

⑧ 最上部は弾性絆創膏を2〜3重に重ねて貼る．
膝関節の周辺であるゆえ特に厳重な dressing をした．

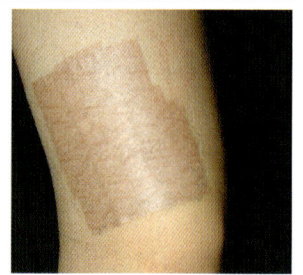

⑨ 1週間後の抜糸後からは，この程度の3Mテープの重層貼布をする．

B dressing の方法

1) 術部の dressing の順序は次の通りである（図12-1）．
　a．ソフラチュールガーゼ，またはインターチュールなどの抗生剤加軟膏ガーゼ
　b．薄目の抗生剤加生食ガーゼ
　c．厚目の乾ガーゼ
　d．絆創膏固定
　e．手指や関節部の場合は副子固定

2) ソフラチュールガーゼは，皮膚とガーゼが癒着しないために当てるものである．

3) 次に生食ガーゼ（wet sponge）を当てるのは，術後縫合部から浸み出すように出血した血液を吸い取る目的のものである．

図12-3 湿ガーゼの意義

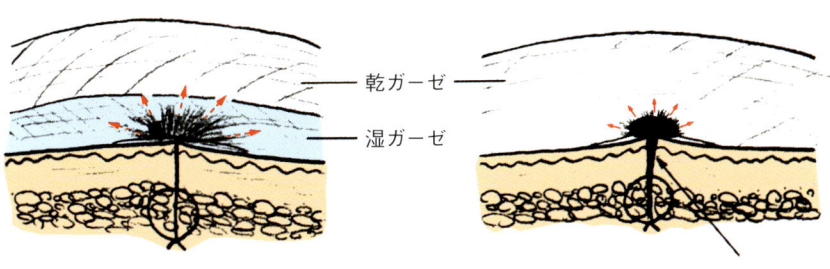

後出血が生じても湿ガーゼが血液を吸い取るため縫合部は離開しない．

血餅が溜まるとそれだけ創は離開することになる（ミクロのレベルではあるが）．

乾ガーゼ
湿ガーゼ

図12-4 副子固定

術部
手関節の固定
アルフェンスシーネ

乾ガーゼを当てておくと，血餅 blood clot を形成するのに比べ，湿ガーゼでは血液がそのまま浸透するので，それだけ縫合部に影響を与えにくいからである（図12-3）．

C 副子固定法

1) 副子固定は，四肢の手術部位の安静を目的として，普通，ギプス包帯による固定または，アルミ製副子（アルフェンスシーネ®）を用いる（図12-4）．

2) 副子固定の原則は術部に近い関節を固定（通常は良肢位）するものであるが，**骨折のないかぎり機能的良肢位に固定することが原則**である．

3) 関節部付近の手術では，ためらわずに副子固定をするべきである．

Supplement 1

外科医は「森も観ながら木を観る」習慣をつけるべし

　初心者のうちは目の前にあることしか眼中になくなることが多いものである．非常に視野が狭くなっていて，全体を見渡せない状況になるのである．昔から当事者だったら笑うに笑えない笑い話（ブラックジョーク）がある．

《一心不乱に手術にのめり込んでいた外科医が，やっと手術を終了した．
「やったぞ！　手術は大成功だ！」
その時助手がその執刀医に言った．
「先生，患者はかなり前から息をしていませんが」》

　このような話に近いことは実際にあったと何回も聞いたことがある．

　局所麻酔下の手術でも，術中に呼吸が停止することだってあるのである．手術に集中することは重要であるが，常に患者の全身状態にも気を配りながら行うということも大切で，このことは基本中の基本である．

　「木を見て森を見ず」と言う諺がある．視野を広く持たないと，本当に大切なことを見落とすことがあるという戒めである．

　外科医は手術中は常に自分の周囲360度に気を配ること，また，術野もできるだけ広く見渡す余裕も持てるようになることが腕の良い外科医に早くなるための必要条件である．

　当然このことは，すべての医者に共通していえる格言である．

| 第13章　基礎編

術後ケアおよびケロイド対策

Introduction

　はっきり言って，ほとんどの外科は手術の後，1週間から長くて2週間後，抜糸が済めばその縫合部に対する関心は消滅する．が，しかし，形成外科はそこからが長い長い「術後ケア」という最終章の始まりなのである．そして半年ないし1年後，手術瘢痕の赤みがほとんど消えてしまう状態になって初めて形成外科としての治療は終了するのである．

　抜糸が終了してから，皮膚の縫合部をまったく何もしないで放置した場合と，テーピングなど，形成外科的に適切にアフターケアを行った場合では，最終的に瘢痕のきれいさはまったく違ったものになる．それは顔面とくに動きの激しい部位，そしてその他の部位でも関節など皮膚の伸縮の激しい部位では特に顕著に現れるのである．またそれに拍車をかけるのがケロイド体質である．ケロイド体質にも軽度のものと激しいものには大差があり，それによってまた，瘢痕の状況は大きく違ってくる．

　最終的にきれいに治す，きれいに仕上げることが形成外科の使命ということは当然認識しているが，近年ではやはり患者の方が術者に「きれいに治す」ことを求める傾向にあることは，第一線で診療にあたる著者にはよくわかる．であるからこそ，外科系の若い医師には特に本書のような実践的アトラスによって，大いに興味を持ち，実行していただきたいと思う．どんな小さい外傷でも，心をこめてていねいに縫合処置を施して差し上げて，その結果「きれい治してもらった」と感謝されれば，素直にうれしいものである．そういう些細なことを積み重ねていくことが大切なのである．

A 術後ケア

1 術後のガーゼ交換

a 時期

　術後のガーゼ交換は，必要最小限度に行うことを原則とする．清潔な術野であれば，第1回目は術後2日目に行うことにし，手術の翌日には何もしない．もし手術の翌日にガーゼ交換をするとそのときの振動や除圧によって縫合部に再出血を生じることがよくあり，これはかえって創治癒を遅らせることになる．創部の感染がないかぎり，2～3日後のガーゼ交換で十分であり，その後も2～3日に1回のガーゼ交換で十分である．

b 方法

　術後のdressingの方法に従って，消毒の後ソフラチュールガーゼに抗生剤加軟膏を塗布した後ガーゼを当て，絆創膏固定する．

c ドレーンを挿入した創の場合

　当然出血を予想しているわけであるから，

図 13-1 抜糸直後に滅菌テープを貼る

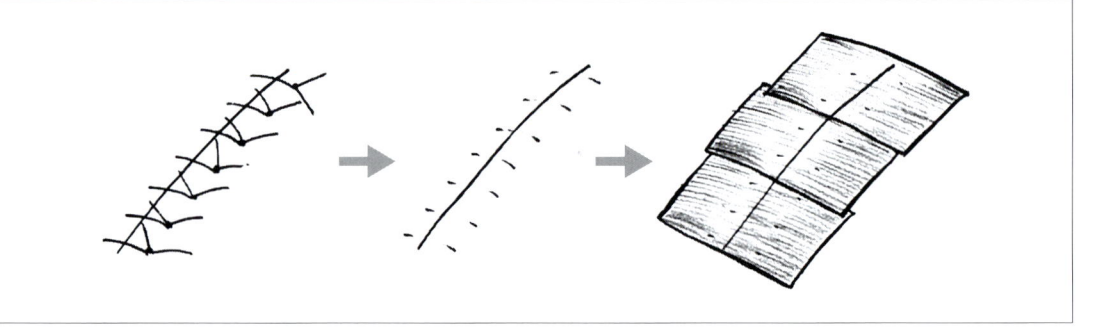

表 13-1 術後の抜糸時期の原則

部位		真皮縫合（＋）	真皮縫合（－）
顔面	眼瞼		4～5日
	眼瞼以外	4～5日	6～7
	ホクロ	4～5	5～6
上肢		5～7	7～8
手	手背	5～6	7～8
	手掌・指		7～8
軀幹		5～7	7～10
下肢		7～8	8～10
足趾			10～14

術後1日目（翌日）からガーゼ交換をする．ドレーンは原則として，術後2日目（約48時間後）には抜去する．

d 擦過創など汚染創の場合

原則として毎日ガーゼ交換をする．創が次第にきれいになり滲出液も少なくなれば，1日おきでもよい．

❷ 抜糸の時期

皮膚に縫合糸跡を残さないためには，創が哆開しないかぎりできるだけ早期に抜糸する必要がある．それには真皮縫合を確実に行うことも大いに意義がある．

真皮縫合を行わないで皮膚縫合をした場合は少し糸を長く残す必要があり，それだけ縫合糸跡が残りやすい．抜糸時期の原則を表13-1に示す．

❸ 抜糸時の処置

抜糸の時点ではまだ，創に無理に緊張を加えると哆開する．抜糸した時点でも創を保護するためにはテーピングが必要である．滅菌テープ（ステリストリップテープ（3M）など）を直接貼って創をカバーする（図13-1）．このテープは2～3日そのまま置く．

❹ 抜糸後のケア

a テーピング

身体露出部などではあまり目立たないテープが望ましいので，たとえば3M社製の肌色テープ（マイクロポア・スキントーン）を用いる．顔面では術後1～2ヵ月，その他の部位では術後2～3ヵ月のテーピングが望ましい．

b 術後瘢痕の赤味について

いかなる瘢痕でも，術後1ヵ月をピークに，赤味が目立つ時期が必ずある（図13-2）．赤味は必ず消失するものであるが，体質によってその消退するまでの期間にかなり差がある．

c 紫外線からの遮蔽

瘢痕部に赤味が残っている時期に紫外線が強く当たると，色素沈着をきたしてそれが永久に消えないので，紫外線は是非とも避けな

図13-2 術後瘢痕の色調の消退

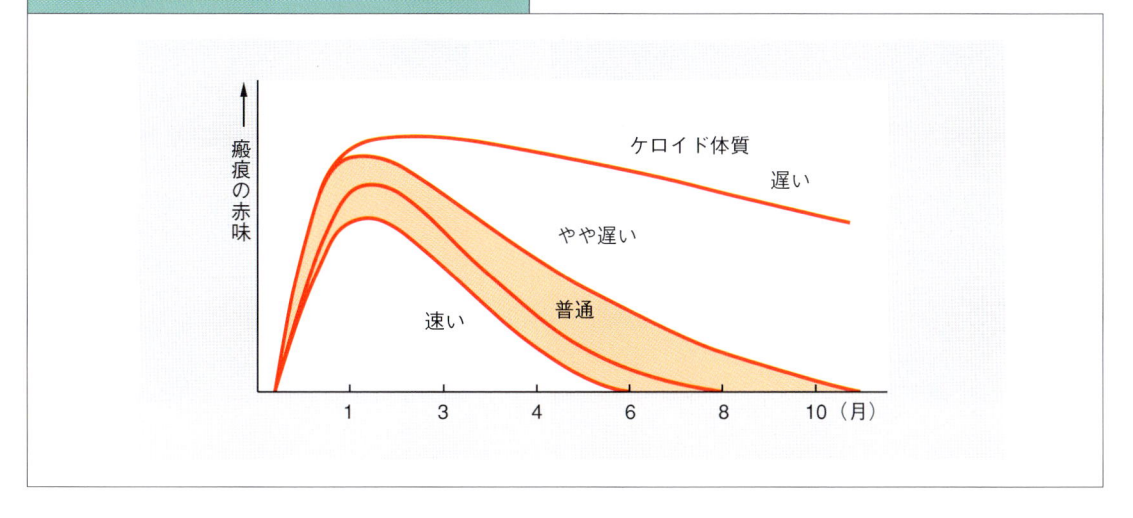

ければならない．そのためにはテーピングや日焼け止めクリームが必要である．テーピングは，瘢痕の幅が開かないことと，紫外線を避けることで，一石二鳥の意義がある．

B ケロイドの治療

❶ ケロイドとその予防

ケロイドは，一般に外傷や手術の結果として生じる，真皮由来の良性増殖性の線維腫であり，外見状はミミズ腫れ状態を呈する．この内，周辺正常皮膚にどんどん拡大して行くものを**真性ケロイド**といい，元の瘢痕の範囲を超えないものを**肥厚性瘢痕**というが，これを総称して瘢痕ケロイドと呼ぶこともある．

ケロイドの予防として最も大切なことは，ケロイド体質ではないかを確かめることである．
1) 問診：まず確かめる．また，両親や家族がケロイド体質でないかを確かめる．
2) 体にケロイドや肥厚性瘢痕がないかを探す．また，背中，上腕の皮膚が粟粒状にザラザラとした，毛穴に沿った小隆起があるのも，ケロイド体質の人の特徴である．
3) 確実な中縫いと真皮縫合（術中）
4) 術後のテーピングを長期間行う．

❷ ケロイドの好発部位

ケロイドの好発部位には，以下のような部位がある（図13-3）．
1) 前胸部
2) 肩関節周辺
3) 背中
4) 関節部（特に膝，肘など）

これらの部位の手術をする場合，例えばホクロ一つ取るのでも細心の注意を怠ってはいけない．

❸ ケロイド体質が判明した時の対策

以下の二者択一である．
1) 手術をしない《君子危うきに近寄らず》．例えば，前胸部などには形成外科医は極力メスを入れる手術はしないのが原則である．
2) 患者に体質の説明をし，手術をするのなら，術後に大切なケアに協力してもらう．つまり，確実なテーピングとケロイドに効く薬の内服を長く（半年〜1年）続ける．

図13-3　ケロイド好発部位

a

b

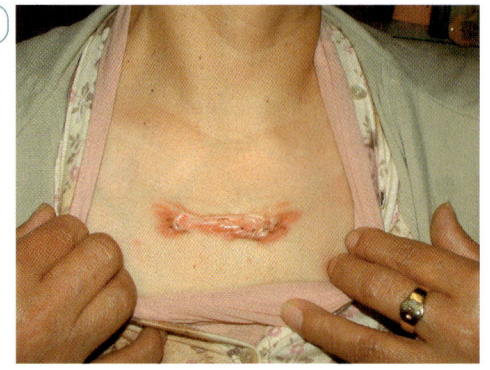

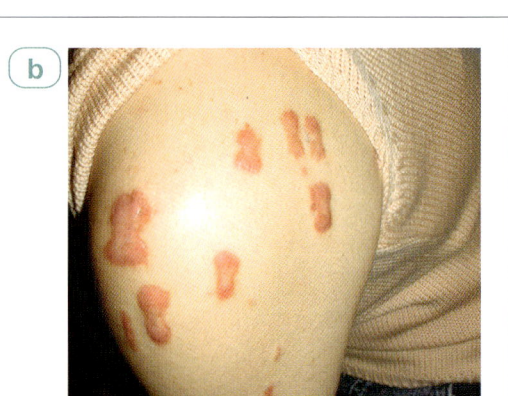

これらの真性ケロイドは，もとは1つのニキビ痕から発生したものである．
a は症状（痛みと痒み）が強く手術治療に踏みきった．
b は数が多すぎて，また若年者でもあり手術治療をすることはできない．

図13-4　ケロイド内へのステロイド局注療法

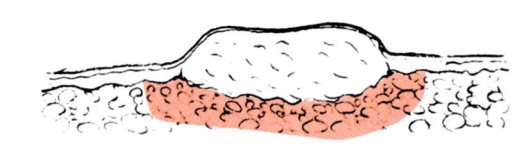

先に局麻剤を皮下に注射する

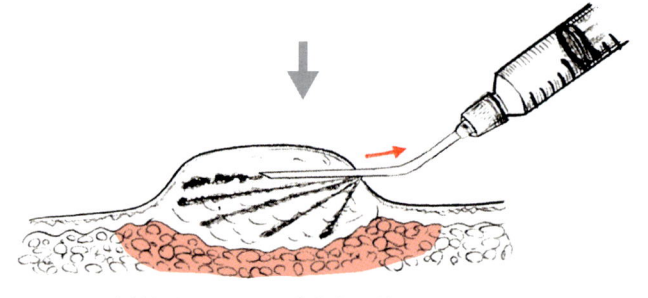

注射針をできるだけ多方向に刺入し
懸濁液を散らばらせて注射する．

❹ ケロイドの治療

　ケロイド，または肥厚性瘢痕に対する治療法としては，現在次の4つの方法があるが，これらすべてを応用するのが賢明な治療法といえる．

　ただし，切除手術は真性ケロイドには行わない方がよい場合が多い．

1) ステロイドの局所注射（3〜4週毎）
2) トラニラストの内服（6ヵ月〜1年）
3) テーピング，圧迫固定
4) 切除手術

❺ ステロイドの局所注射

ケロイドの実質内に，効果の持続型のステロイドを注射する．実際には局所麻酔剤に混ぜて注射するが，それでも痛い（著者は先にケロイドの下層に局所麻酔を施した後，ステロイド剤を局所注射することにしている）．

ステロイド剤は
1) ケナコルトA®
2) デポメドロール®
3) リンデロン®

などがある．

3週間ごとに3回程度注射を行い効果のほどを確かめる．効果の状態を見てこれを繰り返す．

❻ 内服薬（トラニラスト）の服用

この薬（商品名リザベン）は著効を示すケースも多い．ケロイド体質があっても術後内服を継続していると，ケロイド，肥厚性瘢痕が生じることなく赤味が消退することが多い．

成人で1日3錠（300 mg）を術後から約半年間服用させることを原則とする．

❼ テーピングの効果

術後，瘢痕の上にテーピングを施すということは，次のような効果がある．
1) 皮膚の緊張によって瘢痕の幅が拡がることを予防する．
2) 瘢痕の盛り上がりを予防する．
3) テープの糊部分に含まれる成分の薬効で，瘢痕の肥厚を予防する．

ステロイドホルモンの含まれたテープが一時脚光を浴びたが，瘢痕をきれいに治すという目的にはあまりそぐわず，著者は使用しない．非ステロイドテープで経験上糊に効果があるというテープがある．

ユートクバン（祐徳），メッシュポアテープ（ニチバン）である．アレルギー反応が生じない限り，瘢痕の肥厚化を予防し赤味の消退を早める効果がある．テープは露出部でない限り，あまり頻繁には取り替えずに，ずっと張り続けるのがよいようである．

❽ ケロイドの手術療法

真性ケロイドは手術をしないのが無難である．手術を行う対象は，肥厚性瘢痕を原則とする．

しかし真性ケロイドであっても，時には手術を余儀なくされることもある．それはケロイドの痛みと引きつり感が強く，日常生活に支障をきたしているようなケースの場合である．

ケロイドを切除し縫縮すればよいというわけではなく，デザインが重要である（図13-5）．

ケロイドまたは肥厚性瘢痕は**瘢痕にかかる緊張と弛緩の持続的な繰り返しが起こることによって増殖する**とされているが，それゆえ切除縫合した瘢痕の方向が，できるだけ緊張のかかる方向をはずれるようにデザインを工夫する．

また，手術を行うとしても，**再発の可能性は十分にあり，それだけに術後のケアは術後1年2年と，長期間にわたり必要である．**ということを説明しておくことも大切である．特に若年者であるほど，再発の可能性が大である．

図 13-5 肥厚性瘢痕の手術

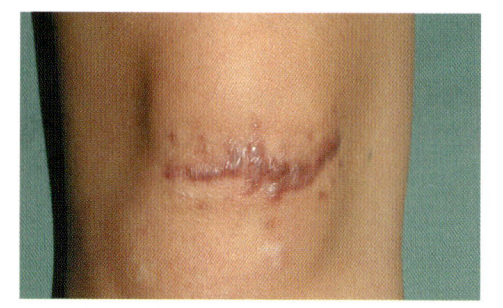

①膝基部の挫創による瘢痕ケロイドのケース

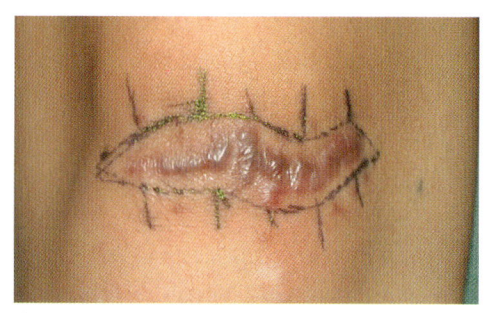

②できるだけ stitch mark の瘢痕まで切除する方針でデザイン

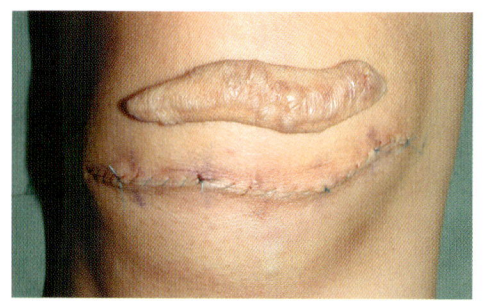

③瘢痕切除，真皮縫合，皮膚縫合にて手術を終了

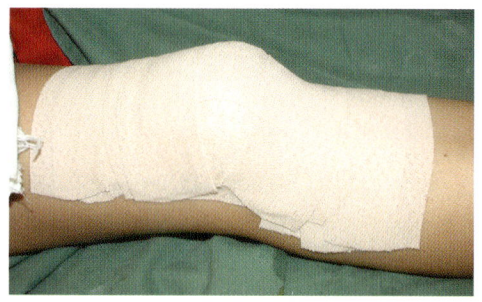

④テーピングをしっかり施し，膝基部の皮膚に緊張がかからないように配慮する．

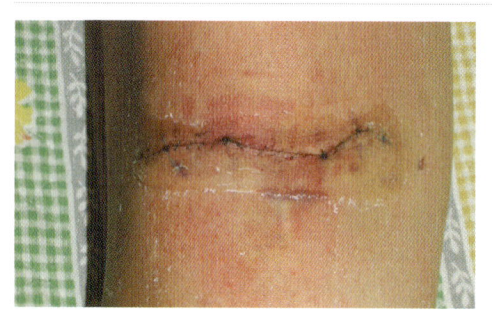

⑤術後 10 日目

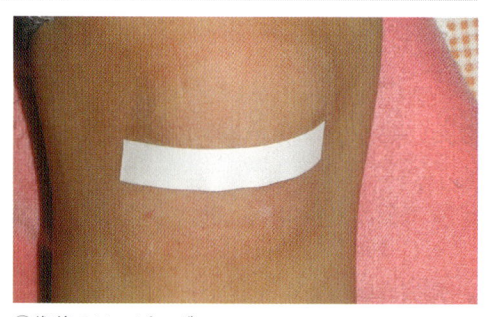

⑥術後のテーピング
まず，ユートクバンを直に貼る．

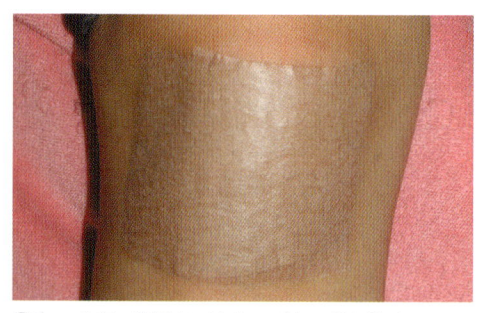

⑦次いで広い範囲に 3M テープを 3 重に貼る．

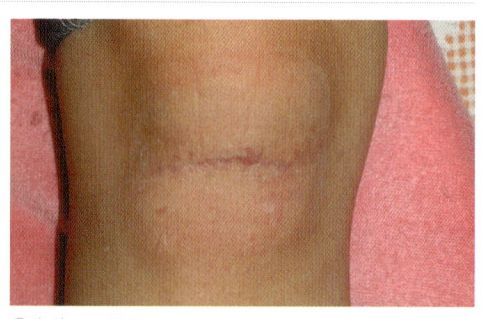

⑧術後 6 ヵ月目
瘢痕の赤味もかなり消失している．

実 際 編

第1章 頭部

実際編

A 外傷

ケース 1 頭部挫創

Key points
① まず皮膚の挫滅の程度と埋入異物の有無を確認する．
② 毛流の方向に一致した挫創は瘢痕が目立ちやすいので特に注意する．
③ デブリードマンは必ず楔状切除とする．
④ 毛根の損傷をしないように，縫合する．

A 症例の解説

側頭部の挫創．水平方向に近い創である．

図 1-1

剃毛部位は創部辺縁の 5 mm 程度の範囲にとどめる．

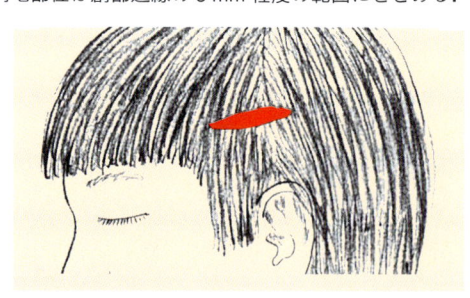

B 手術法

図 1-2

① 辺縁部のデブリードマン．

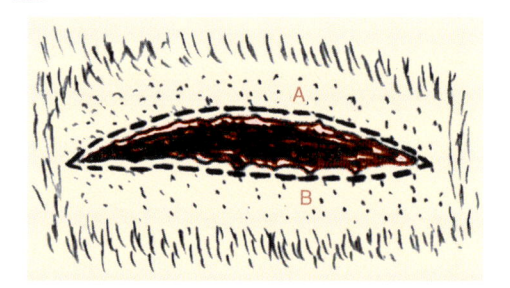

② 楔状デブリードマンと帽状腱膜を少し切除する．
（★B 側は毛流に平行にメスを入れると毛根へのダメージが少ない．A 側も毛流に平行にメスを入れる方法も考えられるが，逆方向にメスを入れる方が瘢痕が目立たなくなることがわかってきた）．

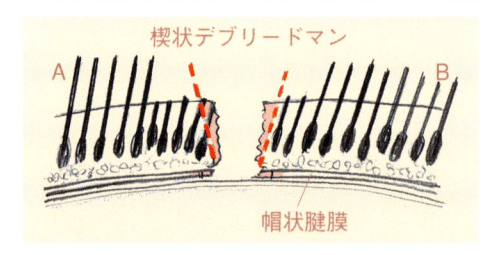

③ 皮下縫合は帽状腱膜を縫い寄せることにより創をしっかり閉じる（4-0 ナイロン）．

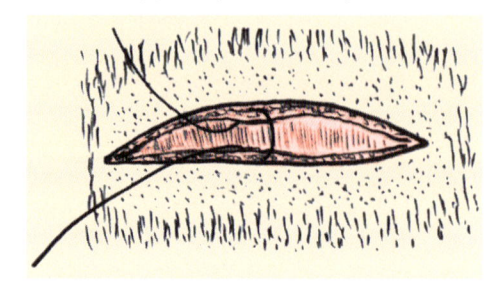

④ 帽状腱膜を中心に中寄せ縫合（3-0または4-0ナイロン）．

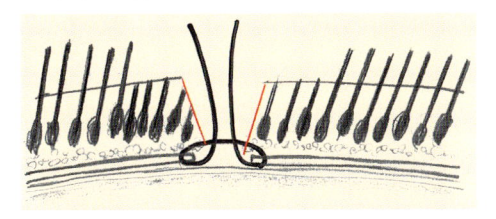

⑤ 中寄せ縫合をした状態．

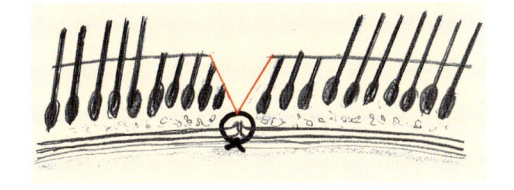

⑥ 皮膚縫合は毛根部の損傷を防ぐため，浅く糸をかける（6-0または7-0ナイロン）．

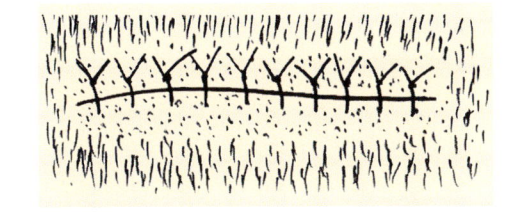

⑦ 皮膚縫合終了（5-0または6-0ナイロン）．縫合部に毛根が埋め込まれた状態になっているところに注目．この毛根が温存されるように縫合する．

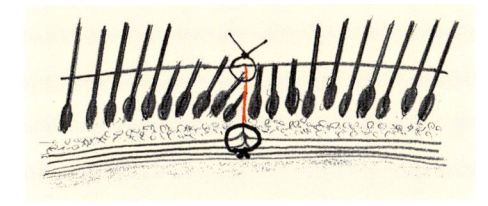

⑧ 毛根が生きていると，縫合部瘢痕に毛が生えることにより，瘢痕部の禿髪が少しでも解消される．

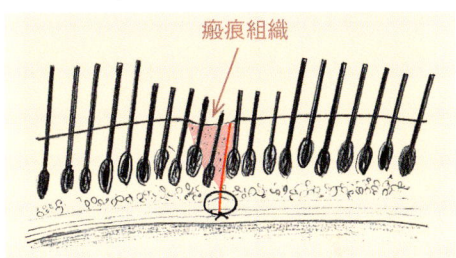

瘢痕組織

B 瘢痕

ケース1 線状瘢痕

Key points
① 毛流に垂直に近い瘢痕性禿髪は上方からの毛髪でかくれてしまうため，放置してもよい場合が多い（A）．
② 毛流に一致した瘢痕性禿髪はその両側の毛髪が割れて目立ってしまうので，瘢痕の方向を少しでも意識的に変える必要がある（B）．
③ 線状瘢痕の修正も前項と同様楔状切除が基本である．

A 症例の解説

16歳男性．幼時の外傷による瘢痕性禿髪．

図1-3

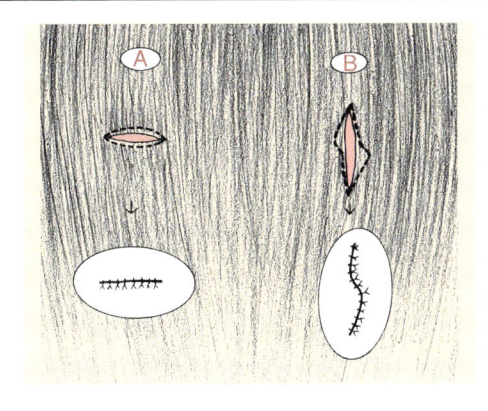

B 手術法

図 1-4

(1) 頭頂部付近の線状瘢痕．
縫合せずに治したため，瘢痕の幅が広くなり，また頭頂近いため目立つという．

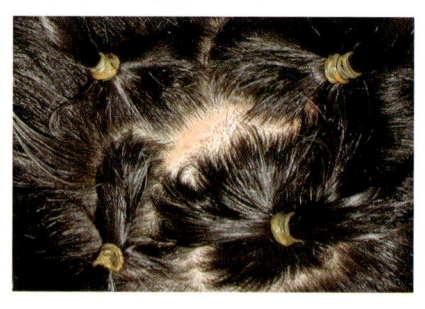

(2) 瘢痕の楔状切除．
上側は毛流に沿った方向でメスを入れるが，下側は毛流の逆方向にメスを入れるべく，瘢痕から3～5 mm離れた位置からメスを入れる．

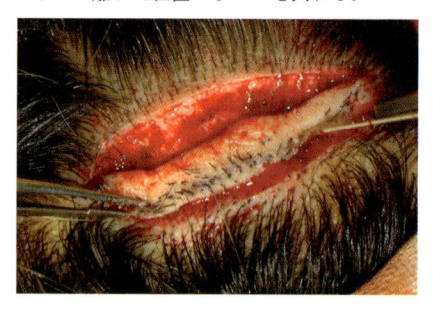

(3) 楔状切除面．下側の辺は皮下で毛がカットされているのが見える．上側の辺の深層は帽状腱膜．

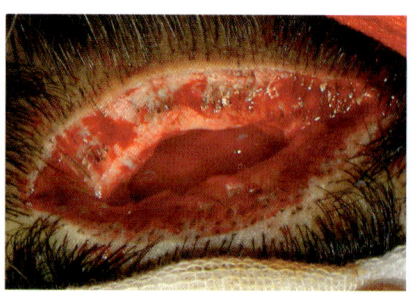

(4) 皮膚縫合．
帽状腱膜を3針縫合（4-0ナイロン）．真皮層を2針縫合（両辺が接近しやすくするため5-0ナイロンにて）し，皮膚を1～2 mmの深さで縫合（6-0青）した．

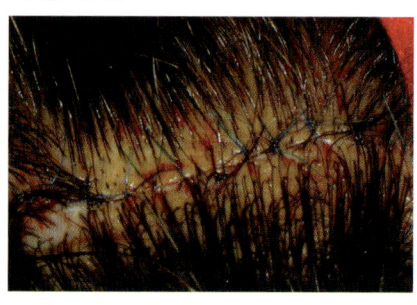

(5) 術後2ヵ月．
線状瘢痕の中から毛が生えてきている．
線状瘢痕としてはほとんど目立たない状態に回復した．

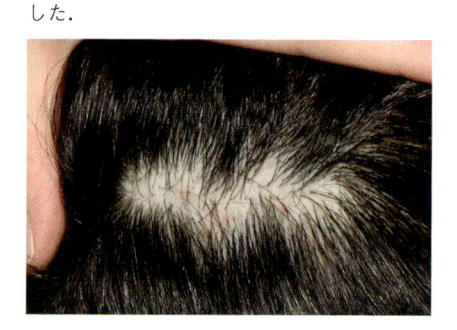

ケース2 長い線状瘢痕

A 症例の解説

26歳女性．

図1-5

これまで2回の縫縮を行った．今回は仕上げのつもりで瘢痕の切除と縫縮を行うことにした．

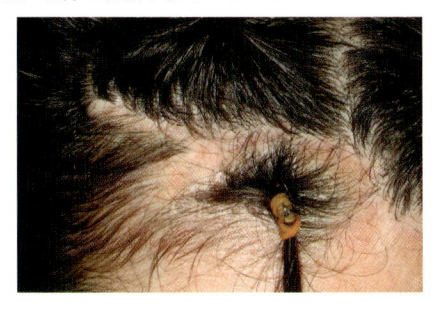

B 手術法

図1-6

① 皮切のデザイン．

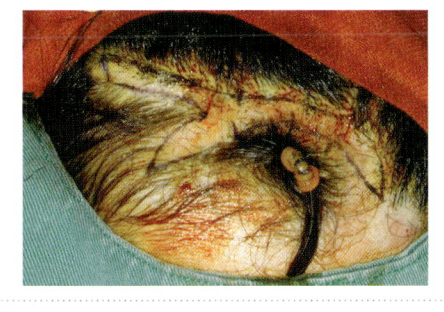

② 楔状切除のつもりで皮切を行う．

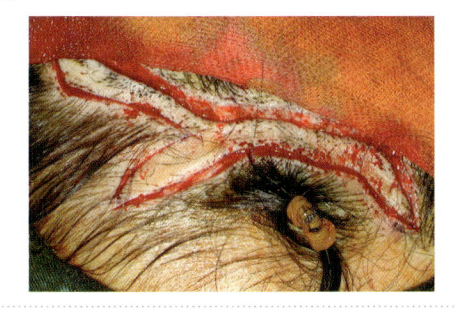

③ 瘢痕の切除．

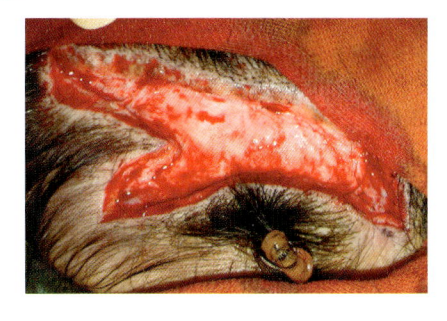

④ 帽状腱膜レベルで縫縮する．

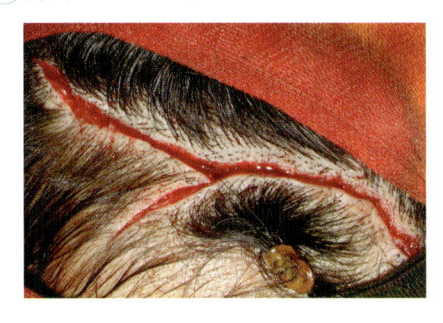

⑤ 皮膚縫合終了．
皮膚縫合は毛根の深さよりも浅いレベルで行う．

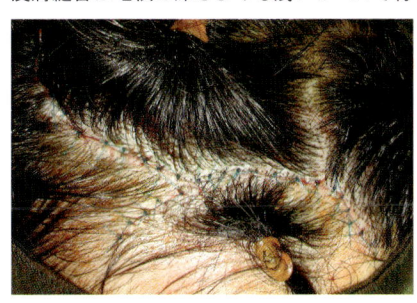

⑥ 術後3ヵ月目の状態．
平行型に皮切を行ったとき，縫合線瘢痕は必ず毛髪がない線状瘢痕となるが楔状切除をした場合はその線状瘢痕部に皮下に残存した毛根から毛が生えてくるためその分だけ線状瘢痕は目立たなくなる．

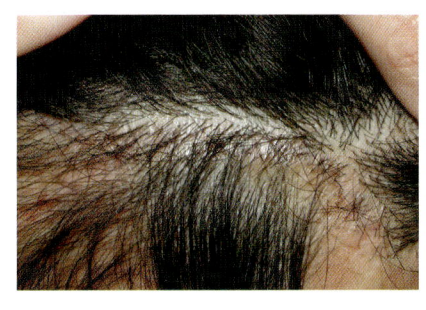

第1章 頭部 123

ケース3　連続縫縮術の適応例

Key points

①単純に縫縮できない3cm前後の幅の瘢痕でも，2，3回の手間と時間をかけて切除縫縮すると完全に取りきれる．もし，それを一度に切除縫縮しようとする場合は，次項ケース4のような方法がある．
②2回以上の手術によって漸次縫縮して瘢痕や母斑を取り除くことを，「連続縫縮術 (serial excision)」という．
③頭部では皮下の剥離は帽状腱膜の下で行う．剥離しやすく，出血が最も少ない．しかし縫縮幅には限界がある（2cm程度まで）．

A 症例の解説

熱傷瘢痕による禿髪．幅が3cmあり一度に切除縫縮するには少し無理がある．

図 1-7

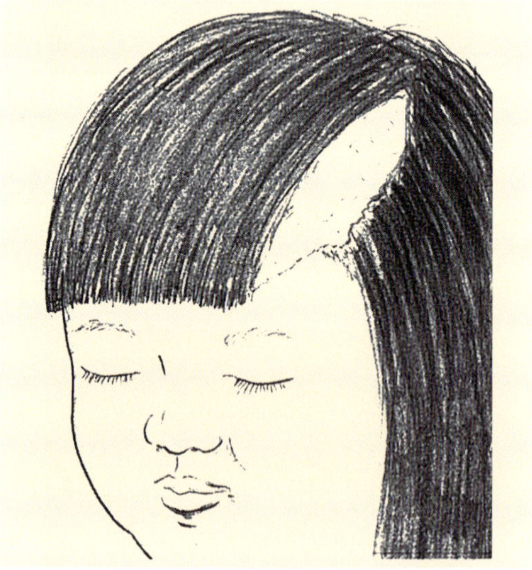

B 手術法

図 1-8

1. 縫縮予定の範囲の片方に皮切を入れる．瘢痕の辺縁ぎりぎりではなく，まず糸をかけるスペースを残して切除する．

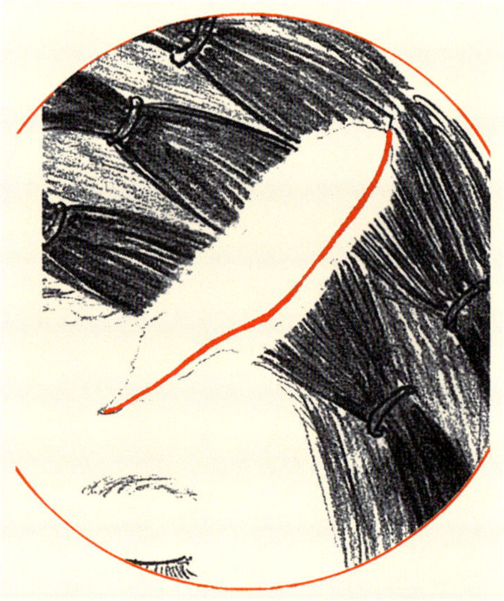

2. 瘢痕の下を剥離し，さらに有髪部の帽状腱膜の下を瘢痕と同じ面積以上に剥離した後，縫縮できる範囲を入割し仮止めする．

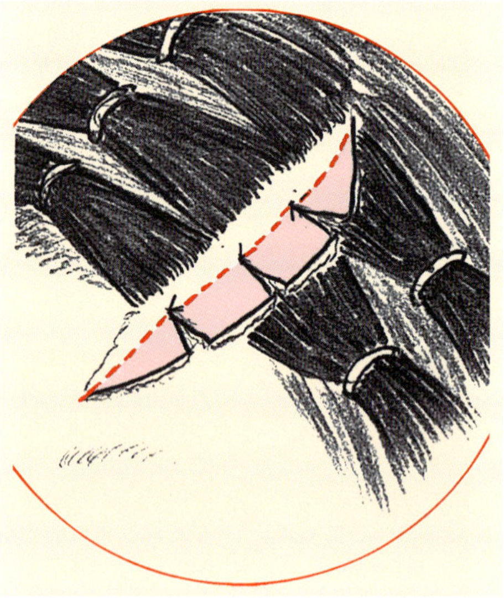

③ 瘢痕を切り取り，皮下を 3-0 または 4-0 ナイロンにて縫合，皮膚を 5-0 ナイロンで縫合する．

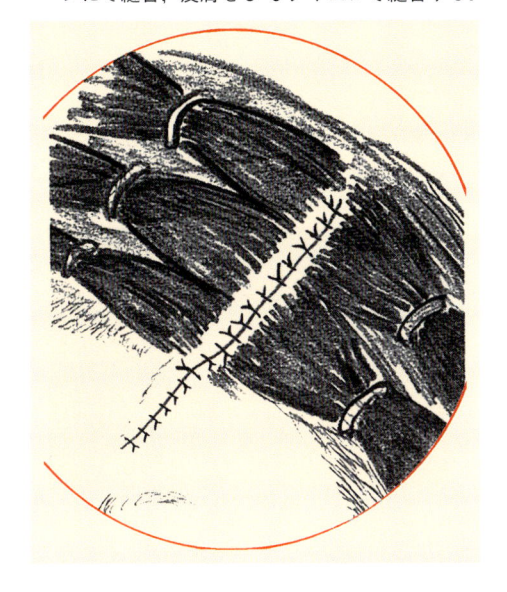

⑤ 縫合終了した状態．毛流に垂直方向の縫合線になる場合は直線的でよい．

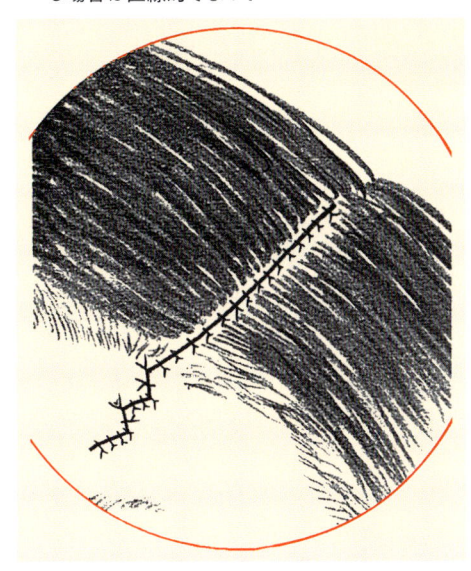

④ 1 回目の手術から 2 ヵ月おいて 2 回目の手術を行う．今度は完全に瘢痕を切除しきれるとみて，前額部分は W-形成術のデザインとする．

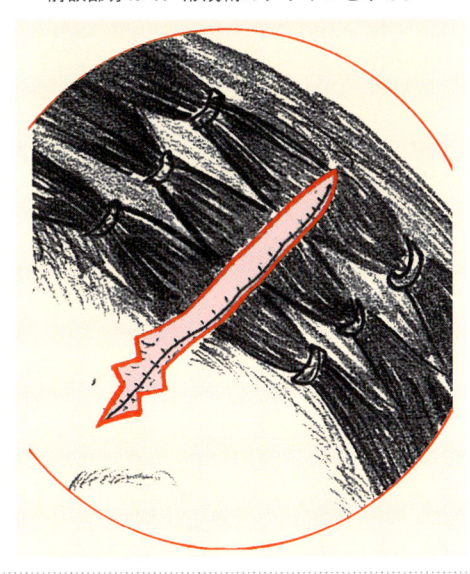

第 1 章 頭部

ケース4 tissue expander 法の適応例

Key points
① かなり大きい幅と長さの瘢痕がある場合，連続縫縮では対処しきれないような瘢痕を1回の切除縫縮で済ませることのできる方法として近年に登場した新しい技術が tissue expander（TE：組織拡張器）を用いて正常皮膚を伸ばす方法である．
② 頭部に TE を応用する場合，皮膚を膨らませている間は外見上の奇異感は否めないので，症例を選ぶ必要がある．
③ 約3ヵ月かけて皮膚を伸長させる．

A 症例の解説

幼時の熱傷による前頭部の生え際の瘢痕．

図 1-9

60歳女性．前頭部の熱傷瘢痕があり，永年のコンプレックスであった．これまで3度の縫縮術でここまでは改善されたがこの辺りが限界と判断し，さらなる改善には，組織拡張器の埋め込みしかないということになった．

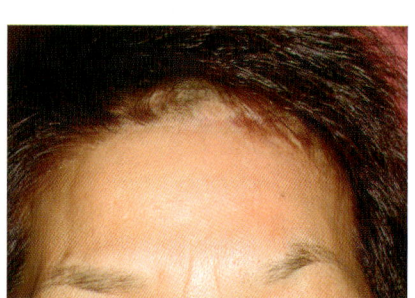

B 手術法

図 1-10

1. 予定の切除範囲．
点線部分を切除して，目標の生え際を作ることが手術の目的である．

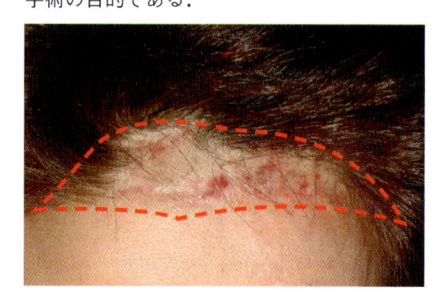

2. 皮切と剥離．
局麻下に皮膚を切開し帽状腱膜下を剥離して，TE を挿入するスペースを作る．

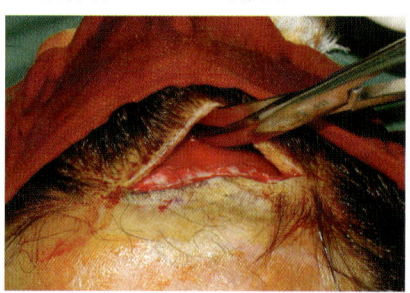

3. 週1回は通院可能であったため，最初の3回は週1回 10 mL ずつ生食水を注入．
その後は毎週 5 mL ずつ注入した．
TE 挿入後2ヵ月半で 240 mL の生食水が入った状態．

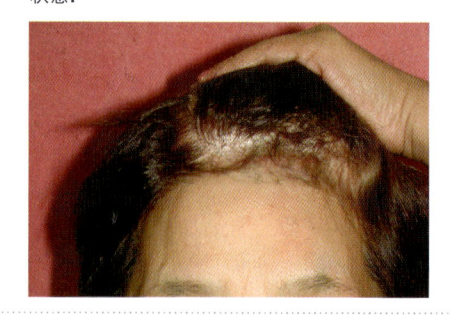

④ 予定の生え際ラインとTEの入っている部位を示す.

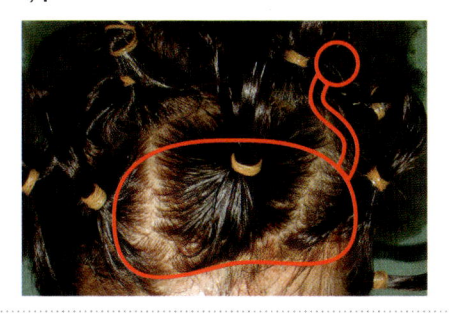

⑤ TEの取り出し.

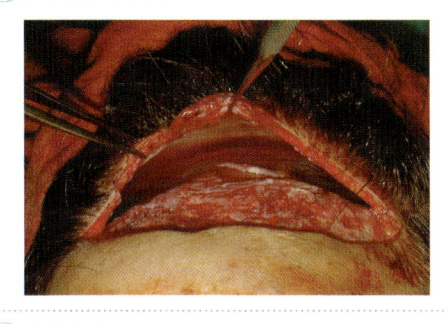

⑥ 手術終了.
目標通りの生え際を作ることができた.

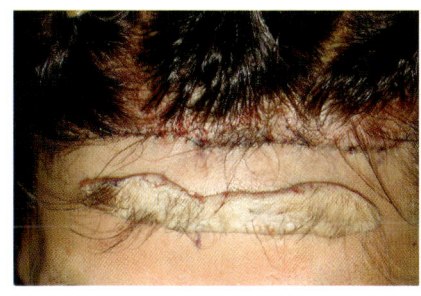

⑦ TEのコブがなくなってスッキリとした. TEが入っているということはかなりのストレスであったと, 後日患者は語ってくれた.

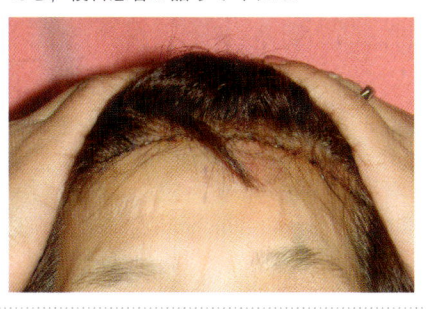

⑧ 最終的状態.
理想の前額部の生え際ができた.

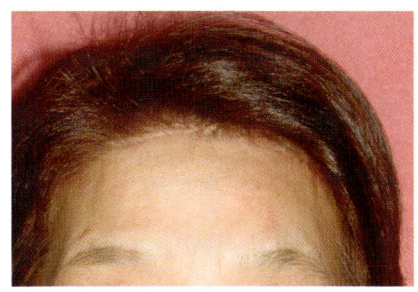

★ tissue expander は KOKEN 社が製造販売を行っている. 形, 大きさは種々のものが既製品になっているが, それで不都合な場合は, 特別注文で作製も可能である.

tissue expander は頭部の瘢痕性禿髪を治療するのが最も良い適応といえる.

第1章 頭部 127

C 皮膚腫瘍

ケース 1　頭部小母斑

Key points
① 多くの小母斑は，円形または楕円形を呈している．
紡錘状切除が原則である．その軸方向の選択が重要で縫合線が毛流の方向に垂直になるように心掛けなければならない．
② 直径が 6 mm 以内のものであれば，くり抜き切除だけでよい．
③ 直径が 20 mm 程度までが単純縫縮の限界である．
④ 直径が 20 mm を超えると，局所皮弁法や，連続縫合法など，別の方法を考える必要がある．

A 症例の解説

図 1-11

直径約 10 mm の隆起状母斑．
茎部はやや細くなっている．この大きさでは紡錘状切除とする．

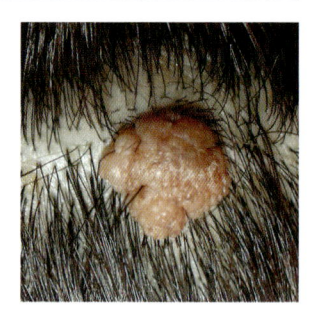

B 手術法

図 1-12

(1) 紡錘状切除の方針で．

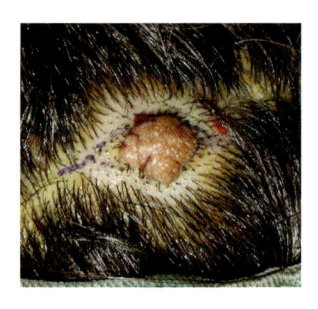

(2) 楔状に切除している．

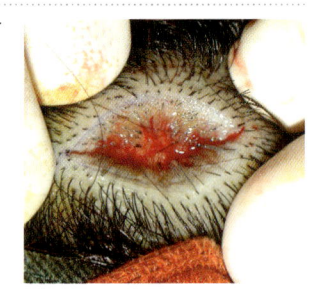

(3) まず，中央部の皮膚面の仮縫いを先に行う（4-0）．

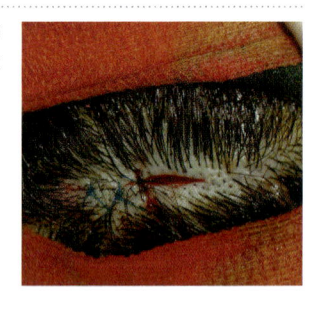

(4) 表皮中心の皮膚縫合を行う．

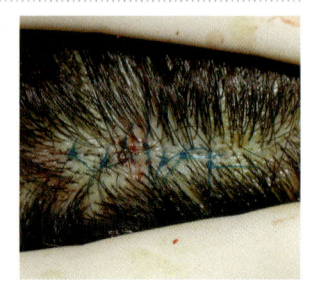

ケース2 比較的大きい頭部母斑

A 症例の解説

やや大きい母斑で円形または楕円形のもの．
局所皮弁を利用して創閉鎖する方法を考える．
皮弁の位置を決めるには，毛流を必ず念頭におく．
★ 1辺が2〜3 cm程度の場合がこの皮弁形成の最もよい適応となる．

B 手術法

図 1-13

① 菱形皮弁 rhomboid flap（Limberg flap）のデザインを示す．

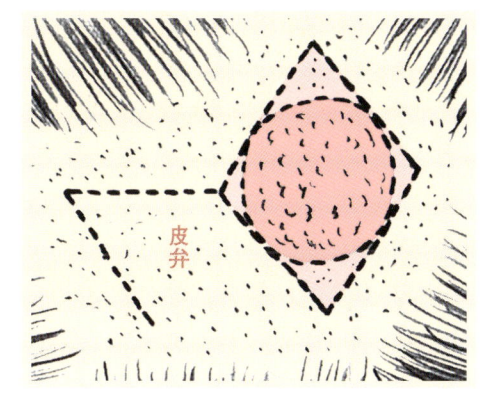

② 皮弁を移動し，創を閉鎖した状態（皮下縫合：4-0ナイロン，皮膚縫合：6-0ナイロン）．

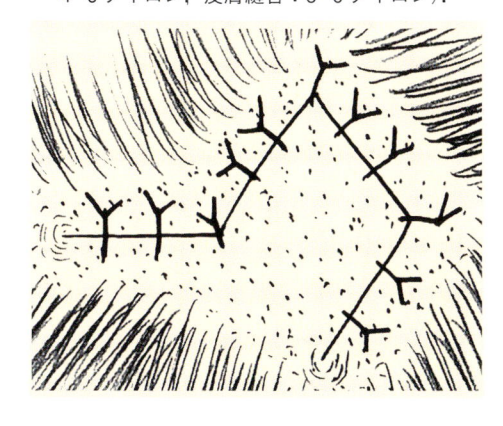

ケース3 かなり大きい脂腺母斑

A 症例の解説

18歳男性．脂腺母斑．

図 1-14

非定型の長い母斑である．

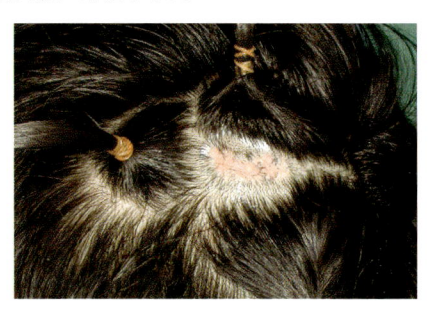

B 手術法

図 1-15

① 皮切のデザイン．辺縁不整のため，ジグザグ切除，縫縮とする．

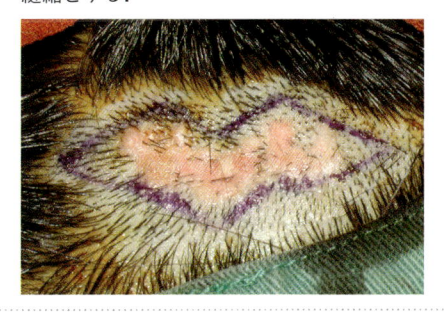

② 皮膚にメスを入れたところ．断面が楔状切除状態になるように，周辺の正常皮膚には鈍角とするようにメスが入る．

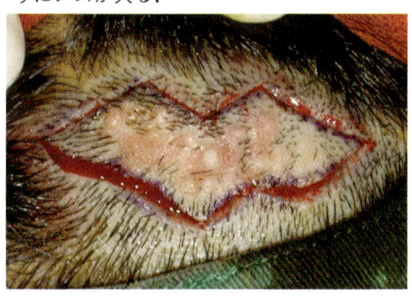

③ 母斑を切除したところ．

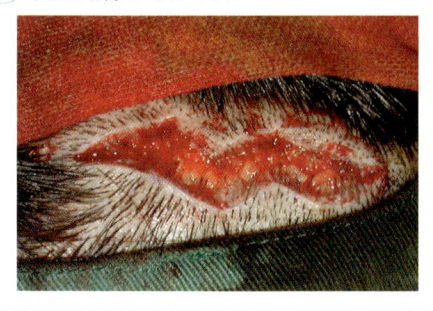

④ 皮下を，帽状腱膜レベルで縫合．ジグザグのコーナーのみ毛根上部で皮下縫合．

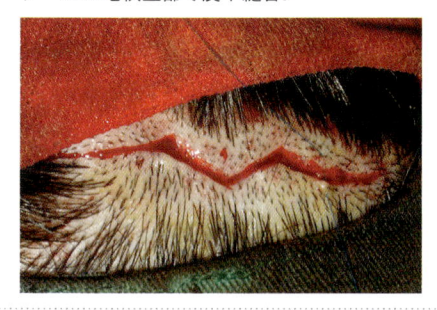

⑤ 皮膚縫合開始．

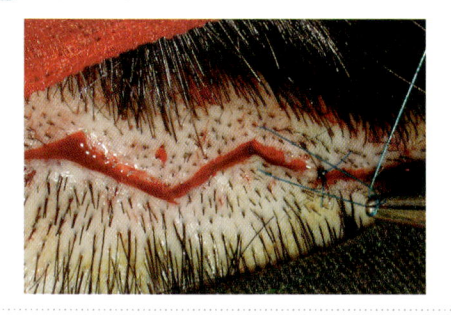

⑥ 皮膚縫合終了．

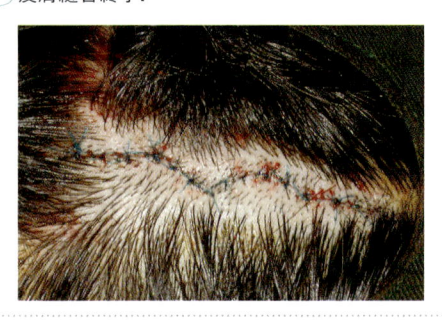

⑦ 術後2ヵ月目．
線状瘢痕部位にも生毛を認め瘢痕がかなり目立たなくなっている．

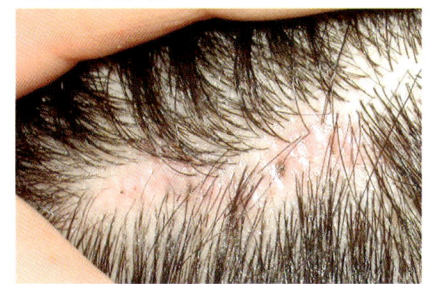

第2章 前額部

A 外傷

ケース1 水平方向に縫合可能な挫創

Key points
①挫創の方向や長さがどうであっても，デブリードマンによってwrinkle lineに沿った縫合が可能な創は，極力水平方向に縫合するべく努力する．
②たとえ縦方向の挫創であっても，小児で15 mm，大人で20 mm以内であれば，デブリードマンにて水平方向の創に置換できる．

A 症例の解説

2歳女児．縦方向にとりあえず縫合するのも処置には違いない．通常の処置方法としては，そのままで間違ってはいない．本症例は長さ12 mmの創であった．

しかしデブリードマンで，縦方向にさらに縫合線が長くなるくらいなら，思いきって水平方向の縫合線となるようにデブリードマンをする方が得策と考えた．ただし，それを局所で行うには，聞きわけのある幼児であるという必要条件を満たさなければ無理である．

B 手術法

図2-1

① デブリードマンのためのデザインを示す．

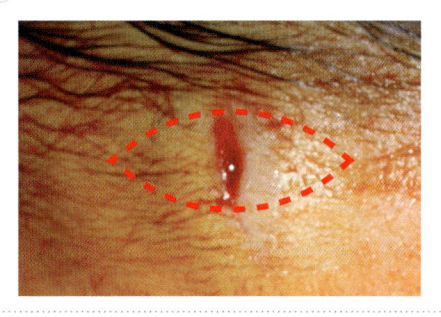

② 縫合終了時．
少々dog earの心配があるかと思えるくらい横方向への延長を遠慮した．

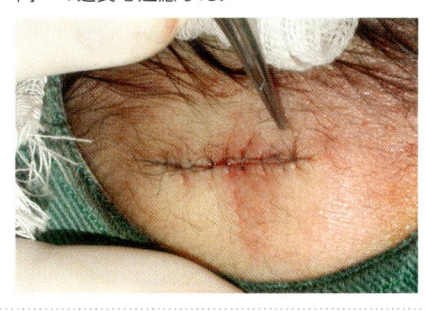

③ 術後3週間目.
心配していたdog earも全く生じていない.

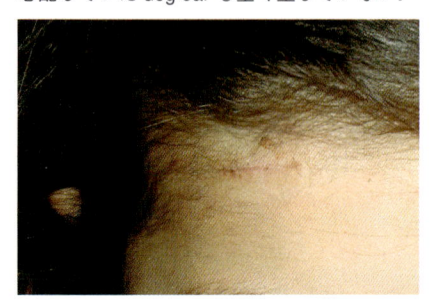

④ 術後3ヵ月目.すでに赤味はほとんど消失している.将来的にも瘢痕修正は不要である.

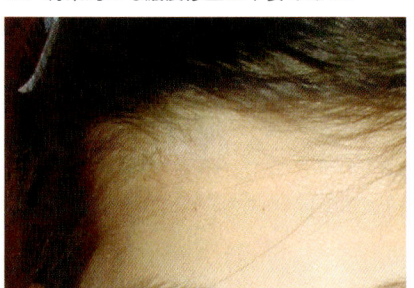

ケース2　不適切な処置を受けてきた外傷

Key points
①挫創の範囲が長く,また水平でない場合は,次のいずれかの処理方法を選択することになる.
　1) 単にデブリードマンをして,真皮縫合,皮膚縫合を行う.
　2) W-形成術のデザインで皮膚切除することでデブリードマンを兼ねて縫合処置をする.
②弁状創の場合はできるだけしっかりとデブリードマンを行う方が早くきれいに治る.

A　症例の解説

38歳女性.交通事故にて受傷.
救急病院にて縫合処置を受けたが,家族が念のためにと診察を受けに来院.ホッチキス縫合してあることに非常に驚いた.よく見ると縫合部には段差もあり,処置後24時間も経っていなかったため再縫合処置を行うことになった.若い女性の顔をホッチキスで縫うとは大胆な外科医である.

図2-2

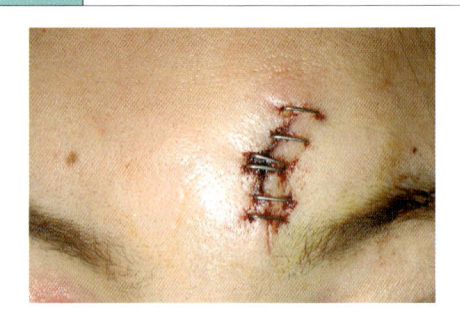

B 手術法

図 2-3

① デブリードマンを行い真皮縫合と皮膚縫合を行った．
皮膚は 7-0 ナイロンで縫合．

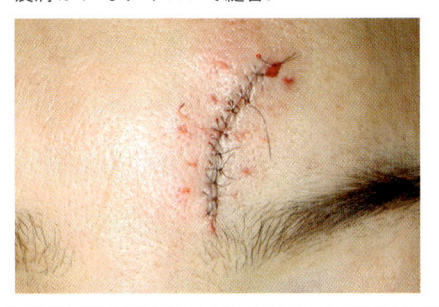

② 術後 3 ヵ月目．赤味もかなり消退傾向にあり，このまま落ちつけば，瘢痕修正手術は不要の気配あり．
またホッチキス縫合痕も，早期の再縫合で残さずに済んだ．

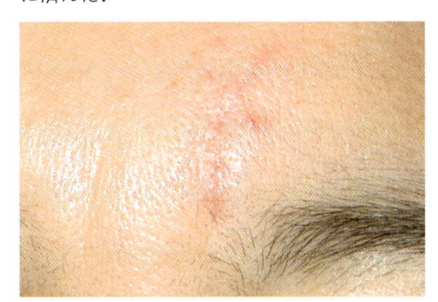

ケース 3 前額部の広範囲な挫創

A 症例の解説

19 歳女性．交通事故．
救急病院にて，一応の縫合処置を受けて来院した．

図 2-4

再縫合することにしたその理由は
ⓐ受傷後 24 時間以内であったこと．
ⓑ荒い縫合であったが汚染創ではなかったこと．
ⓒ本人と家族が再縫合に協力的であったこと．

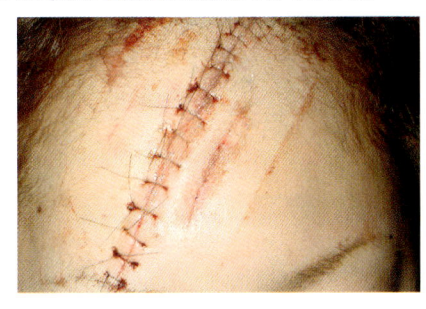

B 手術法

図 2-5

① W-形成術のデザインでデブリードマンを行うこにした．

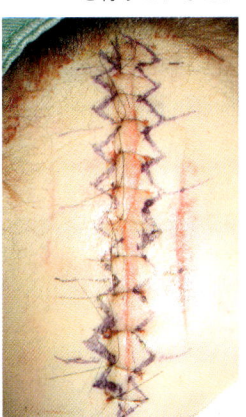

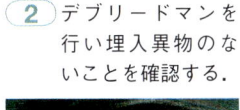

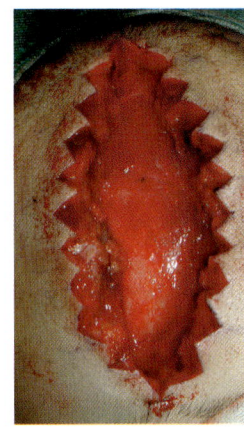

② デブリードマンを行い埋入異物のないことを確認する．

③ 筋層縫合したところ．

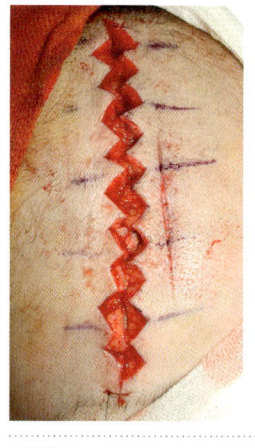

④ 真皮縫合を終了したところ．（5-0白ナイロン）

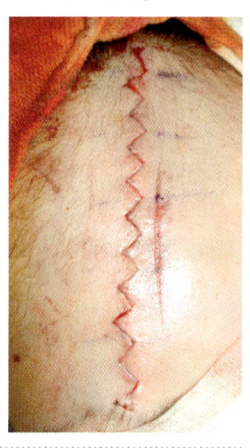

⑤ 皮膚縫合終了．救急処置でここまでの形成手術を実行するケースは少ないが，時にはここまで行うこともある．

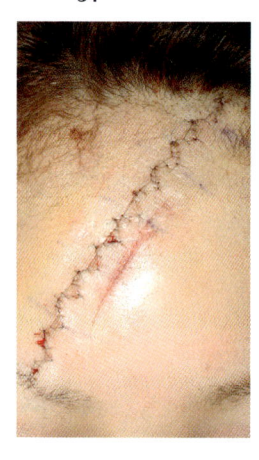

⑥ 術後6ヵ月目の状態．

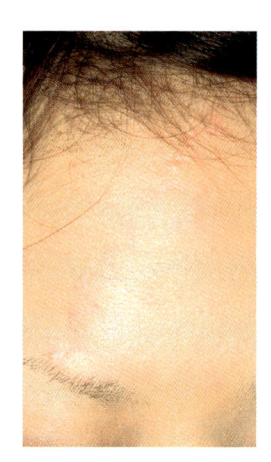

★ 救急処置段階で一期的にW-形成術を実行するのは，どのような場合か．次のような場合である．瘢痕形成術が必至と考えられる外傷で，多忙な患者またはその家族の強い希望で，瘢痕形成術を行ったつもりで一期手術を行う．それには創があまり汚染されていないという必要条件がある．

ケース4 弁状創

Key points

① フロントガラス損傷などで，前額部には多数の弁状創を生じることが多い．そのままに放置されることが多く，必ず trap door scar となり，非常に見苦しいものである．処置の原則については基礎編第5章に詳述した．

② 第一線病院にて診療にあたる外科系医師にとっては，このような創は日常診療においては常に遭遇するものであるから，全身状態が重篤でないかぎり，工夫して初期治療にあたることが望まれる．

A 症例の解説

a は非常に薄い真皮中間層までの弁状創．
b は全層の深さがある弁状創．
c は自然皺襞に大体沿っている弁状創である．

それぞれ少しずつ処置方法を変える必要がある．

図 2-6

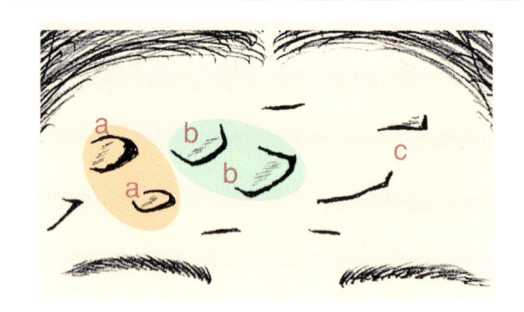

B 手術法

図 2-7

① a：デブリードマンのみ．
非常に薄い弁状創では，そのまま放置する際に，弁状の端を 1～2 mm 程度切除するだけで，縫合せずに放置する．これで結構残された皮弁が伸展され膨隆が予防できるものである．
b：デブリードマン・皮膚縫合．
やや厚い弁状創では，皮弁の端を 1～2 mm 切除して改めて縫合する．これによって皮弁はかなり伸展されるので，trap door scar となることが防止できる．
c：広範囲デブリードマン・真皮縫合・皮膚縫合．
自然皺襞に沿った弁状創は思いきって切除した後，真皮縫合を行い皮膚縫合するのが best である．

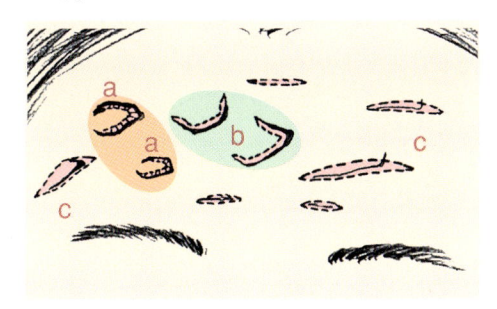

② 縫合処置を終了した状態

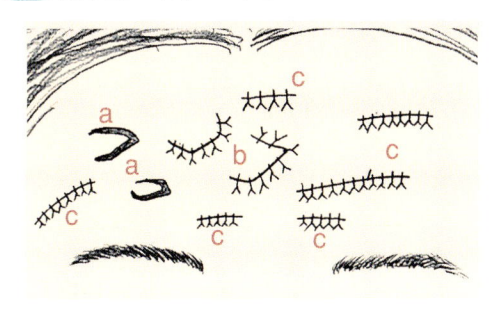

ケース 5　皮膚欠損創

Key points
① 前額部は比較的局所皮弁を応用しやすい部位である．
② 植皮術はカラーマッチや，"つぎ当て"状の瘢痕が残る点で致命的な欠点があるため，できるかぎり縫縮か局所皮弁の応用を考えて処理することが重要である．

A 症例の解説

中等度の大きさの皮膚欠損．
中央部は骨膜が露出している場合，そのようなケースでは特に局所皮弁の応用が望ましい．

図 2-8

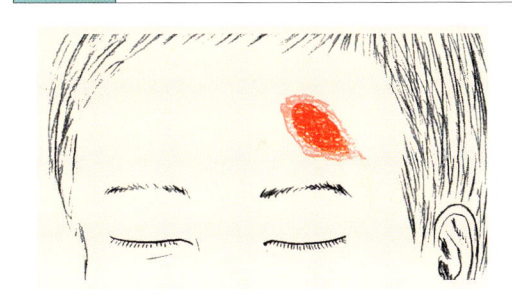

B 手術法1：局所皮弁法

図2-9

① 局所皮弁のデザイン（rotation flap）．
有髪部の瘢痕は毛髪によって目立たなくなるので，このケースでは Bürow の三角を有髪部にデザインした．

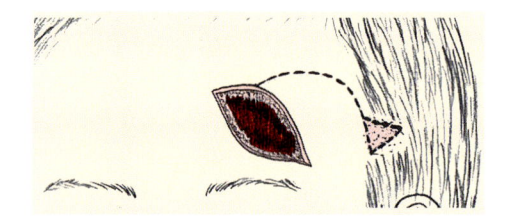

② 皮弁の移動，縫合．
この皮弁は rotation に advancement が加わった感じの移動の仕方をしたことになる．
真皮縫合（5-0白ナイロン）を行い，皮膚を縫合（7-0ナイロン）する．

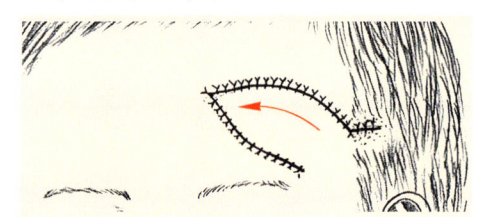

C 手術法2：遊離植皮術

この手術法を選択するには，皮膚欠損部の軟部組織が残っている必要がある．
donor（採皮部）は同じ顔面の皮膚が最も望ましいが，この程度の大きさになると同じ顔面からは採皮できないので，それ以外の donor として**鎖骨上窩に求める**．型通りの dressing を行う．

図2-10

鎖骨上窩より全層皮膚片を採取し欠損部へ縫着する（6-0ナイロン）

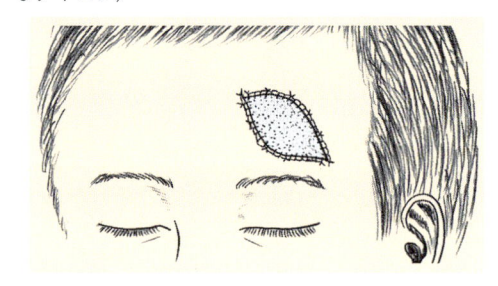

B 瘢痕

ケース1 多発瘢痕

Key points
① 前額部は凸面ながら平坦な部位，凹凸のある瘢痕はよく目立つため，その凹凸をなくすことを目指す．
② 横方向に長い瘢痕は，縫合線が水平方向になるようデザインする．
③ 縦方向，斜め，複雑な瘢痕は，W-形成術を応用する．

A 症例の解説

複雑な交通事故の多発性瘢痕．完全に瘢痕を切除することにこだわらず平坦な瘢痕に置換することを優先的に考える．

① a, b は膨らみのある部分のみを切除し単純な瘢痕に置換する．このような瘢痕は，一部残しても凹凸部分さえうまく処理できれば良好な結果が得られる．

② c は当然 W-形成術のデザインでいくが，デザインを優先し，縫合糸の跡は少し残ってもやむを得ない．

❸ d の凹凸のない擦過創瘢痕は，すべてを取り去ることは考える必要がない．赤味が消失すればほとんど目立たなくなる．

❹ 皮下は 5-0 ナイロンにて盛り上げない程度にていねいに寄せれば，皮膚は連続縫合でも，そうでなくともよい．

図 2-11

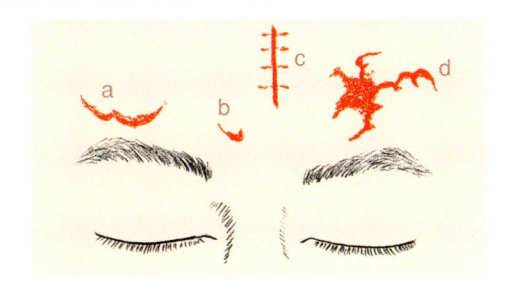

B 手術法

図 2-12

(1) 皮切のデザイン．

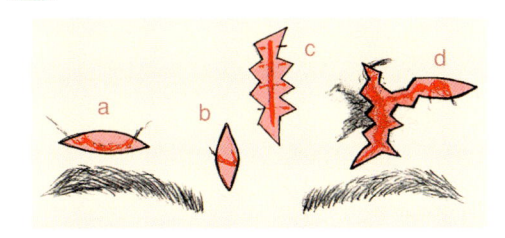

(2) 縫合終了した状態．

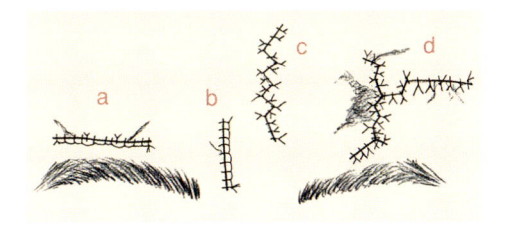

ケース 2 大きい弁状創瘢痕

Key points
① 弁状創瘢痕は必ず隆起状態を残している．それを目立たなくするには皮下を少し切除することと，瘢痕を少し幅広く切除して，縫い寄せるように閉じる．
② 細長い弁状創瘢痕は，全切除する方針で形成術を行うが，自然皺襞の方向に一致している場合は紡錘状切除でよいが，一致していない場合は W-形成術のデザインとする．
③ 瘢痕形成術の結果，それでも隆起が目立つ場合にはステロイド剤（ケナコルトなど）の局注療法で平坦化をはかる．

A 症例の解説

36歳女性．弁状創の瘢痕は隆起状の瘢痕となっている．

手術の目的は，線状瘢痕を目立たなくすることと，隆起を目立たなくすることである．

図 2-13

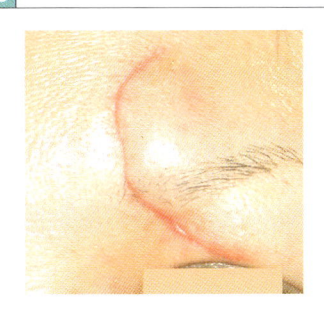

第 2 章　前額部　137

B 手術法

図2-14

① まず，W-形成術のデザインに取りかかる．
眼瞼部の瘢痕の端からデザインをスタートさせることにする．

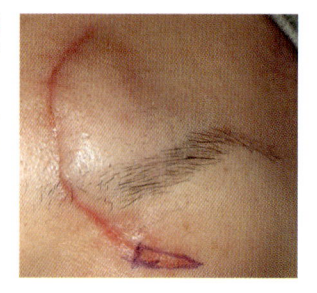

② 弧状の瘢痕にW-形成をデザインする場合，弧の内側からジグザグラインを描く方がデザインを描きやすい．

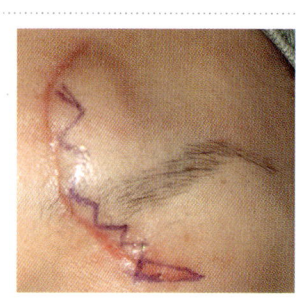

③ 瘢痕の終末端部分は描かずに残しておく．
内側のジグザグは角度を90°よりも少し鋭角気味に描く．隆起部位の皮膚をあえて少し多いめに切除するデザインとする．

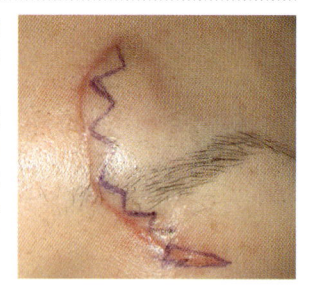

④ 弧の外側を描く．
内側のジグザグに長さを合わせながら進む．必然的に角度は鈍角気味になる．
デザインを完成させたところ．

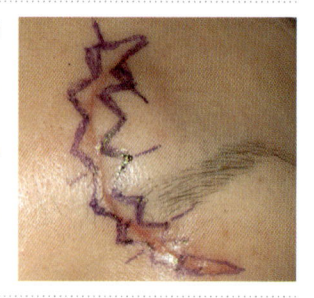

⑤ 術後6日目，抜糸直前の状態．
隆起が目立たなくなっている．

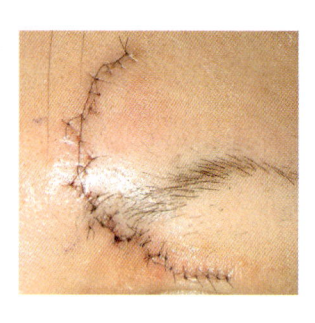

⑥ 術後2ヵ月半の状態．
赤味はまだ完全には消退していないが，術前の隆起は消失している．

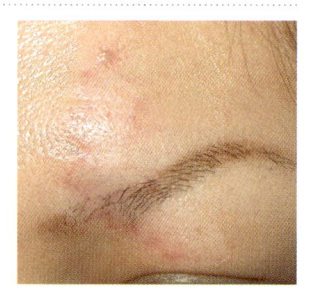

ケース 3 斜め方向の瘢痕

Key points
①W-形成術が基本である．
②W-形成術のデザインをするとき，1つおきに水平方向に近い縫合線ができることが望ましい．

A 症例の解説

6歳女児．2日前に他院にて縫合処置を受け来院．このまま創治療を待ち1ヵ月以上待ってから瘢痕形成手術を行う方針．

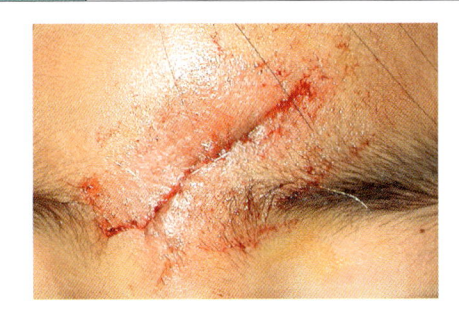

図 2-15

B 手術法

図 2-16

① 瘢痕形成術（W-形成術のデザイン）．

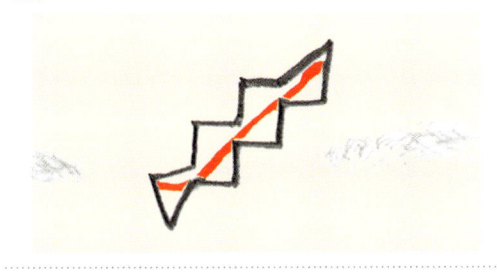

② 真皮縫合は白の5-0ナイロンを使用．
皮膚縫合は青の7-0ナイロンを使用．
手術終了時の状態．

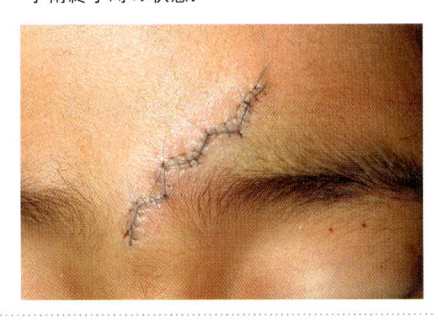

③ 術後6日目．
抜糸直前．

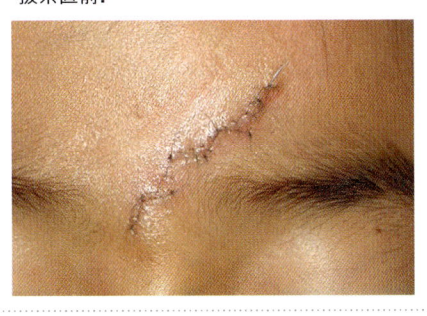

④ 術後6日目．
抜糸終了時テーピングは約1年間続けてもらい，徹底的に遮光（UVケア）．

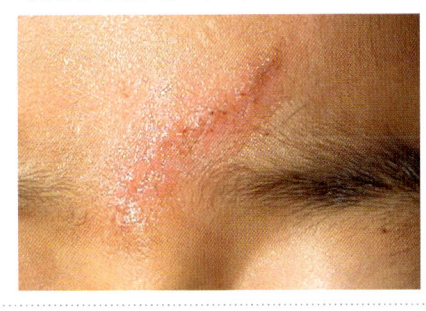

⑤ 術後1年2ヵ月後の状態．
赤味は完全に消退し，瘢痕もほとんど目立たない．

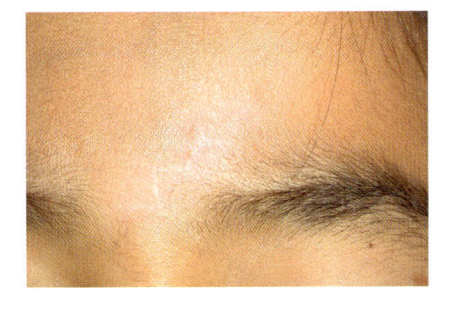

ケース4 水平方向に長い瘢痕

Key points
①原則的には単純に紡錘状切除縫合でよい．
②こめかみ部位は年齢を問わずW-形成術の方が目立たない．
③中年の水平方向瘢痕の症例では，皮膚に余裕があるため，かなりの幅（15〜20 mm）で単純切除してよい．

A 症例の解説

48歳男性．前額部の深い線状瘢痕．

横方向の瘢痕で，他の部位に加齢による横皺がすでに深くなっている場合は横方向の直線状瘢痕になるように考える．

この瘢痕が30代までの若年者であれば，W-形成術のデザインを選択するところであるが，中年ではすでに前額皮膚には皺ができるほど余裕があるため，広く切除する方針とした．

図 2-17

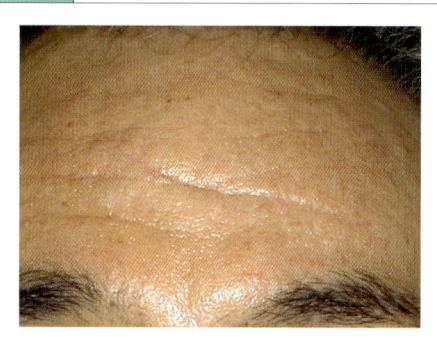

B 手術法

図 2-18

① デザイン．少々斜方向であるが，これでいけると判断．

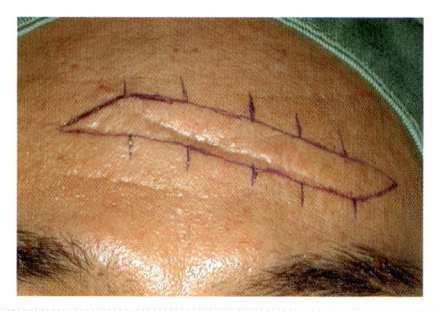

② 縫合終了時．

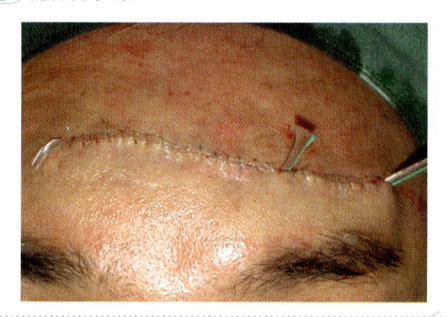

③ 術後1ヵ月目．

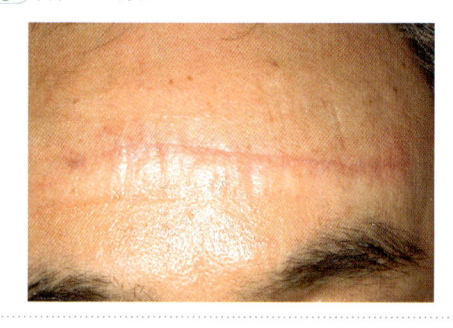

④ 術後2ヵ月目．
周辺の横皺が目立たなくなっていることに注目．

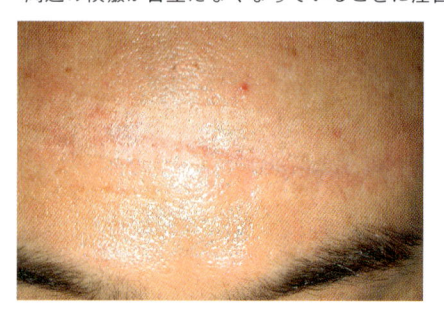

C 皮膚腫瘍

ケース1 単純縫合できる母斑その1

Key points
①前額部は皺の方向が，眉間の部分を除けば横方向で一定しており，母斑，ホクロを切除した後の縫合線がその方向に一致すればよい．
②縫合線が水平方向になるように縫合する場合，皮下縫合する際に決して盛り上げて縫合してはならない（→基礎編32頁）．
③眉間の縦皺ができる部位は縦方向の縫合線になるように縫合する．
④直径が1〜2mmの大きさのホクロはレーザーなどによる焼灼法としてもよい．

図 2-19

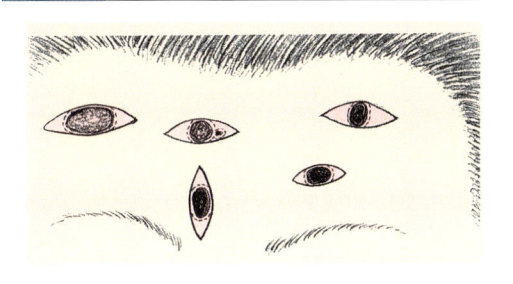

A 症例の解説

10歳女児．前額部母斑（縦径10mm）．
自らこの巨大黒子（色素性母斑）を取りたいという気になった．

B 手術法

図 2-20

① 術前．

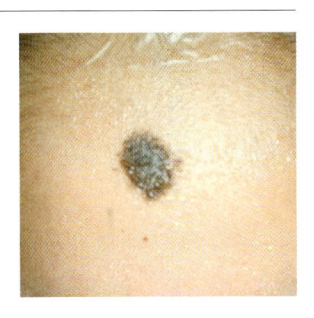

② 切除のためのデザイン（これ位の大きい母斑でも水平方向の紡錘状切除がベストである）．

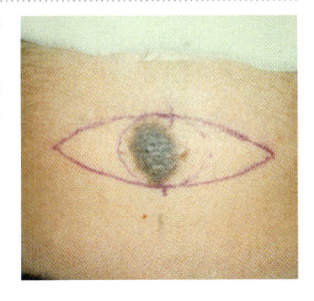

③ 縫合終了時の状態．
（皮下縫合4-0ナイロン3針，真皮縫合5-0ナイロン10針，皮膚縫合7-0ナイロン）

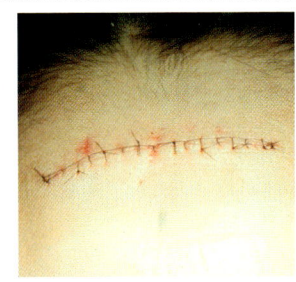

④ 術後1ヵ月目の状態．

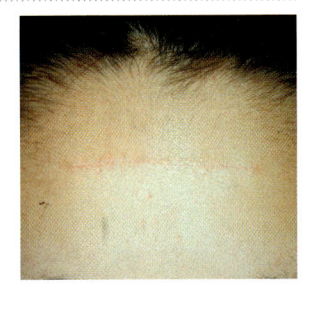

ケース2 単純縫合できる母斑その2

A 症例の解説

8歳女児．眉間鼻根部の母斑．

B 手術法

図 2-21

① 眉間部から鼻根部付近の母斑は眉間の縦皺の領域と鼻根部の横皺の領域が接しているため，その境界部にある母斑切除術は，縫合する方向にとまどうことになり，結果的には三叉路状に縫合することになる．

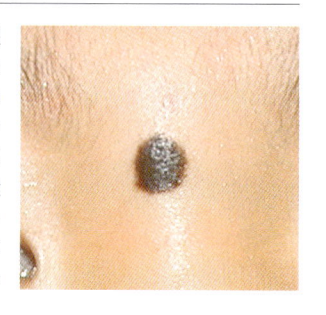

② 最初から完璧なデザインにこだわる必要はなく上方は垂直方向ということだけは決めておき，まず母斑をくり抜き切除する．

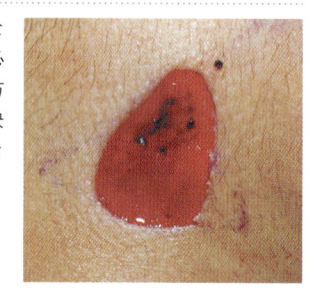

③ 上から中央部まで真皮縫合をする．ここで Bürow の三角的に皮膚切除．できるだけ下方は水平方向の縫合線となるように工夫する．

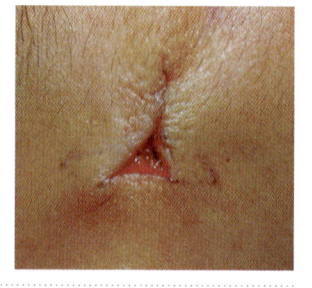

④ 縫合終了．

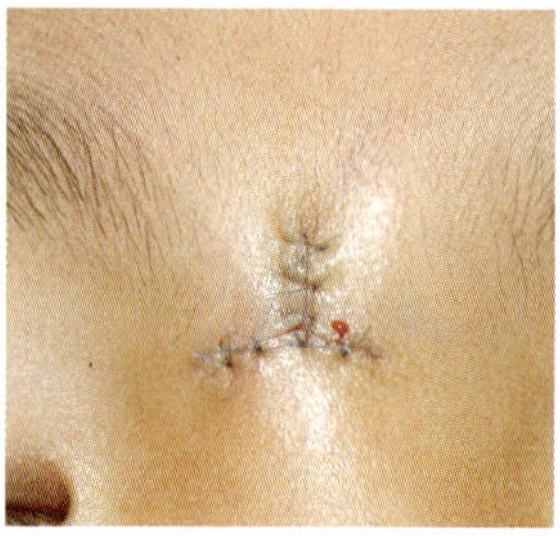

⑤ 術後4週間目の状態．
dog ear の形成もなく，瘢痕の赤味の消失傾向も早い．

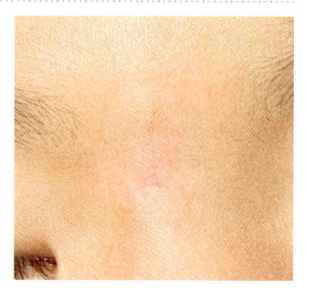

142　実際編

ケース3　単純縫縮困難な母斑

Key points
① 前額部の母斑でも，大きくて単純に紡錘形切除ができない（もしそうした場合には，縫合線が長い直線になりすぎるとか，眉毛の位置がずれすぎて左右のアンバランスが目立ってしまうとか，眉毛が中央に寄ってしまうといった不都合が生じる）場合は，皮膚欠損の処理の原則（➡基礎編第7章）に従って，局所皮弁法や植皮術を考える．
② 前額部の母斑を切除した場合，皮下を走る神経（皮膚知覚神経の三叉神経）を切る可能性があるため，その部位より頭側の知覚が大なり小なり一時的に麻痺することになる．
　このことは術前に説明し，いずれは回復するからということで，了解を得ておく必要がある．

A　症例の解説

大きな母斑で，a，b，cすべて単純縫縮法ではよい結果は得られそうにない．

図 2-22

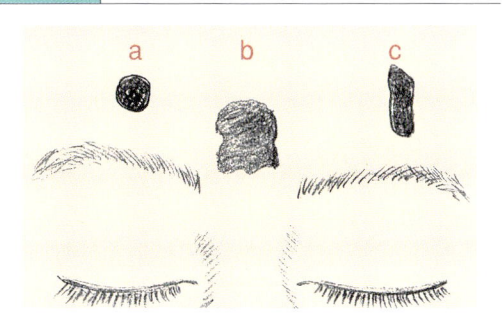

B　手術法

図 2-23

① aは眉毛に近いため，単純縫縮では眉毛が上に引っ張られる．横方向のV-Y皮弁法で．
bは大きすぎる母斑であるため，あっさりと植皮術で修復を考える．
cは縦長の母斑であるため，W-形成術のデザインとして瘢痕の目立ち方を少なくするように考える．

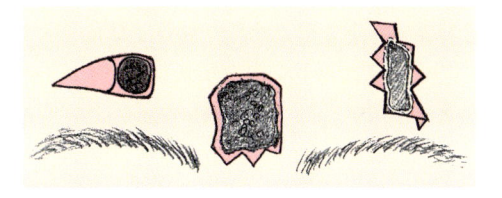

② 母斑を切除する際，皮下脂肪層をすべて切除すると，知覚神経を損傷するため必要以上に深く取らない．
植皮術のdonor（採皮部）はこの大きさまでなら耳前部，無理なら下顎部または鎖骨部に求める．

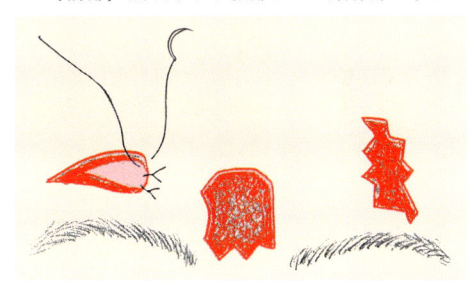

③ 縫合終了した状態．植皮皮膚の形状も必要に応じてジグザグを入れる．また，タイオーバー固定もしておく．

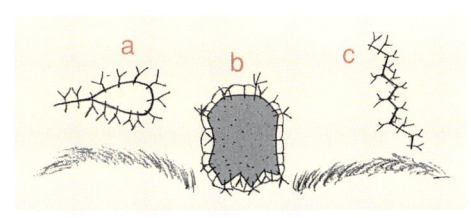

ケース4　前額部脂肪腫

Key points
① 脂肪腫は前額部の頭部にも好発する．粉瘤とまぎらわしい場合もあるが，粉瘤に比べ弾力性に富むことで，慣れればすぐに診断がつく．
② この部位の脂肪腫の特徴は，筋層下に発生するということである．触診上は皮下すぐに存在するように感じるが，実際には筋層下に存在することを念頭におく．

A 症例の解説

図 2-24

脂肪腫の大きさの確認．触診上その弾力性で脂肪腫とわかる．

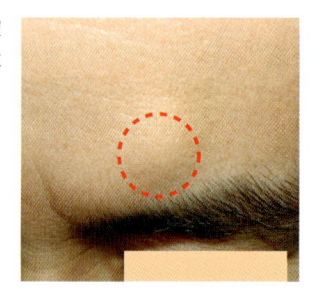

B 手術法

図 2-25

① 皮切は当然，自然皺襞に沿って平行に行う．

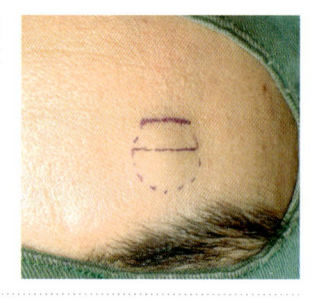

② いきなり筋層まで横切してしまわない．皮膚および皮下脂肪層に分けると縦走する筋層が見える．次に筋層を縦に分けて腫瘍を露出させる．

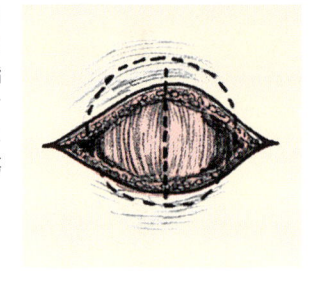

③ 筋層は脂肪腫の影響もあって，非常に薄くなっているが，それを丹念に分けると腫瘍が卵黄調を呈して露出してくる．これを全周にわたり周囲組織から剥離する．

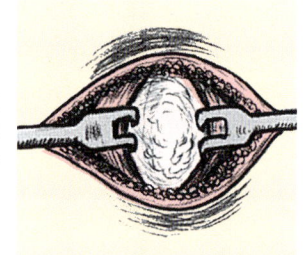

④ ③の実症例．脂肪腫の黄色い実質が見えている．

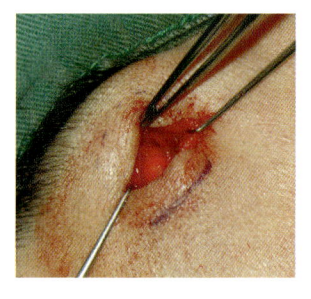

⑤ 腫瘍を摘出する．

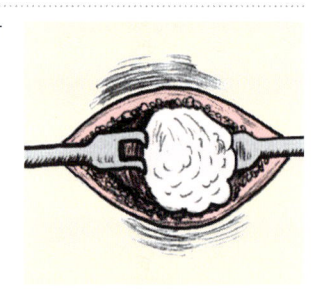

⑥ 十分な止血後，筋層を閉じる（5-0または6-0ナイロン）．

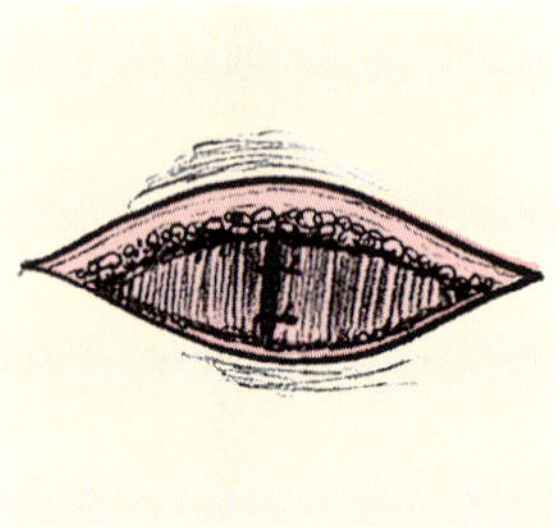

⑦ 手術終了時．皮膚縫合した状態と，摘出した脂肪腫．

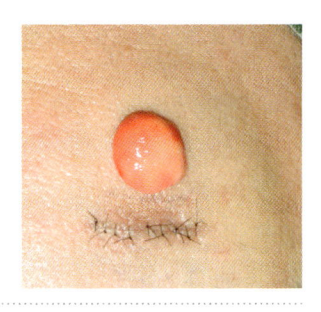

⑧ 脂肪腫は筋層下に発生することを示す断面．

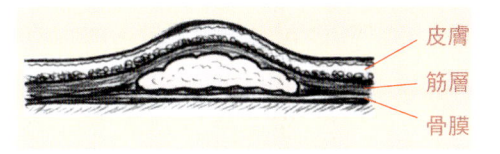

皮膚
筋層
骨膜

ケース 5　前額部骨腫

Key points
①骨腫は前額部に好発するが，きれいな円形を呈し，固さは骨そのものの固さであるから，X線写真を見なくとも診断はつく．
②中年の女性に好発する．
③骨ノミで簡単に切除できるので，外来手術で十分に摘出可能である．

A 症例の解説

58歳女性．20年前から気付いていたが，あまりに目立つようになり手術を決心した．

図 2-26

術直前の状態．皮切は生え際にすることにした．

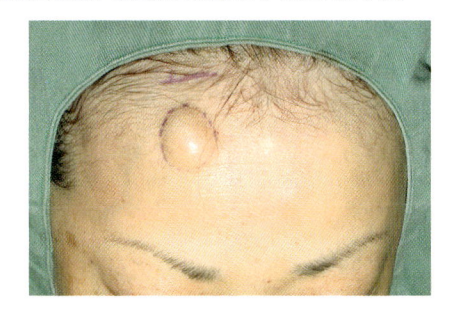

B 手術法

図 2-27

① 骨腫部位の断面．

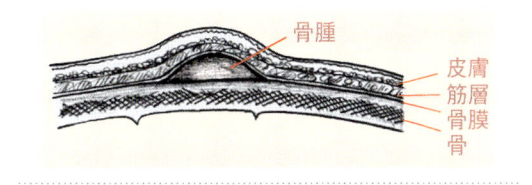

骨腫
皮膚
筋層
骨膜
骨

第2章　前額部　145

② 剥離範囲のシェーマ．

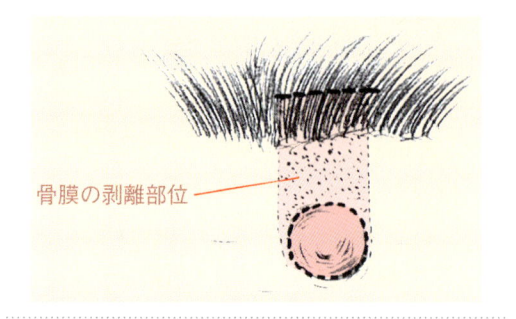

骨膜の剥離部位

③ 局麻は骨膜下に浸潤するように注射する．皮切部位から骨膜下に骨腫部位まで剥離を進める．

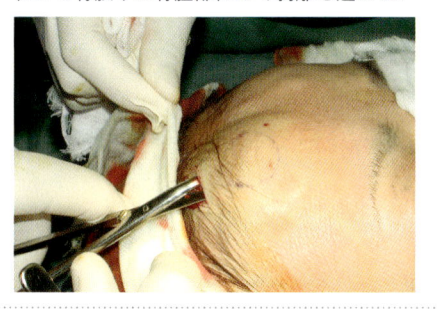

④ 骨用平ノミにて骨腫の底部から骨腫をすくうように少しずつ打ち進めていく．

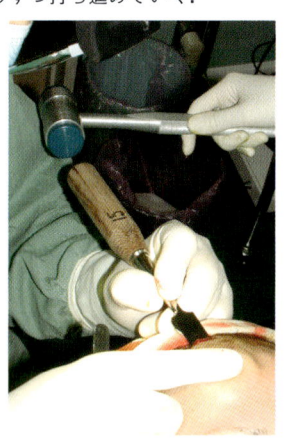

⑤ 骨ノミは片刃のものを用いると骨腫の取り残しがなく，一塊として切除できることが多い．

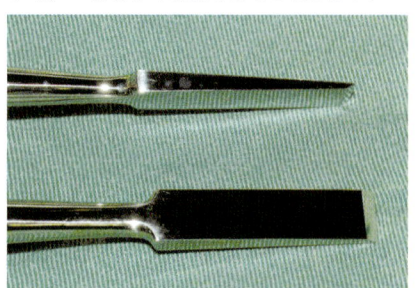

⑥ 骨腫が切断できたことを確認し，モスキートコッヘルにて摘出する．

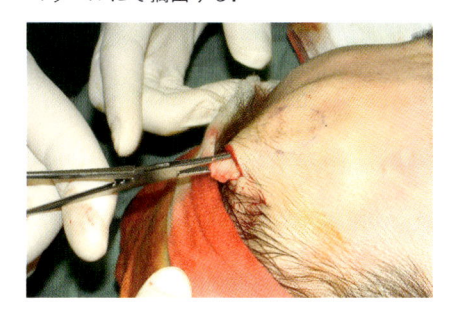

⑦ 骨腫を取り出したところ．

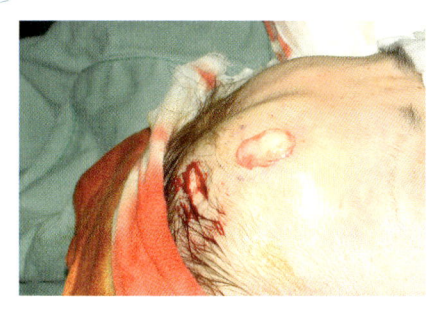

⑧ 創の縫合．

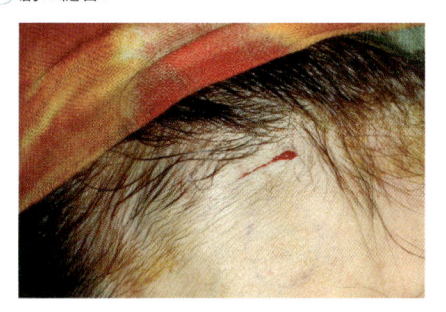

⑨ 手術終了時の状態．

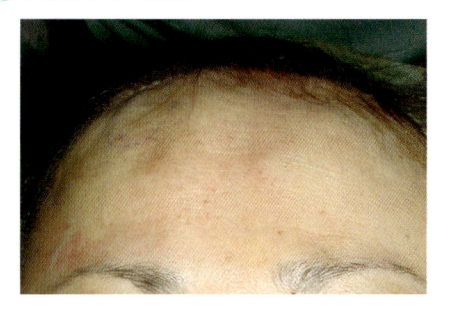

第3章 眉毛・眼瞼部

実際編

A 外傷

ケース1 眉毛部挫創

Key points
① 眉部の挫創では，縫合処置をしたときに段違いにならないように注意する．
② 毛根部の皮下縫合は不要．
③ 眉毛の剃毛はしないこと．

A 症例の解説

鈍的外力による眉毛部の挫創．

図 3-1

創処置の原則に従ってデブリードマンの必要なものはデブリードマンを行う．

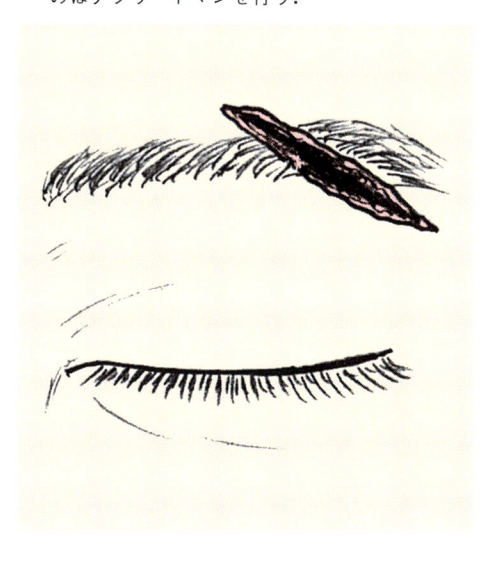

B 手術法

図 3-2

① 真皮縫合．
眉毛部分は毛根を損傷するような真皮縫合は行わずに，眉毛の上下でしっかりと寄せる努力をする（5-0 白ナイロン）．

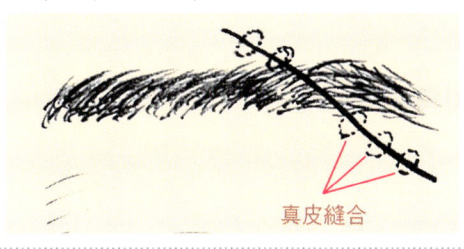

真皮縫合

② 皮膚縫合．
眉毛部は毛根を損傷しないように特に細かく浅く糸をかける（7-0 ナイロン）．

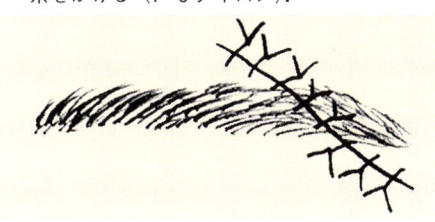

③ dressing．
原則として①抗生剤軟膏メッシュ（ソフラチュールなど），② wet ガーゼ，③乾ガーゼの順にカバーする．

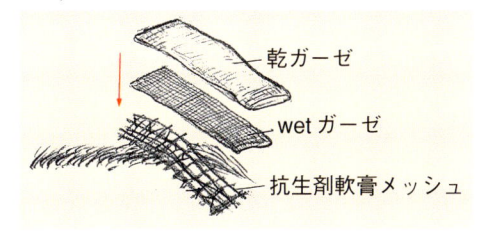

乾ガーゼ
wet ガーゼ
抗生剤軟膏メッシュ

ケース 2 鼻根部挫創（デブリードマン有効例）

Key points
① wrinkle line に沿わない外傷の処置に，部位によっては思いきったデブリードマンで水平方向の縫合線となるようにすると，著効を得ることがある．
② 鼻根部の外傷の場合は縫合線が横に長くなっても，デブリードマンをかなり大胆に行ってよい．
③ ただし，この部位は真皮縫合はしっかり行う必要がある．

A 症例の解説

16歳女性，術前．複雑な外傷であるが，この鼻根部位は，思いきって広範囲にデブリードマンを行って水平方向の線状瘢痕にすることが得策であることが多い．この部位の横方向の瘢痕は目立たせずに治療する．

図 3-3

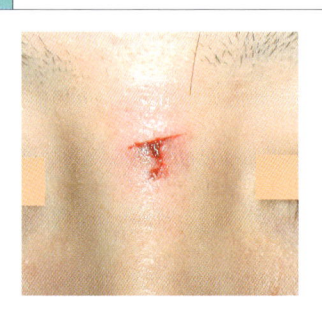

B 手術法

図 3-4

(1) 思いきったデブリードマンを実行することにした．

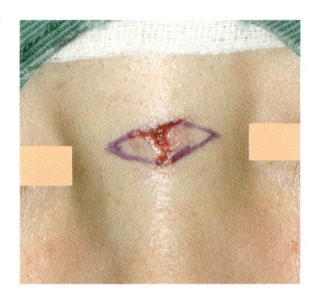

(2) 手術終了．

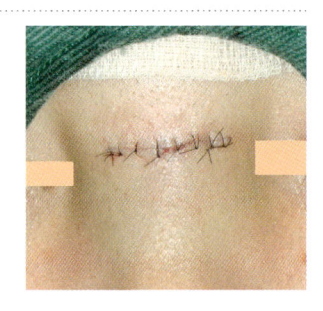

(3) 術後1ヵ月目．dog ear 形成もなく経過良好．

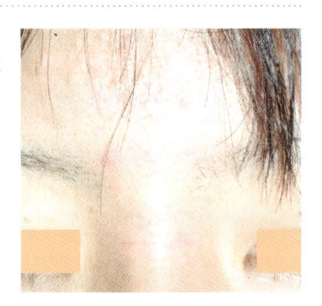

148　実際編

ケース3　瞼縁の縦方向の裂創

Key points
①瞼縁の裂創を伴う外傷では，特に瞼縁を正確に合わせることが重要．
②瞼縁部のデブリードマンを行うときには，両端とも90°に切除．
③縦方向の創であっても，できれば何ヵ所かにステップを入れて，ジグザグの縫合線となるように工夫すれば，処置はさらに完璧となる（手術法2）．
④結膜の裂創範囲が短いとき（5 mm以内）は結膜縫合を省略してよい．

A　症例の解説

上下眼瞼にわたる縦方向の裂創．

図 3-5

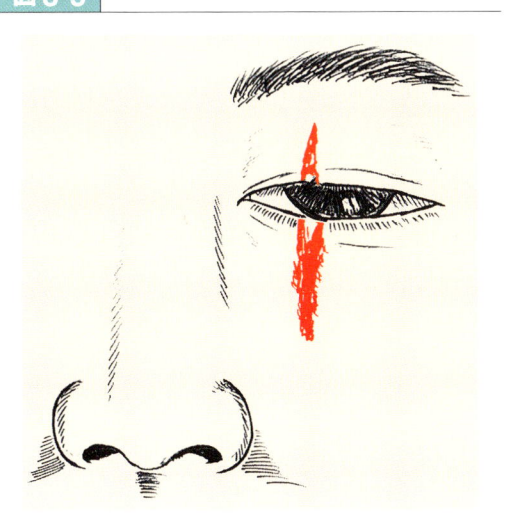

B　手術法1：デブリードマン・皮膚縫合

図 3-6

1. デブリードマン終了の状態．
   瞼縁を正確に合わせるために，まず，a の瞼縁縫合を先に行う（6-0 または 7-0 ナイロン）．その後，瞼板の引き寄せを行う（6-0 ナイロン）．

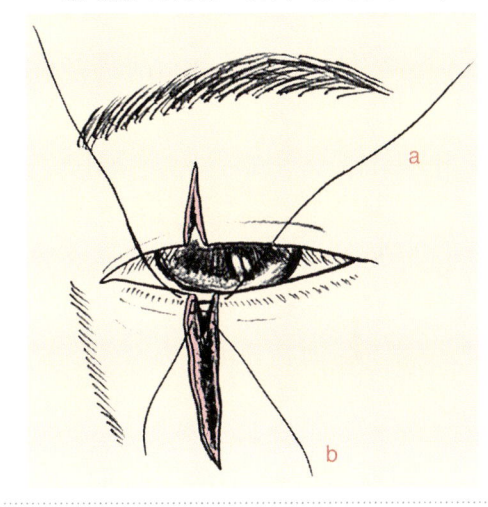

2. 皮膚縫合（7-0 ナイロン）終了の状態．
   ただし，この縦方向の縫合線は瘢痕拘縮を起こし，いずれはその瘢痕拘縮形成術（Z-形成術や W-形成術）を行う必要が生じる．

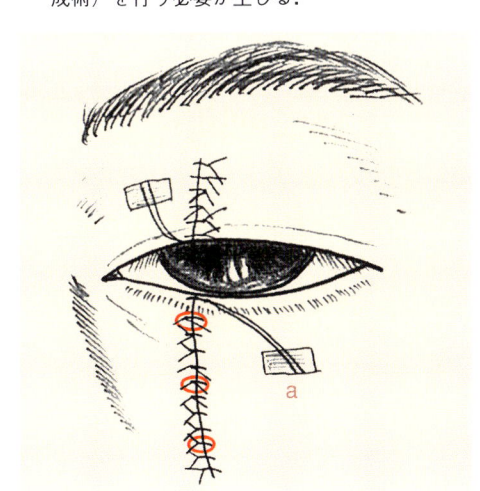

C 手術法 2：
W-形成術の応用

図 3-7

① デブリードマンの際に工夫して，縫合線が直線的にならないようにする方法．こうすると瘢痕拘縮による眼瞼のひきつれを防ぐことができる．

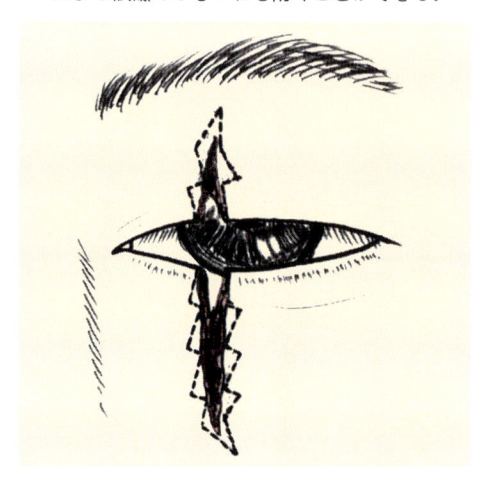

② 結膜側の断裂が長い（7 mm 以上）場合には，**結膜連続縫合（over and over 法）**が必要である（a）（6-0 ナイロン）．次に瞼縁縫合を gray line（瞼縁と睫毛の間の粘膜移行部）上に行う（b）．

③ 眼瞼部の筋層縫合は，6-0 または 7-0 程度の縫合糸で最小限に行い，皮膚は 7-0 ナイロンにて縫合する．

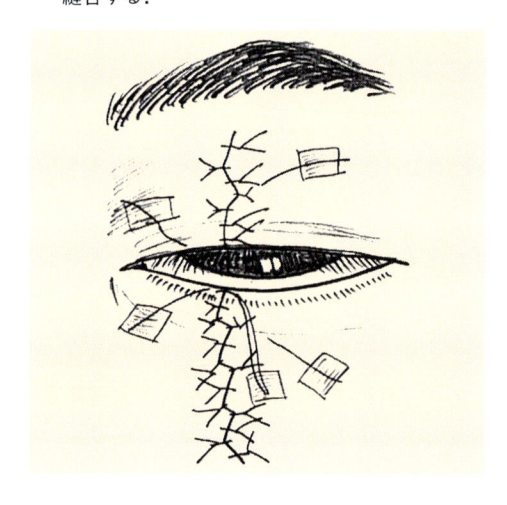

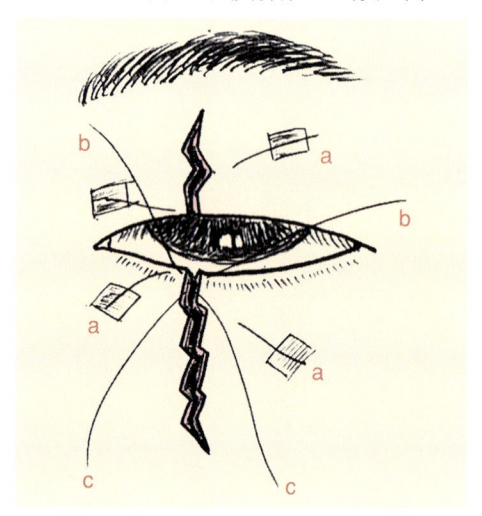

ケース4 多発剥皮創

Key points
①眼瞼皮膚が高度に挫滅を受けた状態でも，完全に皮膚が欠損していないような状態では，皮膚はできるだけ残すことに努めてみる．
②型通りのデブリードマンを行うと，眼瞼皮膚が足りなくなるので注意．
③表皮だけで残っているような場合でも捨てないでおく．

A 症例の解説

21歳男性．交通事故．フロントガラスにて受傷．

図3-8
救急車搬送時の状態．
フロントガラスによる眼瞼挫創で多発損傷のある場合，デブリードマンのことは考えずに，とにかく縫合して創を閉じる．デブリードマンをすることにこだわると，閉瞼ができなくなる可能性があるからである．

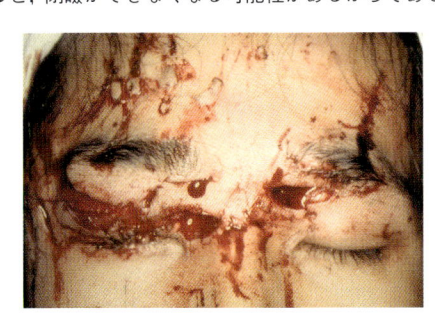

B 手術法

図3-9
1. 術後2週間目．
縫合処置をした眼瞼は皮膚欠損を生じることなく治癒した．

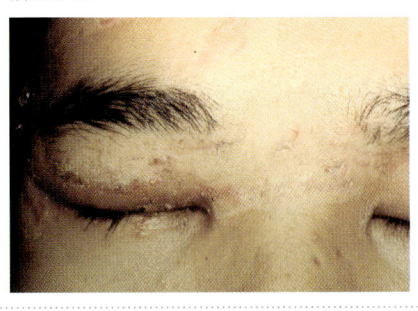

2. 術後2ヵ月目の状態．
閉瞼時ほとんど閉瞼障害なく治っている．

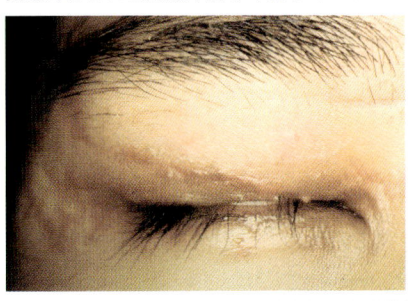

3. 術後2ヵ月目．
開瞼もスムーズにできる．

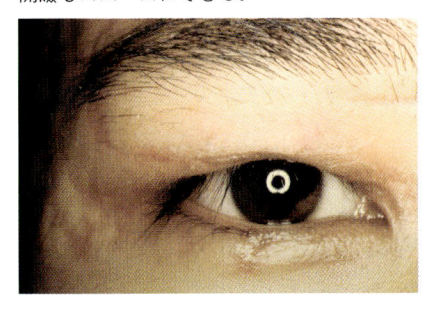

第3章　眉毛・眼瞼部

ケース5 皮膚欠損のある挫創

Key points

① 眼瞼は皮膚の絶対量に限界があるので，極力捨てずに残すこと．よほどの汚染がないかぎり残すべきである．
② 眼瞼の植皮術の最良のdonorは眼瞼皮膚である．

A 症例の解説

図3-10

皮膚欠損部分があるとわかった場合，どの部分の皮膚でカバーするかが問題である．対側の眼瞼皮膚に余裕があれば（30歳以上であれば可能），図3-11のような部位から採取するのが最もよい．もしそれが不可能なら耳介後部から採取する．

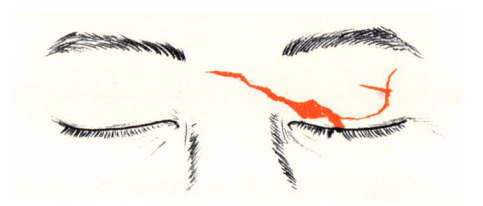

B 手術法

図3-11

① 無理なく縫合できる部位から真皮縫合，皮膚縫合をすすめて行くと，最後に内側眼瞼縁近くの部位のみ皮膚欠損が大きいことが判明した．

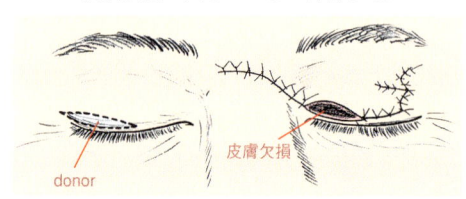

② 眼瞼部の小面積の植皮のdonorは，対側の眼瞼皮膚とすることが賢明である．狭い面積の遊離植皮でも，眼瞼部はタイオーバー固定をする．
眼瞼の場合はタイオーバー用として，7-0ブレードシルクを用いる．

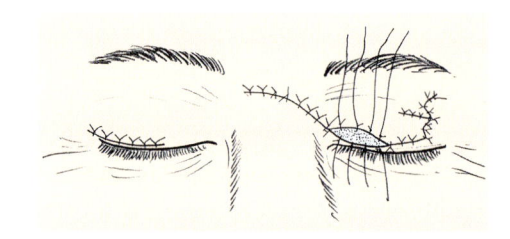

③ タイオーバー用のガーゼはソフラチュールガーゼの上に生食綿を用いるとよい．タイオーバー固定は1週間後に除去する．

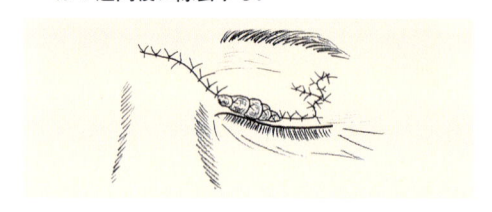

ケース6　広範囲皮膚欠損創

Key points
① 外傷の程度が強く，眼瞼皮膚の 2/3 以上が欠損しているような場合，創の修復には広範囲の植皮が必要となる．
② 眼瞼部植皮の donor（採皮部）は，原則として耳介後部に求める．
③ 耳介後部からの採皮が困難という場合は上腕内側または鎖骨上窩に donor を求める．

A　症例の解説

18歳男性．眼瞼皮膚が挫滅を受け，ほとんど剥脱されている（このようなケースはオートバイ事故がほとんどである）．

B　手術法

図 3-12

1) 左上眼瞼の皮膚がほとんど挫滅されている．
デブリードマンを行うと，上眼瞼皮膚はほとんど欠損したことになる．
"esthetic unit" の概念に従って，遊離植皮によってカバーすることにした．

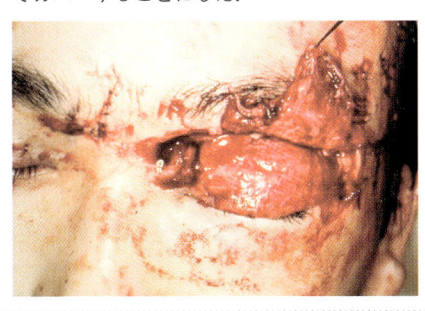

2) 術後1週間目の状態．
このケースの場合，外傷の状況（頭部・頸椎）から，耳介後部からの採皮を断念し鎖骨上窩を donor とした．

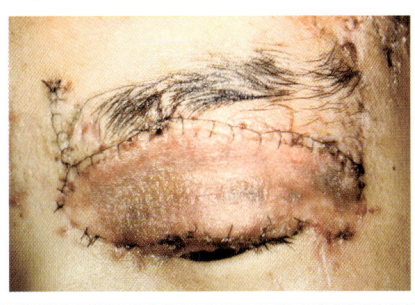

3) 術後7ヵ月目．

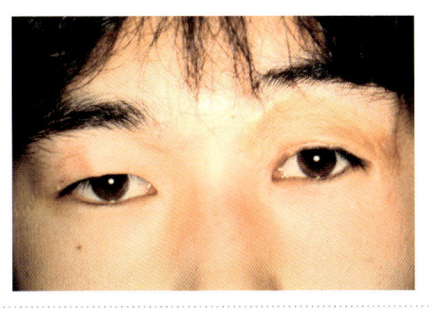

4) 植皮部の色素沈着，性状の固さに不満が残り，植皮術を再び実行することにした．

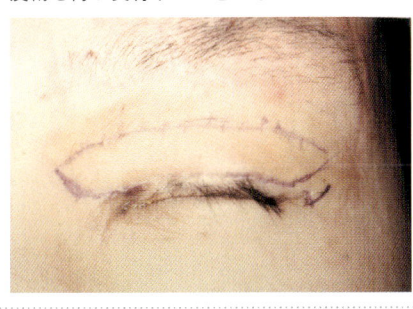

5) donor を同側の耳介後部とした．
（赤線は切除範囲，点線は皮下剥離範囲を示すが，あまり広く剥離はしない）

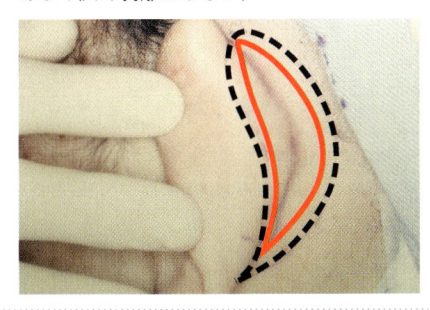

⑥ 植皮縫合終了.
切除した皮膚よりも広い上下幅の皮膚を植皮することで閉瞼を容易になる.

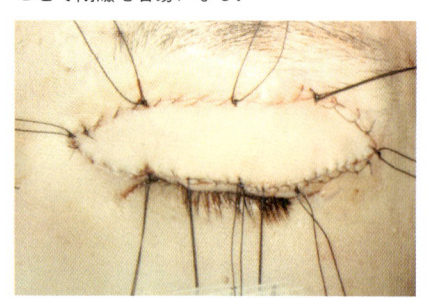

⑦ 術後4日目タイオーバー固定を除去したときの状態.

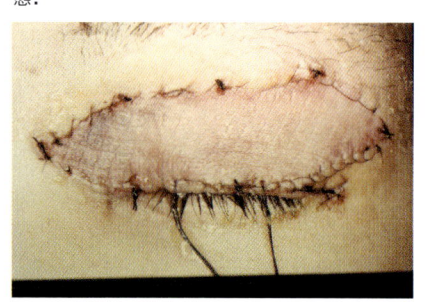

⑧ 術後2ヵ月目.
美容的な観点からすると,初回の植皮皮膚を全置換すべきであったと思う.
(しかし著者が形成外科医になって5年目の症例ゆえお許しいただきたい)

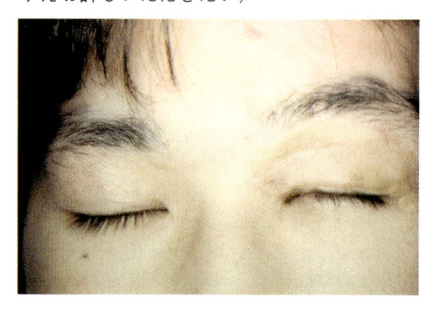

ケース7 一期的処理困難な挫滅創

Key points
① 挫滅創の面積が広い(解剖学的部位に対する比率を考慮に入れて)場合,挫滅部位は必ずしもデブリードマンを実行するべきではない.
② 挫滅創は,部位によってはそのまま痂皮形成,上皮化を待ち,二次的に瘢痕拘縮形成術を行う.
③ デブリードマンの後,遊離植皮術という手段を選択するのは,あくまで他に適切な手段がないと判断された場合に限る.

A 症例の解説

図 3-13

41歳女性.バイク運転中転倒し受傷.一部挫滅創を残し縫合処置.

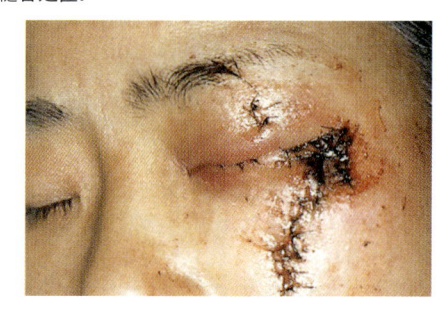

B 手術法

図3-14

① 術後5日目抜糸終了．眼瞼部は痂皮形成，そのまま上皮化を待つ．

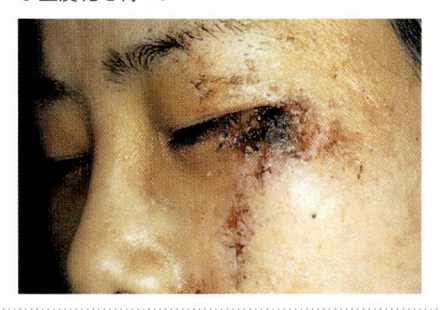

② 受傷後1ヵ月目に瘢痕形成術．こめかみ部位からのrotation flapという方法で瘢痕修正を行った．

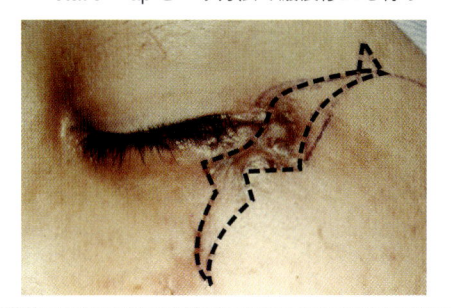

③ 手術終了時の状態．

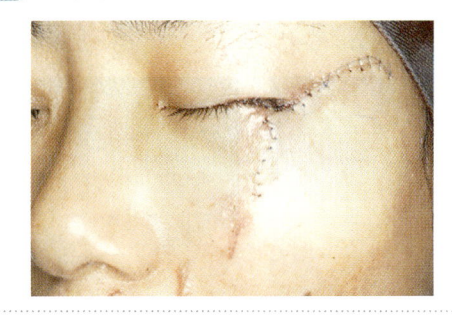

④ 術後1ヵ月目の状態．

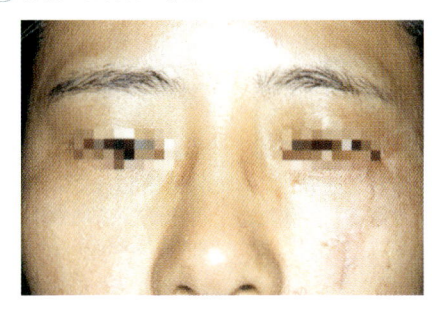

B 瘢痕

ケース1 眉毛部の瘢痕

Key points
①瘢痕による眉毛欠損を目立たなくするには，眉毛部にジグザグの縫合線ができるようにデザインする．
②縫合時には眉毛の上下方向のずれを生じないように注意する．
③眉毛部は真皮縫合をしない．

A 症例の解説

10歳女児．眉毛部挫創の縫合処置後6ヵ月経過したが眉毛の生え方が不十分ということで来院．もう一度瘢痕形成術を行うことになった．

B 手術法

図 3-15

1. 術前の状態. 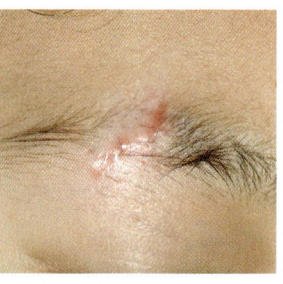
2. デザインは眉毛部に直線ではなくジグザグ状の瘢痕ができるようにした. 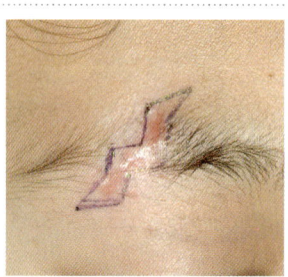
3. 皮膚切除. 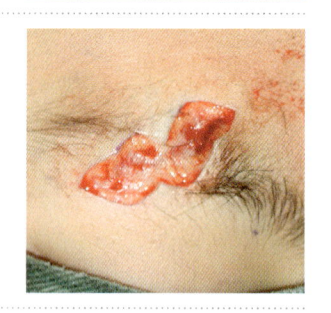
4. 皮膚のコーナー部位を真皮縫合（5-0 ナイロン）. 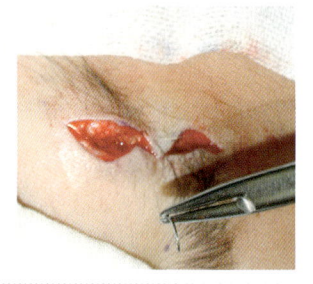
5. コーナー部位の皮膚縫合（7-0 ナイロン）. 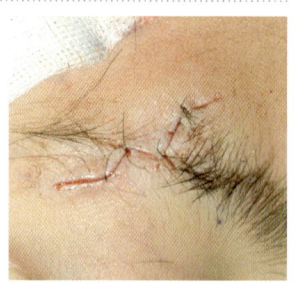
6. 残りの部位を連続縫合して手術終了. 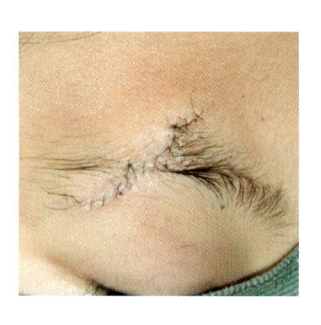
7. 術後 1 週間目抜糸終了時. 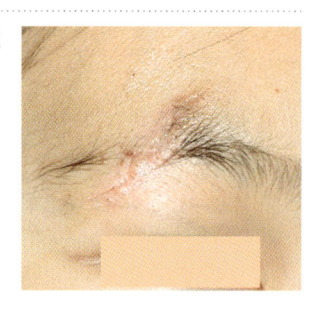
8. 術後 1 ヵ月目の状態. 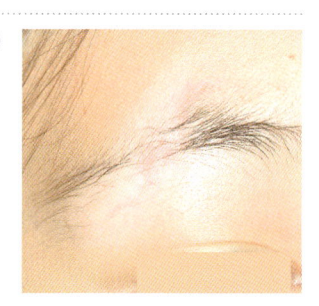
9. 術後 7 ヵ月. 瘢痕の赤味はほとんど消失した.

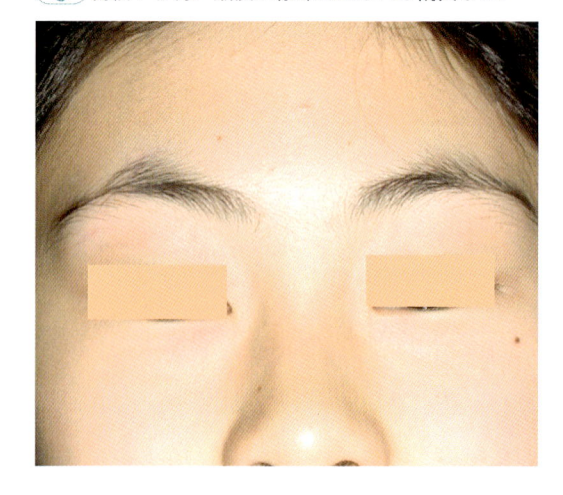

ケース 2　眉毛の外傷状欠損

Key points

① 眉毛が外傷によって欠損した場合，頭部の毛をdonorとして移植することができる．ただし，欠損部に頭皮を一塊として移植しても辺縁部分しか毛は生えてこない．したがって，植毛術は小ブロック単位で手間をかけて行わないと目的を達成できない．
② 5～6本の毛根を1ブロックとして田植え式に植毛する（minigraft）．
③ 1度の植毛術では隙間が多く残るので，2～3回の植毛術を行う必要のあることを説明しておく．
④ トレパンにて開けた穴にブロックをはめこむようにして植毛する．
⑤ 2回目からは単一植毛でよい．

A　症例の解説

交通事故による眉毛部の剥皮創で，眉毛の部分欠損が残った．

図 3-16

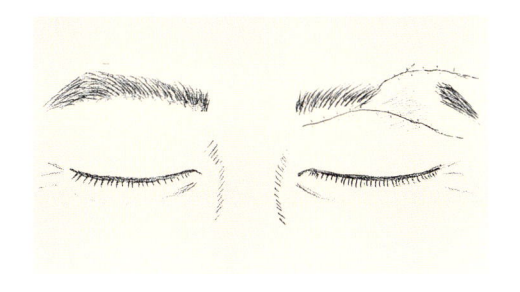

B　手術法

図 3-17

① 眉毛の欠損部に植毛術を施すことを考える．

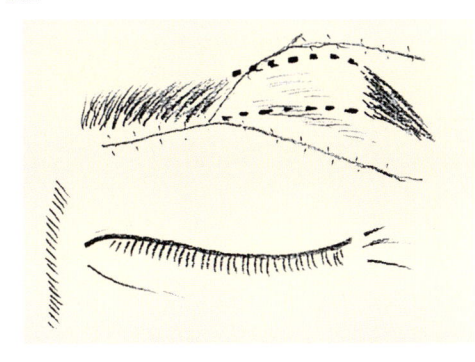

② 1ヵ所に5～6本の毛根を含んだ小片を移植する予定を立てる．

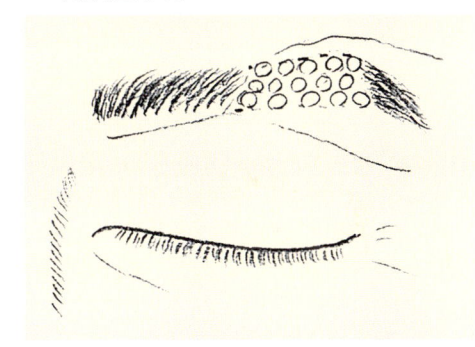

③ トレパンにて小穴を開ける．

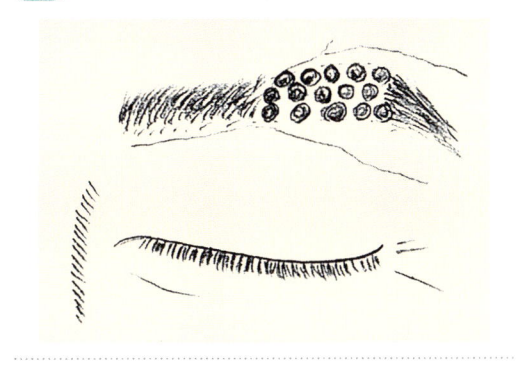

④ 小穴に毛根のブロックを埋め込むように移植する．

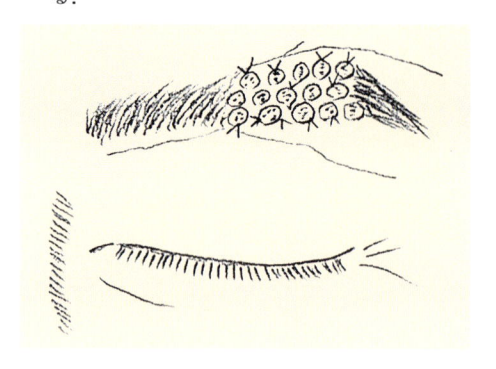

⑤ 耳介後方より，毛根を含んだ皮膚を採取する．

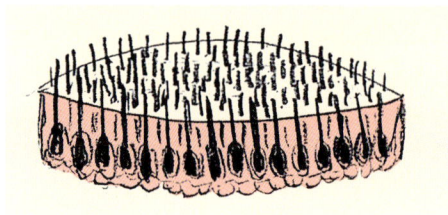

⑥〜⑧ 採取した皮膚片を細かく株分けして，minigraftができるように準備する．表皮の面積はできるだけ小さくなるように切除する．

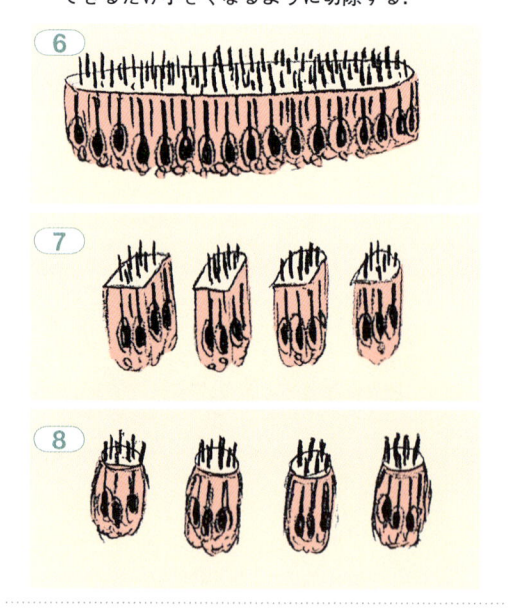

⑨ 毛根を5〜6本含んだ小片を埋め込むように移植する．
固定しにくいものは縫合しておく．

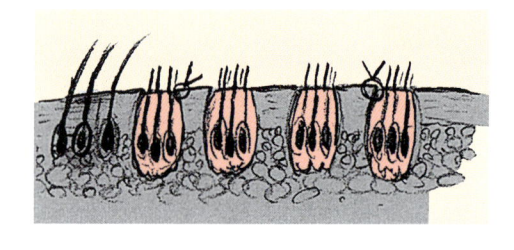

⑩ 植毛術が成功したとしても2〜3週間で毛がいったん脱失する．そして3ヵ月くらいしてようやく毛が生えてくる．

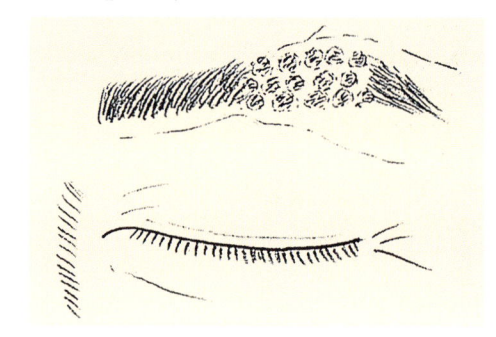

⑪ 2回目の植毛術に取り掛かる．
2回目は単一植毛で行う．
⑫ 前回と同じ方法で毛のない部分に植毛術を施す．
⑬〜⑭ 株分けした毛根と移植した状態の断面図．

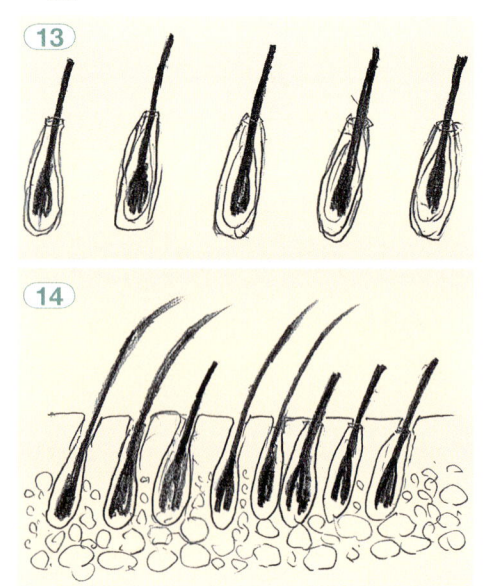

ケース 3　上眼瞼鼻根部の多発瘢痕

Key points
① この部位は原則として横方向の線状瘢痕となるように処理する．
② 小さい幅の弁状創による trap door scar はできるだけ全切除する．
③ 斜方向や縦方向の瘢痕は W-形成術で処理する．

A　症例の解説

38歳女性．フロントガラス損傷による多数の弁状創瘢痕．

図 3-18
① 術前（閉瞼時）． 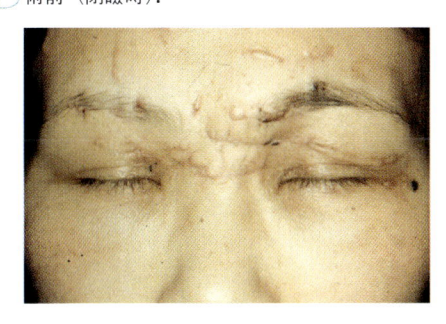
② 同じ開瞼時．

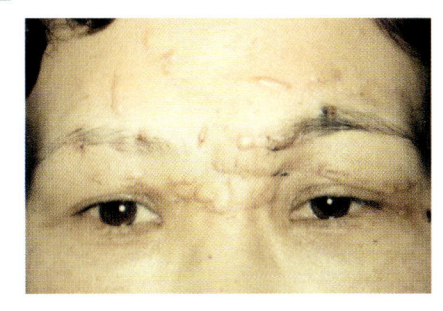

B　手術法

図 3-19
① このような幅が 5 mm 以内の trap door scar は，全切除する方針で． 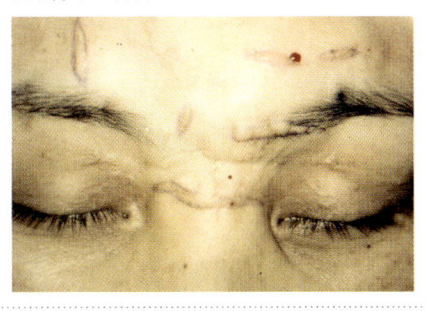
② あまりに近接した瘢痕は 2〜3 回に分けて手術． 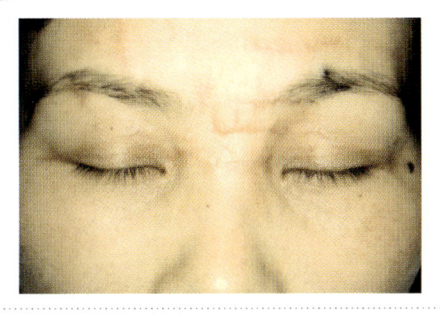
③ 3 回の瘢痕形成手術で鼻根部，上眼瞼部の瘢痕を処理できた．3 回目の術後 6 ヵ月開瞼時の状態． 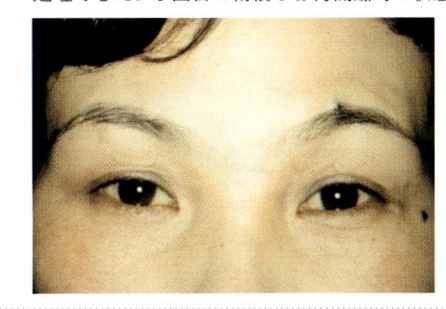
④ 同じく閉瞼時の状態．

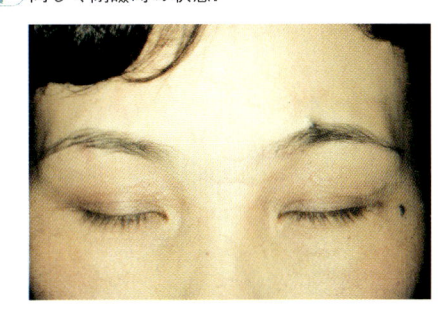

ケース4　上眼瞼の瘢痕拘縮（軽度）

Key points

① ごく軽度の瘢痕拘縮を修正する手術ほど，手術としては難しいものである．普通瘢痕拘縮の形成手術といえば，Z-形成術を考えるのであるが，小範囲の拘縮の除去にはZ-形成術ではかえって多くの瘢痕を作ってしまうことにもなりかねない．特に眼瞼のように皮膚の軟らかく薄い部位では，その皮弁移動操作は困難である．
② Z-形成術の適応といえるのは，7mm以上の瘢痕の長さのある部位と考えてよい．それ以下の小範囲の瘢痕拘縮は別の方法を考えたい．

A　症例の解説

上眼瞼部の小瘢痕による拘縮．開瞼時に重瞼線のラインが乱れたりする．

図 3-20

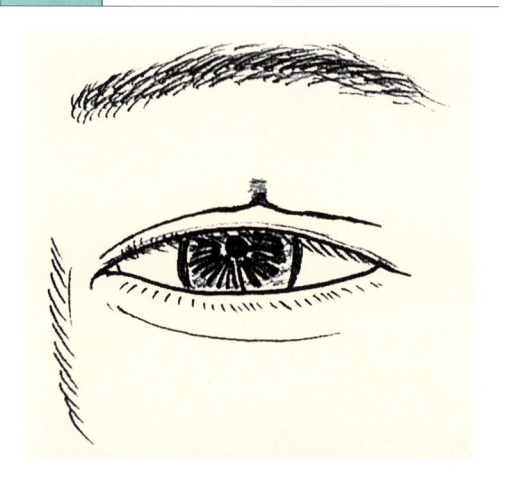

B　手術法1：紡錘状切除

重瞼線から離れた位置にある小瘢痕の場合．

図 3-21

1. 重瞼線に一致しない瘢痕がある場合には手術法3の症例のように縫合線を長くする必要はない．

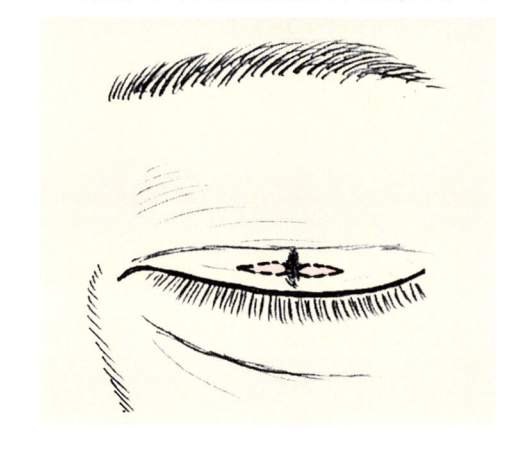

2. 皮膚のみを切除し，筋層の切除は最小限にとどめる．
縫合は1層縫合で縫合糸幅を0.5mm程度と極力狭くする（7-0または8-0ナイロン）．抜糸時には引っ張るだけで皮膚から離れてしまうような縫合の仕方がよい．

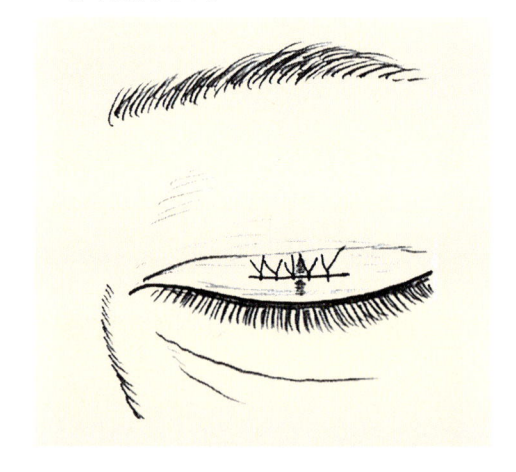

C 手術法2：Z-形成術の応用

瘢痕拘縮に対してZ-形成術を応用することは理論的に正しいことであるが，この部位は横方向に比べ縦方向に十分な余裕があるので，手術操作が非常に困難である．また，三角皮弁の起こし方の微妙な差によってかえってtrap door scarのような瘢痕となるので手術成果が全く得られないということもあり得る．7〜8 mm程度の垂直方向の瘢痕にのみ有効．

図 3-22

① 拘縮部位に対してZ-形成術を応用．

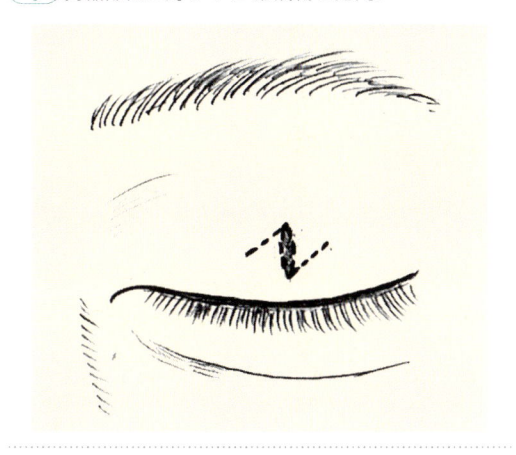

② 7-0または8-0ナイロンにて1層縫合．

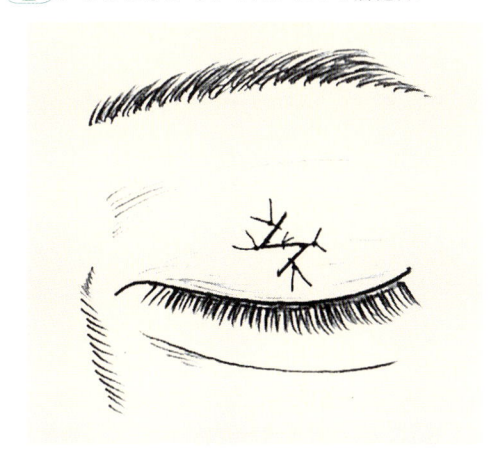

D 手術法3：紡錘状切除による拘縮の調整

重瞼線にかかっている瘢痕の場合．

図 3-23

① 車輌のフロントガラス損傷による多発瘢痕の中の1つとして，このような瘢痕拘縮は上・下眼瞼ともにしばしば見かける．
閉瞼時にはほとんど目立たない拘縮であるが，開瞼時には重瞼線の乱れとして目立つ．

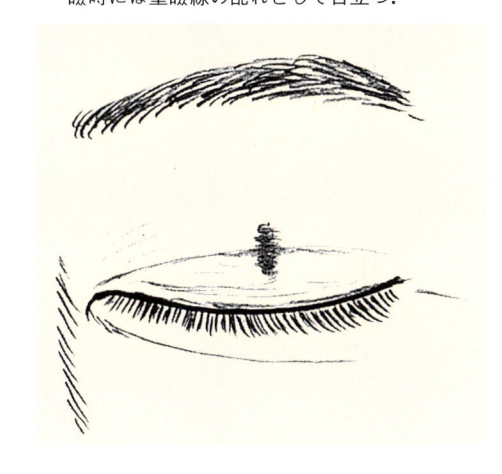

② 瘢痕が重瞼線の部位に重なっている場合，皮膚の余裕のある両サイドと瘢痕部位のバランスをとるために両サイドの皮膚を切除するという方針で局所的な拘縮を目立たなくしてしまうようにする方法．

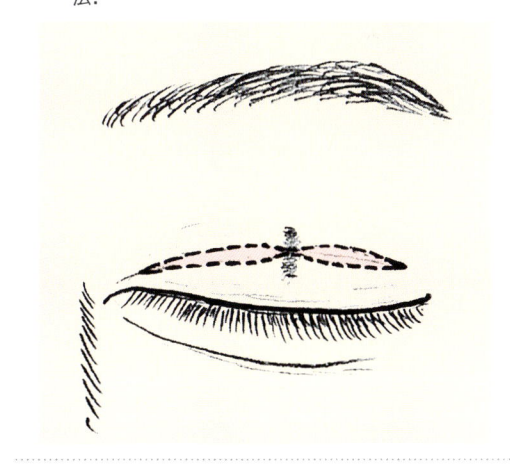

③ 一方に皮切を入れると拘縮部位は図のようにその両サイドよりも大きく開く．
この局所的に開いた状態を目立たなくするために両サイドの皮膚を切除することになる．

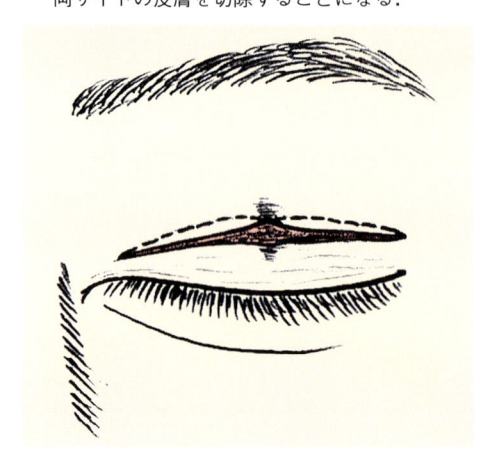

⑤ 閉創は1層縫合でよい（7-0ブレードシルク使用）が，この縫線を重瞼線（二重瞼のくびれができるライン）とする場合は，縫合糸は筋層または瞼板まで深くかける．

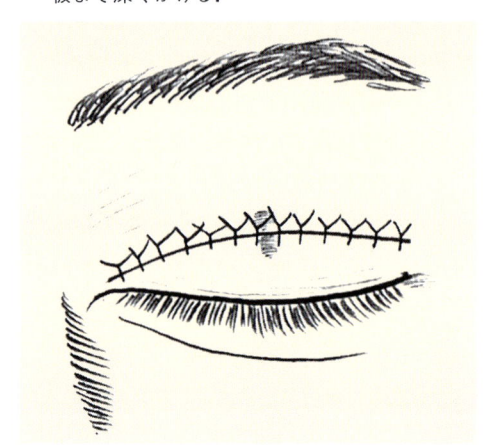

④ 予定の皮膚を切除すると，外見上どこに拘縮があるのか見分けがつかなくなる．
もし，はっきりと拘縮部位に弧状線の乱れが残っているならば，それはまだ皮膚の切除量が足りないということであるから，さらに切除しなければならない．

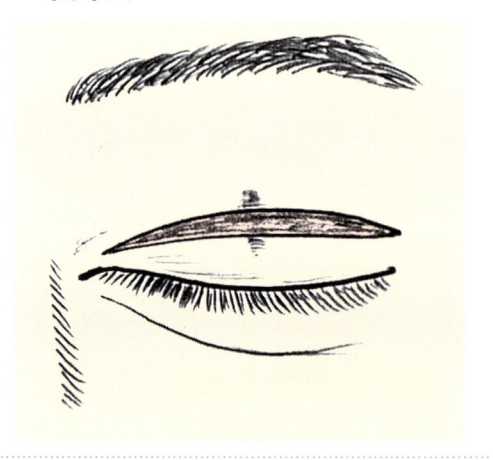

⑥ 開瞼した時に実際に重瞼線の乱れがないかを確かめておく．

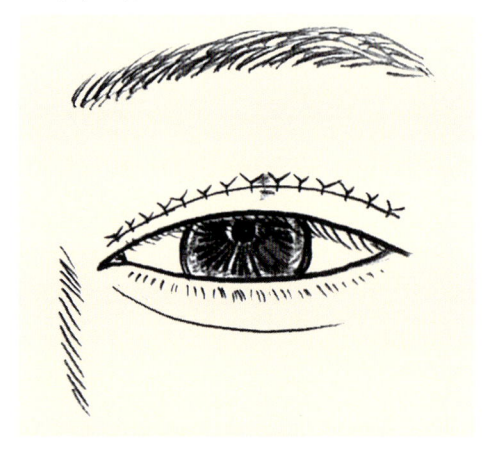

★ 瘢痕が重瞼線部位でない場合にこの方法を応用する場合は切除は皮膚だけにとどめ，縫合も浅く皮膚だけに糸をかけるようにし，くびれの線（重瞼線）がそこに出ないようにする．

ケース5 上眼瞼の瘢痕拘縮による軽度兎眼症

Key points
① 上眼瞼の閉瞼不全の改善は皮膚欠損部を他の皮膚で補充するしかない．
② 皮膚欠損を補う際の best donor はやはり眼瞼皮膚である．
③ 眼瞼は特殊な部位であるため，眼瞼に donor を求めることができれば，筋層を含んだ遊離複合移植とする．
④ 腫れぼったい眼瞼の場合，有茎皮弁として余剰皮膚を欠損部に移動する方法がある．

A 症例の解説

図 3-24

18歳男性．
内眼角寄りに拘縮あり，完全閉眼ができない．

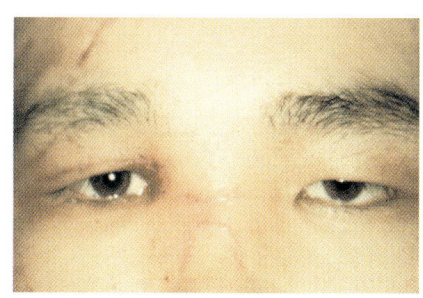

B 手術法：皮下茎皮弁法

眼輪筋を茎とした皮下茎皮弁で目的部位をカバーする方法．

図 3-25

1. まずは切開して完全に閉瞼できるまで拘縮を除去し，兎眼を解消するのにどれだけの皮膚が必要かを確認する．それで donor の皮膚面積が決まる．donor の皮切を入れた状態．

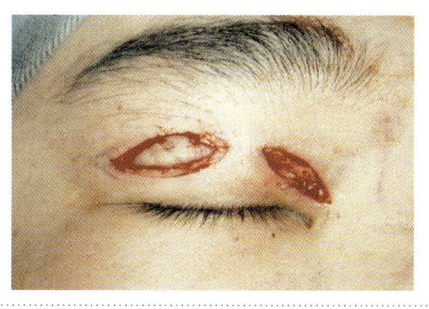

2. donor の皮膚にはその下層の眼輪筋を茎としたまま皮下をくぐらせて移動し縫合処置．

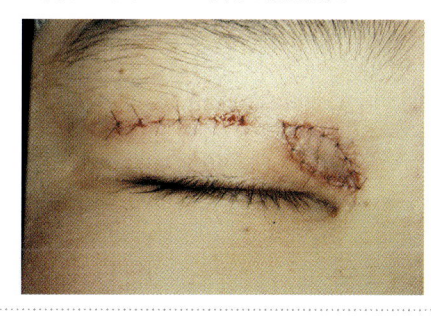

3. 術後3ヵ月目．

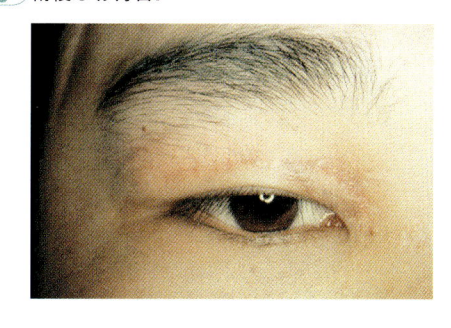

ケース6 上眼瞼の瘢痕拘縮による高度兎眼症

Key points

① 眼瞼を閉じたときに，なんらかの原因で上眼瞼が十分に下がりきらずに目を開いた状態になることを兎眼（lagophthalmos）と呼ぶ．
② 眼瞼皮膚の外傷などによる拘縮，または結膜側の炎症などによる拘縮などが原因となって生じる．
③ 上下方向の延長効果が得られる処置が必要であるため，a) Z-形成術, b) 植皮術のいずれかを選ぶことになる．

A 症例の解説

56歳男性．右眼瞼の瘢痕拘縮により，十分に眼瞼が閉じられない状態．

図 3-26

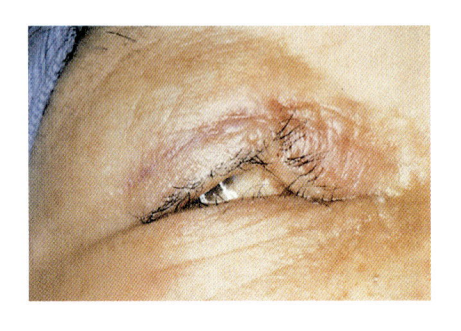

B 手術法：植皮術

図 3-27

(1) このケースでは，初期治療の際に欠損部位に植皮を施すべきであった．植皮によって，拘縮を除去することを第一に考える．
縫合瘢痕に沿ってメスを入れ，兎眼症状が解消され完全閉瞼できるところまで切開線を伸ばす．

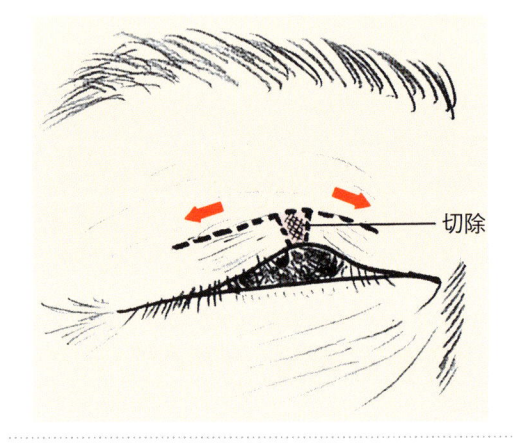

切除

(2) 瞼縁を正確に再縫合する．
生じた皮膚欠損部位に植皮術を施すことにする．
瞼縁の縫合糸は長く残してテープで固定しておく．

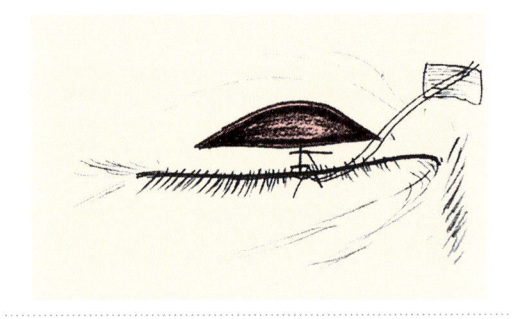

(3) 植皮皮片の縫着とタイオーバー用の糸．

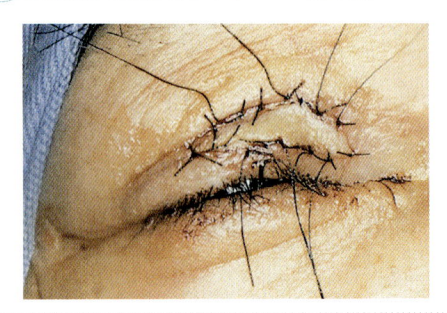

④ 採皮部は対側の上眼瞼とした．

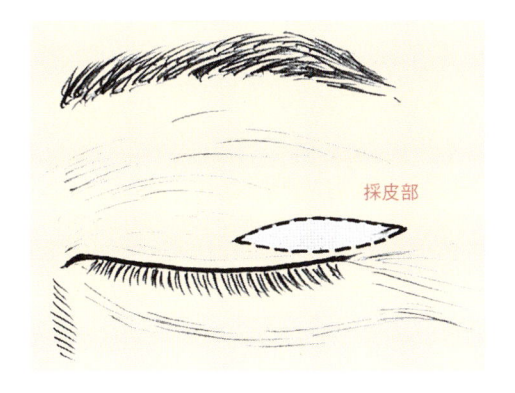

採皮部

⑤ タイオーバー固定をしたところ．

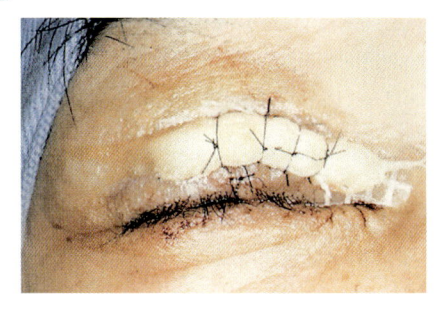

⑥ 術後2ヵ月．かなり不自然なかたちになっている．

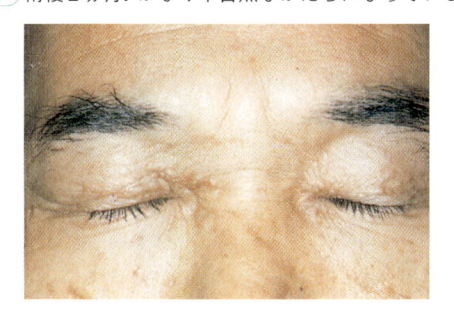

⑦ 術後2ヵ月目の開瞼時の状態．

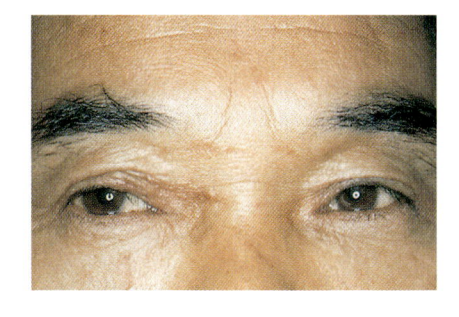

ケース7　上下眼瞼の垂直方向の瘢痕拘縮

Key points
① 眼瞼では垂直方向の挫創瘢痕が最も目立つ拘縮をきたし，閉瞼不全（兎眼）症状を呈する．
② 手術にはZ-形成術が最もその効果を発揮するが，いかに有効なZ-形成のデザインをするかがポイントであり，習熟を要するものである．
③ 長い瘢痕では複数のZ-形成術も必要となるが，W-形成のデザインも併用するとよりよい結果が得られる．

A　症例の解説

25歳男性．交通事故，フロントガラスによる多発挫創瘢痕で，特に上下眼瞼の垂直方向の拘縮で閉瞼障害が目立つ．ここでは眼瞼の瘢痕拘縮の手術についてのみ解説する．

図3-28

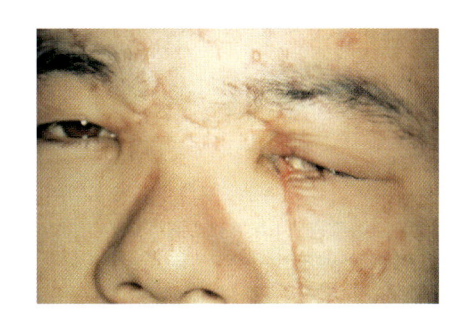

B 手術法

図 3-29

① まず最も有効な位置に大きいZ-形成を施すために下眼瞼と頬部の境界線部位にと考え，右の境界線のレベルを確認し，そこに大きいZをデザインすることにした．

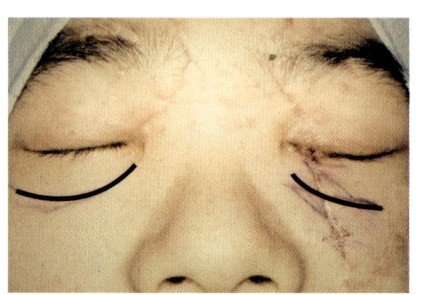

② 決定したデザインを示す．これを初回手術とした．

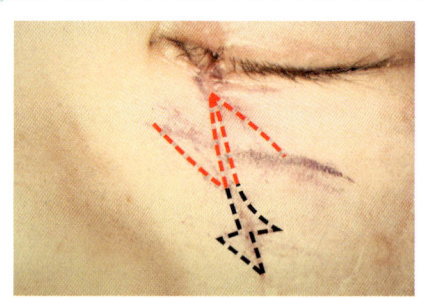

③ 2回目の手術で下眼瞼縁の瘢痕修正，ここでは瞼縁を完全に整えるために，Z-形成術を行うが，このZ-形成眼瞼が最も重要である．

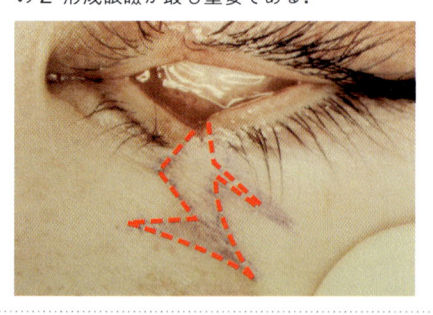

④ デザインをもとに切開し，拘縮を除去するべく皮下の瘢痕の切り離しも入念に行う．

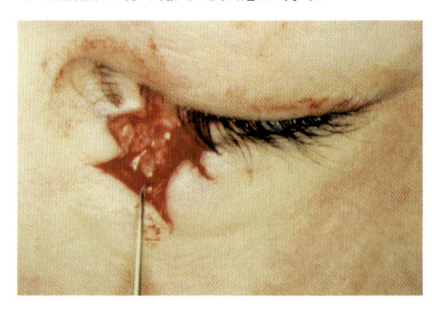

⑤ 縫合終了時の状態．

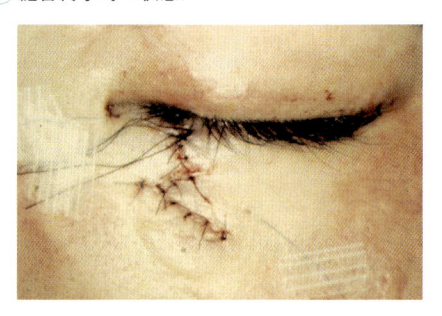

⑥ 3回目の手術デザイン，上眼瞼の瘢痕拘縮に対して瞼縁にZ-形成術を施す．

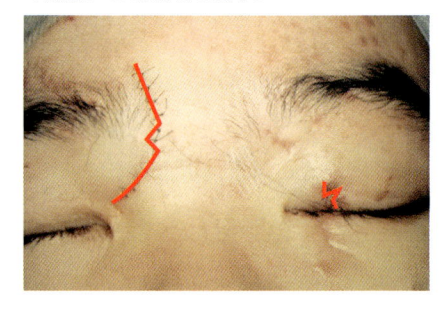

⑦ 3回目の術後3ヵ月目の状態，眼瞼の拘縮が消失し閉瞼がスムーズにできるようになった．

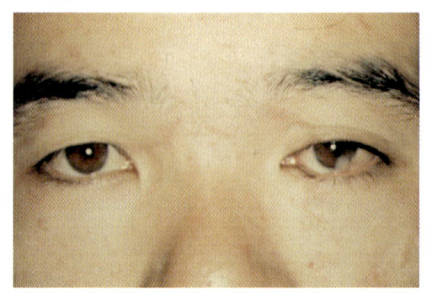

ケース8 下眼瞼の垂直方向の瘢痕拘縮による兎眼症

Key points
①眼瞼の瘢痕拘縮では，閉瞼不十分であることと，瘢痕の醜状が目立つためこれを解消しなければならない．
②瞼縁がきれいな弧を描くように整えることを最優先する．
③手段としてはZ-形成術，皮弁，植皮術を考えるが，植皮術はあくまで最終手段であり，他に方法がないかを考える．

A 症例の解説

このケースは拘縮を除去する目的で植皮術（分層植皮）を受けたが，全く改善されなかったとして来院したものである（21歳男性）．

植皮された部位は縫縮術で十分に閉じ得る面積である．

つまり先の手術では，拘縮を解消するために植皮術が行われたものと思われるが，その目的は果たされておらず，手術方法の選択を誤ったといえるであろう．

図3-30
術前兎眼状態．植皮術部位は単なる色素沈着のあるしみにしか見えないため切除し，Z-形成術によって下眼瞼の拘縮を解消する方針とする．

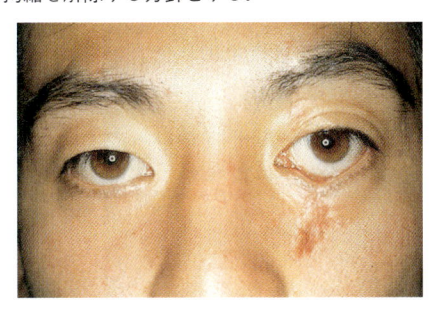

B 手術法

図3-31
① 下瞼の植皮部分の切除縫縮および瞼縁の拘縮部にZ-形成術をデザイン（植皮は不要と判断）．また，上眼瞼は瘢痕の切除とともに1ヵ所にZ-形成術を施すことで拘縮を除去する．

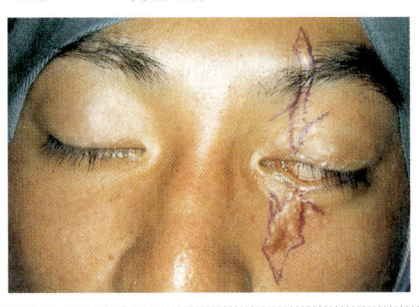

② W-形成だけでは瞼縁を整えるべく拘縮を除去するには不十分であるので，もう1ヵ所にZ-形成を施すことにする．

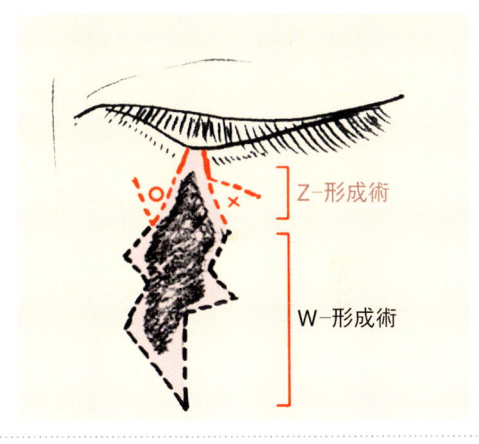

③ まず最初に眼瞼縁 gray line を確実に合わせるために6-0ナイロンにて1針縫合（結膜側は7mm程度ならば縫合はしなくともよい）程度．

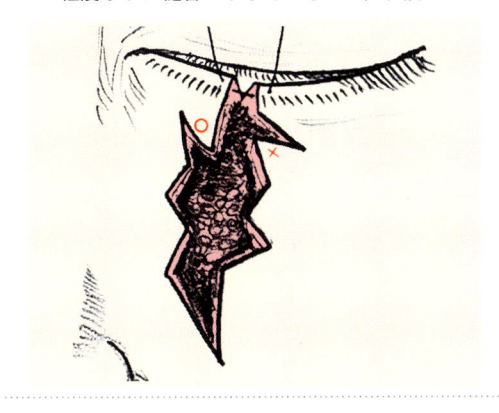

4　手術終了時の状態．眼瞼が上も下も完全に閉じられるようになっている．

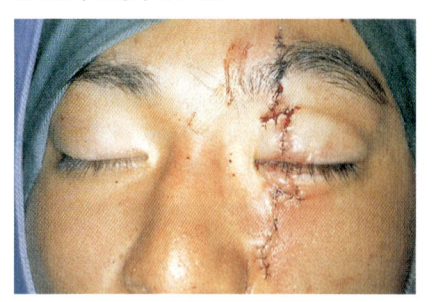

5　術後7日目，拘縮が消失し眼瞼の形状が自然な状態に戻った．前回手術の植皮は全く不要であったことがわかる．

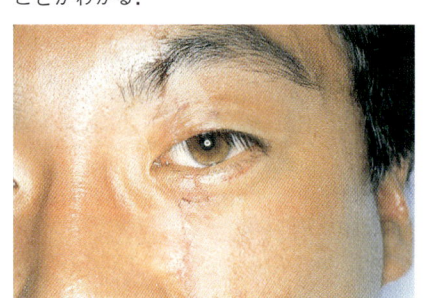

ケース9　上眼瞼の皮膚欠損を伴う多発瘢痕

Key points

① 多発瘢痕の症例の治療に当たっては，複数回の手術を要するが，患者の信頼を得るために，初回手術で明らかに改善が見られるように結果を出さねばならない．

② 眼瞼の皮膚欠損を伴う瘢痕拘縮の処置には，皮膚移植が必要であるが，best donorは眼瞼皮膚である．

③ 損傷のない眼瞼をdonorとするには，睫毛内反症，眼瞼下垂そして眼瞼除皺術など，眼瞼の手術に慣れておくと有利である．

④ 眉間，鼻根部の瘢痕形成術の場合，瘢痕の方向によって，単純切除縫縮か，W-形成術かを決めるが，どちらを選んでもよいが，確実に水平方向の線状瘢痕になるならば，W-形成術は不要である．

A　症例の解説

21歳女性．交通事故後2ヵ月目，多発瘢痕と，眼瞼の瘢痕拘縮による兎眼状態が見られる．

事故後，瘢痕に悲観して，過食症になっていた．

手術はしたいが，事故当時の縫合処置であまりに痛い経験をしたことが，トラウマになっていたのか，痛いことをするならいやだと，非協力的な態度で，家族を困らせていた．こういうケースは初回手術でできるだけ痛くないように，鎮痛剤，鎮静剤を有効に使用する．しかも最も目立つところから瘢痕修正術を始める．

図 3-32

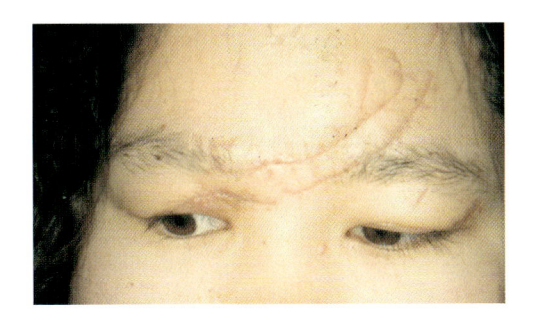

B 手術法

図 3-33

① 1回目手術，最も目立つ瘢痕に W-形成術．

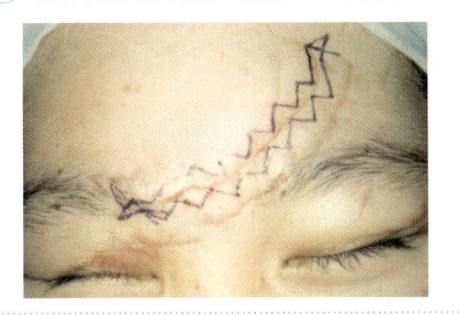

② 手術終了時の状態．

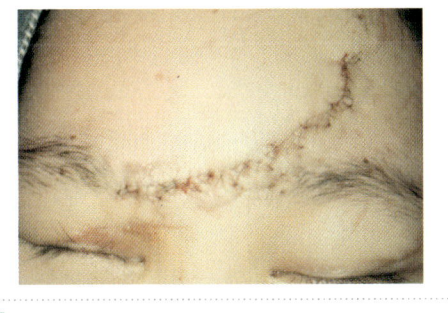

③ 術後2週間目の状態．

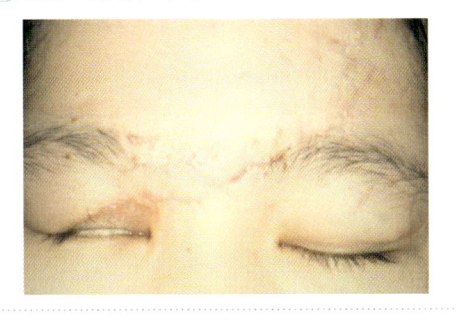

④ 術後2週間目，初回手術があまり痛くなく，結果も良さそうなので，少し信用する気になってきた．兎眼，瘢痕，腫れぼったい眼瞼，以上の状況から，反対側の皮膚を利用して兎眼を治し，同時に二重瞼にすることがベストの手術方法であることを説明し，本人，家族の了解を得る．
デザインは，左の内側部の皮膚を右の欠損部へ移植，それ以外の部位は皮膚切除して，眼窩脂肪も少し除去．重瞼術の切開法に準じて手術．

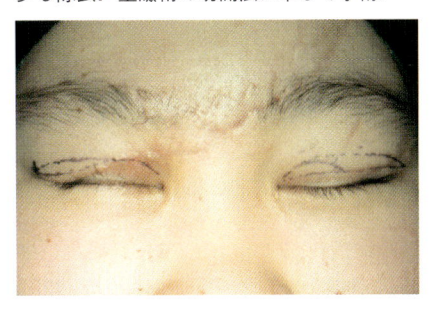

⑤ 術中，右上眼瞼の皮膚の不足部には，対側の同じ部位の皮膚を donor の皮膚として選択し（ ④ にマーキング），開瞼状態にしたところ．重瞼線の上方に皮膚移植したことになる．

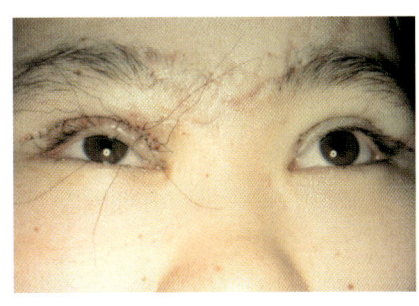

⑥ 2回目の術後6日目．この結果に患者は大満足し，その後は一転して治療に積極的となる．

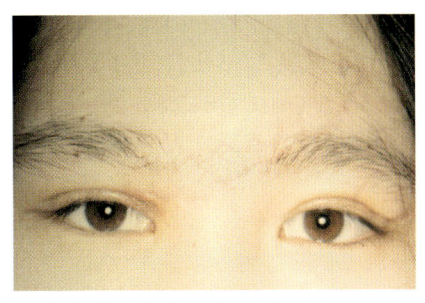

第3章　眉毛・眼瞼部

7 さらに1ヵ月後，3回目の手術，W-形成術のデザイン．

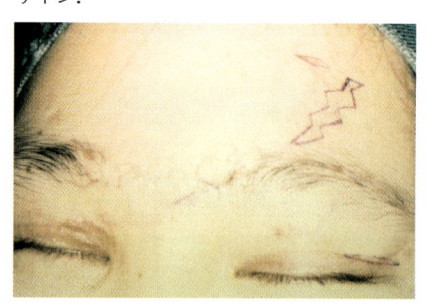

8 3回目手術終了時の状態．

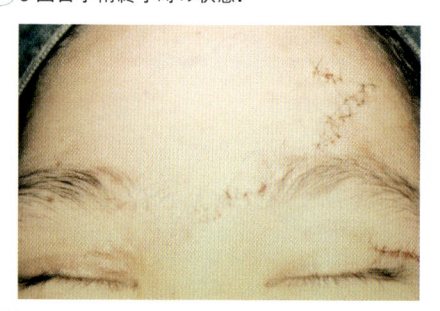

9 3回目術後1ヵ月．

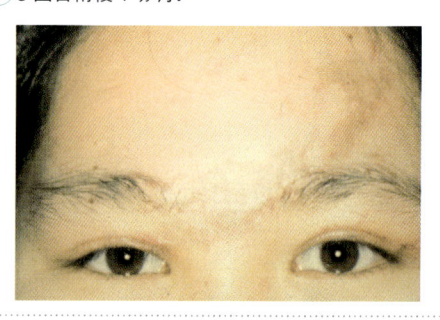

10 3回目術後1年目の状態．瘢痕はほとんど目立たなくなった．著者のアドバイスで，ダイエットも積極的に実行する気持になり，体重も初診時に比べ，15 kg 減量に成功した．

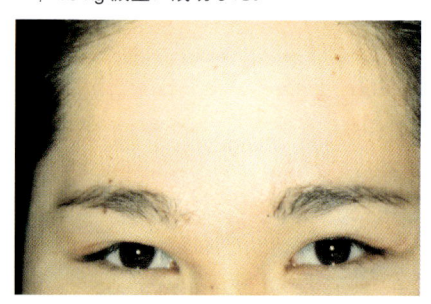

Supplement 1

ケース7の補足説明

　ケース7は実は著者が23年前に経験したものであり，まだまだ未熟な形成外科医の手術である．現在ならば，1回，2回の手術は同時に行うことにするはずである．ただし顔全体では多発瘢痕があり，その部位も同時に手術を行っているため，毎回1時間あまりの手術時間は費やして行ったものである．

　また初回に眼瞼縁に手をつけずに2回目にしたことは，頬部の方から先に拘縮を取り除き，次にいよいよ瞼縁を決める，という考えが働いたためである．現在でもあまりに激しい拘縮がある場合はこのような瞼縁を最後に処理することを考えるかもしれない．

　Z-形成術をいかに有効に用いるかを示すためにこのケースを選んだ．

Supplement 2

顔の手術に眉毛の剃毛はしない

　ずっと以前のことであるが，ある大病院に手術の手伝いに行った時のこと，眼瞼下垂の手術だったのであるが，手術室に入って患者の顔を見てびっくりした．その患者は，眉毛から睫毛まできれいに剃毛されていたのである．

　その病院では初めての手術であったため，私が「剃毛は不要」と言っておかなかったせいもあって，「一応原則通りに」剃毛しておこう，ということになったとのこと．

　「形成外科」では顔の手術でも眉毛や睫毛は剃毛せずにやるのですよ」と言ってからその後は，眉毛を剃られる気の毒な患者はいなくなったが，たとえ眉毛の部位の手術であっても剃毛はしない．

　しかし最近でも救急病院で眉毛の部位の挫創などの縫合処理の際，片方だけの眉毛をきれいに剃毛されて来られる患者はよく見かける．眉毛は生えそろうまでに結構時間がかかり，その間特に男性では見苦しい顔で過ごさなければならないのである．

　最近では，外科手術に関してでも，剃毛した方が，かえって感染を起こしやすい，というような統計も出たりしているほどであるから，剃毛を，昔からの習慣だからといって，むやみに行うのは考えものである．脳外科の手術は別格であるが，少なくとも眉毛や頭皮は，外傷処置であれば，剃毛は糸をかける範囲だけにしておくべきである．

C 皮膚腫瘍

ケース1 眉毛部の母斑

Key points
①眉毛部の母斑はほとんどが隆起性で年々増大するタイプであるため、小さい母斑の内にくり抜き切除が望ましい。
②眉毛の端部や境界部にある母斑は、まずくり抜いてから縫縮することを考える。
③眉毛途中の母斑の切除術は、縫合時に眉毛の上下方向のずれに注意する。

A 症例の解説

眉毛部にある母斑は多くが隆起性であり、増殖傾向が強い。こういう隆起性の母斑は整容的な観点からしても、"年寄臭い"イメージが強いため、ない方がよい。

切除術の基本は、まずくり抜き切除、次に毛流に垂直方向に寄せるべく皮下縫合、そしてdog earを修正するべく皮切を延長する。このとき、縫合線がジグザグになるように皮切線を工夫すればよい。

B 手術法1：眉毛の内側端の母斑

図 3-34

（1）まずホクロのみくり抜き切除して、中央部で左右を中縫いして寄せる方針で。
（➡次頁ケース2図3-37（2））

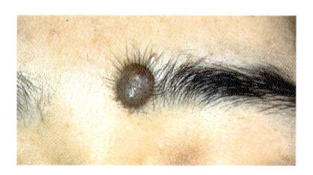

（2）dog earの処理のため皮切を延長する。

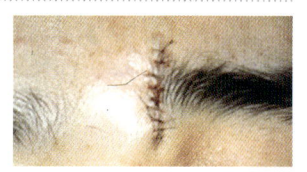

（3）術後2ヵ月目。瘢痕の長さが短くてすんだ。

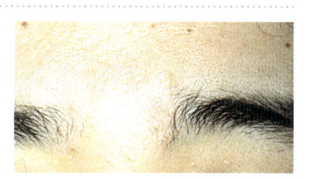

C 手術法2：眉毛上縁部の母斑

図 3-35

1. 眉毛上縁のホクロ．上縁ラインに沿った皮切デザインで．

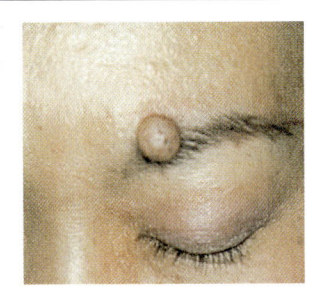

2. 眉毛上縁に沿った縫合線で縫縮．

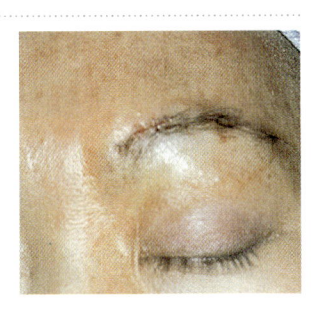

D 手術法3：眉毛内部の母斑

図 3-36

1. 眉を横断することになるホクロは，眉毛部であえてジグザグの縫合線ができるようデザインをして切除．

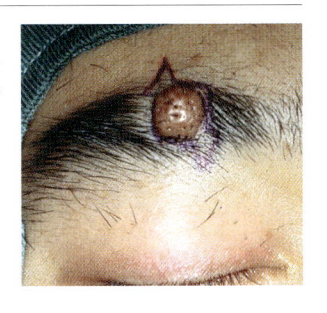

2. 縫合終了時の状態．

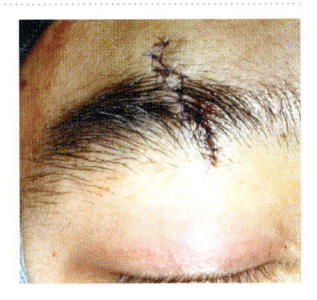

ケース2　眉間部付近の母斑

Key points
①眉間から鼻根部にかけての部位の母斑（黒子）切除術は多い．しかし上部は縦方向，下部は横方向というように複雑に皺の方向が入れ替わる部位である．
②したがって母斑切除に当たっては三叉路状の瘢痕となることも多い．

A 症例の解説

　眉間部から鼻根部にかけての母斑を切除する場合，その部位の皺の方向が複雑であるため，どの方向に縫合線ができるようにデザインするか迷う場合もある．結局は，水平方向，垂直方向，三叉路方向のいずれかに縫合することになる．

B 手術法1：水平方向の縫合線

図 3-37

1. 水平方向の紡錘状切除の方針で母斑切除．

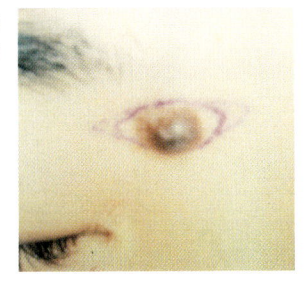

2. まず楕円形切除．次いで上下方向を寄せるため真皮縫合．その後 dog ear 修正のための皮切デザイン．

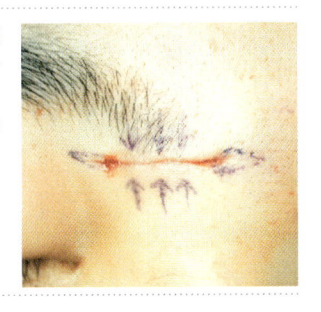

③ 中央部の皮膚縫合，dog ear の修正は最小範囲ですんだ．

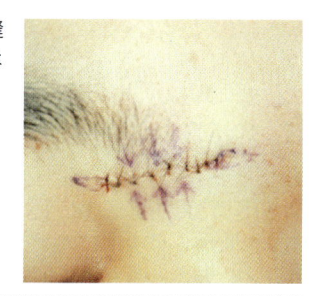

④ 術後2ヵ月目．

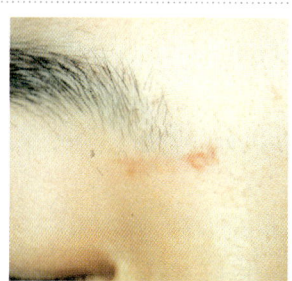

C 手術法2：三叉路方向の縫合線

図 3-38

① 術前，水平方向でも，垂直方向でも不十分と思われる母斑である．このような場合，まずはくり抜き切除して皮下縫合で皮膚欠損を縮小してから考えるという方法もある．

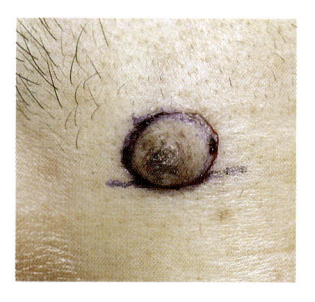

② くり抜き切除したところ．

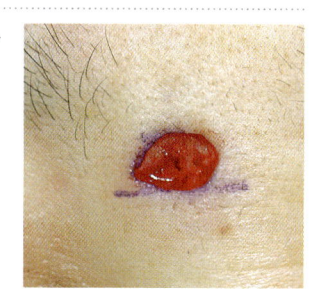

③ 真皮縫合の開始．まずは巾着縫合を5-0ナイロンで．

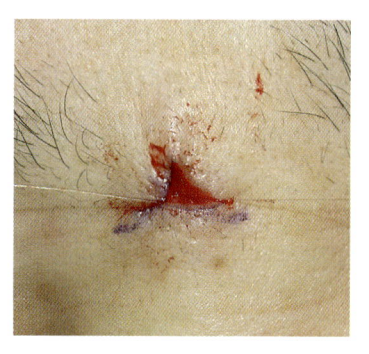

④ 縫合終了時．

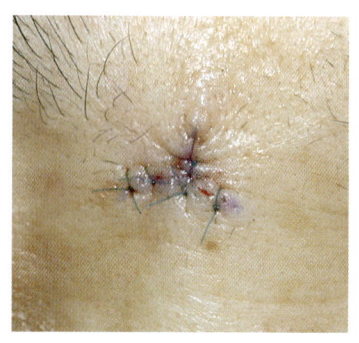

D 手術法3：皮弁による修復

図 3-39

① この部位では巨大母斑である．遊離植皮でもよいが，中央部にあり，まだ若年者（10歳）であるため，思いきって皮弁による修復をすることにした．

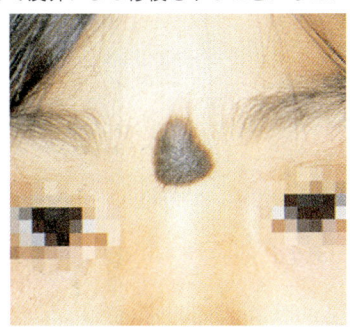

② 伸展皮弁とすることにした．単純な伸展皮弁では直線的なデザインとなるが，より目立たない縫合線となるようにし，あえてジグザグ縫合線となるようにデザインを工夫した．

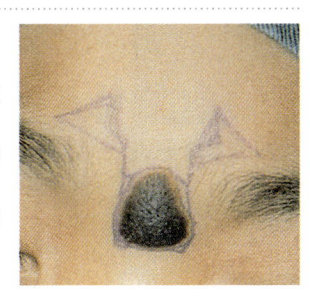

③ 縫合終了時の状態．この縫合線であれば，W-形成術による2次修正も不要である．

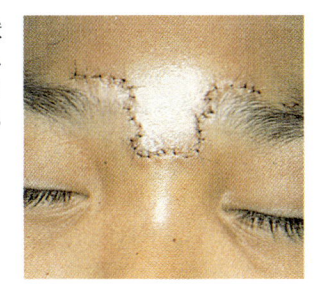

④ 術後1ヵ月目．しっかりとテーピングもしておりすでに瘢痕は目立たなくなりつつある．

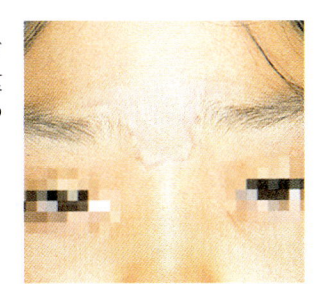

ケース3 上眼瞼の母斑

Key points
① 縫合線はすべて皺の方向を向くように水平方向に縫合する．
② 上眼瞼皮膚は眉毛下方のうぶ毛の生えている真皮層の厚い部位と，その下方の真に眼瞼部というべき薄い皮膚の部位とに分かれる．眉毛下部は腫瘍・母斑の除去後中縫い，つまり真皮縫合をするが，薄い皮膚の眼瞼部位は，中縫いをしないこと．糸のしこりが目立つだけである．皮膚縫合のみできれいに治癒する．
③ 直径が3mm程度（切除すべき皮膚の長径が5mm以内）の母斑の場合は，「くり抜き縫合法」でよい．眉毛下部では1針でも皮膚縫合する．
④ さらに大きい母斑の場合は，「くり抜き半寄せ」にとどめ，無理に閉創することにこだわらない．
⑤ 眼瞼皮膚はケロイド体質の場合でも，皺に沿った横方向の瘢痕であれば，ケロイドになりにくい部位である．
⑥ 皮下腫瘍の摘出術は縫合線が自然皺襞の方向に沿うように注意する．

A 手術法1：いろいろな部位の母斑切除

図 3-40

① A；眉下部位の母斑，原則通りの紡錘状切除，真皮縫合，皮膚縫合を行う．
B；3mm以下の小母斑であり，「くり抜き縫合法」でいく．
C；普通の紡錘状切除，皮膚縫合で，中縫いは不要．
D；とくに薄い皮膚の眼瞼部位では皮切を遠慮すると dog ear を作る原因となるため，横方向に十分長い紡錘状切除をすべきである．

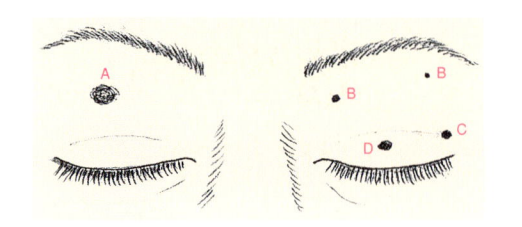

② 皮切したところ．AとDの紡錘形の違いに注意．（Dの方が横に細長い）
母斑を切除し，縫合にとりかかる．Aは真皮縫合（6-0ナイロン），Bは皮膚のみをかけて縫合する（7-0ナイロン）．

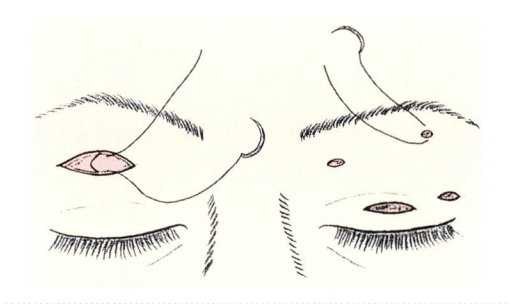

③ 皮膚縫合を終了した状態．

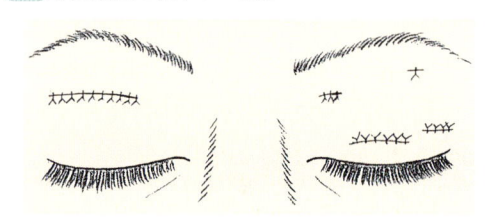

B 手術法 2：重瞼線に一致しない部位の母斑切除

図 3-41

① 17歳女性．上眼瞼の母斑．

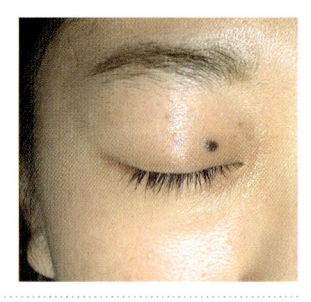

② 紡錘状に切除するデザイン．

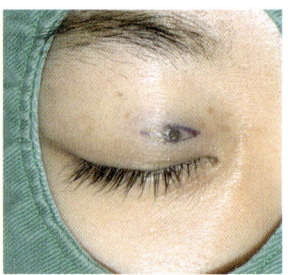

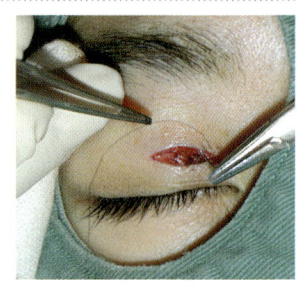

③ 皮膚縫合のみの一層縫合．
(★重瞼線に一致しないケースでは，その縫合線に重瞼線のようなくびれができないように，皮膚に対して垂直方向の瘢痕拘縮が生じない配慮が必要．それは皮膚縫合時に針を深く通さずに浅くかけるだけにすることである)．

④ 縫合終了（7-0ナイロン）．

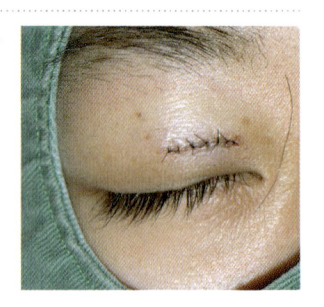

C 手術法3：内眼角近くの大きい母斑

図 3-42

① これだけ大きい母斑を持つのは中高年者がほとんどであるため，周辺の皮膚にはかなりの余裕がある．
ひとまず**母斑部分を周囲の移行部を含めてくり抜き切除する．あとは寄せ得る範囲で縫い寄せするという方針**とする．

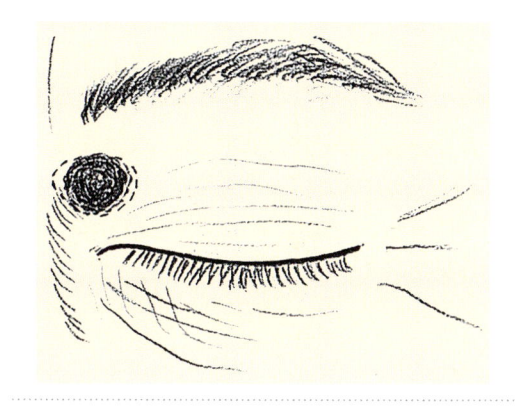

② くり抜き切除した状態．
外側の方を切除延長し，閉じ得る範囲は閉じる方針で．

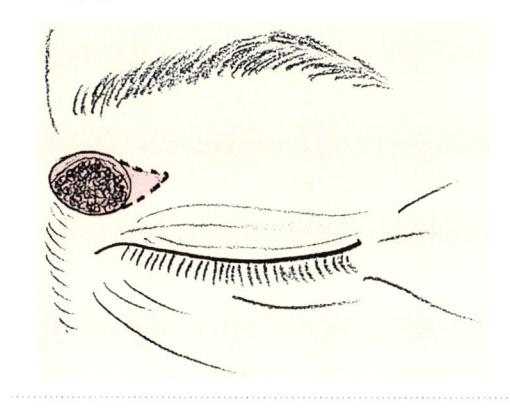

③ 内側半分は半寄せにとどめる．外側は寄せ切った状態で手術を終了．皮下縫合は内側で1針かけてある程度皮膚欠損面積を縮小したい（5-0）が，慣れていなければしなくてもよい．

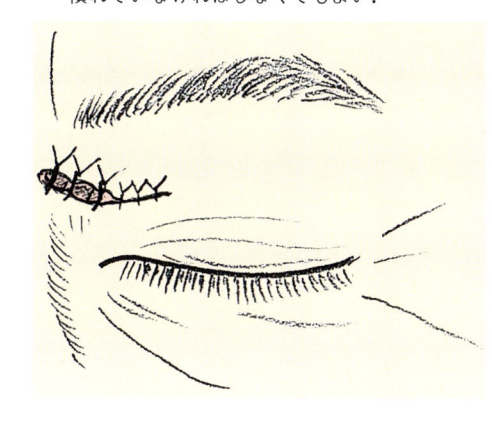

④ 抜糸終了時（約1週間後）の状態．
手術終了時の半寄せ状態の skin gap よりも皮膚はよく接近して治癒している．
（★母斑の周辺皮膚にはかなりの余裕があるのである．別の観点からすると，母斑（黒子）は正常皮膚を押しのけて増大するために，周辺皮膚はかえって縮められているため，術後はよく接近しやすいという考え方がある）．

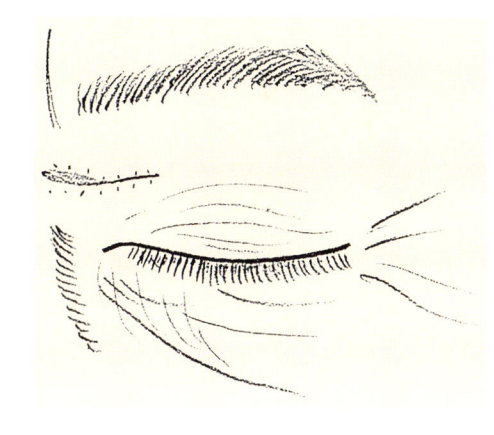

D 手術法4：外眼角部付近の粉瘤

図 3-43

①31歳男性．左外眼角部の粉瘤．

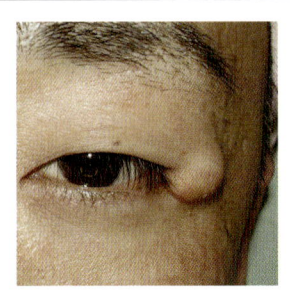

②粉瘤の発生源である毛穴を見つけ，それを含む余剰皮膚を紡錘状に切除するべく皮切のマーキング．

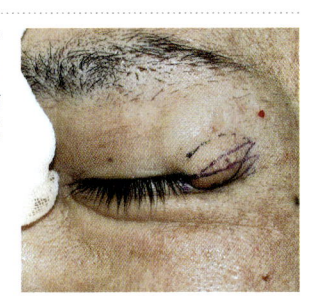

③ほとんど全体像が見えるところまで出た．

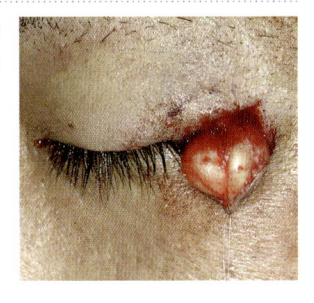

④縫合終了．ドレーンを入れて翌日抜去する．

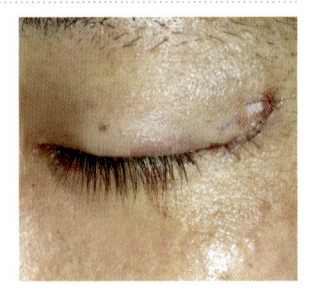

ケース4　上眼瞼縁の母斑

Key points

①上眼瞼縁の母斑は，悪性の可能性がないと判断できれば，余程大きく（4 mm 以上）ないかぎり，完全切除して根治するよりも，隆起部位を焼灼して平坦化するだけにとめる方針でよい（何年かしてまた増大してくれば，また同じ処置をすればよい）．

②悪性化を気にして完全切除を希望する場合は，楔状切除して，結膜部位まで正確にあわせるようにして瞼縁を縫合する．

③楔状切除した場合，上方は横方向の縫合線になるように，処理する．

A 症例の解説

瞼縁の母斑の切除術では，根治術か，簡便法のいずれの方法を選択するかに尽きる．それには悪性化の疑いがあるか否か，患者自身が根治術にどれだけこだわっているかによって手術法を選ぶことになる．

B 手術法1：簡便法

図 3-44

①40歳女性．上眼瞼縁の母斑．増大し，瞼縁の輪郭のラインを乱すようになってきた．

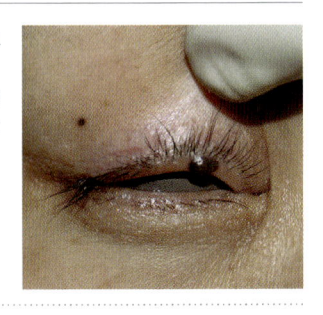

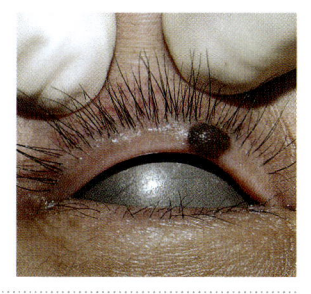

② 瞼縁に限局している程度の大きさで、悪性化の気配がない母斑であれば完全切除しなくても、焼灼法のみで平坦化させるだけにとどめておくのも一法である．

③ 電気焼灼器（パクレン）にて焼灼．

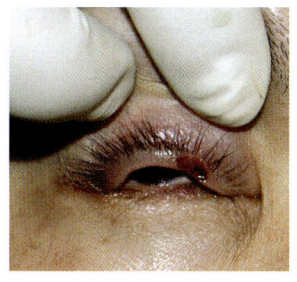

④ 瞼縁の輪郭も正常に戻っている．(★母斑の根治とはいえないが，術前の大きさまでに再発するのに5年から10年かかるとすれば，この方法はdown timeがないという点で採用の価値がある)．

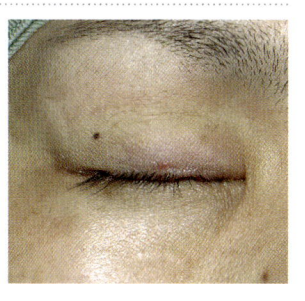

C 手術法2：根治術

図 3-45

① 35歳女性．上眼瞼縁の母斑．

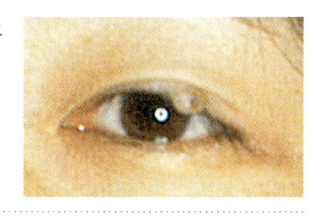

② 術前，皮切線．

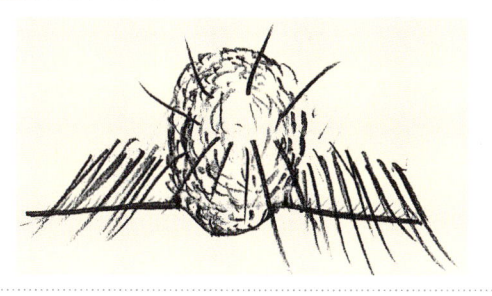

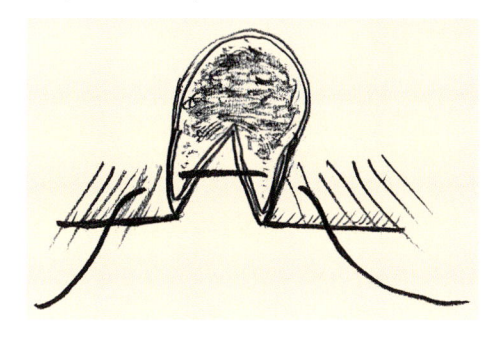

③ 結膜側も楔状切除したが，5mm程度の長さであったため，瞼縁の縫合のみに止めることにした（6-0ナイロン）．

④ 睫毛上縁を越えたところで，水平方向の縫合線になるよう紡錘状に皮膚切除．

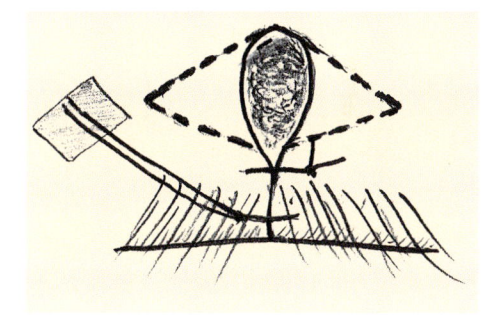

⑤ 縫合終了．

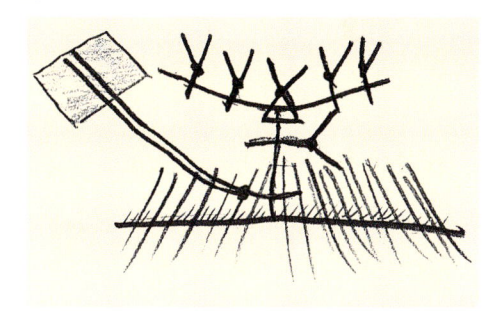

⑥ 上方の横方向の縫合線は，重瞼線に沿っていることが理想的．

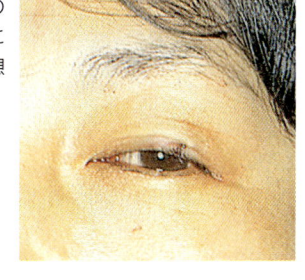

第3章　眉毛・眼瞼部

ケース 5　眼瞼黄色腫

Key points
① 黄色腫は高コレステロール血症の人に生じる，コレステロールの皮膚沈着症である．黄色腫ができやすい眼瞼皮膚には薄く，ちりめん皺が密集しているという特徴がある．
② ほとんどが，中・高年で女性が多い．上眼瞼のみならず下眼瞼にも発生する．まず上眼瞼内眼角部付近に発生し，その後，下眼瞼内側，次いで外眼角付近にも発生することがある．
③ 紡錘状切除が原則であるが，大きさによってそのデザインを変えて，術後の醜状を招くことのないようにする．
④ 黄色腫のできる人はたいていが眼瞼皮膚にたるみの多いのが特徴的であるので，ケースによっては上眼瞼の皺取りを兼ねることもある．

A　手術法 1：小さい黄色腫の場合

図 3-46

① 43 歳男性．両上眼瞼の黄色腫．形状に従って紡錘状切除．

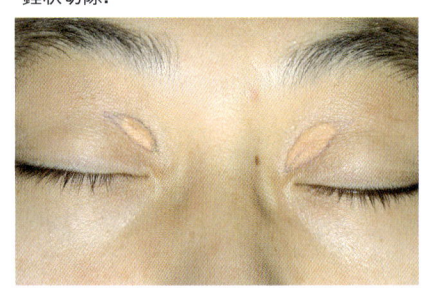

② 切除縫合終了．

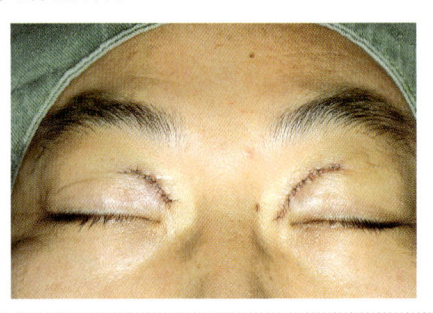

③ 開瞼時の状態．
縫合線が重瞼線にならないように皮膚縫合．

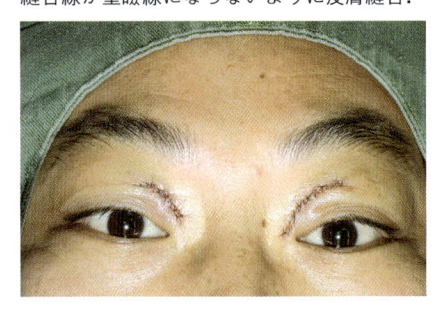

B　手術法 2：巨大な黄色腫の場合

図 3-47

① 55 歳女性．長年放置された黄色腫．術前の状態．

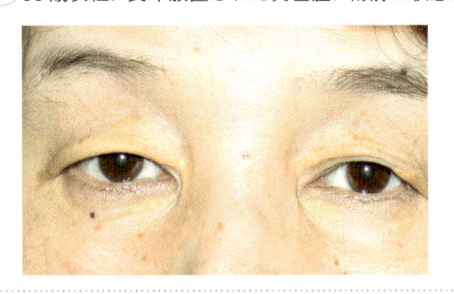

② 術前，閉瞼時．
放置するとこのように増殖拡大するという好例．

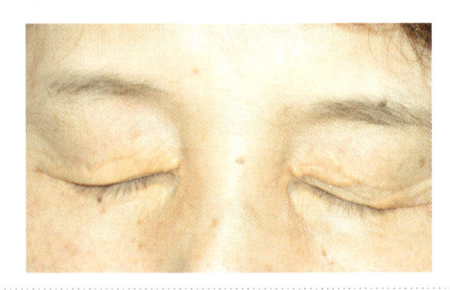

③ 皮切のデザイン．
完全切除よりも，たるみを取ることを優先する．

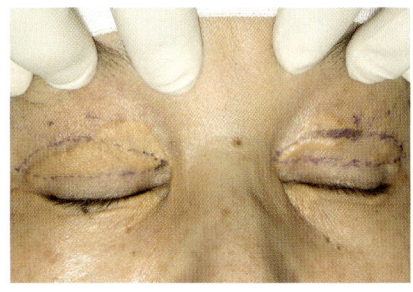

④ 縫合終了時．

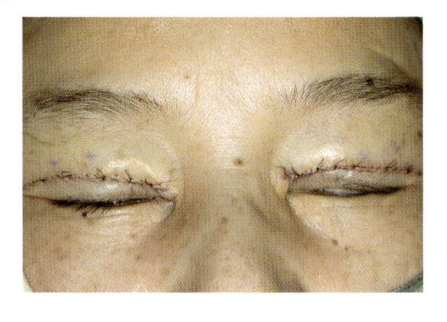

⑤ 縫合終了時開瞼状態．

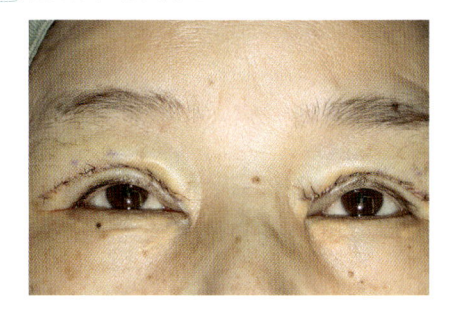

⑥ 術後1週間目．抜糸終了時の状態．
（★上眼瞼部の黄色腫はさらに二次手術で切除可能と思われる）．

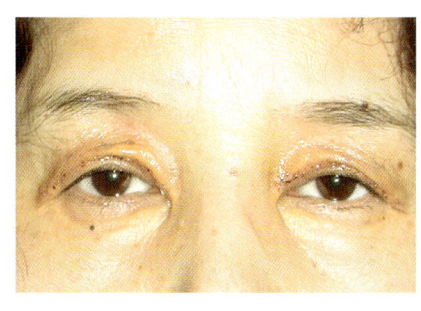

ケース6 内眼角部の母斑

Key points
① 内眼角部の母斑は原則として切除後，水平方向に閉じる．
② 母斑が中等度に大きく，完全に縫縮してしまうと瞼縁の変形や拘縮が目立つ場合は"くり抜き半寄せ法"にとどめる．
③ 最初から完全縫縮は考えられないような母斑の場合は，耳介後部からの全層植皮で皮膚欠損部をカバーする．

A 手術法1：縫縮法

図 3-48

① 33歳女性．目頭部位の巨大母斑．術前，まずはくり抜き法にて全切除．

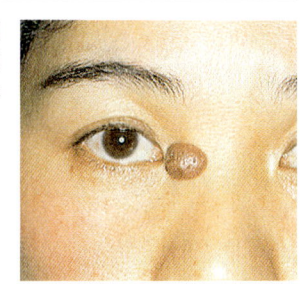

② 水平方向に縫縮するべく，dog ear の修正も行いながら縫合する（真皮縫合 5-0，皮膚縫合 7-0）．

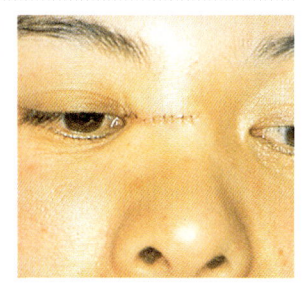

B 手術法 2：植皮術

図 3-49

1) 12 歳女性．内眼角部位の大きい母斑．
（この大きさになるともはや皮弁などを考えるよりも、遊離植皮を施す方が単純で better である）．

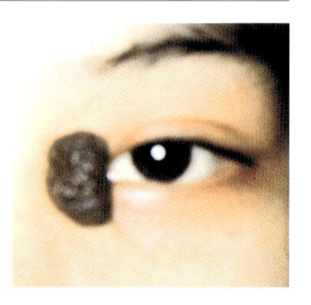

2) 植皮面積が少しは狭く済むように一部縫縮する工夫も．

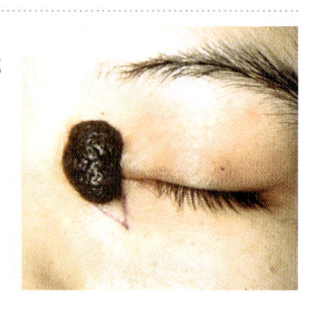

3) 植皮弁の縫着終了．
（内眼角部は可及的にジグザグラインとなるように）．

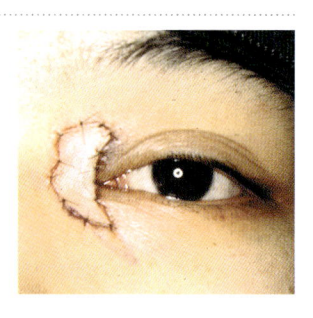

4) 術後 1 ヵ月目の状態．

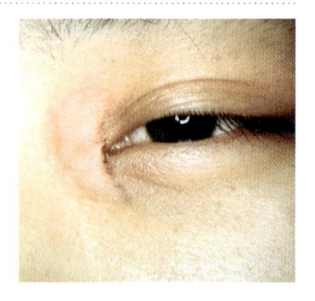

ケース 7　下眼瞼部の母斑・皮膚腫瘍

Key points
① 下眼瞼部の皮膚腫瘍を切除する手術は，眼瞼周囲で最も慎重に行うべき部位である．
② 不注意な切除は，瘢痕が目立ったり，兎眼変形をきたす危険性があるからである．
③ 手術の原則は基本通り大きさによって，切除，縫縮，皮弁，植皮の方法を使い分ける．

A 手術法 1：単純縫縮法

図 3-50

1) 25 歳女性．下眼瞼の母斑．下眼瞼の瞼縁近くの母斑．

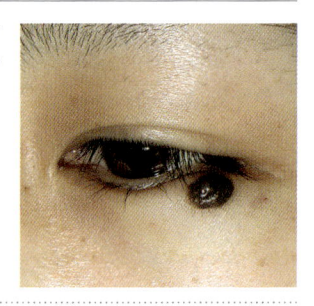

2) 紡錘状切除．単純縫縮法でいけると判断．

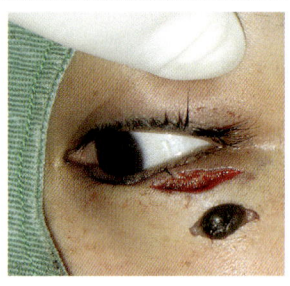

3) 縫合終了時の状態．

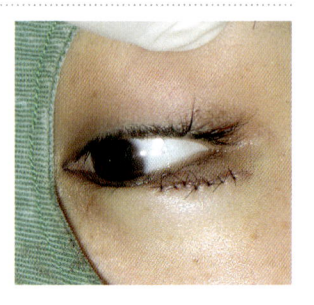

B 手術法2：V-Y皮弁法

図 3-51

1. 20歳女性．下眼瞼外側部の母斑．下眼瞼目尻の大きい母斑．

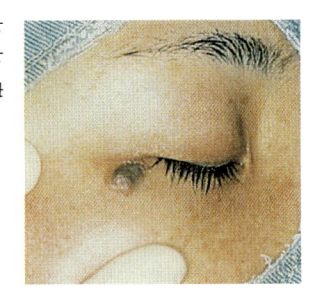

2. 年齢が若いため単純縫縮では引きつり感が強くなりすぎると判断して，皮下茎皮弁（V-Y皮弁法）で処理することにした．

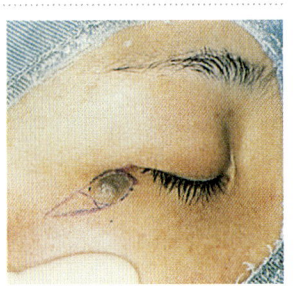

3. 縫合終了時の状態．（★皮膚欠損をカバーする皮膚の面積としては，少し小さいのであるが，これで十分に拘縮を招かずに欠損部を被覆できている）．

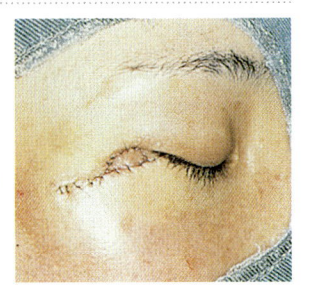

C 手術法3：くり抜き縫縮法

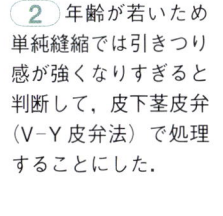

図 3-52

1. 83歳女性．下眼瞼の脂漏性角化症．母斑のようにも見える．確実に一期的に除去するために切除する方針で手術．

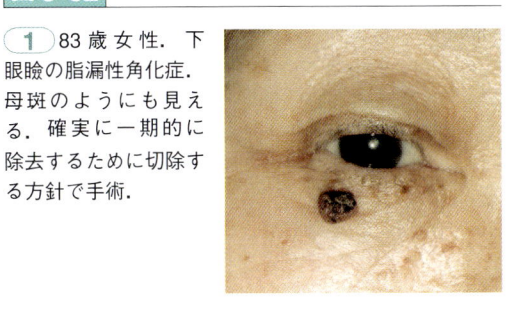

2. まずくり抜き切除．

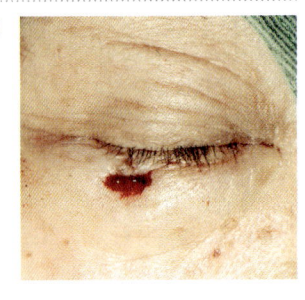

3. dog ear を残さないために左右の皮膚を切除して，紡錘状切除とした．

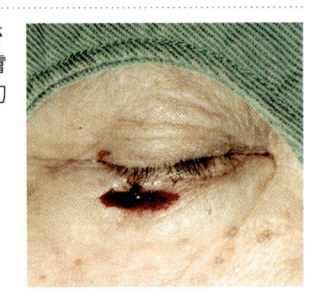

4. 皮膚縫合のみで閉創．

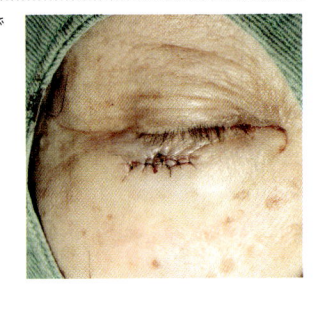

D 手術法4：両側 V-Y 皮弁法 その1

図3-53

① 23歳女性．下眼瞼皮膚に生じた母斑．下眼瞼皮膚に増大したかなり大きい母斑．

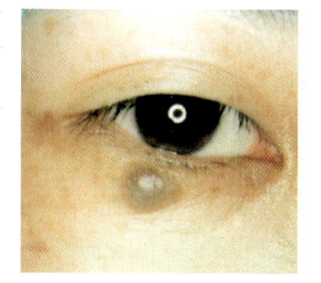

② 皮切のデザイン．単純な紡錘状切除では閉瞼障害を生じる可能性が大であるため，左右の捨てるべき皮膚を皮下茎有茎皮弁として中央部位に寄せて利用することにした．

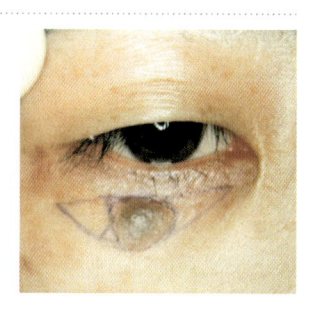

③ 縫合終了時の状態．
（★眼輪筋が皮下茎の一部となっている）．

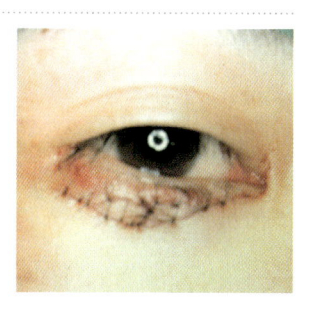

④ 術後1ヵ月目の状態．
（★皮弁は完全に生着した）．

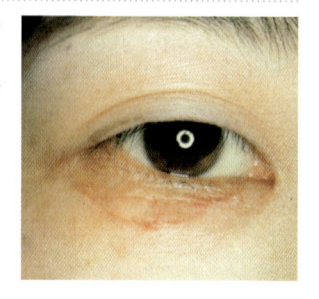

E 手術法5：両側 V-Y 皮弁法 その2

図3-54

① 32歳女性．下眼瞼内側前に生じた母斑．単純切除縫縮では下眼瞼が変形して閉瞼不全をきたすと判断しV-Y皮弁法を用いることにした．

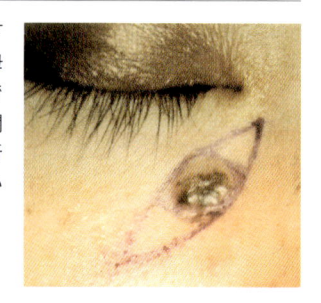

② 紡錘状切除の際には捨ててしまうはずの皮膚を有茎として中央に寄せて縫合．

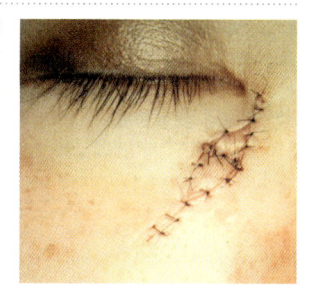

③ 術後2ヵ月目の状態．

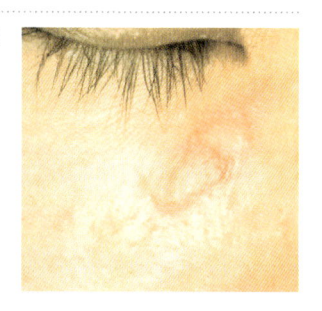

ケース 8　下眼瞼縁の母斑・皮膚腫瘍

Key points

① 瞼縁の母斑は悪性化が疑わしい場合を除き，完全切除よりも焼灼法のみにとどめておく方が賢明である．
（その場合，ゆっくりながらも再発の可能性があることは説明しておく）．
② 悪性化の疑いのある場合は，完全切除を目指して手術する．
③ 眼瞼の幅の1/4までの欠損であれば，そのまま単純縫縮だけでよいが，それ以上の欠損になると，外眼角部からの rotation flap で修復をする必要が生じる．
④ 結膜側は，楔状に切除するが，1辺の長さが7mm以内であれば瞼縁縫合 gray line suture のみでよいが，それ以上になると，結膜縫合するべきであり，6-0ナイロンにて，連続縫合する．
⑤ 大きい母斑はほとんどが中高年者であるが，周辺の皮膚に余裕があるため，皮膚側にあまり皮膚切開は延長せず処理することがよりよい処理方法といえる．

A　手術法1：部分切除法

図3-55

① 38歳女性．最近，流涙，何となく視野に入るほどの大きさになってきたため，処理する決心をした．術前．

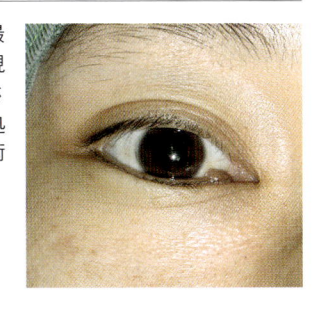

② 下瞼を反転した状態．

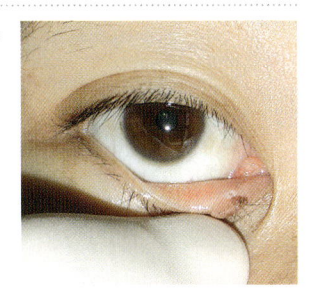

③ 局麻下にパクレン焼灼器にて焼灼を終了．

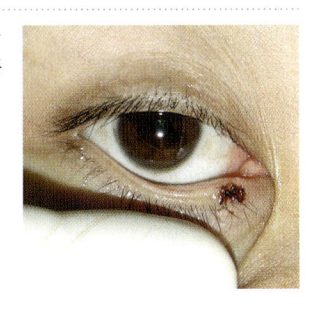

④ 術後の状態．

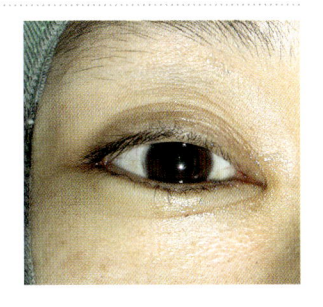

B 手術法 2：完全切除法

図 3-56

1. 65 歳男性．視野を邪魔するほどに大きくなった．時々出血をすることもあるため，完全切除を希望して来院．将来的に悪性化することも可能性としてはあり，切除する方針とした．

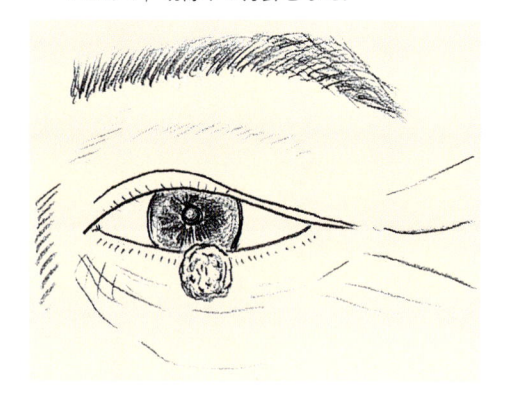

2. ひとまず母斑を全切除する範囲．

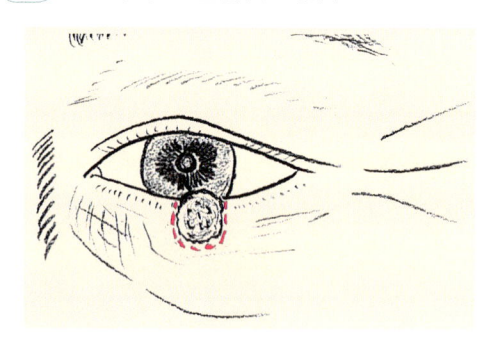

3. 眼瞼縁切除の幅が 7 mm あり，結膜側の楔状切除の辺は 1 cm にはしなければならない．したがって結膜側の縫合が必要となる．

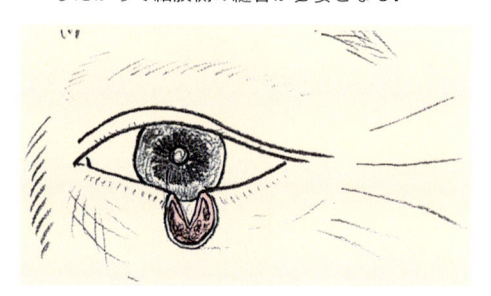

4. 6-0 ナイロンで over and over 法にて連続縫合の糸をかけるが，まだ糸は締めないでおく．

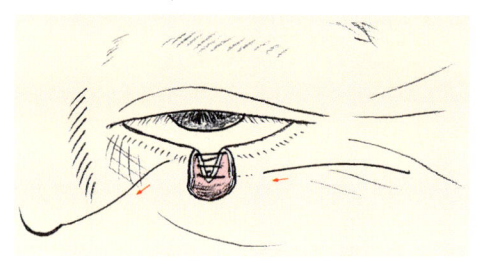

5. 眼瞼縁 gray line suture（6-0）を行った後，先の連続縫合の糸を締める．

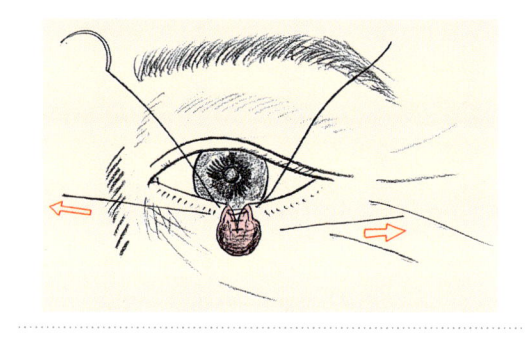

6. さらに 1 針睫毛下部にかけた後，残った dog ear の処理にかかる．
   この部位は横方向の縫合線になるように皮切を考える．

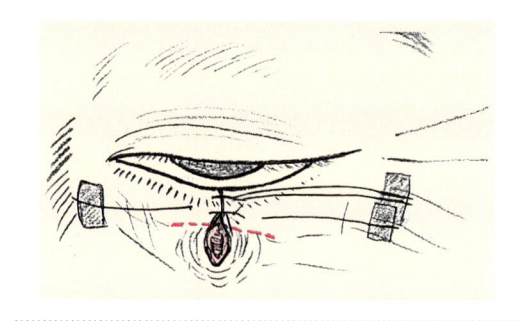

7. 上下の辺が無理なく寄せられることを確認して皮膚を切除する．

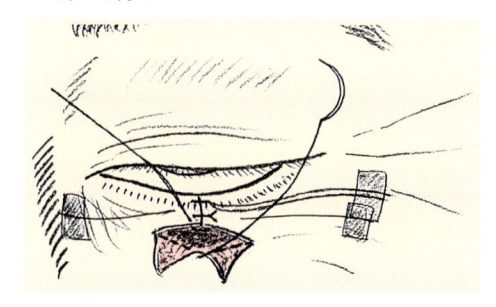

⑧ 手術終了の状態.

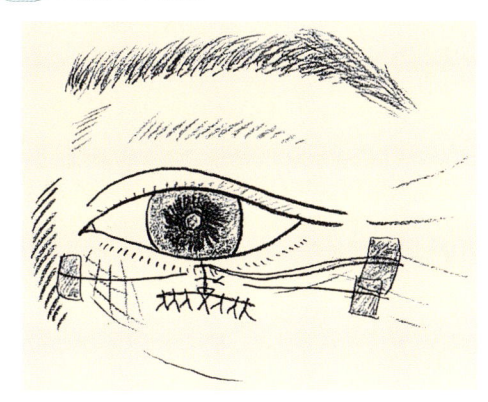

ケース9 眼瞼霰粒腫 (chalazion)

Key points
①眼瞼霰粒腫は，眼脂腺（マイボーム腺）にできるcystであり，慢性的な炎症性変化によって生じる．
②眼瞼霰粒腫は炎症が急性炎症に変化しないかぎり，無痛性の球形の隆起として，瞼板部位に触れる．
③体質的な要因によって，再発を繰り返すことが多い．
④ゆるやかな(慢性的)炎症症状の時期には，ステロイド剤（トリアムシノロンなど）の局所注射が効果的な場合が多い．
⑤当然手術による摘除が最も効果的である．結膜側に肉芽腫が生じている場合は結膜側からのアプローチが望ましいが，結膜側にあまり炎症症状が及ばないまま皮下に腫瘤を触れる場合は，皮膚側からのアプローチが望ましい．
⑥皮膚側から切開する場合の原則は，上眼瞼では重瞼線に沿う切開線とするか，睫毛上縁付近とする．下眼瞼の場合は睫毛下縁付近からの切開とする．
⑦皮膚側への炎症があまりに強く，皮膚に破裂しそうな場合は原則は無視してcystの中心を切開する．

A 症例の解説

20歳女性．上眼瞼が徐々に腫れてきた．触ると，球形のしこりを触れる．強く押すと軽い痛みを感じるようになった．

霰粒腫であることは，患者本人も自覚しており，手術的摘除をすることになった．

図 3-57

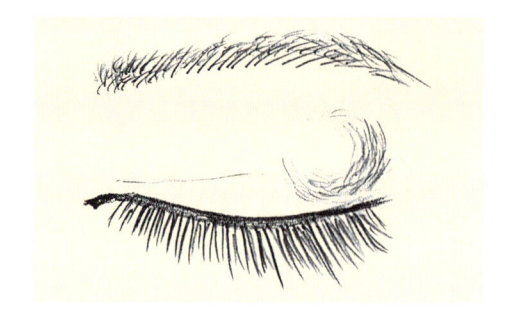

B 手術法

図 3-58

①cyst の触れる位置をマーキング．重瞼線のレベルが cyst の位置に近いため，切開線を重瞼線に一致させることに．

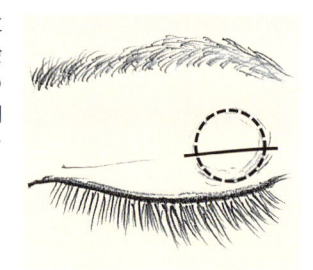

②皮膚切開し，cyst を露出．

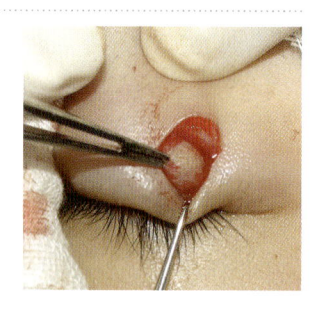

③cyst は基部が瞼板内にあるため，容易に破損し，中から pus が出てくる．

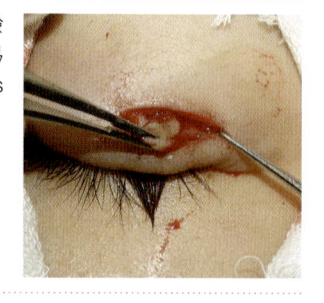

④cyst を全部摘出．

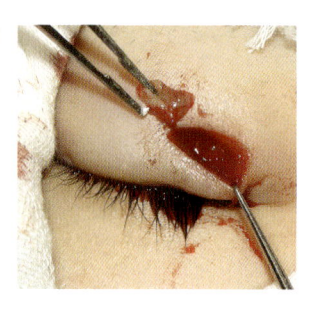

⑤皮膚を縫合．

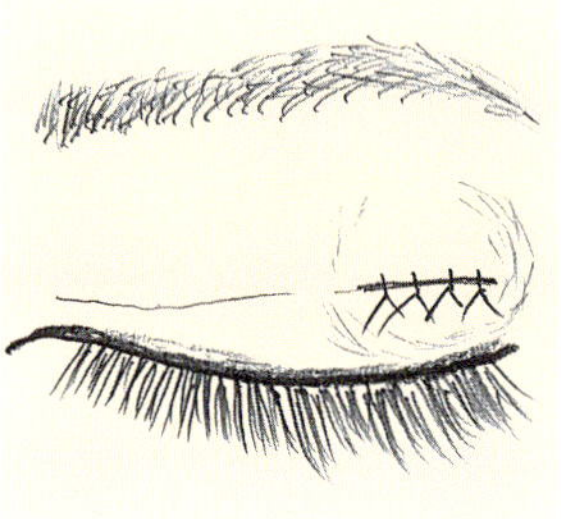

⑥術後 1 ヵ月目，閉瞼時．

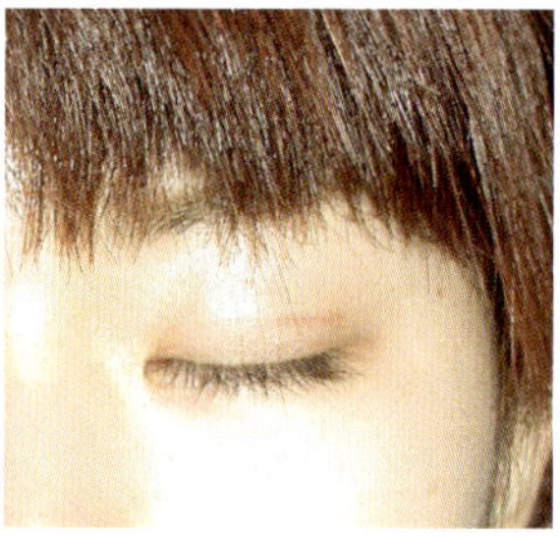

⑦術後 1 ヵ月目，開瞼時．重瞼線が，保たれている．

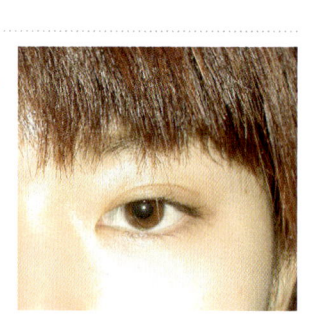

D 変 形

ケース 1　眉毛の位置異常（顔面神経麻痺）

Key points

① 顔面神経麻痺で，前頭筋の麻痺が残ったケースでは，眉毛の位置に完全なずれが残る．また，額の横皺も，麻痺側には消失してしまい，余計に左右のアンバランスが目立つ．

② この神経麻痺が回復不可能と見なされる時期に達した時点で，患者の眉毛の位置を健側の開瞼時の高さまで挙上するという手術は顔の不自然さを修正する一手段として，非常に有効である．

③ 眉毛の上方で，皮膚を適当な幅だけ切除すればよいのであるが，眉毛の上縁に沿って縫合瘢痕が残るようにデザインすれば，瘢痕はほとんど目立たなくなる．

④ 切除する幅の決め方は，眉毛のずれの幅の1.5～2倍とする．縫縮する場合，眉毛が上方に移動するだけでなく，頭側の皮膚も下に引っ張られるからである．

A 症例の解説

72歳女性．右顔面神経麻痺の後遺症が，右眉毛，眼瞼に残った．

図 3-59

眉毛の位置異常が目立つ．

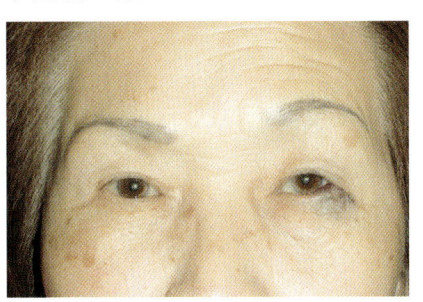

B 手術法

図 3-60

(1) 左右の眉毛の段差の1.5倍の幅の皮膚を切除予定とする．

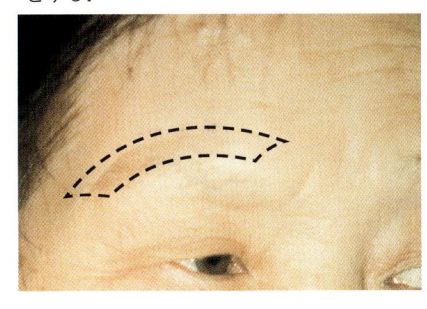

2 切除縫合終了時.

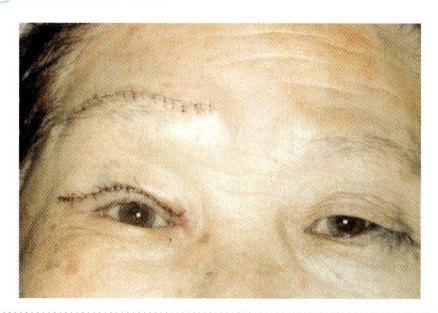

3 術後1ヵ月目の状態.

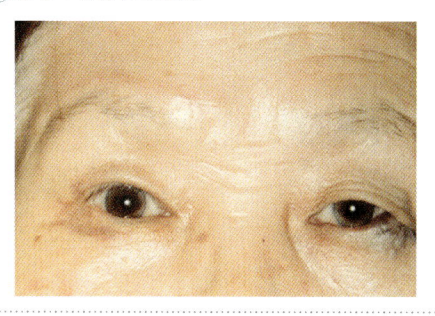

4 術後2ヵ月目の状態.
かなり右眉毛の高さは逆戻りをしている.
(★実際にはさらなる過矯正が必要ということである)ただし,あまり1回の手術で完全を期すことにこだわると,術直後に手術側の過矯正状態が目立ってしまい,かえって患者に不満を与えることになる.

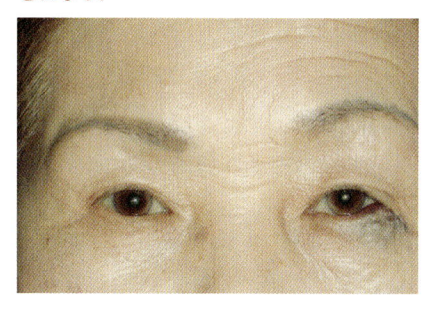

ケース2 上眼瞼の睫毛内反症（さかまつ毛）

Key points
①睫毛内反とは,瞼の皮膚がかぶさって睫毛が（本来は前下方に伸びている）下方または内方（眼球に向かって）に伸びるため,角膜を刺激,損傷する状態になっていることをいう.
②したがってこの手術は,睫毛付近の皮膚を引き上げることによって,睫毛の向きを前方に向かせることが目的である.
③ただし,皮膚だけを引っぱるのでは,後日あと戻りが起こるため,皮下の筋層,結合組織をある程度除去し,毛根の向きが前方に向くようにすることが必要である.
④デザインで重要なのは,睫毛から何mm上のレベルで切開するかということと,どの程度皮膚を切除するかということで,これが仕上りの眼瞼の形状を大きく左右するため,美容外科的観点を持ち合わせていることが必要である.
⑤原則的には切開法という重瞼術もこの手術と同じである.

A 症例の解説

10歳女性.両側上眼瞼の睫毛内反症,腫れぼったい一重瞼で,睫毛が下を向いている.

図 3-61

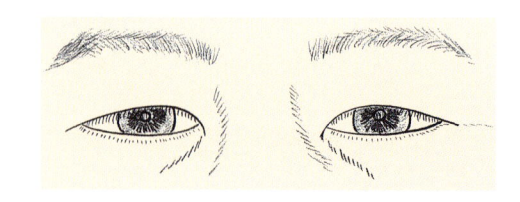

B 手術法

皮切のデザインが重要.

図 3-62

1. デザイン.
   奥二重に仕上がればよいという場合は睫毛からの皮膚の幅 a を 3〜4 mm にとどめる．皮膚の切除幅は，どの程度パッチリとした眼瞼にしたいかという希望を聞いて決めることになるが，小学生くらいでは，皮膚のたるみが少ないため，2〜5 mm の切除幅が多く，5 mm 切除すると，かなり大きく開瞼できるようになる（数値はいずれも皮膚伸展状態での幅）.

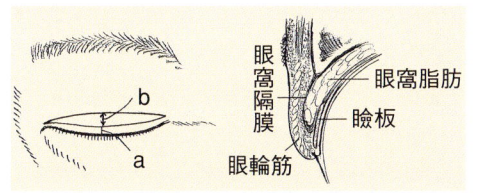

   さかまつ毛状態の断面を示す．

2. 皮切の開始．
   局所麻酔 (1％キシロカイン E で片方 2 mL 以内) の後，3 分以上待ってから皮切を開始する．

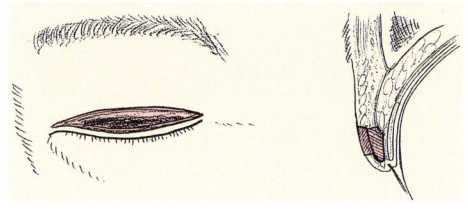

   切除する皮膚と下の軟部組織を示す．睫毛側に残す皮膚の下層まで切除するところが重要ポイント．

3. 皮下軟部組織の切除．
   皮下の筋層および腱板前結合組織を切除すると，腫れぼったい目では眼窩脂肪がはみ出してくる．

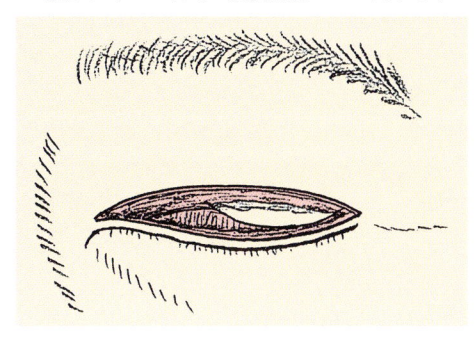

4. 眼窩脂肪の処理．
   さらに眼窩隔膜を切開して軽く引き出す操作で出てきた眼窩脂肪を，モスキートペアンにてはさみ，切除し，断端は必ず凝固止血しておく．

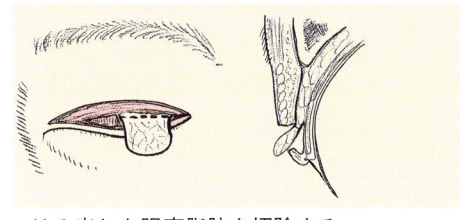

   はみ出した眼窩脂肪を切除する．

5. 睫毛側皮膚の縫着（中止め）．
   睫毛側の皮膚を上方に引き上げるように 6-0 または 7-0 ナイロンにて瞼板に皮下組織を縫着する（3 ヵ所程度でよい）．

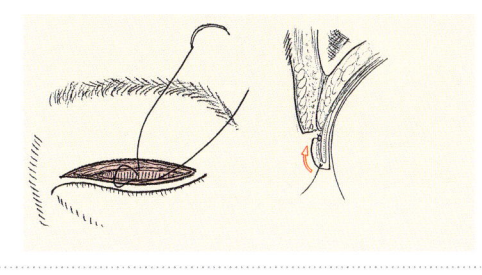

6 最終段階の皮膚縫合（7-0 ブレードシルク）．
この皮膚縫合の際にも瞼板前組織に anchoring をしながら，睫毛が確実に前方を向くように糸をかけていく．

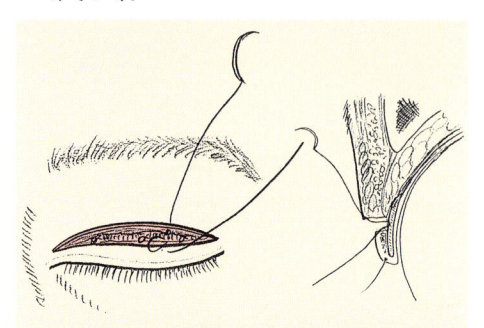

anchoring を併用した皮膚の縫合を示す．5〜6針はこの方法で行う．皮膚縫合の状態で十分に睫毛は前方を向いていなければならない（もしあまり向いていないとすると，睫毛側に残した皮膚の幅が広すぎるか，anchoring のレベルが低すぎるのかいずれかである）．

7 皮膚縫合終了の状態．

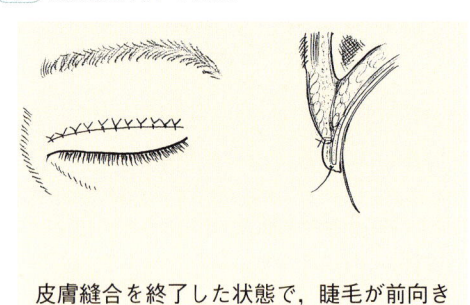

皮膚縫合を終了した状態で，睫毛が前向きになっている．

8 開瞼した状態．

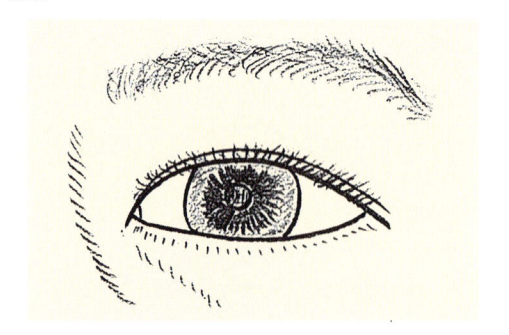

ケース3 下眼瞼の睫毛内反症 その1（内眼角形成術）

Key points

① 上眼瞼睫毛内反症の治療を埋没式縫合法で行うことはあまり勧められたことではないが，軽度の場合は本人の納得のうえ，再発の可能性が高いことも説明のうえ行う．
② 内眼角形成術は，外来手術の対象となるケースではほとんど McKissock 法ではなく内田法で十分に解消できる．
③ 内眼角形成術を行う際，日本人女性では瞼裂幅の長さよりも目と目の間隔（両内眼角間距離）が 2〜3 mm 広い方が自然であり，Caucasian のように 1：1：1 ということにこだわると，顔の中央に"目が寄ったような"奇異な顔貌になるので注意する．

A 症例の解説

23歳女性．内眼角形成術（目頭切開術）も同時に行うことにしたが，上眼瞼は内反状態が軽度でもあり，本人の希望によって，切開法は行わず，上眼瞼は埋没縫合法で行うことにした．

図 3-63

両上下眼瞼の睫毛内反症．
内眼角の贅皮による眼瞼の狭小状態．

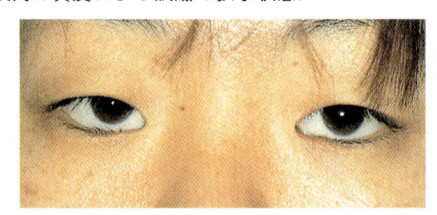

B 手術法

図 3-64

1. 手術，内眼角形成は内田法によるデザインで，3 mm 幅内側に開くことにした．

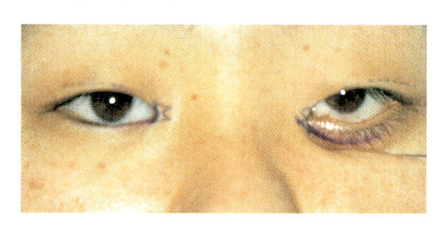

2. 手術終了時の状態．

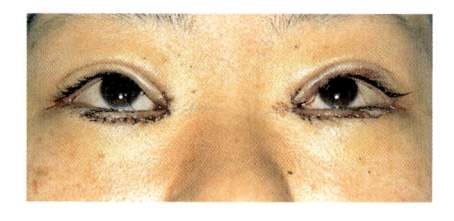

3. 術後 1 ヵ月目の状態．

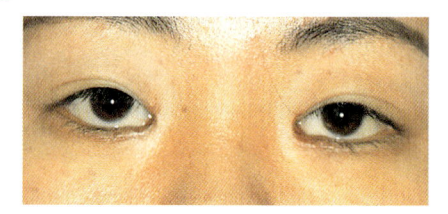

ケース 4 下眼瞼の睫毛内反症 その 2

Key points

① 手術の原則は上眼瞼の場合と同じであるが，手術の効果は下瞼の方が上がりにくいことが多い．
② 皮切線は睫毛下縁から 3 mm 以上離れた下方とする．その方が睫毛が下方に引張られ内反が解消されやすい．
③ 高齢者の内反症の場合，切除する皮膚の幅は 3～4 mm（伸展位）と広くすることが多いが，若年者の場合は 1～2 mm にとどめる．
④ 術後数ヵ月は，下眼瞼にも二重瞼線が見えることになるが，それは一時的な状態として当然やむを得ないことと患者には説明しておく．
⑤ 結膜の炎症後の拘縮が原因で生じた眼瞼内反症の場合は，結膜部分に粘膜移植を施す方法をとる（手術法 2）．

A 手術法 1：基本的手術

図 3-65

1. 72 歳男性．典型的な下眼瞼内反症．術前．昼間でも開瞼しているのがつらいという．

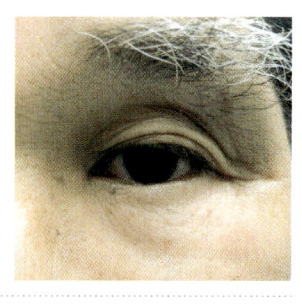

② 術前のデザイン．皮膚を伸展位にして，睫毛下縁より3mm下方に皮切線を描き，さらに2〜3mm皮膚切除する予定線を描いた．

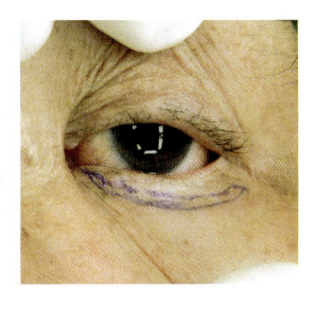

③ 皮膚および眼輪筋を一部切除し，瞼板の位置を確認しているところ．

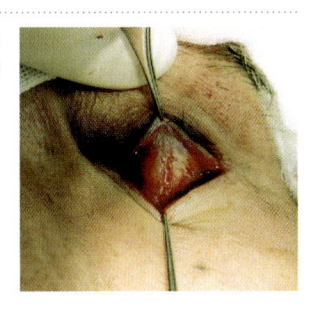

④ 睫毛を含む瞼縁側の皮膚を下方に伸展させるために，7-0ナイロンにて瞼板のやや下方に縫着中止めする（4針程度）．

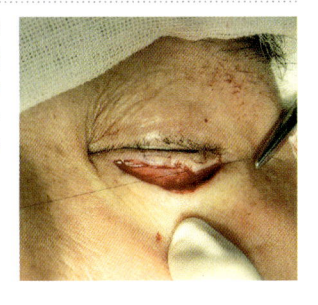

⑤ ほとんど中止め縫着ができたところ．睫毛が外反していることを確認．

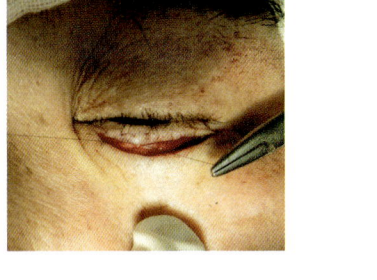

⑥ 皮膚縫合も中止めのしていない部位はanchoringをしながら行う．手術終了．

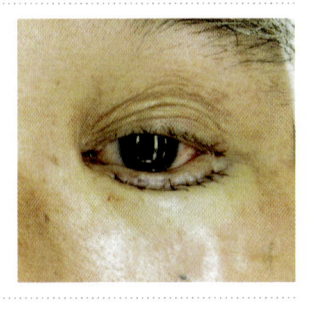

⑦ 術後7日目．抜糸終了時の状態．

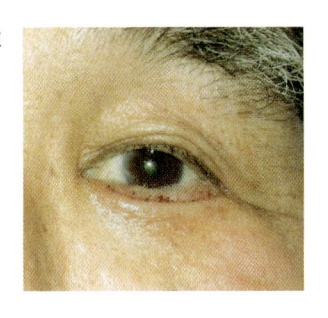

⑧ 術後1ヵ月目の状態．スッキリとした眼瞼となっている．

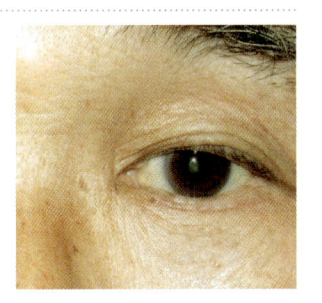

B 手術法2：結膜側植皮例

図 3-66

① 81歳女性．眼瞼内反の原因が明らかに結膜側の拘縮である場合は，皮膚側の処理のみでは改善しないため，結膜拘縮を除去する目的で手術を行う．図右は断面から見た内反の状態．炎症による瘢痕拘縮が主な原因である．

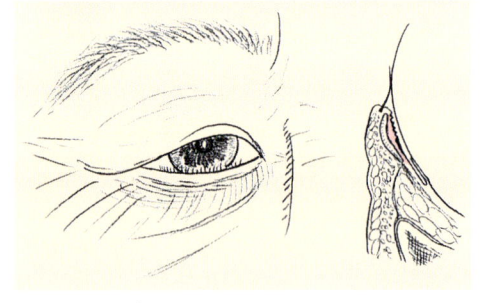

② 結膜部の拘縮著明な部位に割を入れ，内反状態を整復する．一部瞼板に割を入れることになるのをいとわず内反拘縮を解除する．紡錘状の結膜欠損状態となる．

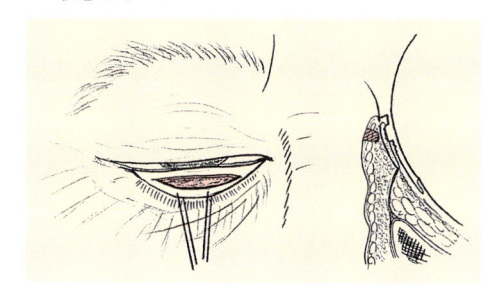

③ 粘膜の donor（採皮部）は下の唇部の口腔粘膜に求めるのが最も簡単である．
欠損粘膜の面積よりやや広めの粘膜を採取し，donor は 5-0 デキソンにて 1 層縫合する．

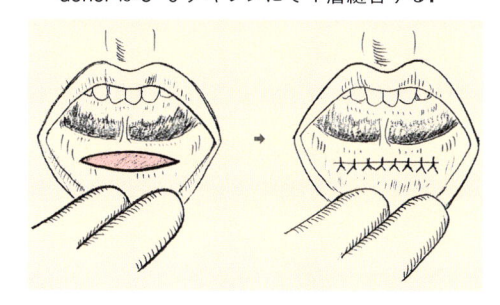

④ 粘膜移植の際の縫合方法は，結び目を結膜側に残してはならないため，連続縫合（over and over）で縫合糸は両端が下瞼皮膚に出るようにして端はテープで固定する（6-0 ナイロン）．睫毛内反の状況をより完全に改善するためには，手術法 1 のように，皮膚を 2〜3 mm 切除するのが得策である．このようなケースは主に高齢者に多いため，皮膚切除を行うことが多い．

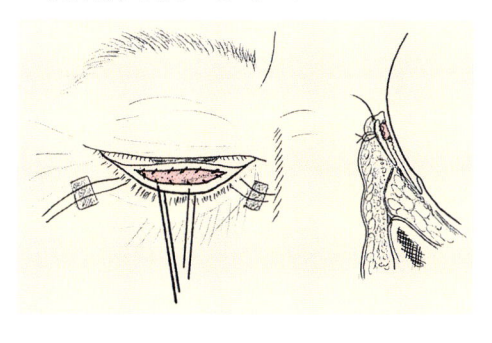

ケース 5　先天性眼瞼下垂（軽度）

Key points
① 眼瞼下垂は主に先天性に眼瞼挙筋の動きの弱いものが多いのであるが，後天性のものとして，顔面神経麻痺によるものや，老人性眼瞼下垂というべきものなどがある．
② 近年年々増加している後天性の眼瞼下垂として，コンタクトレンズ長期装用に起因する眼瞼下垂がある．
③ 先天性のもので，挙筋による開瞼能力が 3 mm 以上あるものは，眼瞼挙筋腱膜の plication つまり挙筋腱膜の短縮縫合のみで改善することができる（挙筋前転法）．
④ 開瞼能力が 3 mm 未満の場合前頭筋吊り上げ手術の適応となる．
⑤ 老人性の眼瞼下垂は主に皮膚のたるみによるもので，眼瞼内反症の手術に準じて行い，皮膚の切除幅を可能なかぎり広く取り，眼瞼の重さを軽減するだけで回復することが多い．

A 症例の解説

左の軽度の眼瞼下垂．
図 3-67

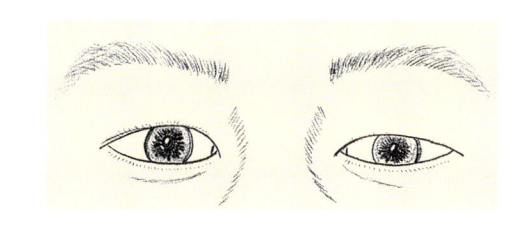

B 手術法：挙筋前転法

図 3-68

① 皮切のデザイン．睫毛側にどれだけの幅の皮膚を残すかは健側の形状を参考にする．皮切の幅は開眼時の左右の開瞼幅の差の約半分を目安とする．

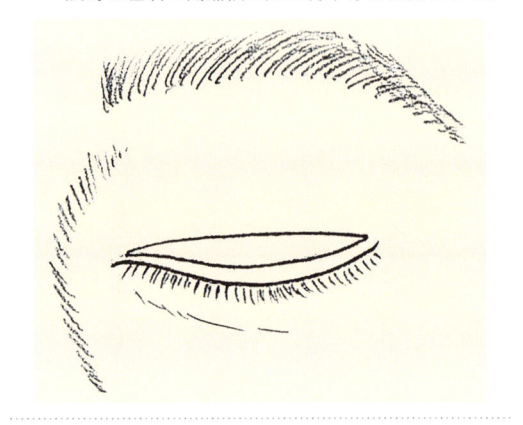

② 皮膚切除とともに眼輪筋も**皮切幅程度**は切除する．

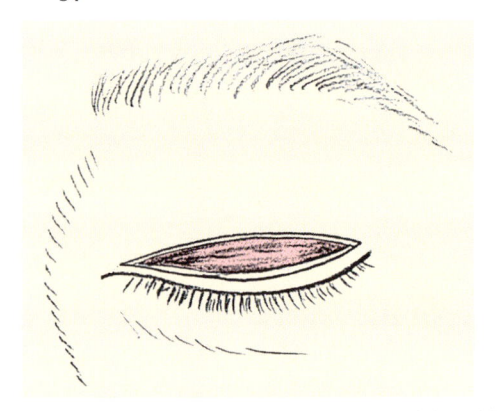

③ 瞼板および眼瞼挙筋を露出する．
下垂の程度が高度であればあるほど，この時点で瞼板と腱膜との距離がかなり離れていることがわかる．

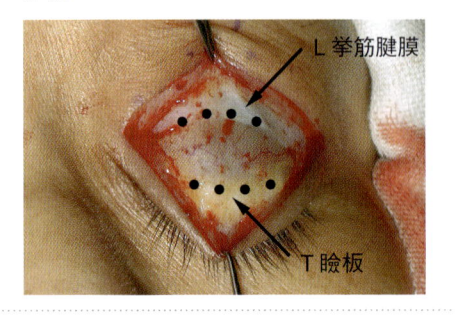

L 挙筋腱膜
T 瞼板

④ plication のための縫合糸をかける（7-0 ナイロン）．

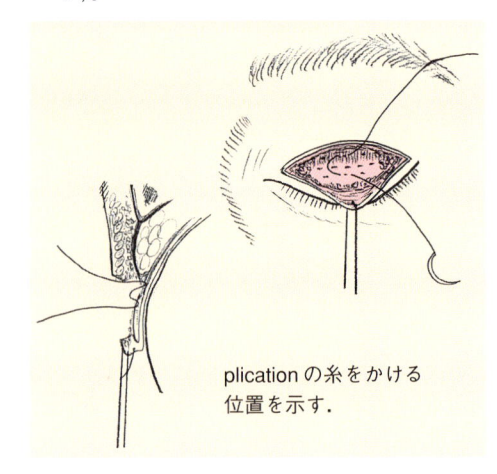

plication の糸をかける位置を示す．

⑤ 2 針ほど plication し終えたところで患者に眼を開けてもらってどの程度大きく開瞼できるか，左右のバランスを確かめながら，plication の幅を調節する．

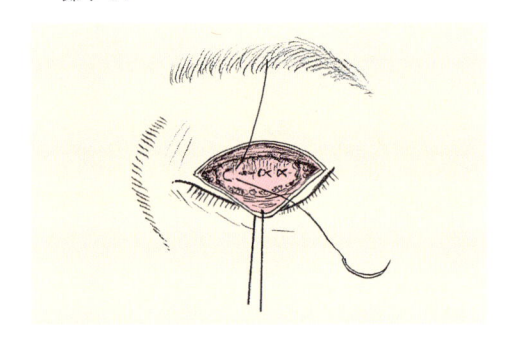

⑥ plication 縫合終了（4 針）．
この時点で開瞼させたとき，健側よりわずかに大きく開瞼できるくらいが best である．
もし健側より小さいようであれば plication 幅が狭すぎるのでもう少し追加する．

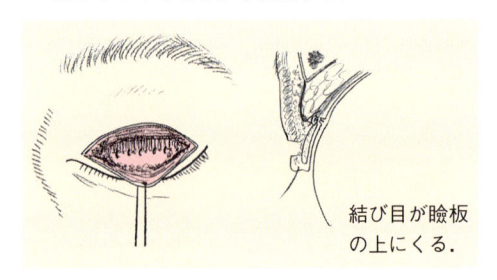

結び目が瞼板の上にくる．

7 皮膚縫合終了.

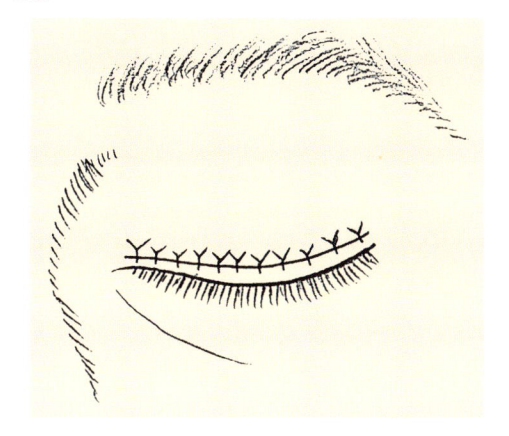

8 開瞼状態.

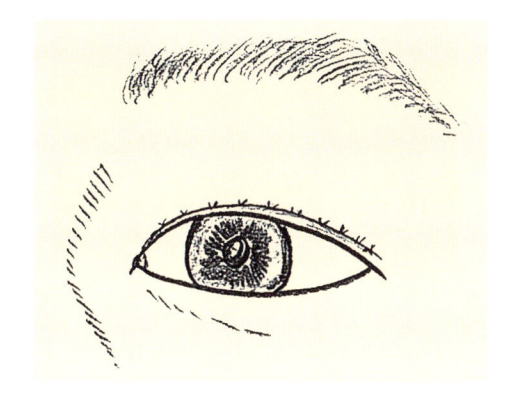

ケース 6 コンタクトレンズ眼瞼下垂

A 症例の解説

52歳女性．コンタクトレンズ歴30年．次第に開瞼不全症状が強くなってきた．

図 3-69

術前．右の方がより高度である．

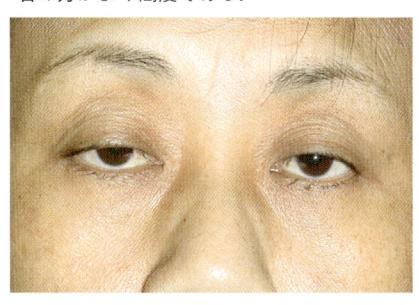

B 手術法：挙筋前転法

図 3-70

1 術前最大開瞼状態．

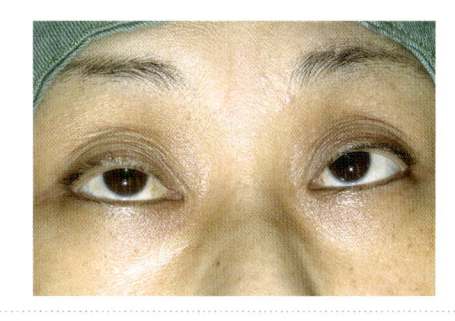

2 術前の皮切のデザイン．

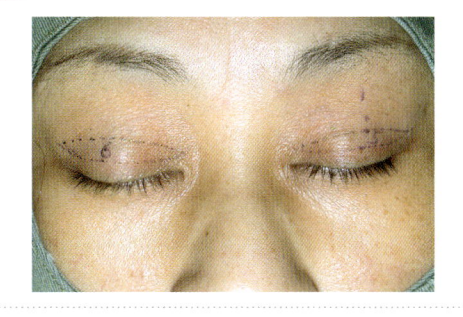

3) 右挙筋腱膜のくびれの位置が白い線として見える．この位置（L）と瞼板の上縁（T）が離れているほど，眼瞼下垂の程度が強いことになる．この離ればなれになった腱膜を瞼板に縫着する．

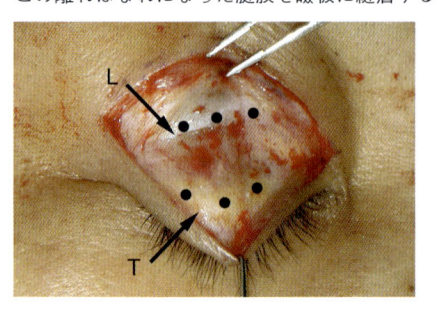

4) 縫合終了時．

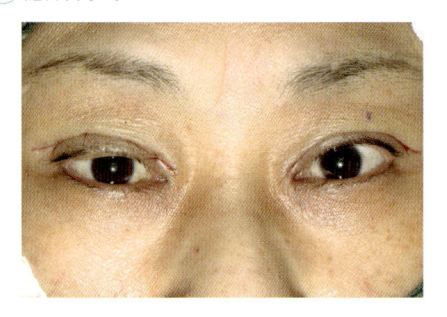

5) 術後1ヵ月目閉瞼時．

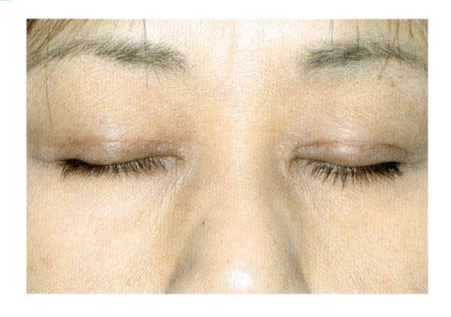

6) 術後1ヵ月目開瞼状態．
（★左上眼瞼の内側の開きが不十分なところは気になる）．

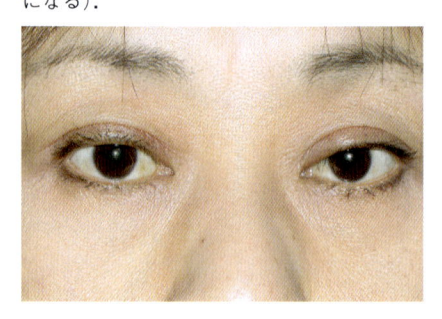

ケース7 老人性眼瞼下垂

A 症例の解説

80歳女性．右眼瞼下垂．加齢とともに下垂症状が強くなってきたという．

図 3-71

術前の状態．
高齢者でも問診によって，若い頃は挙筋機能が正常であったことを確認した．

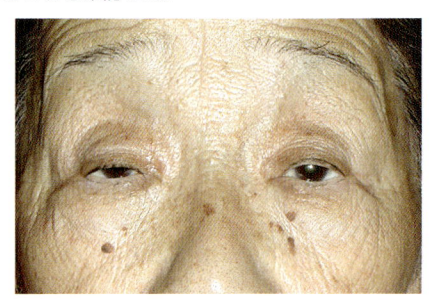

B 手術法

図 3-72

1) 眼瞼皮膚のたるみも除去するために，眼瞼皮膚は最大幅9mm切除することにした．

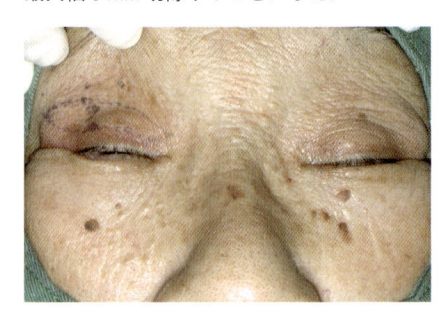

② 皮膚切除し瞼板の上方をたどると，白い膜様組織（L）が見えてくる．それが挙筋腱膜である．これを瞼板（T）に縫着することで開瞼が正常に戻ることを確認した．

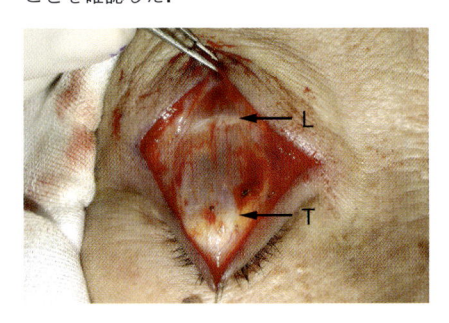

③ 皮膚縫合を終了した状態．

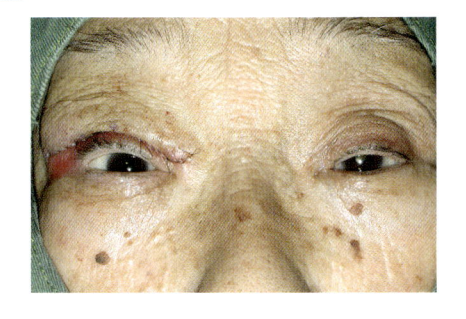

④ 術後3ヵ月目開瞼状態．左眼瞼よりも開瞼状況は良好である．

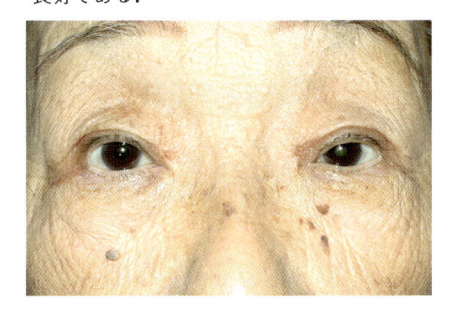

ケース8 先天性高度眼瞼下垂 その1

Key points

① 重症の眼瞼下垂は開瞼時に少し目が開くように見えるが，それは下瞼が下方に開くために開瞼できるように見えるのみで，上眼瞼はほとんど動いていない場合が多い．患者はまた，患側の眉毛を最大限に挙上し，視野を広げようと努力する．

② 開瞼時の上眼瞼の動きが2 mm以下の場合には，眉毛の動き（前頭筋の働き）に瞼板が連動して眼瞼が開くような方法（前頭筋吊り上げ法）を行う．

③ 吊り上げ法に用いるヒモとなる材料は筋膜であるが，そのdonorは大腿広筋筋膜に求めるのが通常の方法であるが，最近は長掌筋や側頭筋筋膜を利用することも多くなった．著者は，単一術野で手術ができ，しかもdonorの瘢痕が髪に隠れるという利点から，側頭筋膜を好んで用いる．

④ 手術の際，吊り上げの程度を決めることが最も難しいところであるが，閉瞼状態で，筋膜を縫着する際に眼瞼が開いているのが，3 mm程度であることを目安とし，眉毛を引きあげて開瞼の程度を確認する．

A 症例の解説

左眼瞼の重度下垂．眉毛の状態も特徴的．

図 3-73

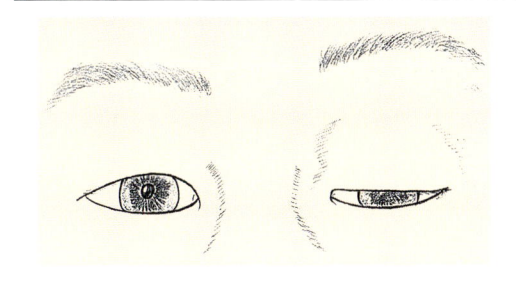

B 手術法：筋膜移植術

《筋膜の採取》

図 3-74

① 患者に歯を強く咬合してもらい側頭筋の上縁を確認したうえで，筋膜切除範囲を決める．側頭筋膜は通常状態では張りきった状態にあり，採取すると面積が半分以下に縮小する（特に線維の横方向の幅が縮む）ため，片側のみの手術に用いる筋膜でも幅1.5 cmで採取する．

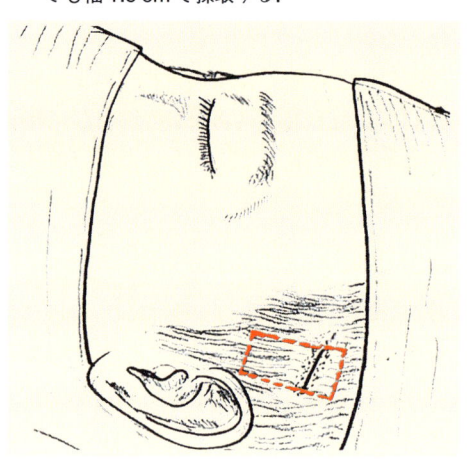

② 髪を切る部位は皮切部の長さ2 cm幅1 cm（両側手術の場合は長さ3 cm）でよい．採取筋膜の範囲を破線で示す．

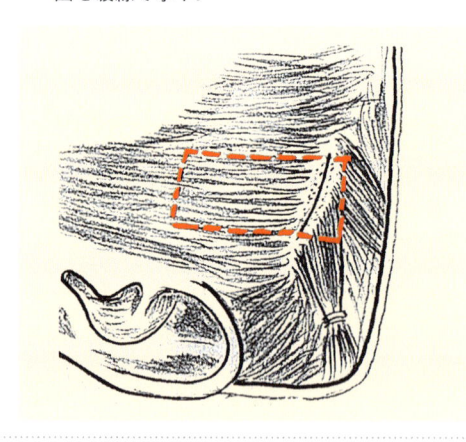

③ 皮切，浅筋膜（帽状腱膜）を開けて側頭筋膜を露出し，まず筋膜直上を剥離する（先端の丸いメッツ剪刀）．

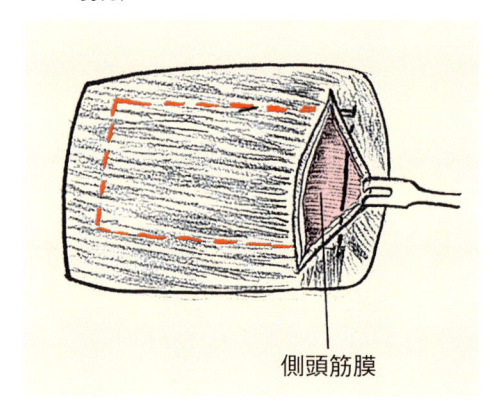

側頭筋膜

④ 皮切部より1 cm程度上方で筋膜に割を入れ，採取予定幅の両端を約5 mmずつ線維の方向に沿って割を入れる．
筋膜の端から今度は筋膜の直下も剥離する．そして両端を予定の長さ3～4 cmまで剪刀にて筋膜を線維に沿って裂くように割を入れる．
次いで予定の筋膜下端レベルの中央に約1 cmの皮切を行い筋膜層まで穴を開ける．

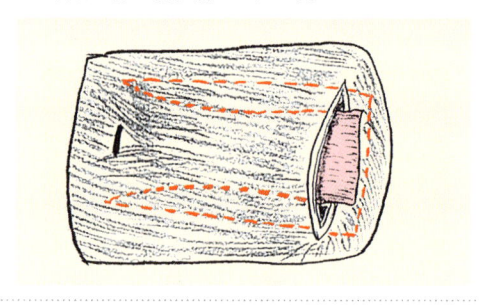

⑤ ⑥ その開口部にモスキートペアンで上端をはさんだ筋膜を出す.
目的にかなう長さの筋膜を引き出して切離すると，吊り上げ用の筋膜が採取できる.
donor の創は出血がおさまっていることを確認した後，浅筋膜，皮膚を閉じる.

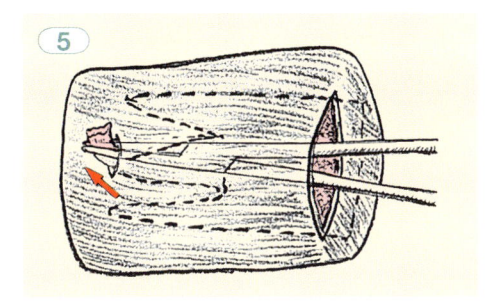

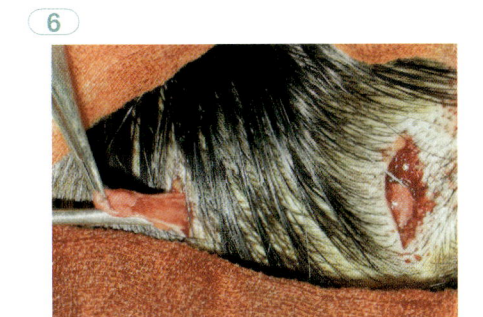

⑤

⑥

⑦ ⑧ 採取した筋膜をヒモにして生食水または wet ガーゼにくるんでおく. 矢印部位が瞼板に縫着する部位でありこの幅を意識的に広く取る.

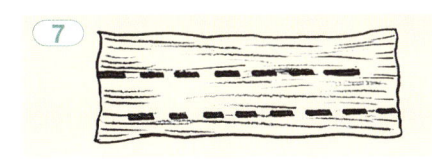

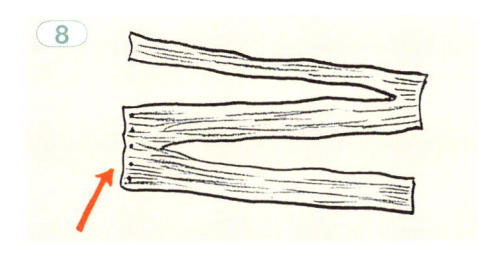

⑦

⑧

《吊り上げ術》

図 3-75

① 皮切のデザインと，筋膜の予定部位を示す. 術前に眉毛の挙上の際（開瞼時）最もよく動く部位を確認し，その部位を中心に吊り上げ用筋膜を縫着する部位を決める.

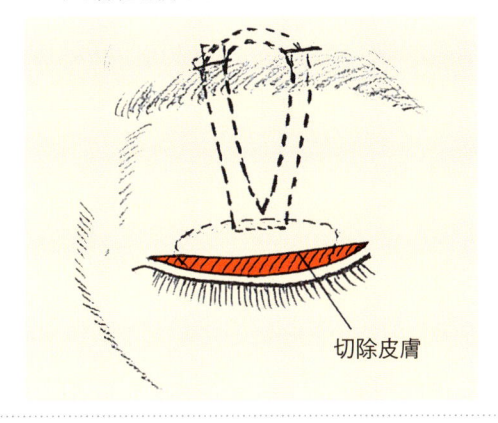

切除皮膚

② 皮膚，眼輪筋を少し取り除いた後瞼板を上に一層残した状態で露出する.

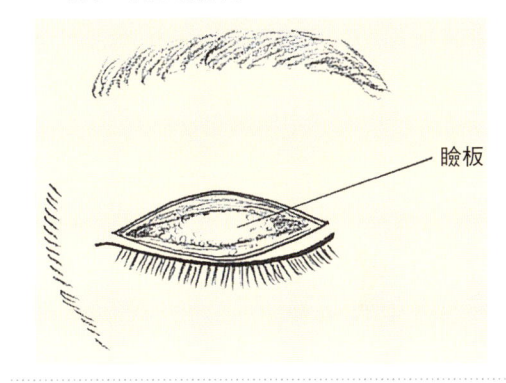

瞼板

③ 眉毛上端に約 8 mm の皮切を 2 ヵ所入れ，筋層の深さまで達するとそこから眼輪筋の下層にトンネルを開け瞼板近くに開孔する（曲キルナー剪刀）.

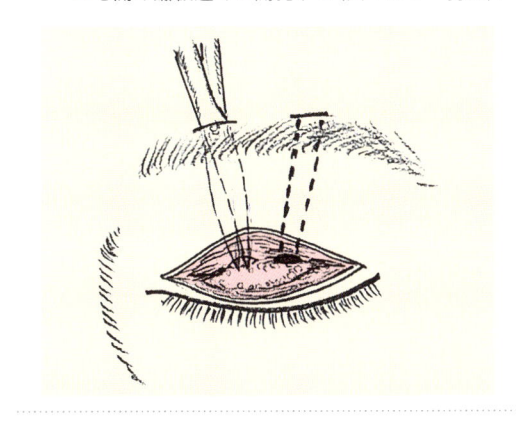

第 3 章 眉毛・眼瞼部 201

4) 採取した筋膜をトンネルをくぐって瞼板部から眉毛上端部へ通す．

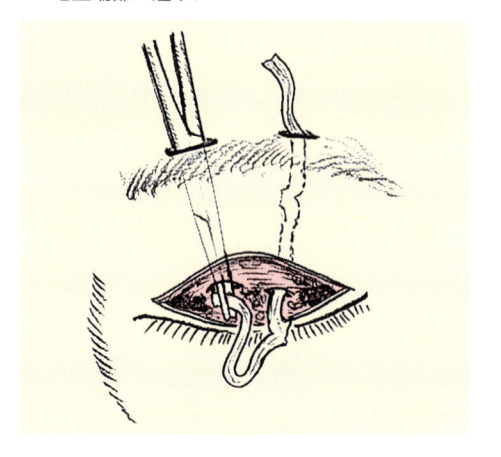

5) 筋膜を瞼板上端付近に7-0ナイロンにて縫着する（5～6針）．

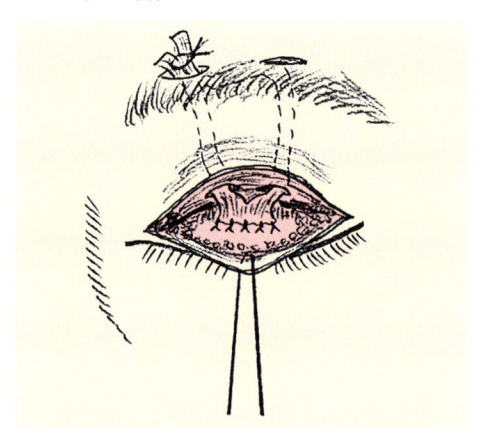

6) 縫着が完全に終了した時点で，眼瞼の皮膚を閉じる（7-0シルク）．

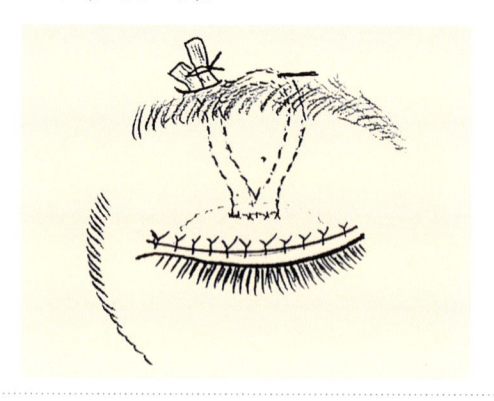

7) 眉毛上端部に出した筋膜のヒモを引きながら，眼瞼の開く程度を観察してレベルが決まれば眉毛上端の皮下の筋層と筋膜とを縫合する．
縫合し終えた直後の状態で5mm程度の開瞼となっているように調節する．片方で固定が済むと他方に出した筋膜を皮下をくぐってloopを作るように通し縫合する．両方の眉毛上端皮下で筋層に2針ずつ（7-0ナイロン）縫着する．

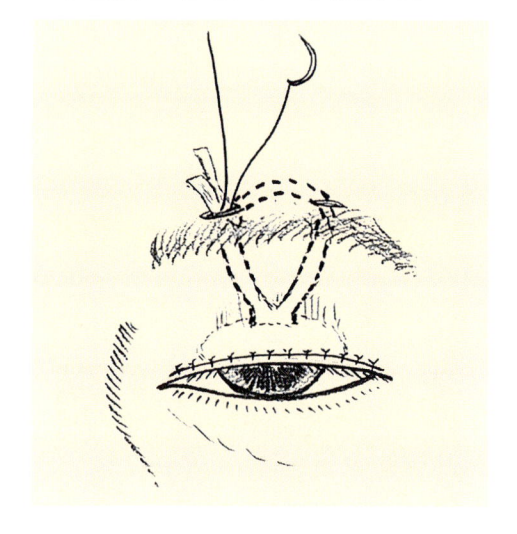

8) 縫合終了時の状態．
皮膚縫合を終了した時点では，すでに開瞼状態は3mmまたはそれ以下になっている．

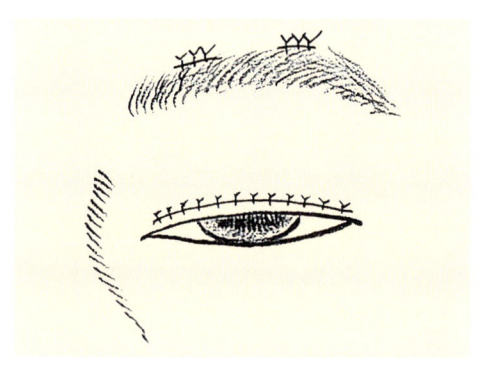

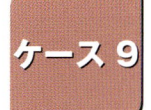

ケース9 先天性高度眼瞼下垂 その2（実症例）

A 症例の解説

17歳男性．右眼瞼下垂（先天性）．

図 3-76

術前の状態．

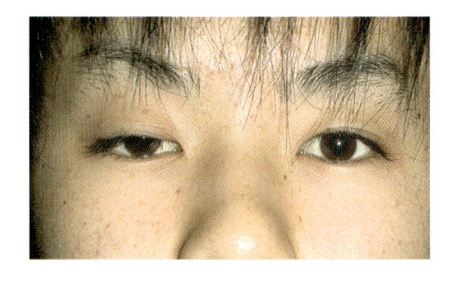

B 手術法：筋膜移植術

図 3-77

① 最大開瞼した状態．

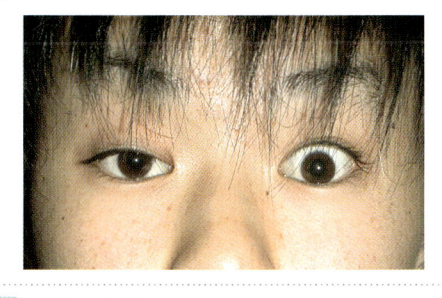

② 皮切のデザイン．
（右眼瞼には側頭筋膜をcutして吊り上げ用とする）．

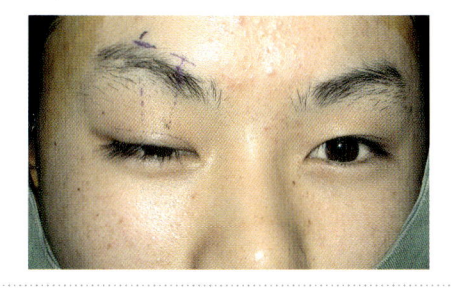

③ 採取した側頭筋膜．

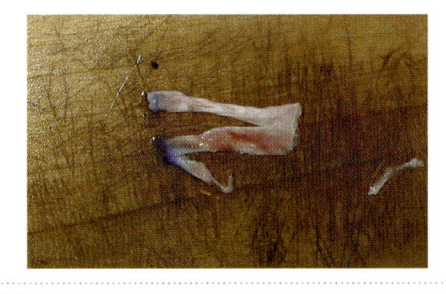

④ 手術終了時の開瞼状態．

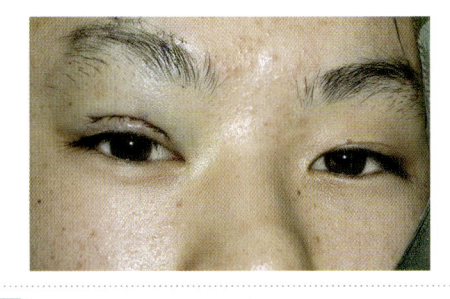

⑤ 術後2ヵ月目の最大開瞼状態．

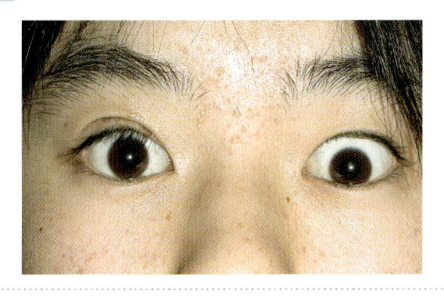

⑥ 術後2ヵ月目普通に開瞼した状態．

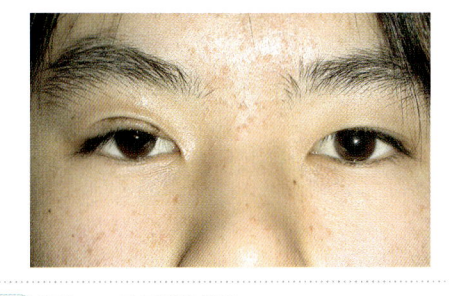

⑦ 術後2ヵ月目閉瞼状態．

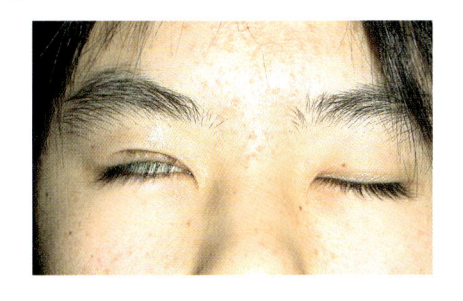

第4章 耳介部

実際編

A 外傷

ケース1 耳介血腫

Key points

① 耳介血腫はそのまま放置すると，吸収されなかった血腫が器質化して，軟骨となり，それを繰り返しているうちに，いわゆる"wrestler ear"といわれる耳介変形を残す．
② wrestler earでは元の正常軟骨と血腫から生じた軟骨の区別がほとんどつかないため，手術は切除の程度を把握しにくく大変難しい．
③ 血腫の早期吸引除去と圧迫固定が，最も重要な再発予防法である．

図 4-1

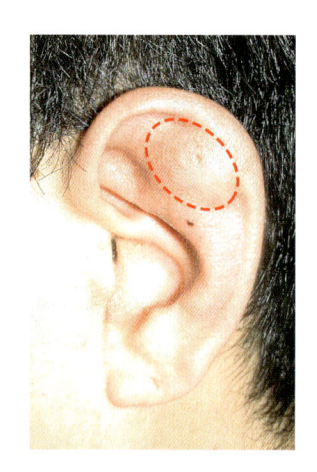

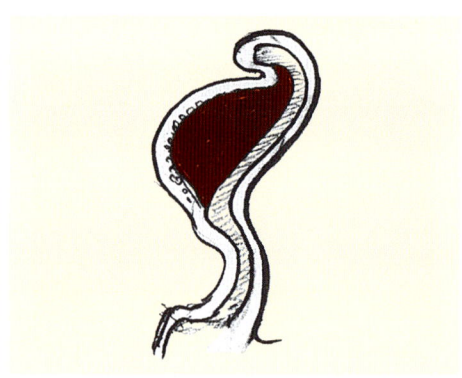

A 症例の解説

18歳男性．ラグビーの練習中に受傷した．

点線で囲まれた部位に血腫．放置しておくと一部が軟骨化する．

血腫の状態（断面）．

B 手術法

図 4-2

① 注射器にて太い針（18 G）を用いて血腫を吸引する．
吸引ができない状態（血餅の状態）の場合には3 mm 程度の小切開を加えて血腫を圧排する．さらに生食水にて血腫内腔の血液を可及的完全に洗い流す．

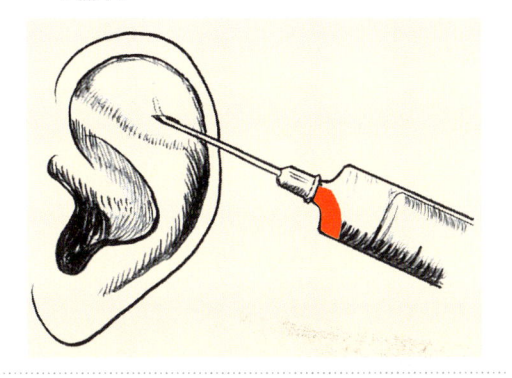

② 切開孔を閉鎖した後は，血腫部位の皮膚が完全に軟骨面に密着するように固定する必要がある（そのまま放置したり，不十分な固定では再び血腫を形成する）．
タイオーバー固定用の糸をセットするために，4ヵ所（または6ヵ所）軟骨を貫通させて準備する（4-0 または 5-0 ナイロン）．

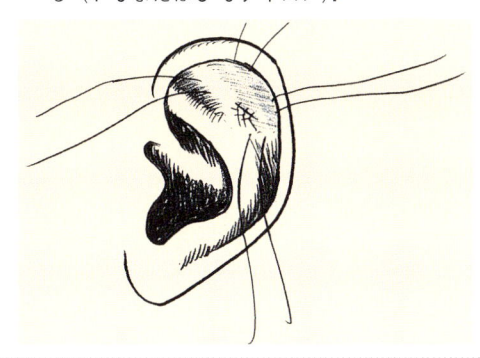

③ 血腫の除去後（断面）
死腔をなくすためにタイオーバー用の糸をかけるところ．

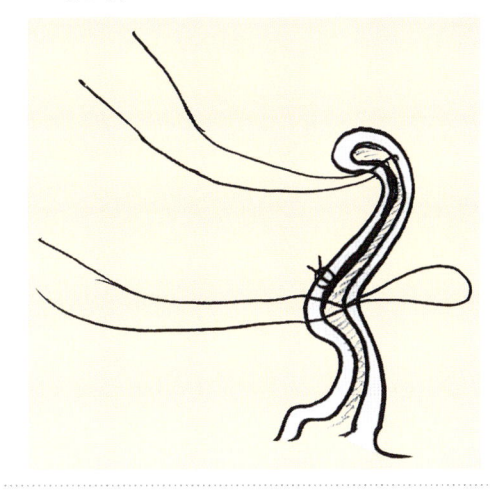

④ 生食綿にてカバーして，その上をあらかじめセットした縫合糸で結び，タイオーバー固定する．

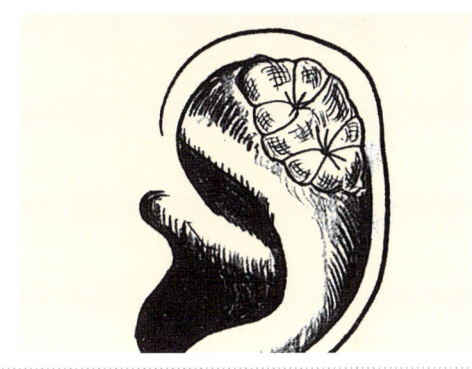

5) タイオーバー固定（断面）を終了した状態．この固定は 5〜7 日後に除去する．

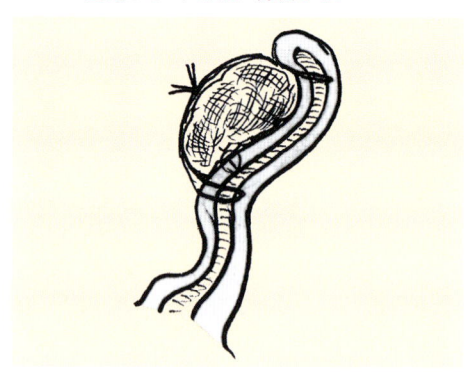

6) 術後 1 ヵ月．再発なく治癒．

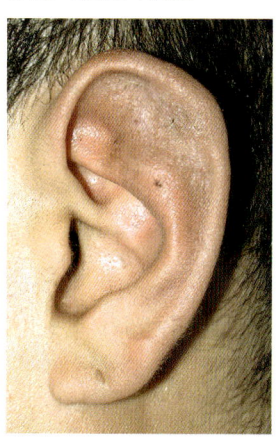

C 放置例の予後はこうなる

図 4-3

1) 血腫を完全に除去しないで放置すると，一部は吸収されずに器質化する．
（★耳介に血腫を作るのは，相撲，レスリング，ラグビーなどの格闘技の選手であり，どうしても完治しないまま血腫を作ることを繰り返すことになり，その結果外見上特有の耳介（wrestler ear）となる）．

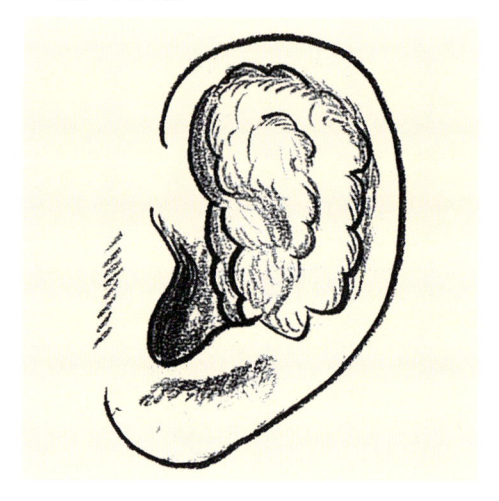

2) 増殖軟骨とオリジナルの軟骨とは肉眼的には見分けがつかないので手術で完全にもとの耳介に戻すことは非常に難しい．

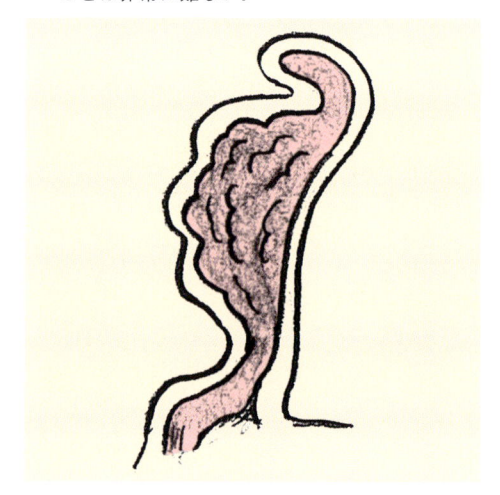

B 瘢 痕

ケース1 ピアス耳の裂創変形

Key points

① ピアスをする女性が日本でもごく普通のお洒落となり，今や男性のピアスまでも市民権を得た感のある今日であるが，裂創変形をきたす耳介も増加する傾向にある．

② ピアス耳垂裂変形は，急激な外力によって生じた，いわゆる裂創と，持続的な重力によって生じたものの2種類がある．前者の方が縫合処置は簡単である．後者は瘢痕拘縮をきたしているので複雑な手術となる．

③ 手術は耳介の切創状態に戻したうえで縫合処理するという単純なものであるが，長い裂創変形では単に直線的な縫合線にせずに波状になるように工夫する．

A 症例の解説

重量のあるピアスを好んでつけている内に，ピアス穴が次第に下方に裂けるようにずれて行き，ついに完全に裂けてしまった．手術にあたっては，ピアス穴を残したままの修復を希望している．

図4-4

22歳女性．術前の状態．

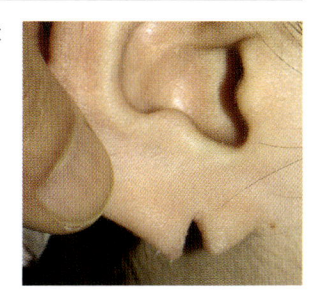

B 手術法

図4-5

(1) 皮切のデザイン．
できるだけ直線的な縫合線にならないように工夫する．

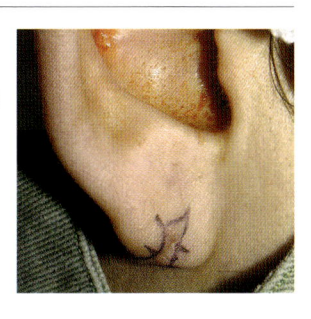

(2) 局麻剤を注入した状態．

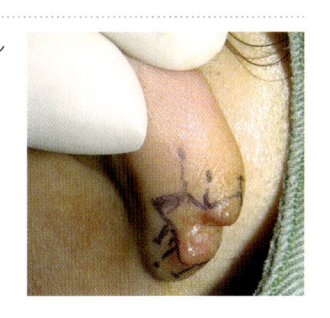

(3) ピアス穴を残すべく，シリコンのヒモを通した状態で縫合処置．
1針だけ中縫い（6-0ナイロン）を施す．

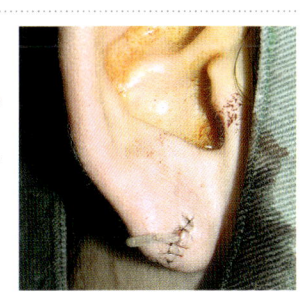

(4) 手術終了時の状態．
1～2ヵ月間このシリコンのヒモを装着した状態を保つと，完全にピアス穴が完成する．

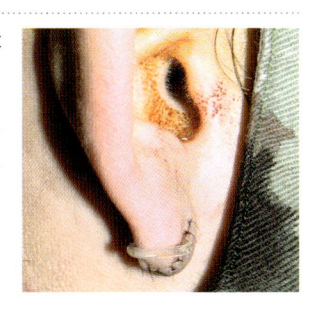

第4章　耳介部　207

C 皮膚腫瘍

ケース 1 耳垂部粉瘤

Key points
① 耳介の粉瘤は耳介周辺も含めて多発性に発生する傾向があり，ニキビなどができやすい皮脂腺体質，油性肌の人がほとんどである．
② 耳介に生じた粉瘤の原因の毛孔の位置をまず確かめる必要があり，前面にある場合でも，瘢痕が目立たないように後面から切開し摘出する．
③ ピアス孔から生じた粉瘤は，摘出と同時にピアス孔を残すこともできる（ピアス耳のケロイドの項参照）．

A 症例の解説

耳垂に生じて増大した粉瘤の外観．
粉瘤の原孔（前面にあることが多い）周囲は最小限の切除範囲とする．

図 4-6

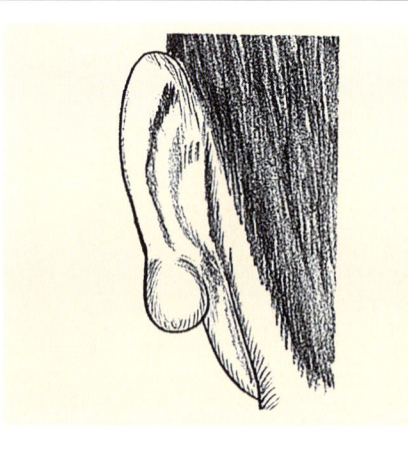

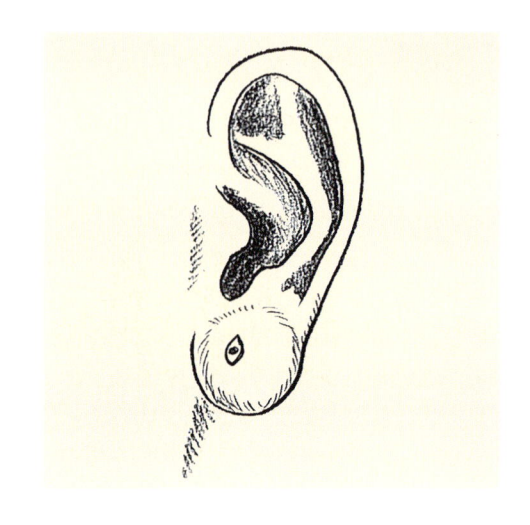

B 手術法

図 4-7

① 耳垂後面から摘出するためのデザイン．

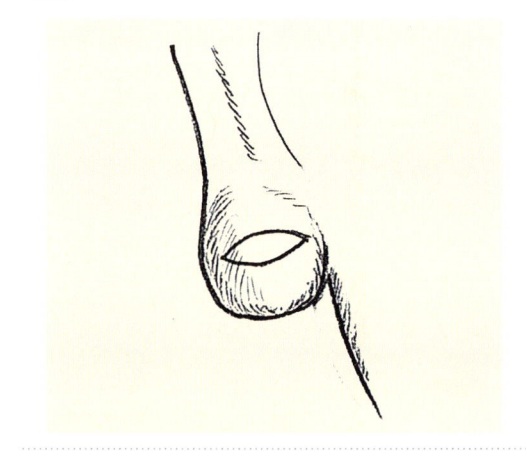

② スキンフックを助手に持たせ，開きながら #15 メスにて粉瘤と周囲とを剥離させていく．

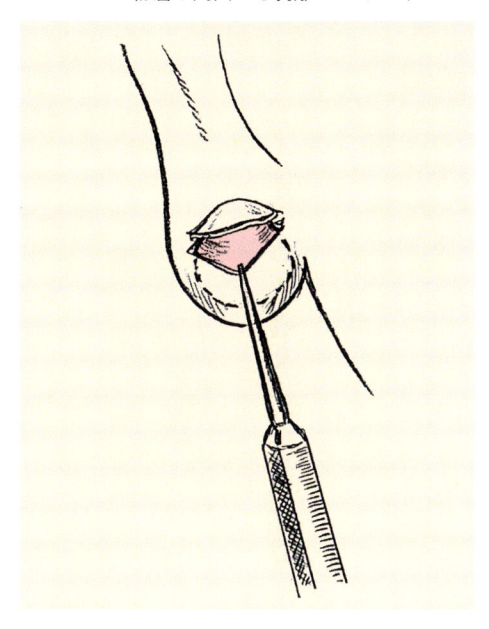

③ 3/4まで剥離が済むと，前面の毛孔周囲を皮切し，さらに後面から粉瘤を剥離して，毛孔とともに摘出する．

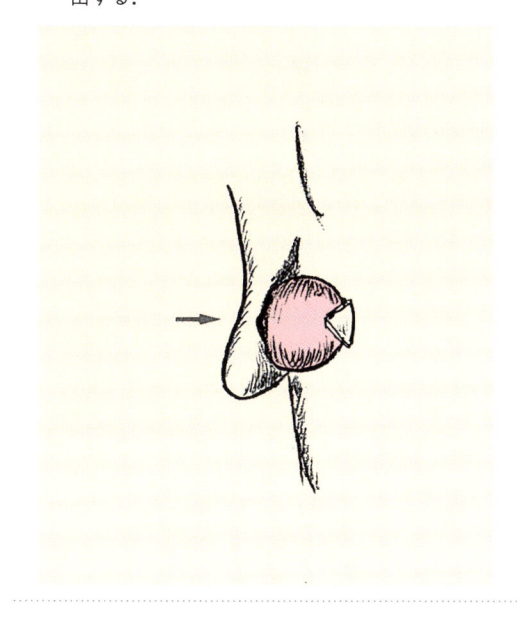

④ 摘出完了．後面から前面の小孔が見える．

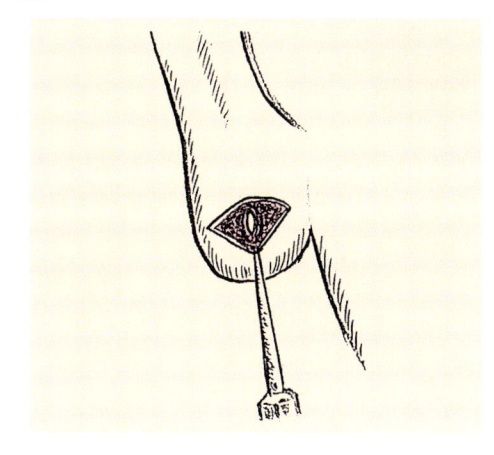

⑤ 創を閉じる．巨大な粉瘤を摘出した場合以外は中縫いの必要はない．

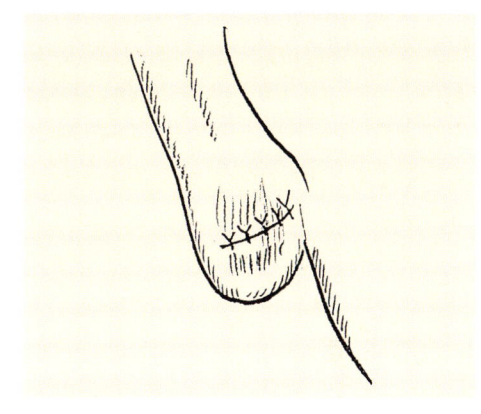

⑥ 前面も縫合閉鎖．前後からガーゼにて圧迫固定ができるように，弾性絆創膏にて固定する．

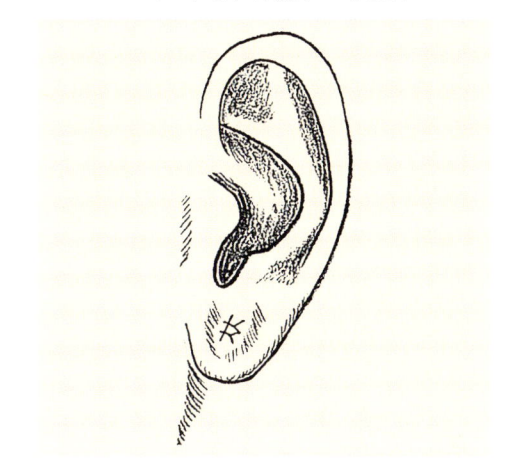

ケース 2 ピアス耳のケロイド

Key points

① ピアス耳のケロイドはケースによっては異常に増殖する.
② ケロイド体質に起因するものであるため,完治するという絶対的な保証はできないが,外観上奇異なるがゆえに切除が必要となる.
③ ケロイド肉芽腫を全切除した後,縫合閉鎖し,術後トラニラスト(リザベン®)の内服を続けることで,ケロイドの再発を防止することができるケースが多い.
④ シリコンはケロイド発生の予防に有効である.ケロイドの切除と同時に,ピアス穴存続のために,シリコンのヒモを輪にして通しておき,2~3ヵ月我慢してはずさずにおくと,ケロイドが生じなかったケースを多く経験している.
⑤ トラニラストの内服は,半年間は継続するべきである.

A 症例の解説

ピアス穴の炎症をきっかけに発症したケロイド肉芽腫は,ケロイド体質そのものの強弱によってかなりの差があるが,高度のものは直径が2cmを超えるほどの球形状に増大する場合がある.

ケロイドを全切除した後の修復にあたって,シリコンリングにより,ピアス穴を残すと2ヵ月位の間にピアス穴はしっかりと完成し,ケロイドも再発しないようである.もちろんトラニラストの効果が大であるが,シリコンのケロイド防止効果も無視できない.それゆえ著者は耳介のケロイド切除術の場合には積極的にピアス穴の温存を勧めることで好結果を得ている.

B 手術法1:切除縫縮法(ピアス穴温存)

図 4-8

① 20歳女性.ピアス穴から発生したケロイド肉芽腫.
このケースは耳垂の後面に隆起したケロイドである.

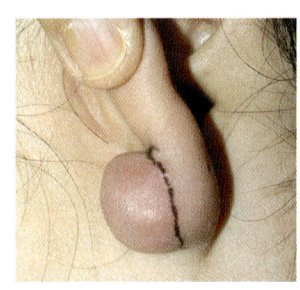

② ケロイド肉芽のみ切除.

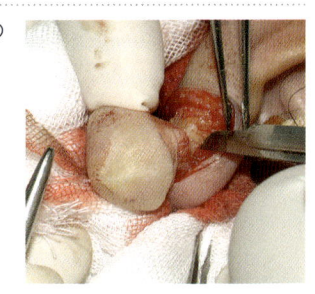

③ ペンローズドレーンを細く切りヒモ状にしたものをリングにして固定する.

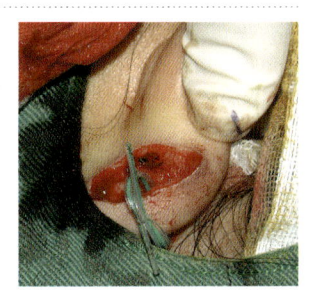

④ ピアス穴の部位は1針だけは前後面を貫通するように縫合し,トンネルの長さを短くしておくと,トンネル(ピアス穴)が,早く完成する.

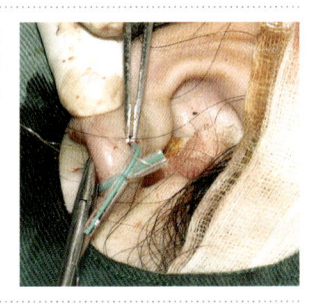

5 皮下縫合はしこりの原因となるため，5 mm間隔程度でよい．
縫合終了．

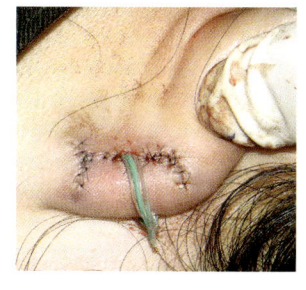

6 手術終了時の状態．

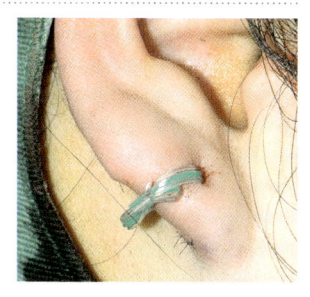

7 術後2ヵ月目．ケロイド発生の気配なし．
安心のため術後3ヵ月間はシリコンリングを残す．

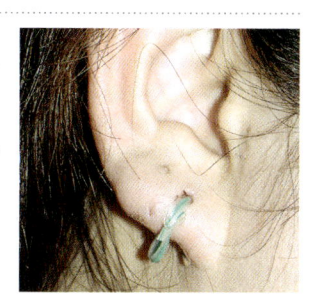

C 手術法2：くり抜き縫縮法（ピアス穴温存）

図 4-9

1 21歳女性．ピアス穴から生じたケロイド肉芽腫．前後面の両方に隆起を生じている．

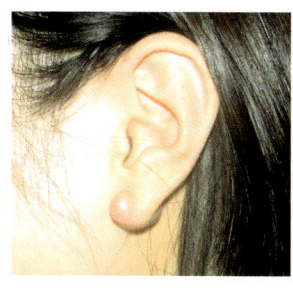

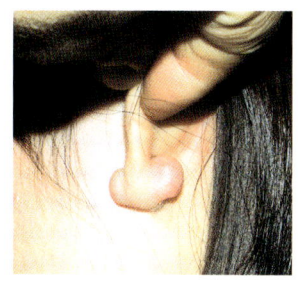

2 ケロイド部位のみをくり抜くように切除する．

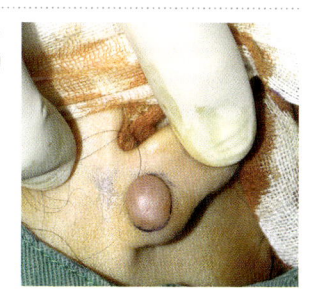

3 切開予定線をマーク．

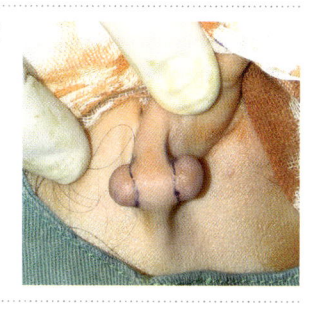

第4章 耳介部

④ シリコンリング（ペンローズドレーン）を装着した状態で縫合終了．

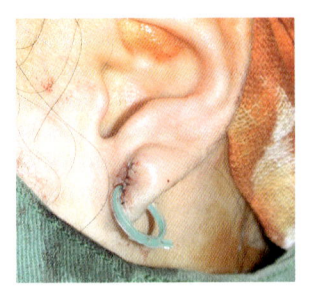

⑤ 術後2ヵ月目．ケロイド発生はない．
（★多くのケースでは術後2ヵ月目から3ヵ月でリングをはずして，夜だけはシリコンピアスに替えることを指導する）．

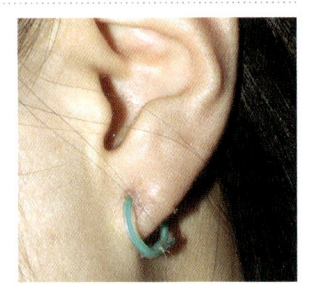

⑥ 術後6ヵ月目．ケロイド発生を見ない．
（★術後6ヵ月間このリングで我慢できるケースも少ないが，経過は至極良好である．リザベン®も6ヵ月間服用）．

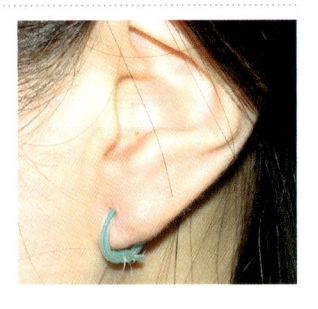

D 手術法3：単純切除縫縮法

図4-10

① 27歳女性．ピアス穴から発生したケロイド．

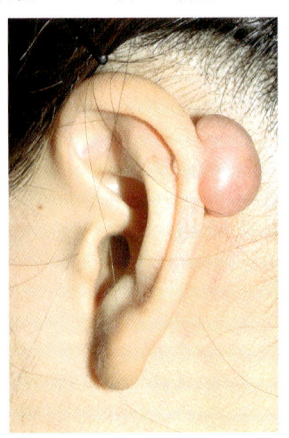

② ケロイド部位のみを切除し，縫合処置．
皮下縫合（7-0ナイロン）2針，皮膚縫合（7-0ナイロン）終了．
術後リザベン®を6ヵ月服用し再発は見られなかった．

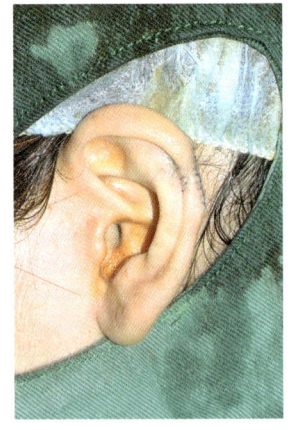

D 変形，奇形

ケース 1　副耳

Key points
① 副耳は耳前，耳珠の前面から口角にかけてみられるいろいろな形状の隆起で，皮下に軟骨を含むことが多い．耳介の奇形を合併することもある．
② 生下時に産科にて糸で結んでもらって自然脱落させた副耳は小隆起が残ることになり，結局はその小隆起を切除処理する必要がある．
③ 手術時期については諸家の考えもまちまちであるが，生後3ヵ月くらいで局所麻酔下に切除すると瘢痕も目立たなく治りやすい．

A　症例の解説

副耳の形状は大小いろいろな形状をしていて，大きいものには軟骨形成が見られる．
手術の目的は耳前部を平坦にしてしまうことであるが皮下にある軟骨の処理（切除）をした方が感触もスムーズでよりよい結果といえる．また耳珠に近い大きな副耳のケースでは，縫合線が耳珠の輪部に来るように工夫することもある（手術法2）．

B　手術法1：単純切除縫縮法

図4-11

① 2ヵ所に分かれている副耳のケース．

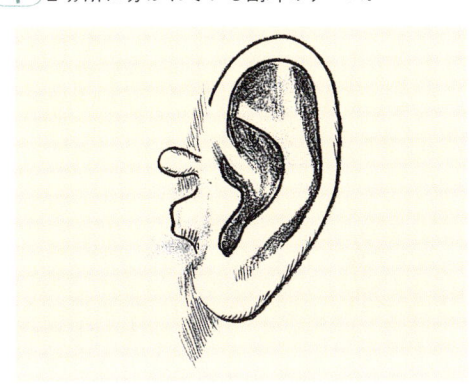

② 皮切のデザイン．

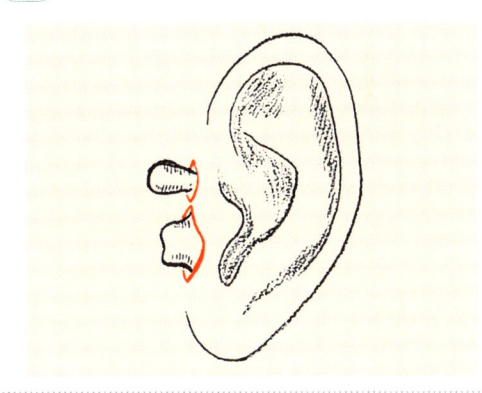

3. 副耳の切除．軟骨を多く含むものは，皮下の軟骨を1cm程度の深さまでは切除する．

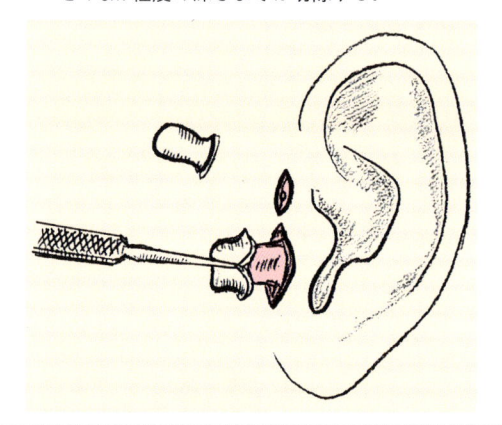

5. 皮膚縫合（7-0ナイロン）．

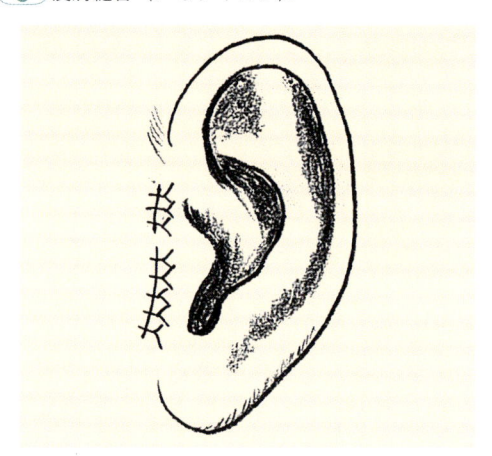

4. 皮下縫合（6-0ナイロン）．

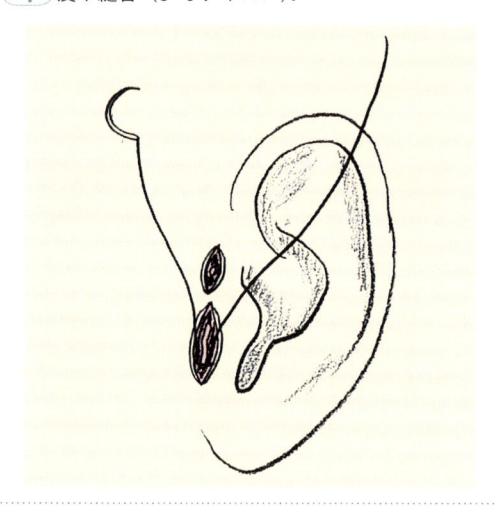

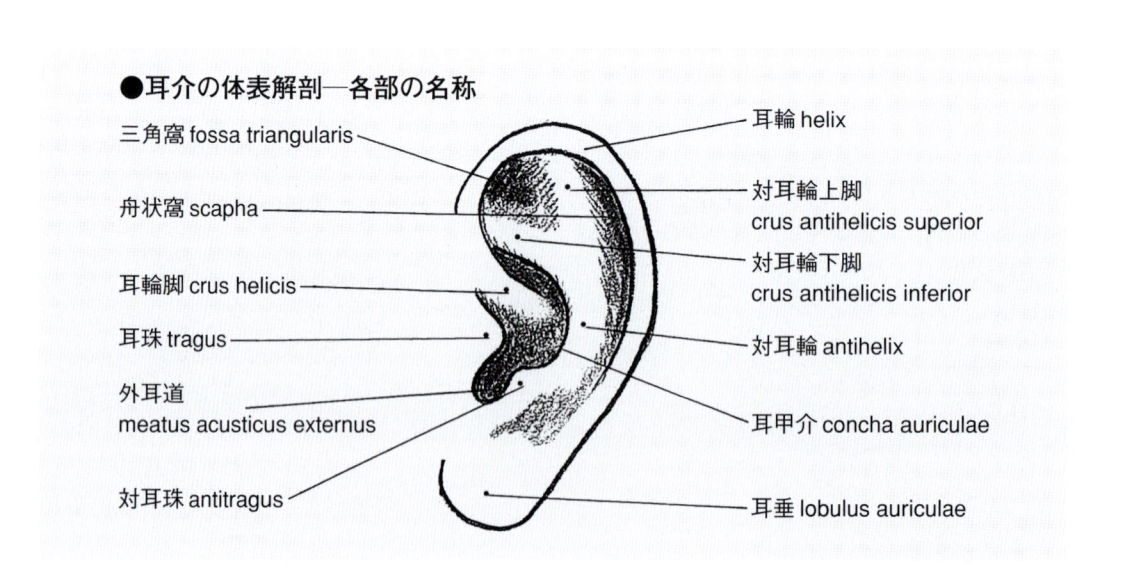

● 耳介の体表解剖—各部の名称

- 三角窩 fossa triangularis
- 舟状窩 scapha
- 耳輪脚 crus helicis
- 耳珠 tragus
- 外耳道 meatus acusticus externus
- 対耳珠 antitragus
- 耳輪 helix
- 対耳輪上脚 crus antihelicis superior
- 対耳輪下脚 crus antihelicis inferior
- 対耳輪 antihelix
- 耳甲介 concha auriculae
- 耳垂 lobulus auriculae

C 手術法2：縫合線を耳珠の形状に近づけるデザインで

図 4-12

① 0歳10ヵ月児．隆起部位の皮膚の切除は当然であるが，縫合瘢痕が目立たないように考える．

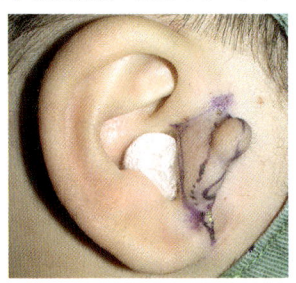

② 皮膚縫合終了時の状態．
結局耳珠のラインに沿った縫合線となるようにした．

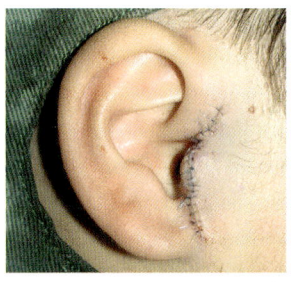

③ 手術終了時の状態．
この縫合線は，フェイスリフト手術の際の縫合線に近い．

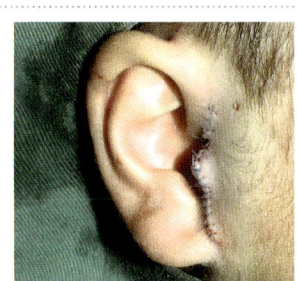

ケース2 耳前瘻孔

Key points

① 耳前瘻孔は，耳介原基である耳介結節と癒合不全あるいは第1鰓溝の残痕といわれているが，通常は盲端で，深さはいろいろあり，長いものでは化膿したりcyst形成したりする．いったん化膿するとそれを繰り返すため根治手術が望まれる．

② 瘻孔を全摘するということは，瘻孔壁の上皮を完全に切除することである．

③ 手術を行う多くは一度以上同部位に感染を生じたことのあるケースである．

A 症例の解説

耳輪の前上部に見える凹みが瘻孔の入り口である．両側性，片側性いずれもある．手術は瘻孔の最奥部まで完全に摘除しないと感染を再発する．いかに要領良く全摘するかということが肝要である．

図 4-13

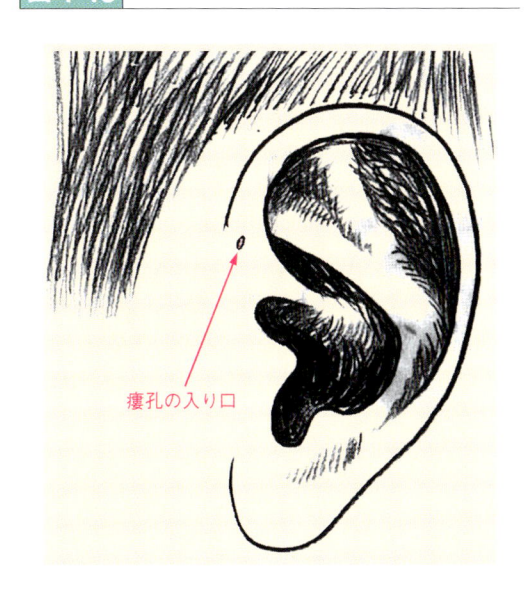

瘻孔の入り口

B 手術法

図 4-14

1. 手術の完璧を期すために，メスを入れる前にピオクタニン色素を瘻孔内に注入する（エラスター針®を用いる）．そうすれば瘻孔壁は色素に染まっているため残さずに摘出しやすくなる．

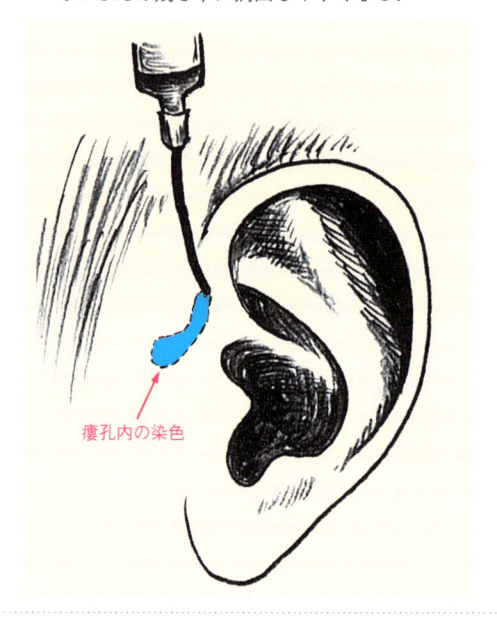

　　瘻孔内の染色

2. エラスター針®またはブジーにて瘻孔の深さを確かめて皮切の範囲を決める．

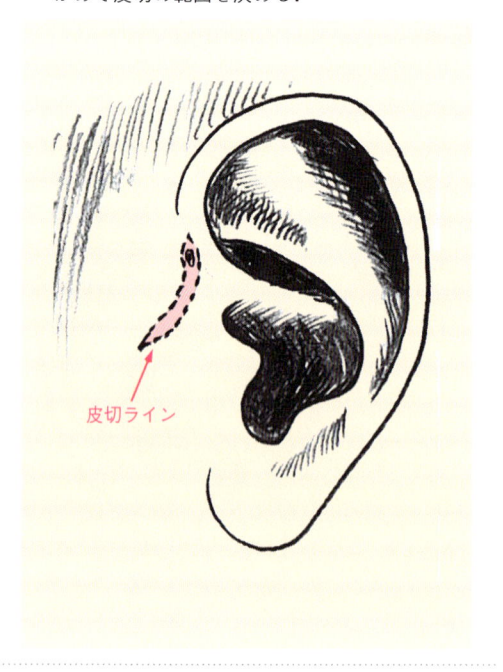

　　皮切ライン

3. エラスター針®を瘻孔内に挿入したまま摘出を開始するのも一法である．ピオクタニン色素を含んだ瘻孔組織を一塊として摘除するようにメスを進める．

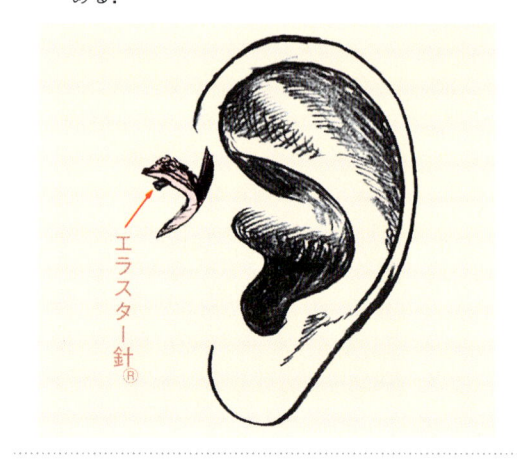

　　エラスター針®

4. 摘出が終了した後皮下縫合によって創を寄せる（5-0白ナイロン）．

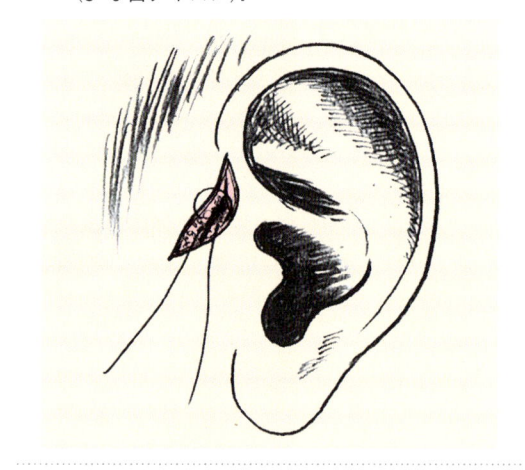

5. 皮膚縫合（7-0ナイロン）．ドレーンは死腔の大きい場合には入れた方がよい．

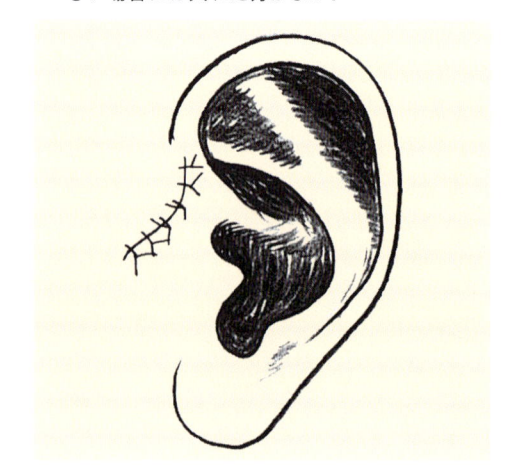

216　実際編

ケース3 耳垂裂

Key points
①耳垂裂は先天性のものを主にいうが，ピアス裂創など，外傷性のものも含めて総称する場合もある．
②先天性のものは，上方型，下方型，混合型とに分類される．
③手術法は種々の皮弁法を駆使して形状を整えるというものである．
④縫合部が局所的に薄くならないように工夫することも大切である．

A 症例の解説

最もよくある耳垂裂をシェーマにて解説する．手術は裂けた状態の部位をいかに縫い寄せるかということになるが，
①縫合線が目立たないようにジグザグにすること，
②耳垂の下端の処理をするべきか，しないでよいか，
ということに着目する．

B 手術法1：基本的手術

図4-15

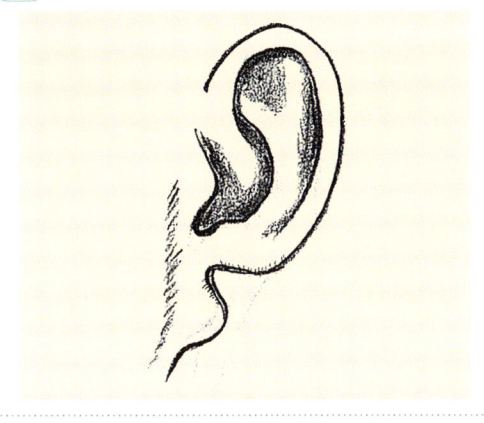

① 術前の状態．

② 皮切のデザイン．
単純に寄せる方法ではあるが，皮切線を直線的でなく，ジグザグ状とする．

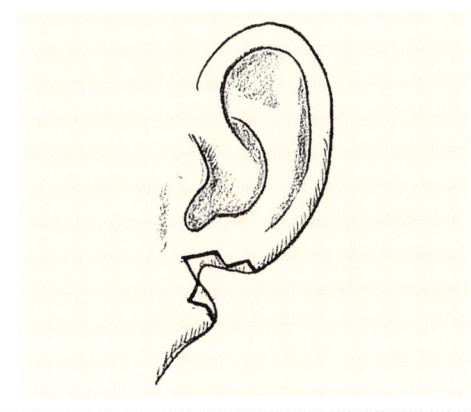

③ 皮膚切開と接合部皮膚の切除．

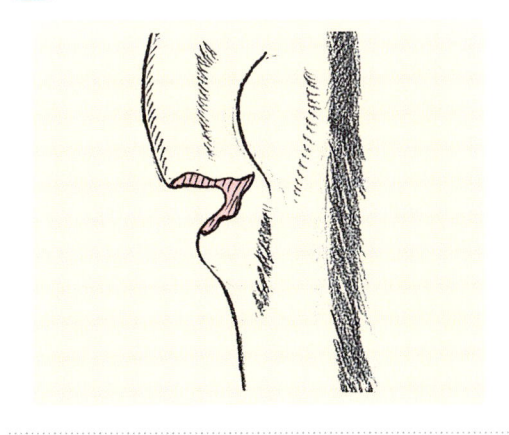

第4章　耳介部

④ 断端の厚味を取り戻すべく垂直に割を入れることで，縫着した際に凹みが目立たなくなる．
中縫いは1～2針しておいた方がよい（6-0ナイロン）．

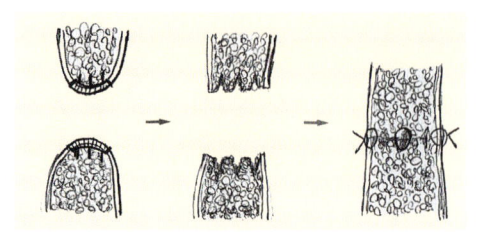

⑤ 耳垂裂部を縫合した状態で，耳垂下端の形状にもう一つ処置を加え，健側に近づけたい場合，Z-形成術を応用する．

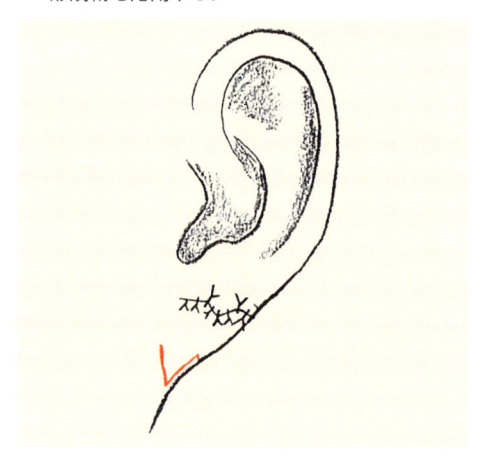

⑥ 縫合終了．

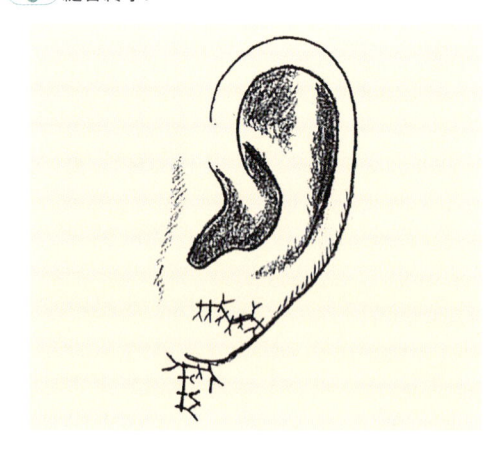

C 手術法2：実症例

図4-16

① 5歳男児．術前．

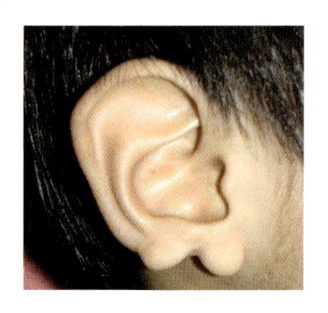

② 耳介の稜線方向から見た耳垂裂の状態．

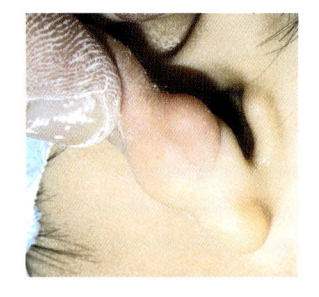

③ 皮切のデザインを示す．
（★手術の実際は，皮膚切除の大体のラインを決めておき，皮膚縫合の際に直線的にならないようにジグザグラインを工夫して縫合することも多い）．

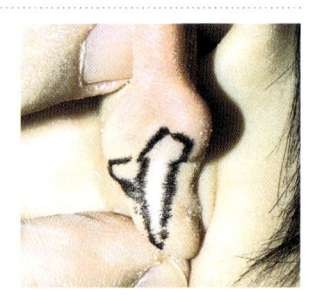

④ 皮膚縫合終了．

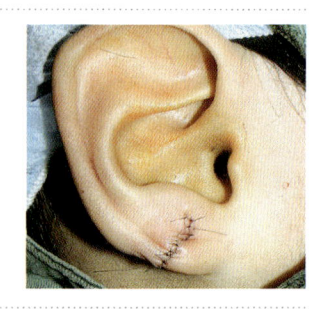

⑤ 術後1週間目抜糸.

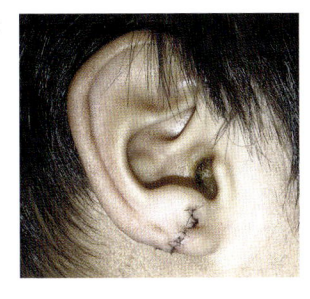

⑥ 術後1週間目後面の縫合線.

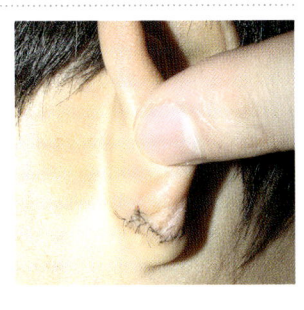

⑦ 術後2ヵ月目. 縫合線の赤味は消失傾向にある.

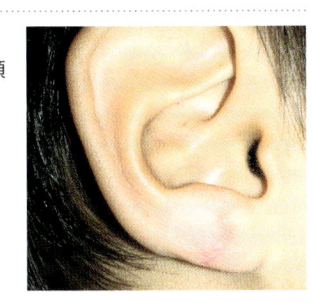

ケース4 袋耳

Key points
① 耳介上半分が側頭部皮膚に取り込まれ埋没した状態になっているもので，耳介を引っ張ると耳介全体が現れるが離すとまた元のように皮下に埋まってしまう．
② 手術は埋没した耳介を挙上し，その状態が元に戻らないようにすることである．
③ ほとんどの袋耳は，埋没した耳介部分は軟骨の極度の折れ曲がりや発育不全がみられるため，軟骨の処理をする必要がある．
④ 日本人に多い（出生400人に1人）といわれており，欧米ではまれとされている．
⑤ 久保法が日本で最もクラシックな方法であるが，現在でも原法，変法ともに最も広く用いられている．諸家によりいろいろな方法が報告されているが，久保法が最も理にかなっており手術もしやすい方法である．
⑥ 軟骨の変形（折れ曲がり）の処理にむしろ労力をかけることが望ましい．

A 症例の解説

10歳男児．左袋耳．術前．

図 4-17

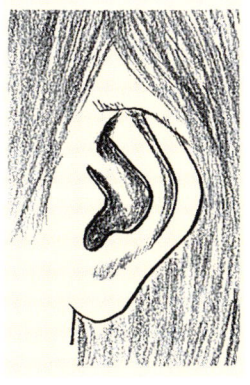

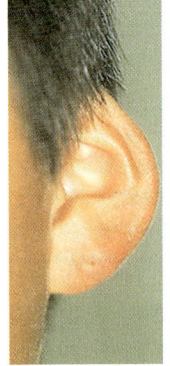

第4章 耳介部

B 手術法1：久保法（最も基本的な手術法）

図 4-18

1. 手術のデザインは耳を引き出した状態で描く（久保法）．

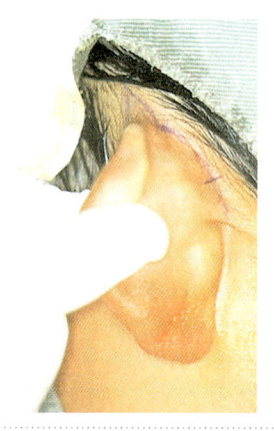

2. 耳介を引っ張って耳介の上縁から皮膚がテント状に張る上端（側頭部）をAとし，耳介の上縁基部になるところをBとする．

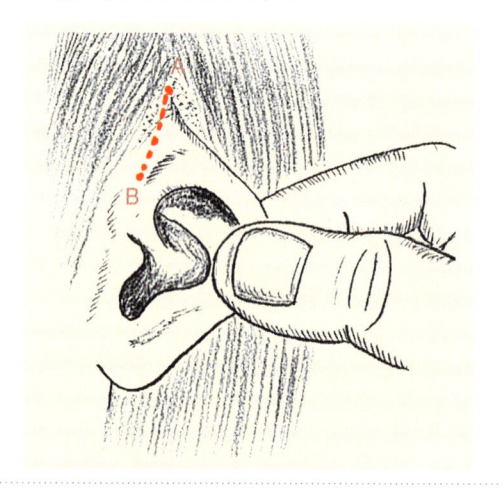

3. 次いで耳介を引っ張ったまま前方にシフトして，テント状の皮膚の後側にAB＝ACとなるように点Cを取り耳介後縁に沿ってラインを引き点Dを取りAC＝CDとなるようにする．
（★∠BACはあまり鋭角になりすぎないようにし，60°以上とする）．

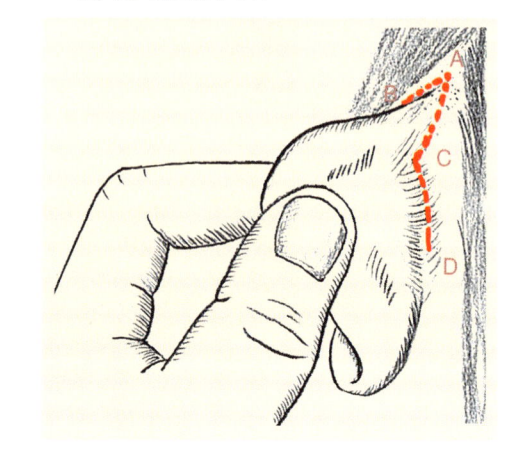

4. 手術のデザイン終了．最もオーソドックスな方法．

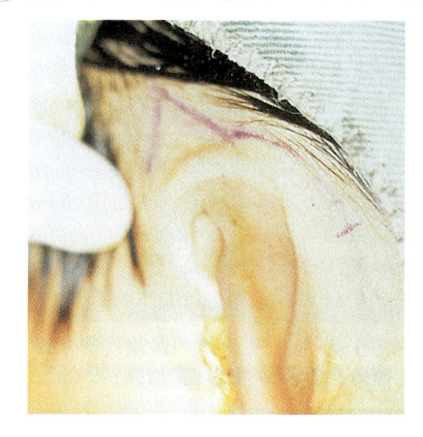

5. 点Aは有髪部にかかってもよい．皮弁ABCの周辺のみ剃毛する．

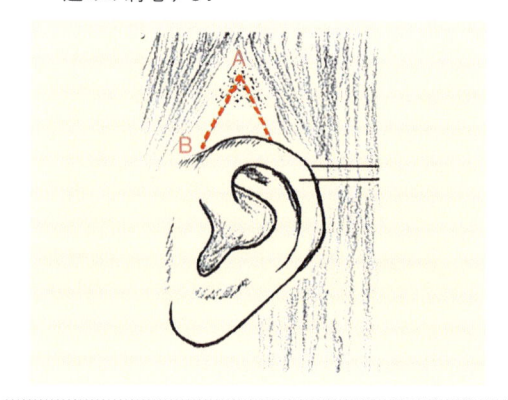

6　まずAB, ACに切開線を入れ，皮弁を起こし，耳介軟骨の変形を呈している部分を剝離する．特に耳介上部の耳輪部位は完全に露出できるところまで剝離する．そして軟骨の折れ曲がりすぎている部位に細かい割を入れて伸びやすくする．

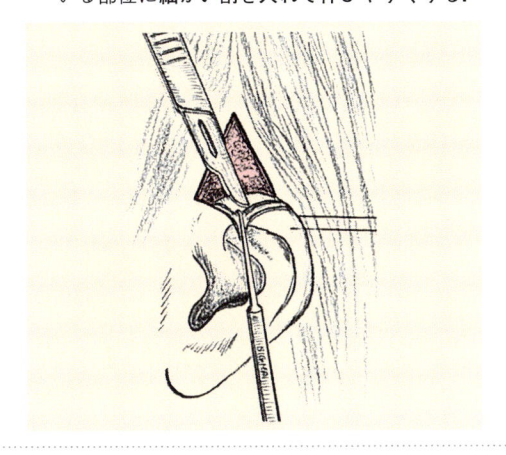

7　CDまで切開し，耳介上半分の後側を基部まで剝離し耳介を引っ張れば起きる状態にする．

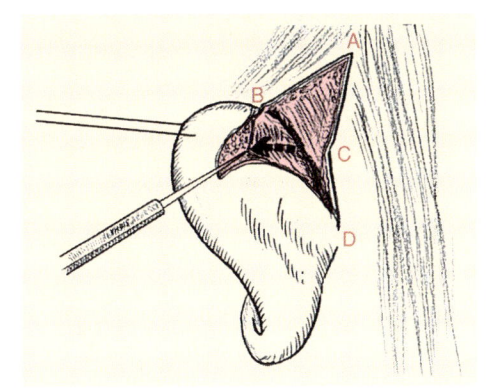

8　ポイントBとCを縫い寄せると（4-0），耳介は自然に押し出される．
（★耳介基部のanchoringを併用すると，耳介の立ち上げ効果と固定力を増す）．

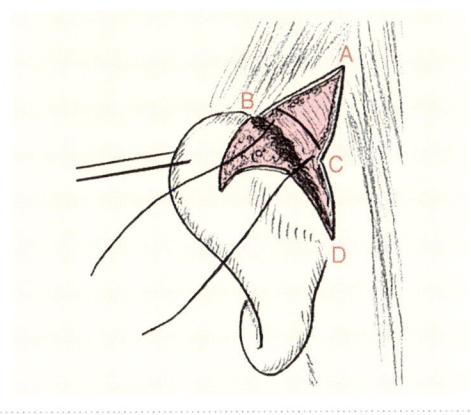

9　AB, ACを4-0ナイロンにて皮下縫合すると耳介上半分はこの時点で完全に後戻りできない状態になっている．

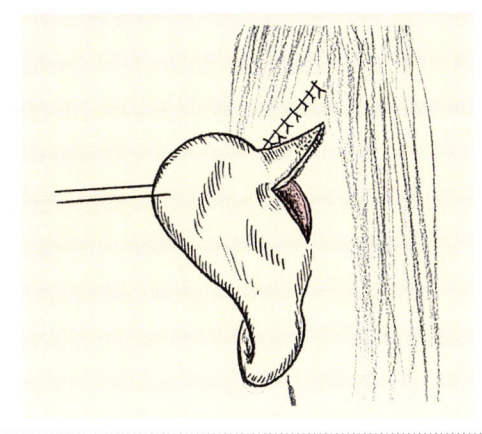

10　皮弁BACをDに移動する．
（つまりこの手術法はZ-形成術の応用である）．
（★皮下縫合する際に耳介基部軟骨（耳甲介の裏側）にanchoring縫合すると，耳介はさらに立ち上る）．

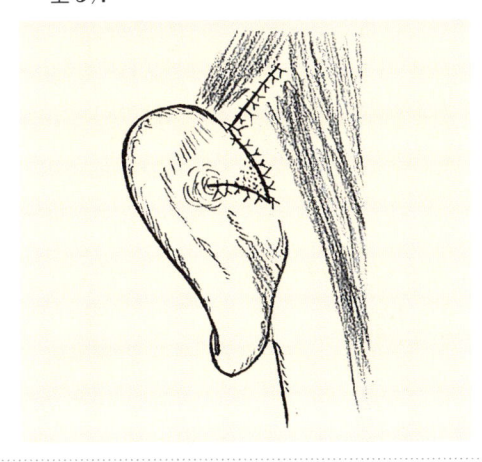

11　耳介軟骨をできるだけ正常に近づけるために，折れ曲がりを伸ばすようにbolster sutureをかける（4-0ナイロン）．

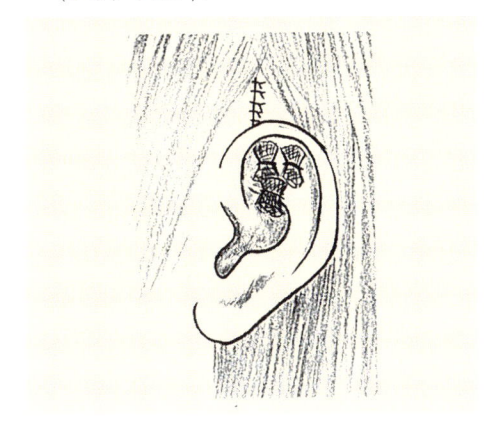

第4章　耳介部

C 手術法2：
軟骨処理方法の断面模式図

図 4-19

(1) 術前の極度に折れ曲がった軟骨．

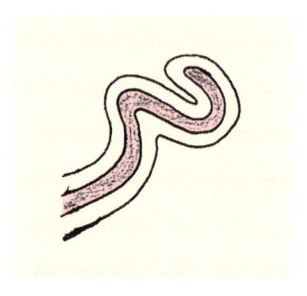

(2) 皮膚を剥離して耳輪前面まで達す．

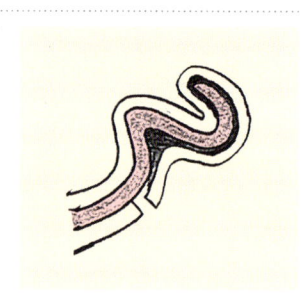

(3) 皮膚を裏返し軟骨を露出して耳輪端の軟骨を約2mm幅切除（⬇印），後面の折れ曲がり部位には割を入れる．

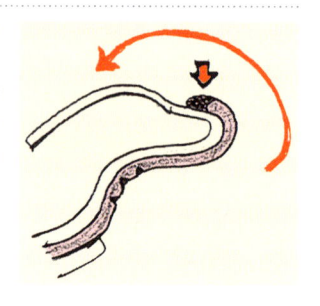

(4) 矯正 bolster suture をかけて軟骨を伸ばす．

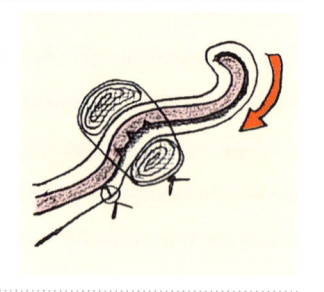

(5) 手術終了時の状態．軟骨の矯正固定も行っている．

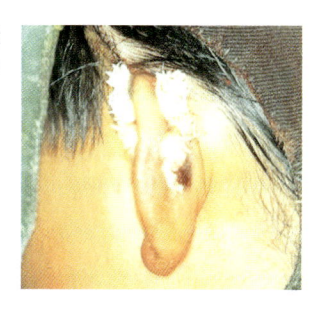

(6) 術後1ヵ月目の状態．
（★このケースの術後の状態は耳介対耳輪上脚部の折れ曲がりの状態の矯正が不十分である．軟骨の発育不全があるとしても軟骨処理の仕方がまだ不十分であったケースである）．

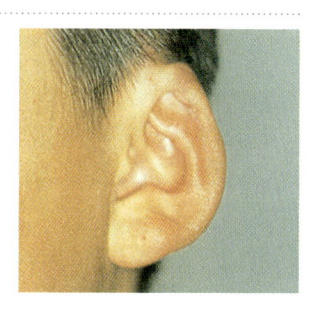

ケース5 折れ耳

Key points
① 折れ耳は耳介上部が単に折れ曲がったもので軟骨の発育不全はないものをいう．
② したがって，折れ曲がりが治った状態に固定できればよい．
③ 手術の原則は立ち耳と同様で，対耳輪上脚部の矯正を行う．
④ マットレス縫合にて，対耳輪上脚を固定することにより耳は折れなくなる．
⑤ 矯正は早く行えば非観血的に治癒可能で，乳幼児期に相談を受けた場合は，整復位にして，対耳輪上脚の軟骨を強く曲げる（過矯正）状態で弾性絆創膏固定を数ヵ月行えばほとんどのケースは正常に戻る．

A 症例の解説

折れ耳の場合，耳介の発育不全はほとんどない．学齢期に達しているケースでは手術的治療を行わないと矯正具のみでは目的を達成することができない．

図 4-20

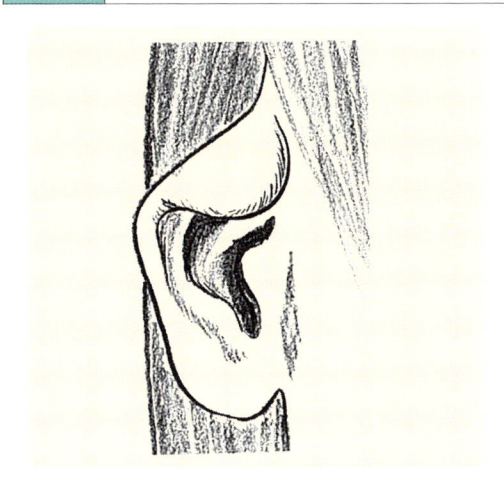

B 手術法

図 4-21

(1) 対耳輪上脚がないために折れ曲がってしまうわけであるから，立ち耳同様の操作を行う．皮下剥離の予定線．

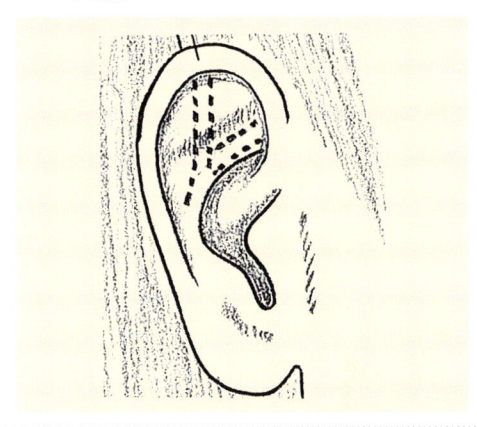

(2) 耳介中央耳輪後面に小切開を加え，耳介前面の皮下剥離にて軟骨面に達し，対耳輪上脚および下脚にヤスリをかける．

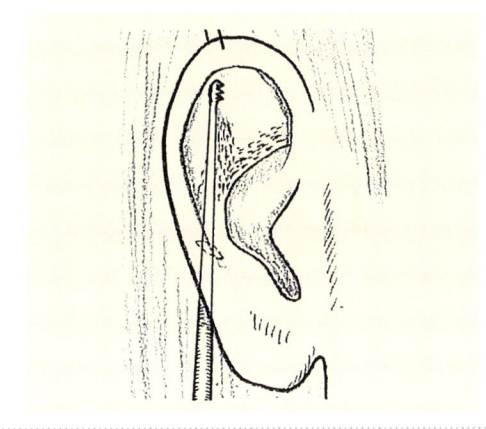

3 耳介後部に切開を加え（7mm程度紡錘状切除をすることもある），マットレス縫合の糸をかける（操作の詳細は立ち耳の項参照）(4-0ナイロン).

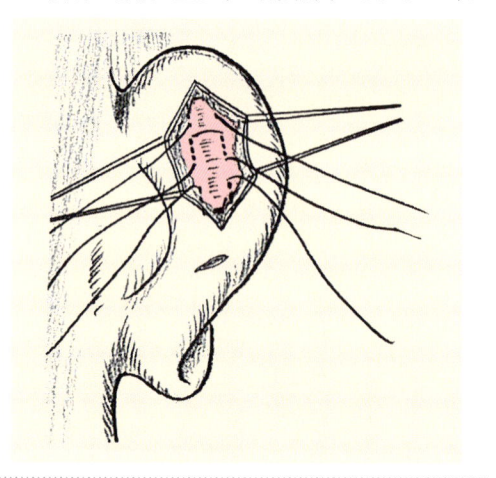

4 マットレス縫合の糸をかけたところを表側から見たところ．

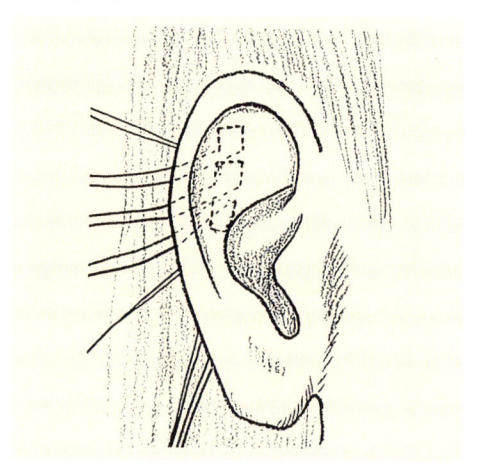

5 マットレス縫合によって対耳輪上脚が完成する．

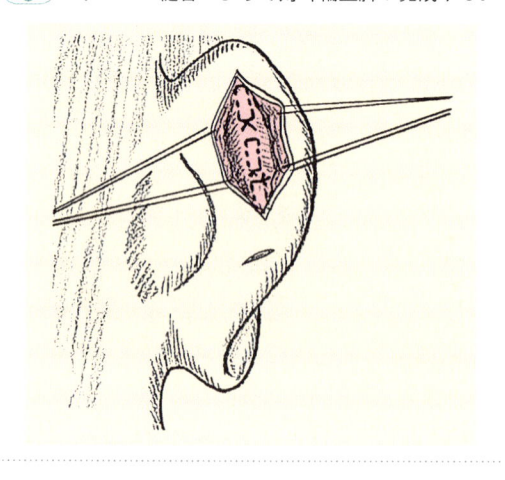

6 皮膚縫合終了（7-0ナイロン）．

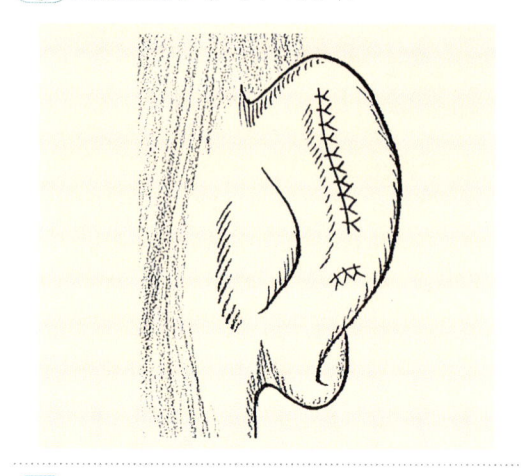

7 手術終了時の前面外観．対耳輪上脚ができたことによって耳介は折れ曲がらなくなる．

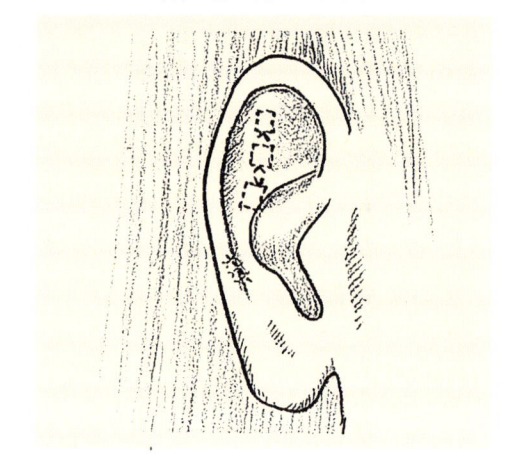

ケース6 立ち耳

Key points
① 耳介が後方に倒れないで側方に張り出しており，対耳輪の張り出しがほとんどない状態のものを立ち耳と呼ぶ．
② 欧米では立ち耳は悪魔の耳として嫌われるため，手術が当然のように行われるが，日本では立ち耳を苦にする人は少なく，女優でさえ平気で立ち耳を出している人をよく見かける．
③ 手術は軟骨を折り曲げて対耳輪を作ることであるが，諸家の方法がある．
④ 著者はStarkの方法に準じた手術法を用いるが，軟骨を折り曲げやすくしたうえでマットレス縫合するという，軟骨の折り曲げ方としては理にかなった方法であると考えている．

A 症例の解説

立ち耳変形のケース．軟骨の対耳輪脚がない状態である．

図 4-22

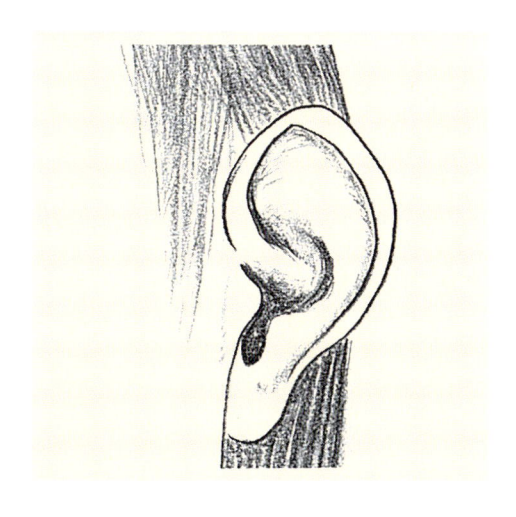

B 手術法1：基本的手術

図 4-23

① 軟骨にヤスリをかける予定線．

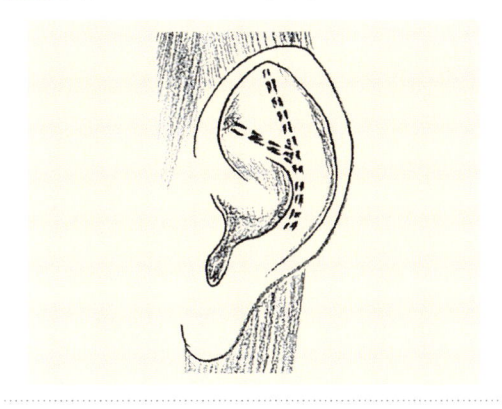

② 耳介上方の耳輪下部に8mm程度の小切開を加え対耳輪予定領域を剥離する（キルナー剪刀）．

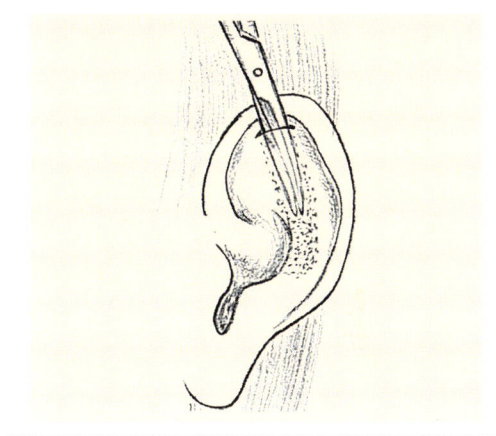

③ ヤスリにて対耳輪上脚の軟骨を削る（著者は鋭匙を改造してギザギザを作りヤスリとして用いている）．

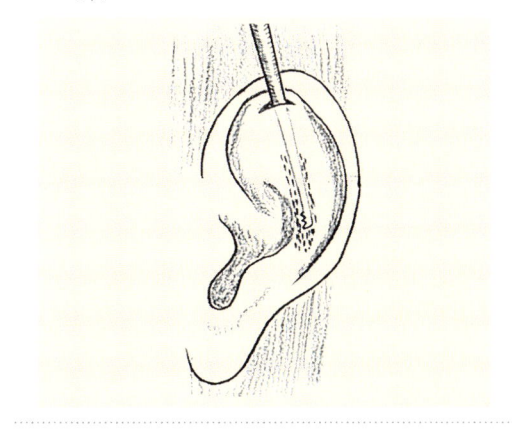

第4章 耳介部

4 次いで，対耳輪下脚部の軟骨を削る．皮切は耳介中央部後側から行い，耳輪軟骨を貫通し前面に達する．

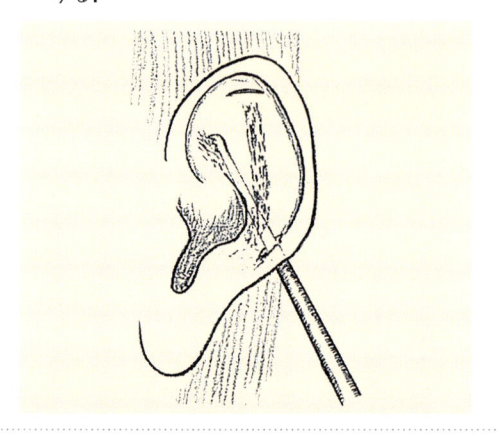

5 ヤスリをかけ軟骨を曲げやすくした状態．

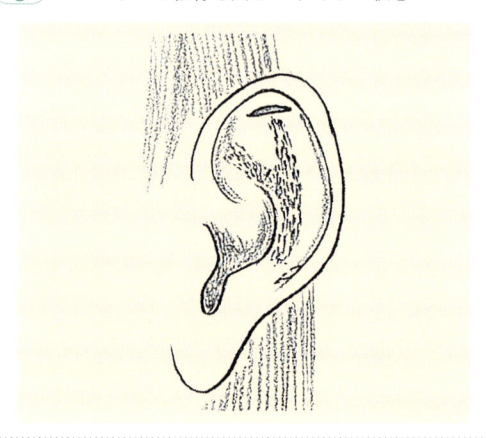

6 軟骨にマットレス縫合用の糸（4-0ナイロン）をかけた状態（糸のかけ方については手術法2参照）．

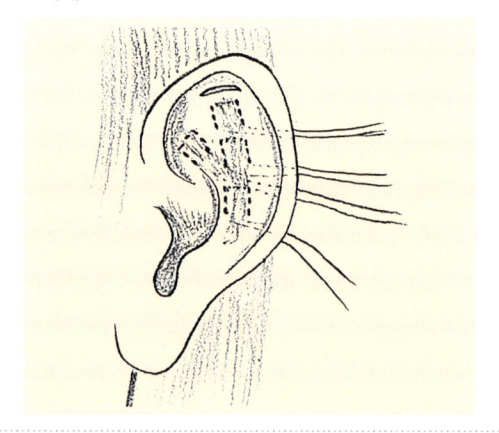

7 マットレス縫合終了し皮膚縫合も終了した状態．

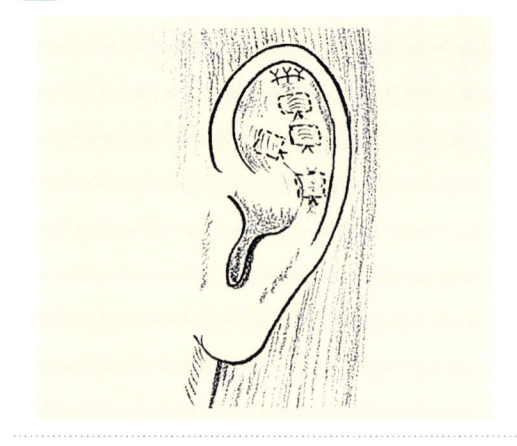

8 3週間で矯正は完成し，立っていた耳介はほどよく側頭に近づいている．

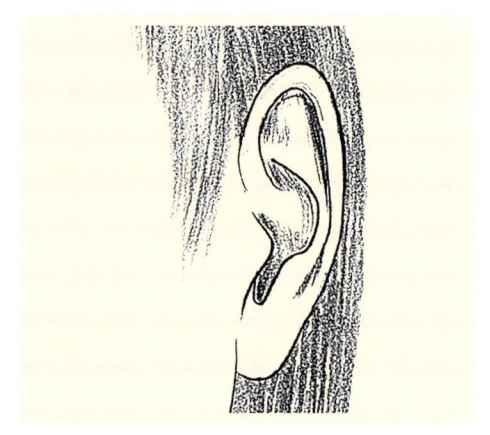

C 手術法 2：実症例

図 4-24

① 14歳女性．立ち耳変形の術前．点線部が対耳輪となる予定線．

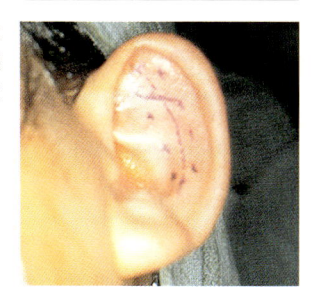

② 耳介後部の皮膚切開．耳介上部は紡錘状に切除する．

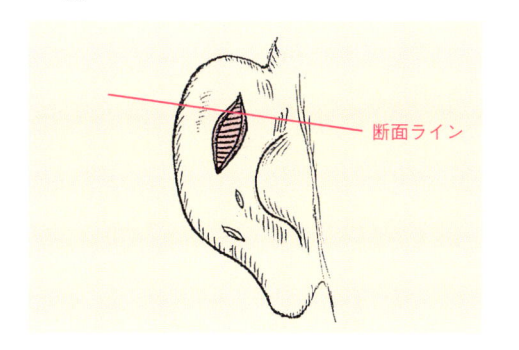

③ マットレス縫合用の糸をかけた状態．

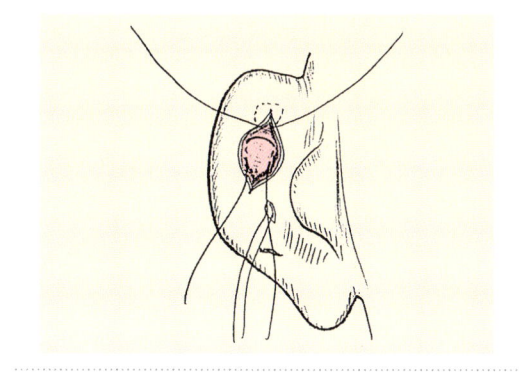

④ マットレス縫合によって耳介は寝かされることになり耳輪が側頭に接近する．

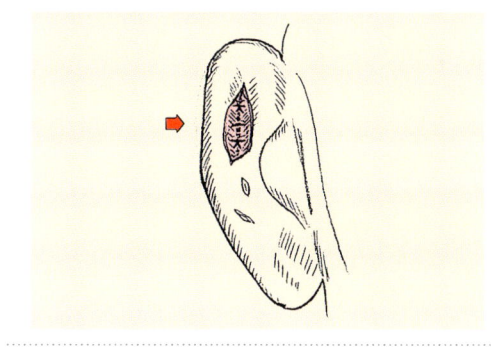

⑤ 皮膚縫合終了した状態．

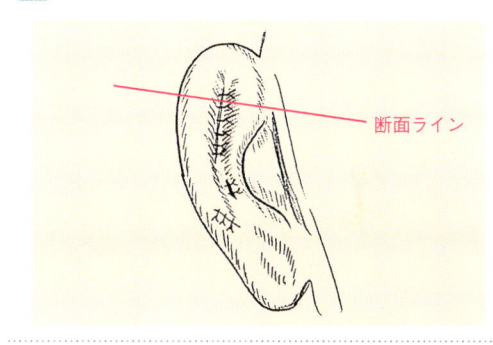

⑥ 手術終了時の状態．少々オーバーに矯正をしている．

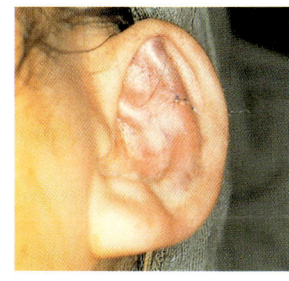

⑦ 術後 1 ヵ月目の状態．

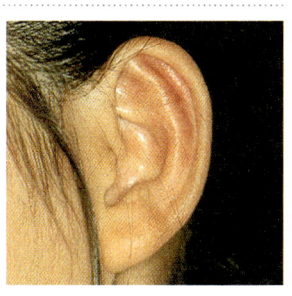

以下は耳介の断面から見た矯正手術をシェーマで示す．

第 4 章　耳介部　227

⑧ 術前の耳介中央よりやや上方の断面（②，⑤に示したライン）．

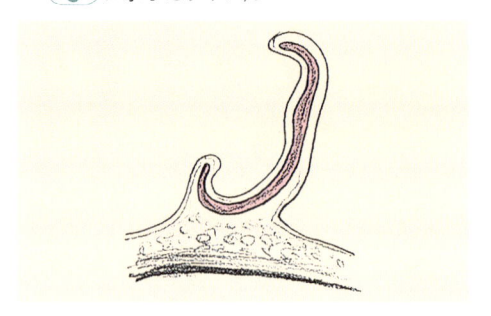

⑨ 皮切と，軟骨剥離．

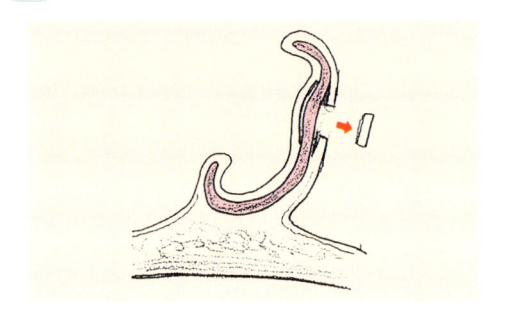

⑩ 軟骨対耳輪部の前面にヤスリをかけた状態．

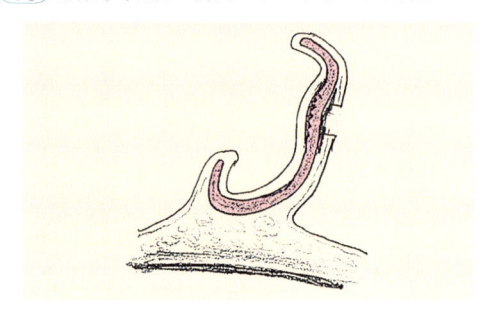

⑪ 25G針にて前面より軟骨を貫通させ，針腔に4-0白ナイロンを通す．

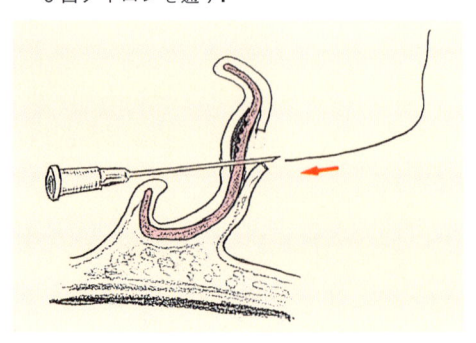

⑫ 25G針を軟骨前面まで後退させる．

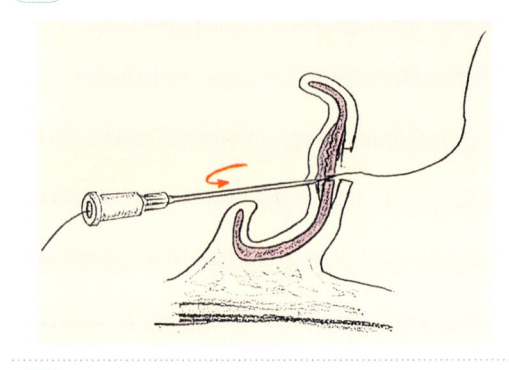

⑬ 約5mm対耳輪の方向に沿って下方（または上方）に針先を移動させ再び軟骨を貫通する．針腔に入っている糸を抜き出した後，針を抜去すると糸は両端が後面に出る．

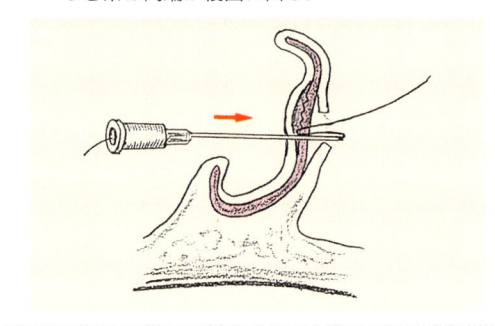

⑭ 同じ操作を今度は先の対耳輪対面で行えば，マットレス縫合の糸がかかった状態となる．

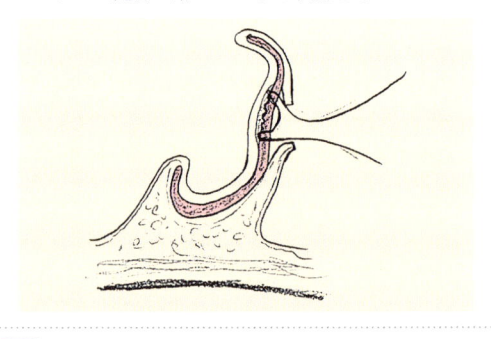

⑮ 糸を締めると軟骨は折れ曲がり，対耳輪が現れる．

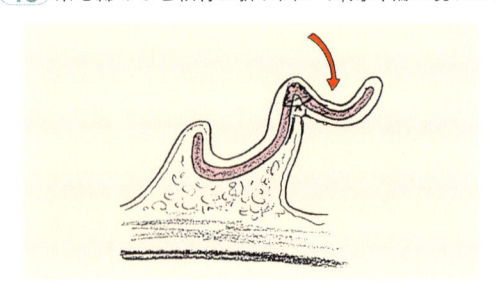

ケース 7　スタール耳

Key points

① スタール耳（Stahl's ear）とは，スタールの報告した耳介奇形で，対耳輪が後上方に延びて耳輪が途切れたような状態に見え，異常な軟骨隆起となっているもので，特徴のある耳介を呈する．日本人に比較的多い．
② 軽度のものは後方から前に折り曲げて耳輪を作るだけで全く正常の形状に戻るため，徒手整復状態で固定をするのみで完治してしまう例もある．
③ 手術は耳輪形態を整えることを第1目的に行えば，正常の形になる．

A 症例の解説

スタール耳の術前の状態．

図 4-25

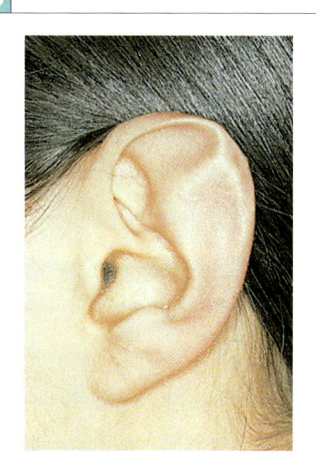

B 治療法1：非観血治療

図 4-26

1. 徒手整復：矢印の方向に耳輪の形を作ると正常の形状に戻る場合，0歳児それも6ヵ月以内であれば整復固定位に保つことで，治療が可能である．

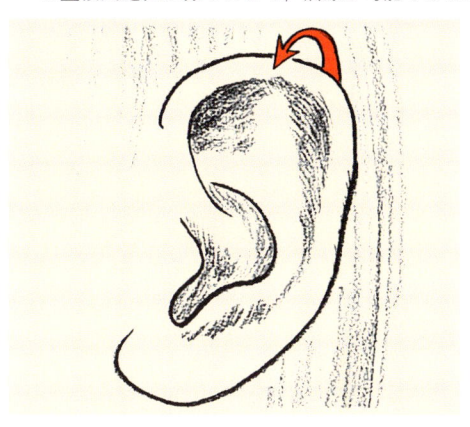

2. 耳輪と対耳輪の間にガーゼまたはスポンジをパッドとして置く．

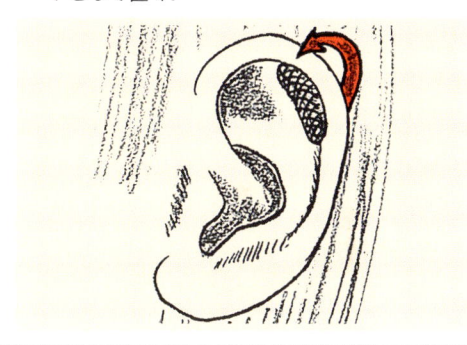

3. 弾性絆創膏にて固定する．
このような非観血的治療は，生後6ヵ月までに実行すると，乳児は自分で取りはずすことができないため，思い通りの効果を得ることができ，6ヵ月間の固定でほとんど全例が完治する．

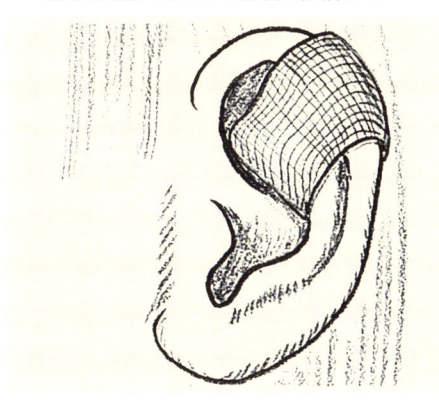

C 治療法2：観血手術法

図 4-27

(1) 対耳輪上脚と，耳輪を作ることで耳介形状を正常に戻す．
対耳輪上脚の上端（a）に7mm程度の切開を入れるが，この部分は傷跡が目立ちにくいため，あえて前面に皮切を入れてもよい．皮下を剥離し軟骨にヤスリをかけて曲がりやすくする．耳輪部（b）は後面の皮切にて軟骨を露出しヤスリをかける．

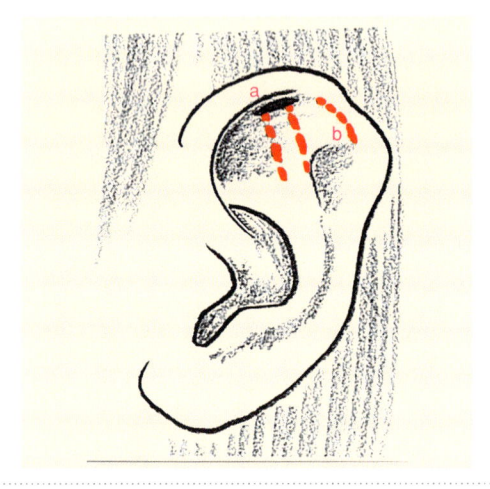

(2) 17歳女性．
術前デザイン，耳輪と対耳輪を形成するための手術．

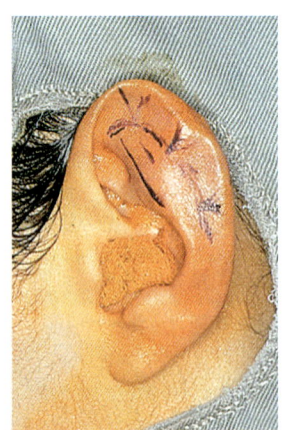

(3) 対耳輪上脚にマットレス縫合の糸をかける（この場合は1針でよい）．
耳輪に彎曲をつけるために軟骨後面にヤスリをかける．

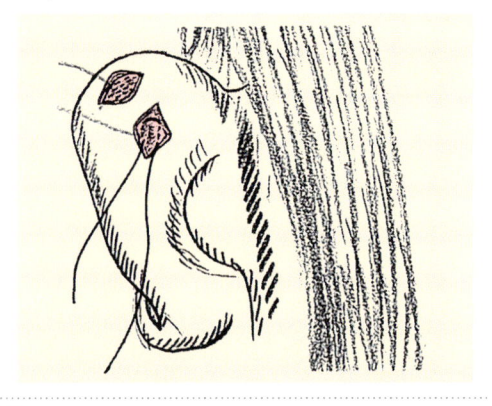

(4) 耳輪部位は矯正位にして bolster suture をかけ固定する．対耳輪上脚のマットレス縫合も終了し手術終了．

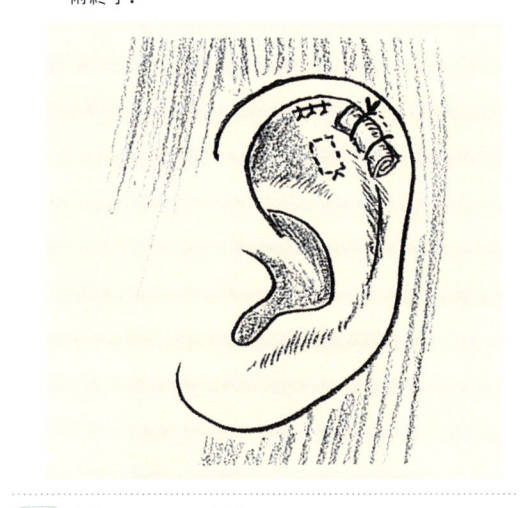

(5) 術後1ヵ月目の状態．

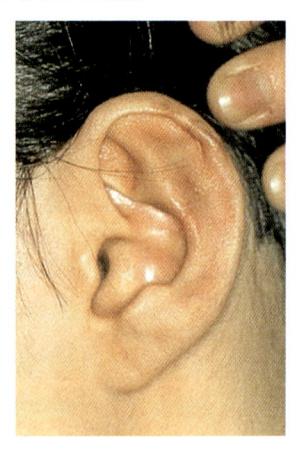

第5章 鼻部

A 外傷

ケース1 鼻部切創

Key points

① 鼻部の切創または挫創は，全般的にきれいに治すことができる．
ただし，それには次のような外傷処置の原則を確実に守らなければならない．
a) 異物の除去と適度のデブリードマン．
b) 皮下縫合によって，正しく元の解剖学的位置に戻すこと．
c) 鼻孔縁にずれがない正確な縫合．
d) 縫合糸痕 stitch mark を残さないていねいな縫合．
② 鼻の皮膚は皮脂腺が発達しているため真皮縫合は深いところで行い，数も少なくてよい．
③ 創部の両断端が90°であれば肥厚性瘢痕にはなりにくい．

A 症例の解説

鋭利な刃物で切った切創．年齢を問わずこのような外傷はよく起こる．

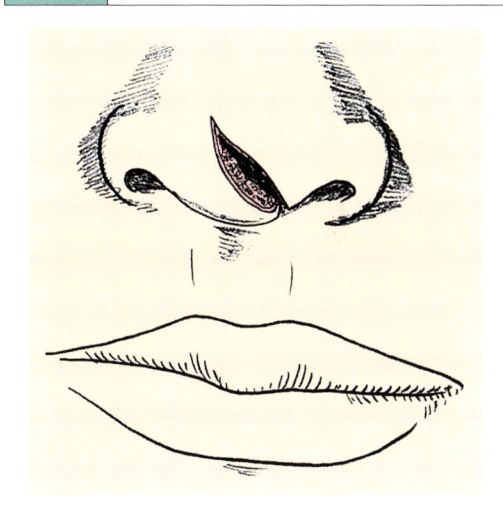

図 5-1

B 手術法

図 5-2

(1) 先に最も縫合しにくい鼻腔側を縫合しておく．抜糸困難な部位は吸収性縫合糸（6-0デキソン）を用いて縫合を先に行う．

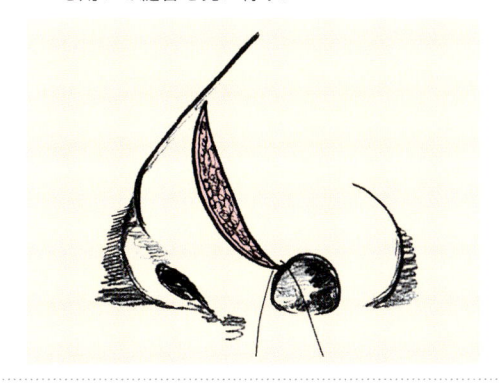

②皮下の縫合の際は，軟骨の断裂があれば軟骨の縫合を行う．
真皮縫合はできるだけ深いところ（表面から約2mm）で行い，5-0ナイロンで3針が適当．

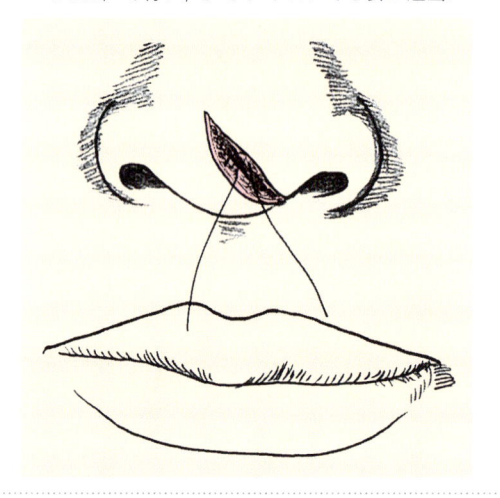

③皮膚の縫合終了の状態（6-0または7-0ナイロンが適当）．

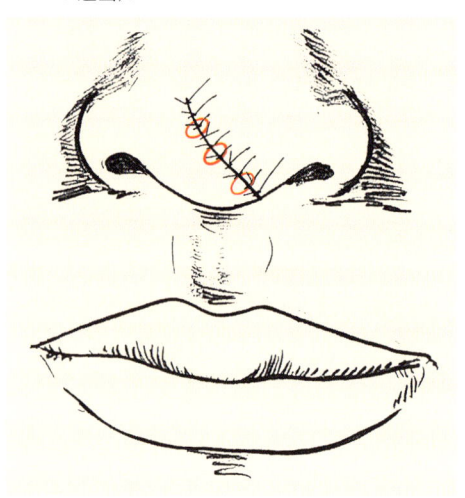

ケース 2　鼻部の弁状創

Key points

①鼻部は口唇部，眼瞼と同様，皮膚面積の絶対量が少ない．したがって，皮膚欠損のある損傷や弁状創では，どのような初期治療を行うかによって，大きく結果が左右されるので細心の注意を払わなければならない．
②弁状創はそのまま縫合するだけでは，鼻部も例外なく，trap door 状の瘢痕となる．
③厚さが 0.5 mm 以下の薄い弁状創では思いきって皮弁を捨ててしまって，創の上皮化を待つ方が賢明な場合もあるが，それ以上の厚さの場合は残すべきである（手術法2）．
④厚い弁状創では皮弁の血行が保たれていれば残すが，ほとんど血行がとだえている場合は遊離植皮術として考えなければならない．
⑤遊離植皮術を行う場合，剥皮創の皮片に挫滅が少ない場合はそれを植皮術に利用するのが最も賢明である．

A　症例の解説

　鼻尖部の弁状創（flap wound）．この外傷の処置は，弁に血行がどれだけ保たれているかによって処置の方針を考える必要がある．この図で見る限り，2つの方針が考えられる．

図 5-3

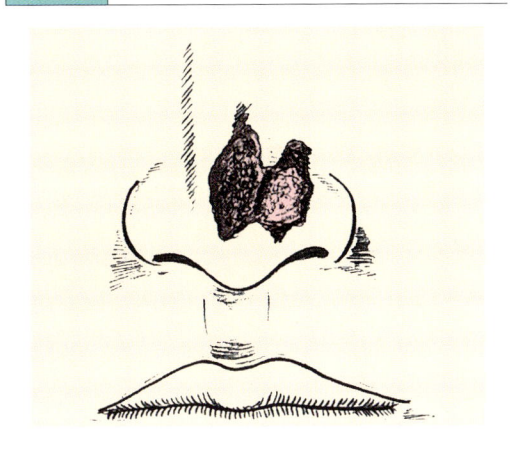

B 手術法 1：皮弁を残す方法

図 5-4

① 弁状創で皮弁状の皮膚に挫滅のない部分が残されている場合はデブリードマンの後，縫着する（➡基礎編第 5 章 40 頁）．

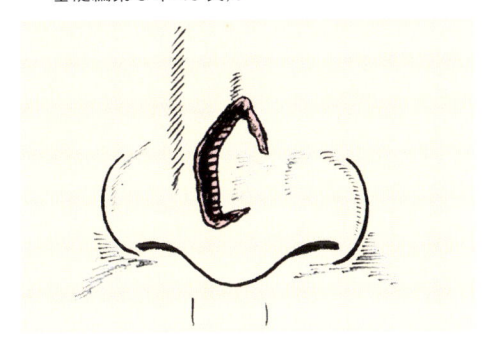

② 縫合は 6-0 ナイロンで粗く縫合するだけでよい．（★このように縫合しておくと瘢痕の幅は少し広くなるが，瘢痕の拘縮作用の影響で trap door 瘢痕はほとんど生じない）．

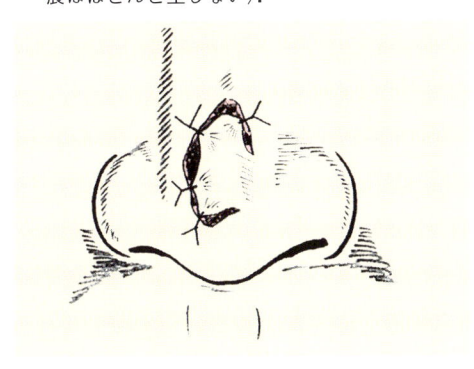

C 手術法 2：植皮術

図 5-5

① 創の皮弁の損傷が激しい場合は，植皮術とする．採皮部は耳前部に求める．

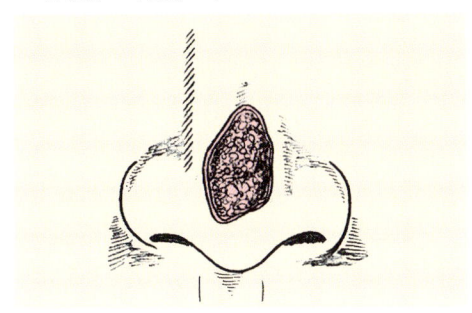

② 植皮片縫合終了．タイオーバー固定を行う．

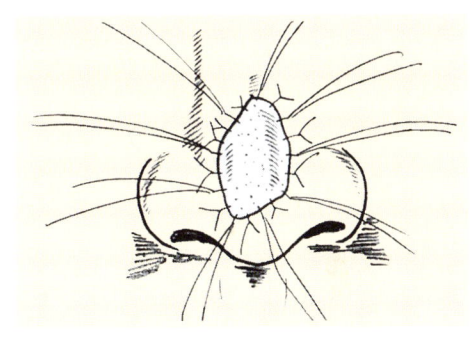

③ タイオーバー固定．
植皮片の上にソフラチュールガーゼを敷き，その上に生食綿を載せ，周囲に残した縫合糸でそれを包み込むように結ぶ．
タイオーバー固定は 5〜7 日後に除去する．

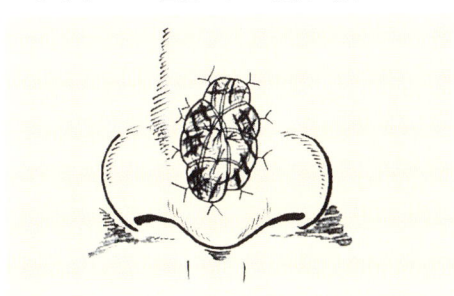

第 5 章 鼻部 233

ケース3 鼻部の皮膚欠損創

Key points
① 剥がれた皮膚の厚さが0.5 mm以内であれば，そのままで外用薬を塗布するだけで上皮化してしまう．
② それ以上の厚さの皮膚が剥がされ欠損した創には，植皮が必要となる．
　a）$1\,cm^2$ 以内の小面積の植皮には鼻翼部をdonorにできる．0.3～0.4 mmの分層皮膚をカミソリで採皮すれば，donorは自然に上皮化してほとんど目立たなく治る．
　b）$1\,cm^2$ 以上の欠損にはdonorを耳前部に求める．
③ 鼻の剥皮創は，異物が付着している場合が多いので，初診時に完璧な洗浄をしておくことが，外傷性入れ墨の予防のために大切である．

A 症例の解説

28歳女性．犬咬創．受傷後2日目であるが，デブリードマンを行い，創傷処置を行うことにした．

図 5-6

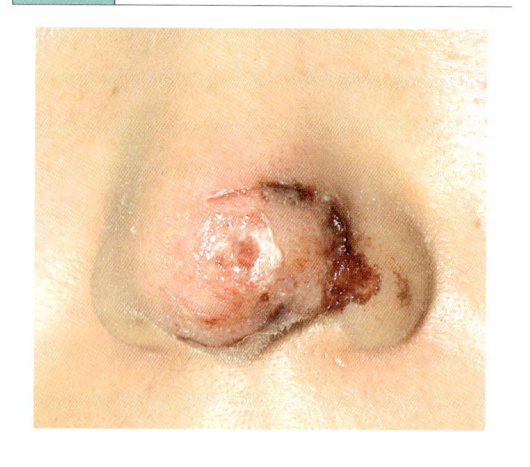

B 手術法

図 5-7

① 下方から見た術前．

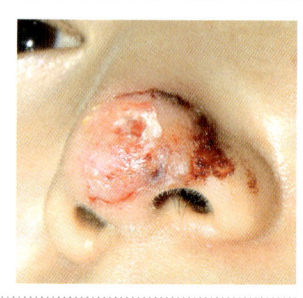

② デブリードマンを行い縫合する．鼻尖部に深い皮膚欠損創がある．

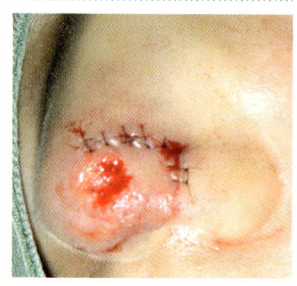

③ 左鼻翼部をdonorとして採皮し，欠損部に植皮する．

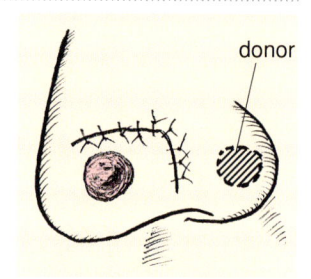

④ 縫合終了．タイオーバーdressing終了．

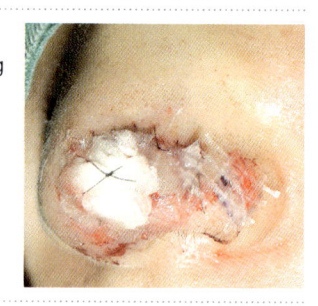

⑤ 術後1週間目．タイオーバー除去し抜糸．

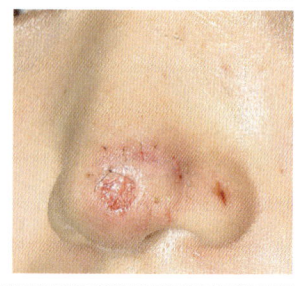

⑥ 術後16日目．ようやく植皮部，donor 上皮化．

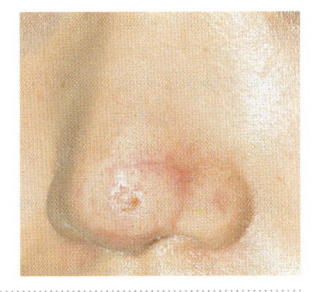

⑦ 術後3ヵ月目．

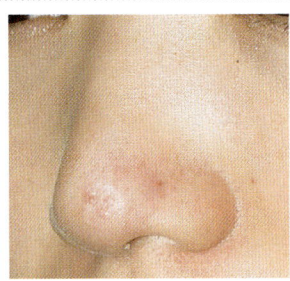

⑧ 術後6ヵ月目正面．

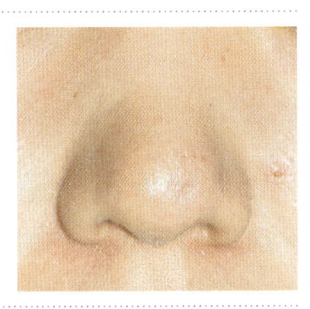

⑨ 術後6ヵ月目．瘢痕の赤味はほとんど消失した．

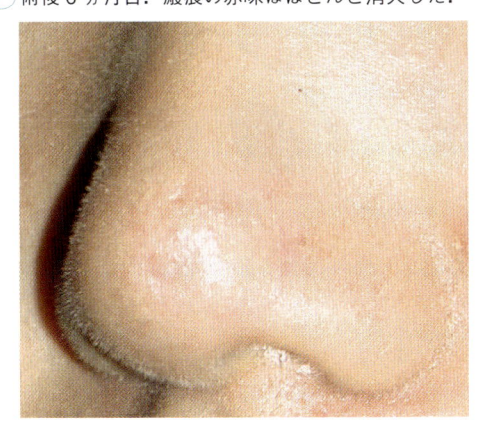

ケース4 鼻翼の部分欠損を伴う外傷

Key points
鼻翼の部分欠損のある外傷では，初期治療の段階では再建手術まで考えることは，いろいろな意味で困難である．したがって再建は二次的手術で施行することにして，初期治療としてはデブリードマン後，とりあえず創を閉じるだけにとどめておく．

A 症例の解説

a．鼻翼の部分欠損を伴う外傷．
b．鼻翼の状態を下から見たところ．

図 5-8

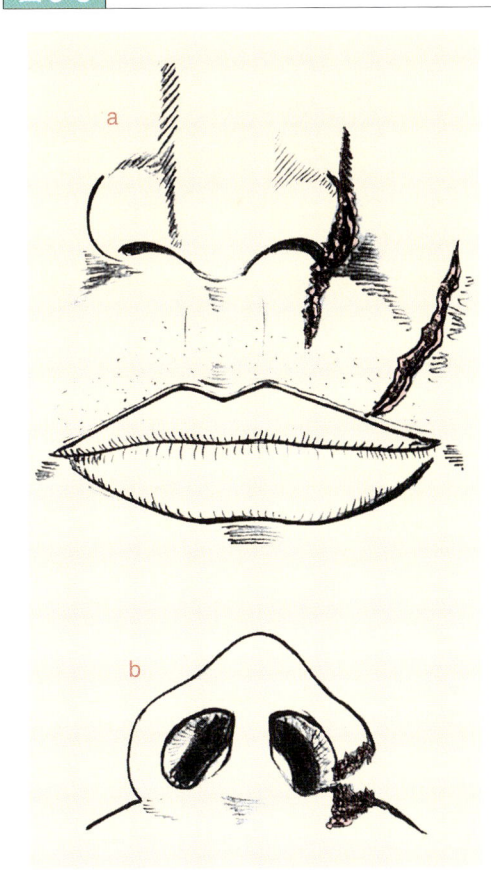

第5章 鼻部 235

B 手術法：初期手術

図 5-9

1. 異物の除去の後，デブリードマンを施行．

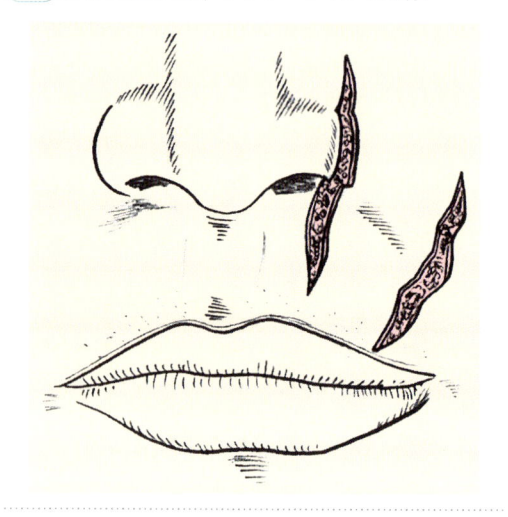

2. デブリードマン終了の状態．

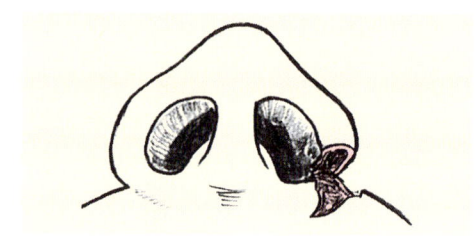

3. 鼻翼の部分欠損のまま一次的に創閉鎖を行う．
（★多くの外傷では，周囲にも多少とも損傷を受けているので一期的にこの組織欠損を充填（移植）することは考えない方が安全であろう）．

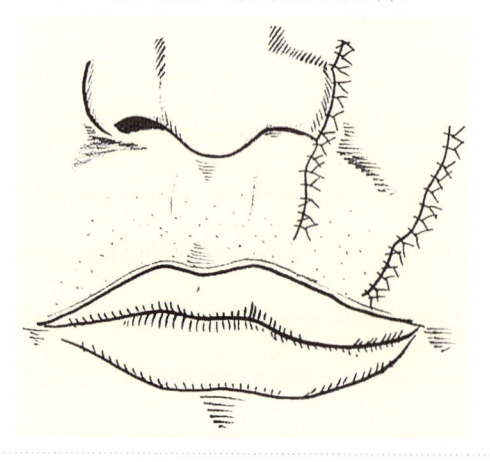

4. 鼻翼部は中縫いを1～2針行った後，皮膚部分を縫合する（中縫いは4-0または5-0ナイロン，皮膚は6-0または7-0ナイロン）．

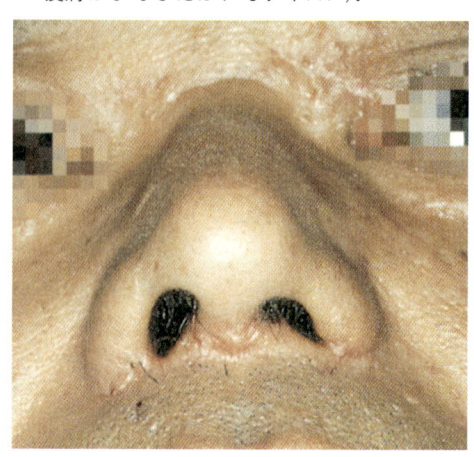

C 再建手術：遊離複合移植

図 5-10

1. 再建手術のため，初期治療での縫合部を切離する．

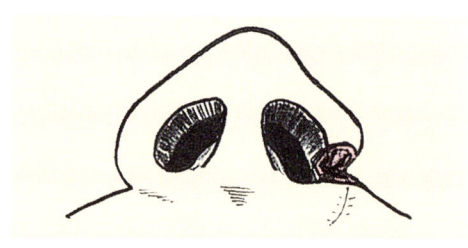

（★donorとなる耳介の形状は個人差がかなりあるので，その形状によっては適当と思われる部位を決めなければならない．耳介の厚さは，鼻翼の厚さよりも薄いのが普通であるので，**採取する耳介は欠損の量よりも大きく取り，軟骨だけは適量とし，軟部組織の容積を補うようにする**．
採取時の皮切はできるだけよく切れるメスを用いて組織を損傷しないことが大切である．局所麻酔下で行うが採取片は**麻酔剤で膨大させないように採取部を遠巻きにするように注射する**）．

② 移植耳介の採取のためのデザイン．
（耳輪部で 8 mm）

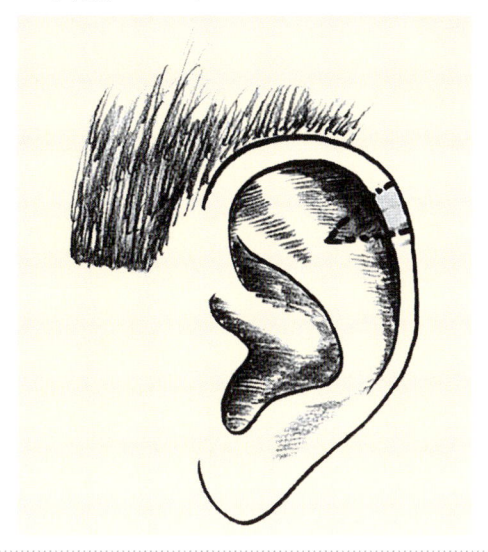

③ 採取した移植片と縫縮した donor．

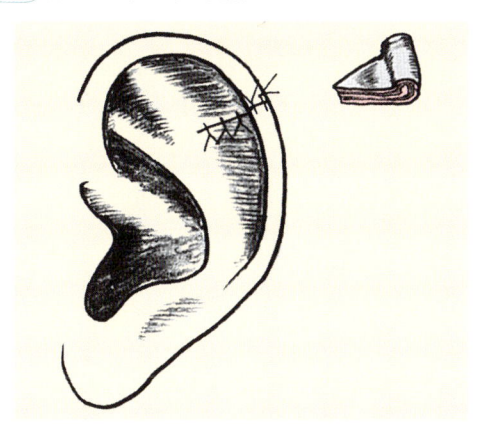

④ 移植片の縫合の際には，鼻腔側から縫合する．
移植片をできるだけ atraumatic に縫着するために縫合糸のかけ方にも注意を払わなければならない．

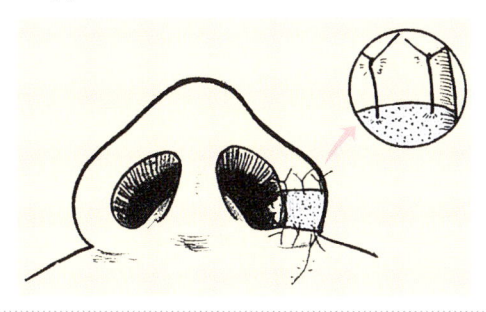

⑤ 縫合終了時の側面．
（★このように，2つ以上の組織をまとめて移植すること（この場合は皮膚，皮下脂肪，軟骨）を遊離複合移植（free composite graft）という）．

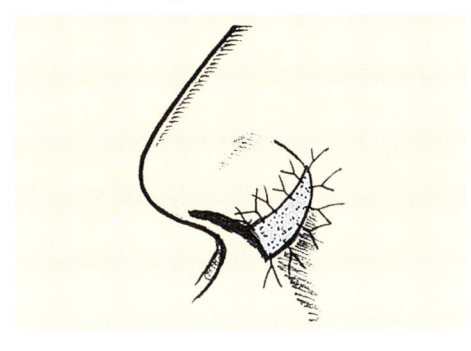

⑥ 術後の dressing．
移植片が過圧迫，過伸展を受けないように注意して鼻腔側および外側に適度の圧迫ガーゼを置く．

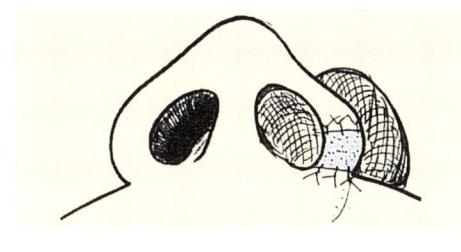

★ 術後2日目に第1回のガーゼ交換を行うが，その時点で移植片に血流のあることが認められれば（多少うっ血状態）順調に経過している証拠である．

⑦ 術後2週間目の状態．

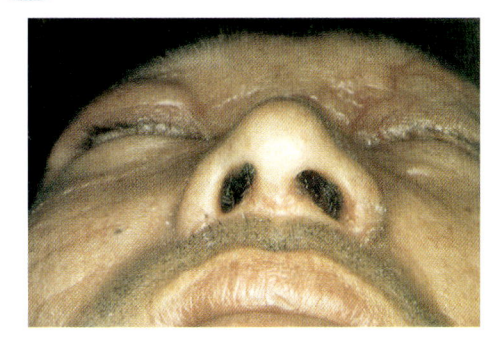

第5章 鼻部 237

ケース 5 鼻骨骨折

Key points
① 鼻骨骨折は受傷後1～2週間までならば徒手整復が容易に可能である．3週間経過していても一応徒手整復を試みる．
② 鼻骨骨折は多くの場合，鼻骨部位の転位によって鼻すじが彎曲していることで容易に診断がつく．

A 症例の解説

a. 正中線は偏位していなくても鼻前・垂直方向に低く骨折変形．
b. 正中線が右に偏位している骨折．

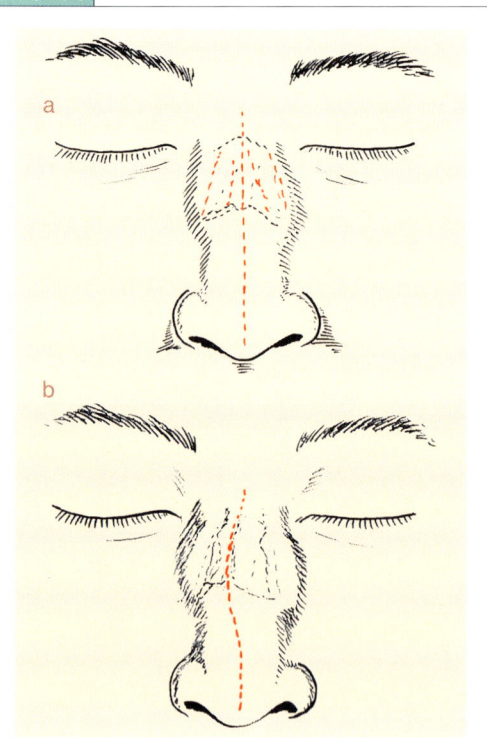

図 5-11

B 手術法：徒手整復術

図 5-12

① 麻酔は鼻腔側はキシロカインスプレーで麻酔をする程度しかできないが，外鼻側は場合によっては局所麻酔または下眼窩神経ブロックを行う．
徒手整復術には，図のようにエレバトリウムで十分に整復可能であるが，ワルシャム鉗子という鼻骨整復用器械もある．

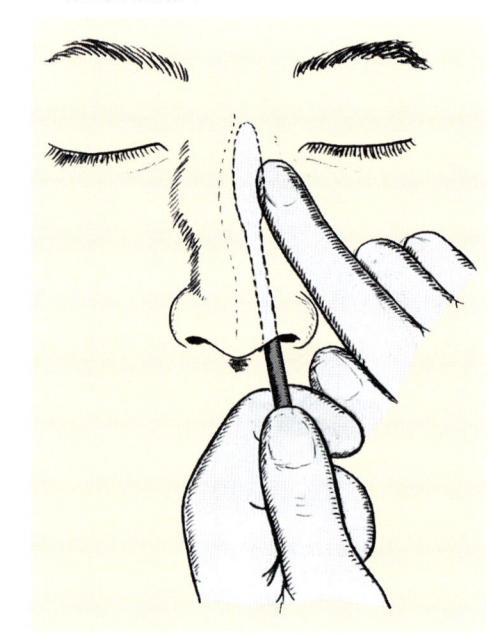

② 骨折整復後は再転位を生じないように鼻腔内にパッキングを施す．
ソフラチュールガーゼに抗生剤入り軟膏を塗ったものを片方に1/3～1/2の大きさでパックする．
この際，パックした状態が適切であれば必ず鼻呼吸できる（図のようにつめると鼻腔を塞ぐことはない）．
このパッキングは2～3日に1回交換し，7～10日間続ける．

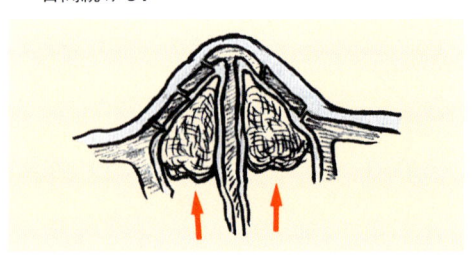

B 瘢痕

ケース1 鼻の瘢痕

Key points
①鼻の瘢痕は多くの場合，あまり目立たない瘢痕である．それは鼻が皮膚の伸縮の少ない部位であるため，縫合瘢痕が幅広くなりにくいことが1つの理由でもある．
②目立つ瘢痕となるのは，切創面が斜方向のいわゆるtrap door woundの場合である．
③鼻という限局された部位で瘢痕形成術を行う場合，定型的なW-形成術というわけにはいかないので，1辺が3mm程度のジグザグ縫合線となるようなデザインで行う．

A 症例の解説

20歳男性．幼時の切創瘢痕．
trap door scarとなっているため，光線の加減で非常によく目立つ．

図5-13

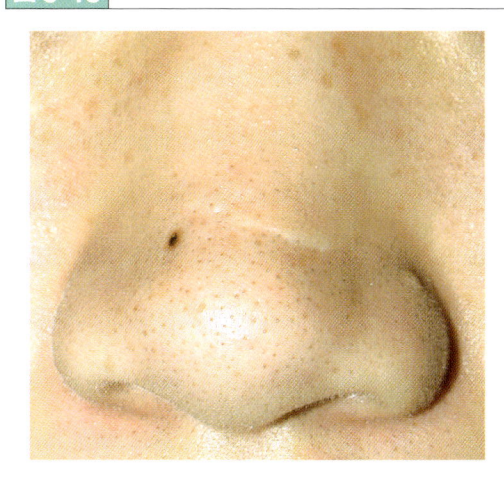

B 手術法

図5-14

(1) デザインはジグザグ縫合線となるように考慮する．ただし1辺の長さは3mmとした（鼻という狭い領域の瘢痕であるから）．

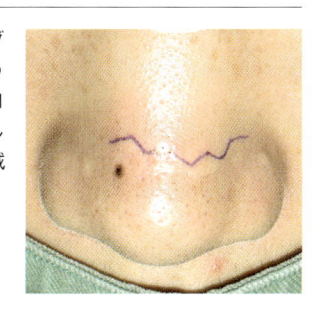

(2) 片側を描いた後反対側をそれに対応するよう描いていく．最後の3辺を描く前に，最端の方からラインを描く．

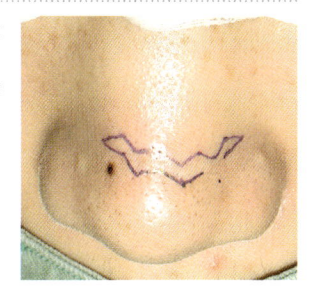

(3) 最後の2辺を描いてデザインの終了．

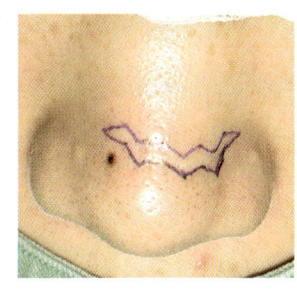

(4) 真皮縫合を3ヵ所に施した後，皮膚縫合を終了．

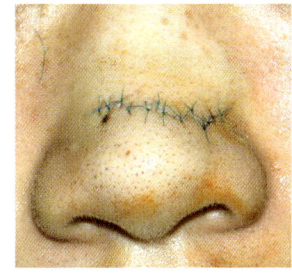

5 術後5日目抜糸終了時.

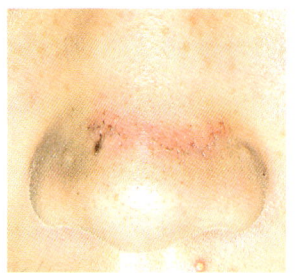

6 斜方向から見た瘢痕.

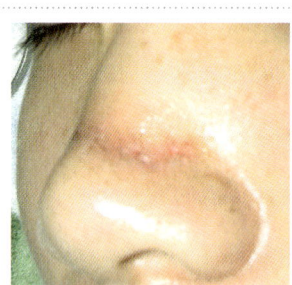

7 術後3ヵ月目.

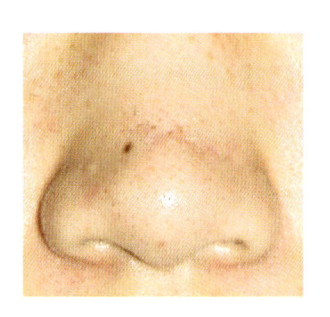

Supplement 1

鼻の皮膚は意外によく伸びるもの

　鼻の皮膚の面積は頭の中でも，たかだか10％と狭いものである．そして普段はほとんど伸び縮みしない．鼻の瘢痕や母斑を切除する際に「これで変形なしに閉じられるだろうか」と，心配になった経験は数多くある．しかし結果的には，驚くほど鼻の皮膚にはよく伸びる潜在能力があるのである．

　母斑切除術で「半寄せ法」という，一見中途半端な始末のし方で意外なほど上手く良い結果が得られるのは，その潜在能力のお陰である．

　「黒子とり　迷ったときには　半寄せ法」ということを著者が提唱するのはそういう皮膚の性質を利用しているのである．

　鼻の母斑を切除する際，ひとつ注意しておかなければならないことは，皮下縫合をした時点で鼻が変形（鼻翼の非対称など）するようではだめで，変形しない程度に寄せることである．あとは皮膚のみをさらに寄せることで，皮膚の伸展能力を引き出す，という気持ちで半寄せ法を実行して頂きたい．

　実は半寄せ法の縫合糸は，skin expanderの役割を果たすのである．

C 皮膚腫瘍

ケース 1　鼻尖正中部の母斑 その 1

Key points
① 鼻尖部の母斑切除術の基本は a) 縫縮術．それが無理なら b) くり抜き半寄せ法とする．さらに巨大な母斑の場合は c) 植皮術とするしかない．
② 縫縮術に自信がないときはくり抜き半寄せ法とする．
③ 縫縮術は，紡錘状切除法と，楕円形切除法とがある．皮膚が厚い鼻尖部は楕円形切除法でうまくいく．
④ 鼻の母斑・皮膚腫瘍の手術にあたっては，常にどの方向に縫合するかが，重要なポイントとなる．鼻の場合，皺の方向よりも結果の形状に変形をきたさないことを優先する．
⑤ 真皮縫合は真皮の下方（深さ 2 mm より深部）で寄せることが肝要である．皮下縫合で鼻孔縁などが変形し左右非対称となるようであれば皮下縫合はしてはならない．皮膚縫合のみとする．

A 症例の解説

18 歳女性．鼻尖部のホクロ．

図 5-15

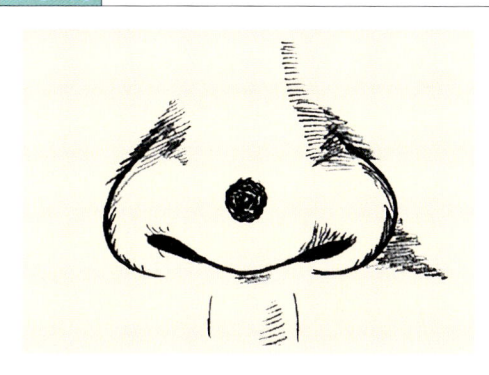

B 手術法：紡錘状切除

図 5-16

（1）鼻尖正中部の母斑とその切除のためのデザイン．

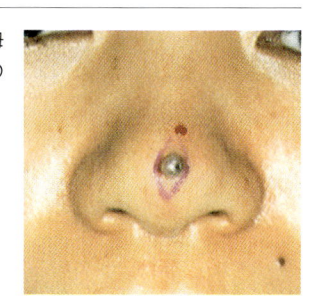

（2）1 針または 2 針中縫い（5-0）の後，皮膚縫合．切除横径が 7 mm 以内の大きさならまず安全に単純縫縮できる．

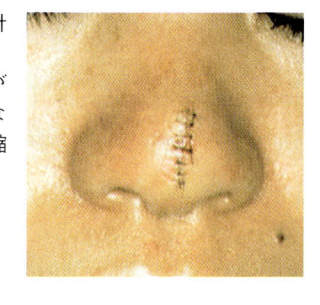

ケース2　鼻尖正中部の母斑　その2

A　症例の解説

鼻先が垂れ気味になっている鼻の，鼻尖部の母斑．

縫縮の方向は左右寄せか上下寄せかどちらも考えられるが，どちらを選ぶかによって結果が変わってくることを解説する．

図 5-17

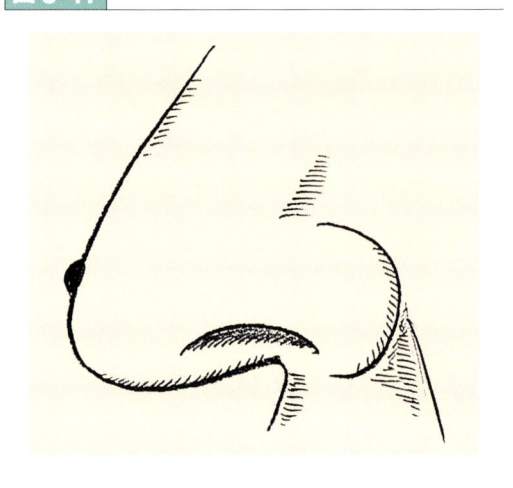

B　手術法1：不適切な手術例

図 5-18

① 左右寄せのデザイン．切除デザインとしては誤りではない．

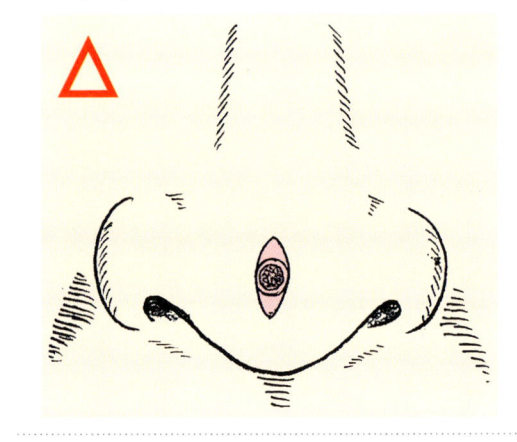

② 縫合終了．a で見ると鼻尖部が延長．
b 側面から見ると下垂がさらに強調されることがわかる．したがってこのデザインは適切ではない．

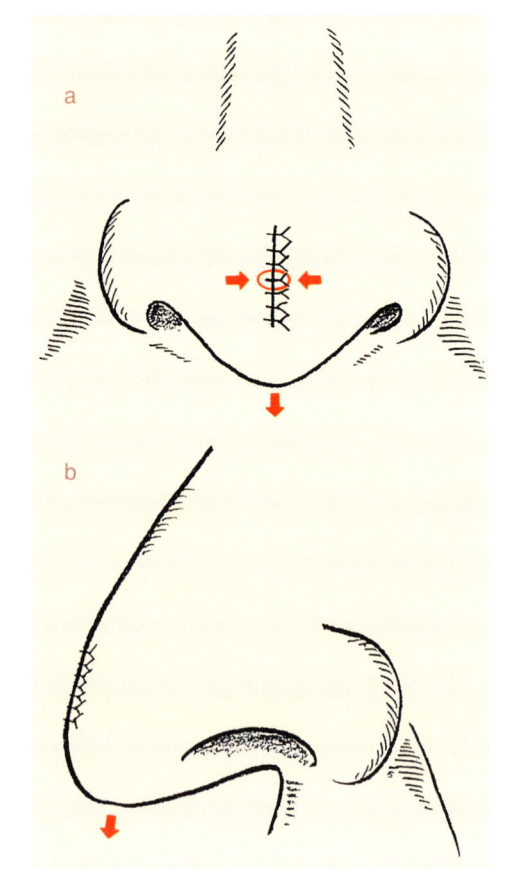

C 手術法2：適切な縮縮術

図5-19

(1) 上下寄せのデザイン．

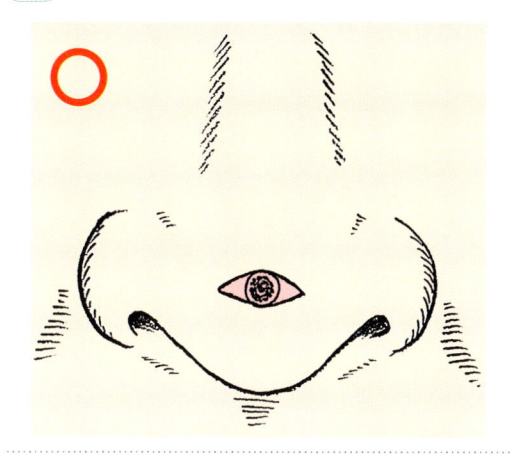

(2) 縫合終了．

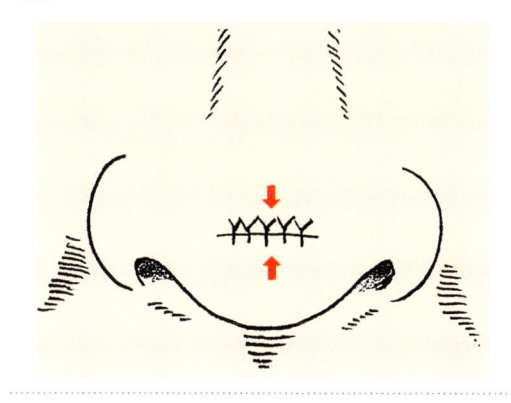

(3) 側面では下垂が少し矯正される．このケースでは上下寄せの方が適切な手術であることがわかる．(★逆に鼻尖部にあまり下垂がないケースであれば左右寄せの方が適切なデザインといえる)．

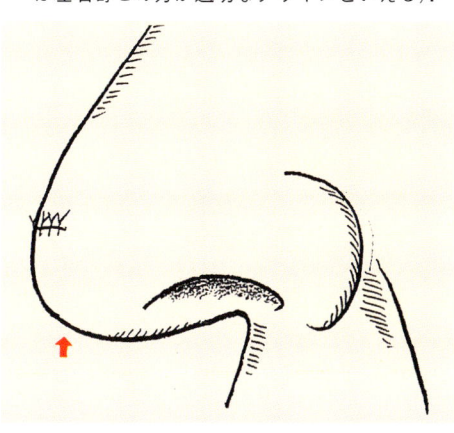

ケース3 鼻尖部正中以外の母斑

Key points
① 鼻尖部の母斑切除術に際しては，局所皮弁法は瘢痕が目立つため，選択しない．
② 植皮術しかないというほど巨大（12mm以上）な場合を除き，10mm程度の皮膚欠損となる場合は半寄せ法とすればよい．
③ 鼻部の皮膚は普段は伸縮しない部位であるが時間さえかければ意外に伸展性がある（半寄せ法で1週間後の局所の状態を見ればそれがよくわかる）．

A 症例の解説

大きさにより手術法は少しずつ変わる．原則は切除縫縮術で局所皮弁法は用いない．

B 手術法1：くり抜き縫合法

図5-20

(1) 15歳男性．鼻尖部のやや右寄りの直径4mmの母斑．

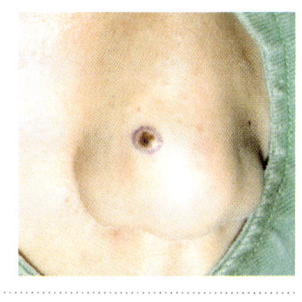

(2) 楕円型にくり抜く．(★長軸は正中線に向かって斜め下方に傾斜したラインとなるようにデザインの段階で調整する)．

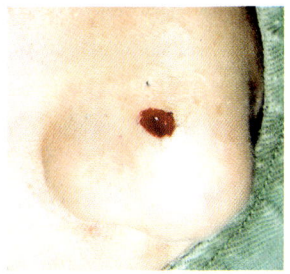

第5章 鼻部

③ 1針のみ真皮下縁付近で中縫い（5-0ナイロン）すると、隙間は2mmくらいまで縮んだ。
（★真皮縫合と表現せずにあえて中縫いとしたのは、鼻の母斑切除術ではかなり深い層、つまり真皮下または真皮下縁付近で、巾着縫合になるように皮膚面に平行に糸をかけるという縫合法とするからである）。

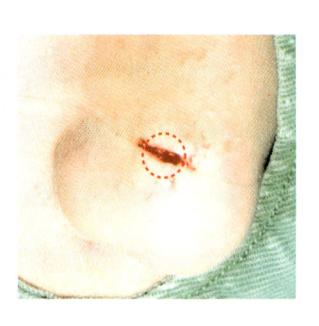

④ 7-0ナイロンにて皮膚縫合（4針）。

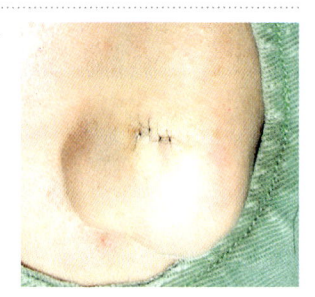

C 手術法2：楕円形切除縫合法

① 15歳男性。

図5-21

実質大直径8mmの円形の母斑。図5-19よりもより鼻尖部で大きく、やや左寄りである。

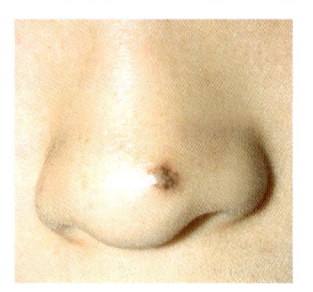

② 皮切のデザイン。
くり抜き切除する際は、楕円形とし、その長軸の方向は正中線との角度が30°位になるようにした（正中線と鼻孔縁のなす角の約半分位を目安として）。

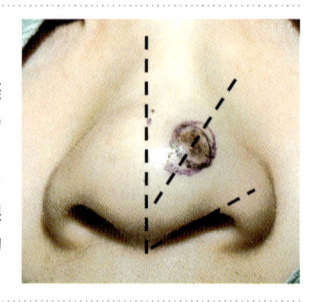

③ くり抜き切除。
完全に楕円形の皮膚欠損となっている。
（★寄せるのが困難のように見えるが、鼻尖部の皮膚は予想以上に伸展可能である）。

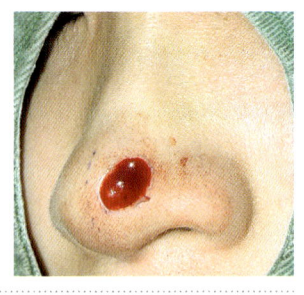

④ 深層での中縫い1針。
くり抜き切除したときは7mmあった隙間は、それによって3.5mmまで縮んだ。
（★これ以上中縫いでは寄せない。かえって鼻孔縁の変形が目立ってしまう）。

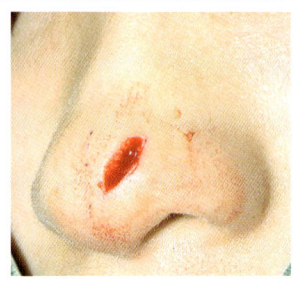

⑤ 皮膚縫合終了。
（★このケースでは完全に寄せられたが、鼻孔縁が左右非対称に変形しないためには半寄せ法でもよい。つまり鼻が変形しない程度に寄せるということである）。

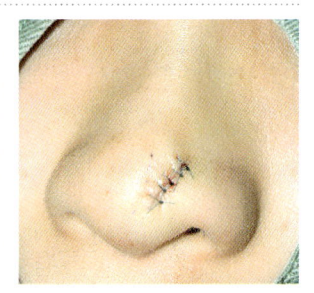

D 手術法3：切除半寄せ法

図5-22

① さらに大きい母斑の場合は無理に完全に寄せることにこだわらずに、"半寄せ法"で。

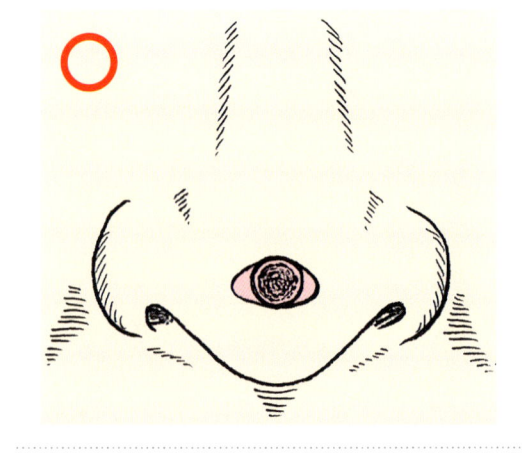

② 中縫いを1針行い，隙間を5mm幅くらいまで寄せておいてから皮膚のみを寄せる．完全に寄せてしまわなくてよいので1～2mm隙間をあけたままにする．

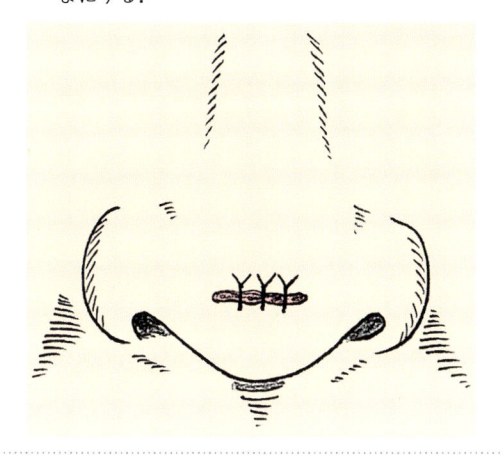

③ 抜糸までに7～10日を要するが，鼻の皮膚の方が伸展するため，瘢痕はあまり広がってこない．

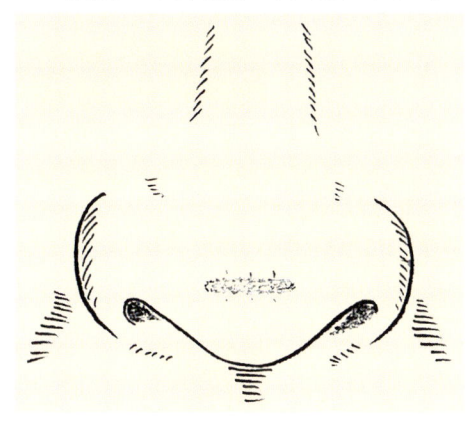

ケース4　鼻背部の母斑その1（局所皮弁法）

Key points
① 鼻背部の母斑切除術の原則は，a) 単純縫縮 b) 局所皮弁法そしてc) 植皮術の3つに加えて，d) 半寄せ法の4つの方法がある．
② a) b) c) の方法に行きづまった場合や自信のない場合はd)の"くり抜き半寄せ法"が非常に有効である．
③ 皮膚閉鎖の縫合術の方向は鼻の場合，しわの方向に必ずしもこだわる必要はない．それよりも，鼻の変形を最小限にとどめることの方が重要である．
④ 有効な局所皮弁法はV-Y皮弁法と菱形皮弁法である．

A 症例の解説

鼻背部の8mm以上の大きさの母斑の切除手術には局所皮弁法が有効である．
V-Y皮下茎皮弁法と菱形皮弁法がよく用いられる．

B 手術法1：V-Y皮弁法

図5-23

① 52歳女性．鼻稜部と頬部の境界線をまたぐ部位の母斑．
V-Y subcutaneous pedicle flap を応用する方針とした．

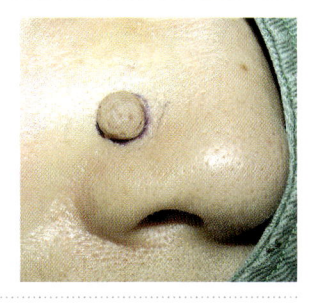

第5章　鼻部　245

② subcutaneous pedicle flap を応用した手術法．技術的にはかなり高度．しかし顔面は血行が豊富であるため，茎が比較的細くてもまず生着する．

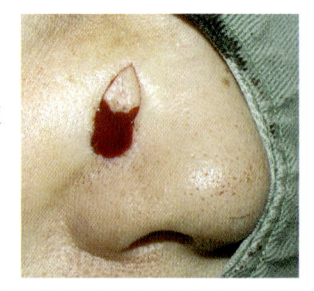

③ 皮下組織を茎として三角弁を欠損部に移動する（皮下縫合5-0白ナイロン）．切除する部分をかなり深く切除する方が，表面が段違いになりにくい．

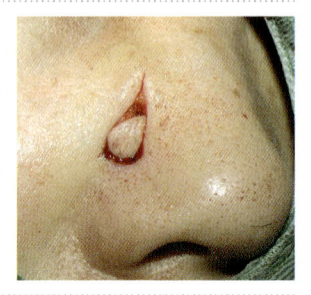

④ 縫合終了の状態（皮膚縫合6-0または7-0ナイロン）．

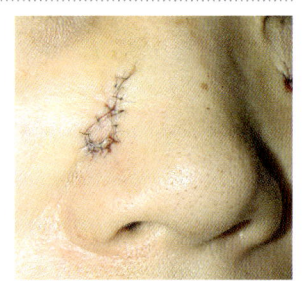

⑤ 術後2ヵ月の状態．
（★皮弁や植皮術で母斑（ホクロ）の皮膚欠損を修復する場合，もとの母斑の面積と同じ面積の皮膚で補う必要はない．約2/3の面積で十分である）．

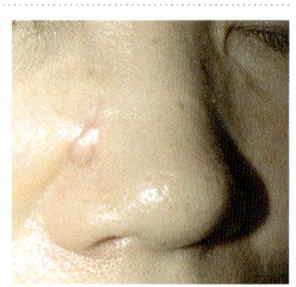

C 手術法2：菱形皮弁法

図 5-24

① 45歳女性．菱形皮弁法（Limberg flap）のデザインを示す（➡基礎編62頁）．

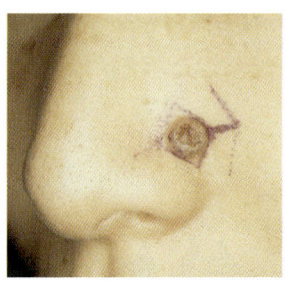

② 皮弁の移動縫合．
各コーナーは真皮縫合も行う（真皮縫合5-0白ナイロン．皮膚は7-0ナイロン）．

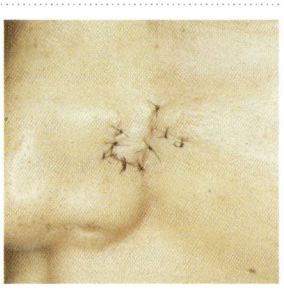

D 手術法3：transposition flap

図 5-25

① 55歳女性．
局所皮弁でカバーする方針で手術に臨む．

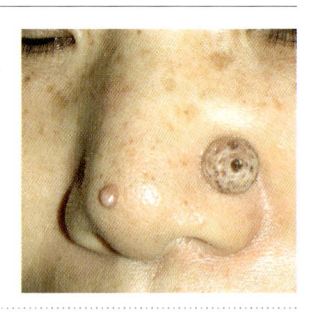

② まず母斑のみくり抜き切除する．
（★鼻尖部の白色母斑は単純に切除縫合）．

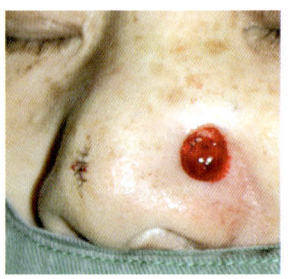

③ この時点で菱形皮弁法かV-Y法かの選択を考えたが，最終的に菱形皮弁法を応用することにした．

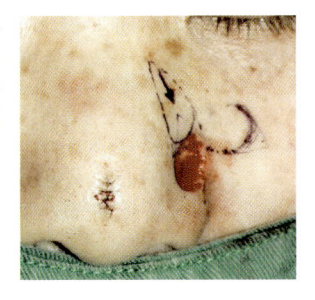

④ 皮弁のデザインは菱形皮弁法を基本にして考え，実際は円形部分を残して皮膚欠損を修復することにした．

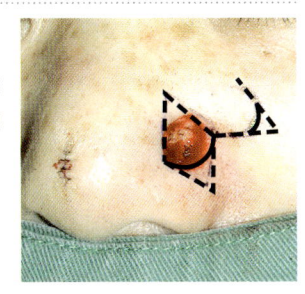

⑤ 皮弁を起こし，donor部位を縫縮すると，皮弁は自然に皮膚欠損部に移動（rotation）する．

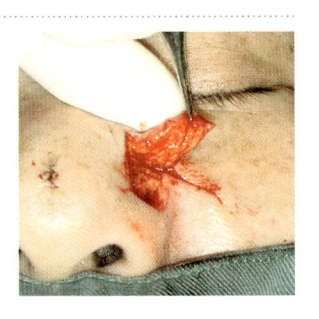

⑥ 皮弁は容易に皮膚欠損部に移動した．

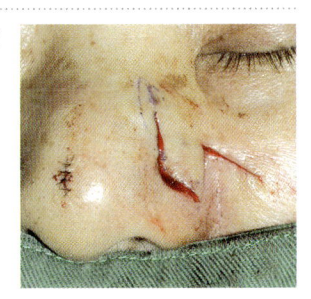

⑦ 不必要な皮弁の先端を切除．

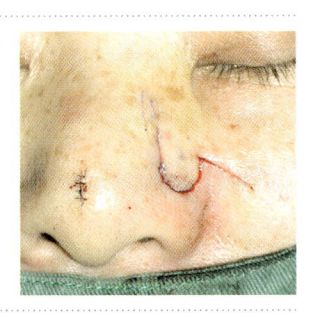

⑧ 皮膚縫合終了 donorの基部がちょうど鼻と頬部の境界部になっている．（★母斑の位置とデザインの方向がちょうど適当であったということである）．

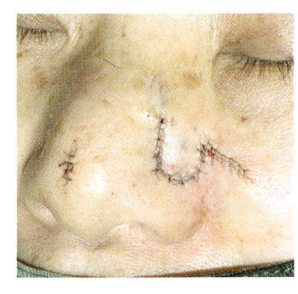

⑨ 術後1ヵ月目の状態．

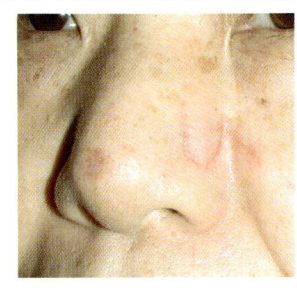

第5章 鼻部

ケース5　鼻背部の母斑その2（くり抜き半寄せ法）

A　症例の解説

かなり大きい母斑であるが植皮術をするほどではない．また局所皮弁（菱形皮弁法）を応用してもよいがあまり自信がなく，半寄せ法にとどめておく方針とした場合の皮切のデザイン．**鼻翼の形状によって寄せる方向を左右寄せにするか，上下寄せにするかを決める**．どちらでもよいようなら左右寄せを優先する．

B　手術法1：左右寄せ法

図 5-26

① 皮切のデザイン．

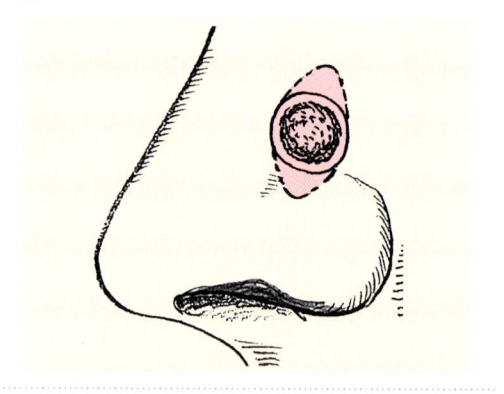

② まず母斑のみ完全に切除する（皮膚の全層を切除）．

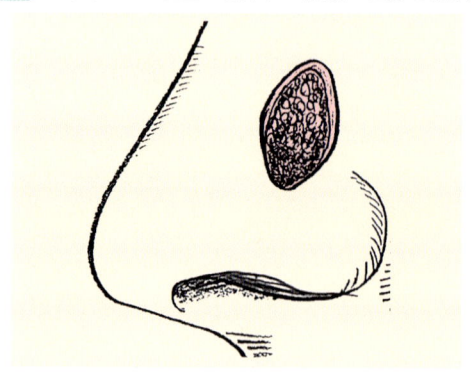

③ 縫合糸は5-0ナイロンで皮下の軟部組織のみを寄せるつもりで，1針かけるが，この中縫いで鼻の形がすでに変形するようでは半寄せ法の意味がなくなるためほどほどに寄せることである．手術の皮膚縫合時，かなり強い緊張があると感じていても，術後2〜3日後の消毒時の時点で，すでにかなりその緊張が緩んでいることがわかる．それは周囲の皮膚が開放創を閉じるように伸展しているからである．

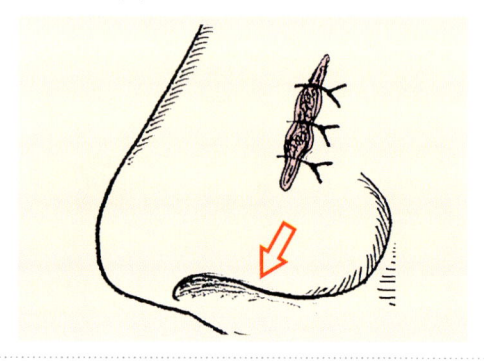

④ 術後1週間で抜糸，2週間後には完全上皮化する．縫合線部の瘢痕は少し幅があるが，術直後のgapよりも狭いのは，周囲の皮膚が伸びるためである．

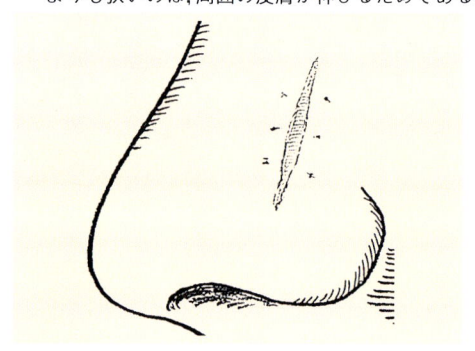

C　手術法2：上下寄せ法

図 5-27

① 皮切のデザイン．

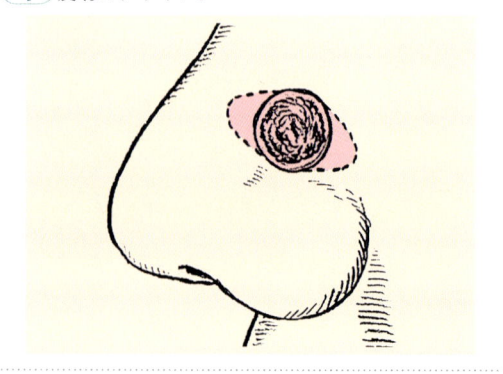

② 鼻翼が下垂しているケースでは，上下寄せのデザインの方がよい．皮膚と母斑を完全切除し，ついで皮下縫合で，上下幅が半分以下になるほどに寄せる．それ以上に無理に寄せないでよい．

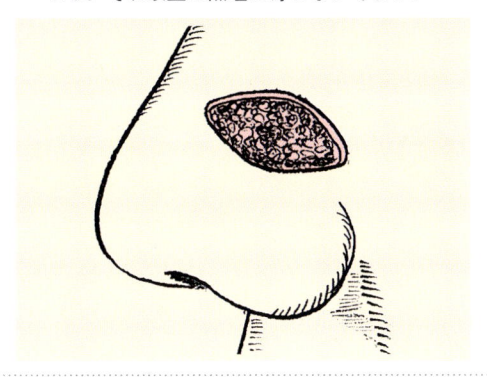

③ 皮膚縫合（5-0または6-0ナイロン），約2mmの幅の開放創が残ってよい．
（★かえって皮膚が伸展することになるからである）．

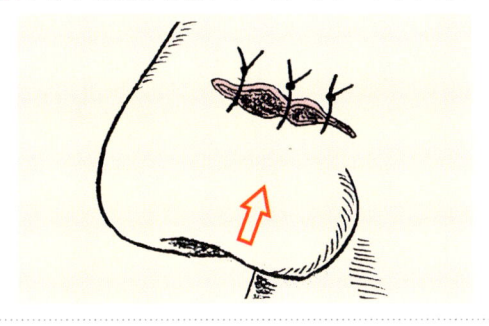

④ 術後2週間で上皮化はほぼ完了する．
また，下垂した鼻翼は少々上に引き上げられても不自然にはならない．

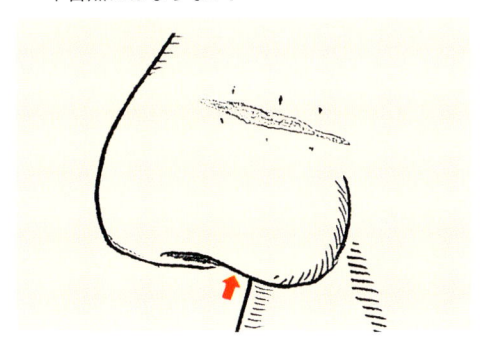

ケース6　鼻背正中部の母斑

Key points
① 鼻背の中央部の母斑は比較的小さいものでもプロフィールライン上にあるため，上下寄せにするか左右寄せにするか切除縫合には注意を要する．
② 左右寄せの紡錘状切除とする場合，鼻背上部であればあまり心配はないが，鼻背軟骨部の母斑を切除する場合には，十分に長い紡錘状にしなければ，側面から見た凹みが目立つ結果となる．
③ 鼻があまり上を向いている状態でないかぎり，上下寄せのデザインで切除することが，賢明である．

A 症例の解説

鼻背軟骨上部の正中線上の母斑．

図 5-28

① 鼻背部の比較的大きいホクロ．

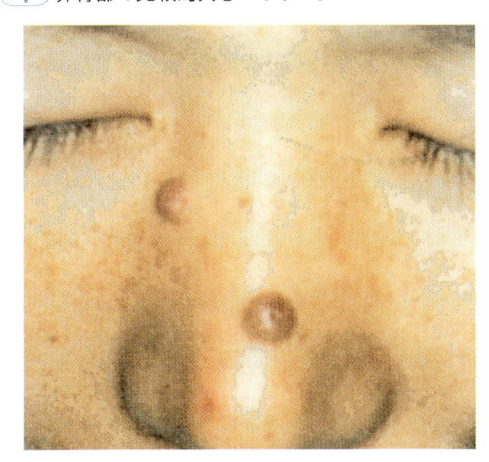

② 側面像．このように少し凹気味の鼻は特に要注意で，無理せず，くり抜き半寄せ縫合程度にしておくのも賢明．

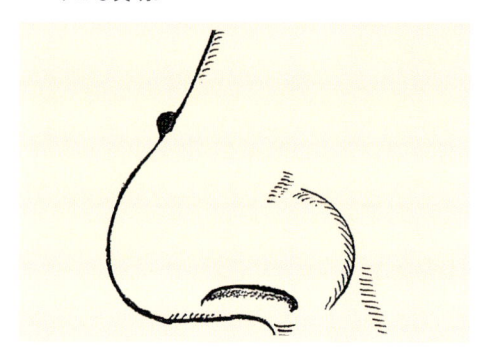

B 手術法1：上下寄せ法

図5-29

① 上下寄せのデザイン．

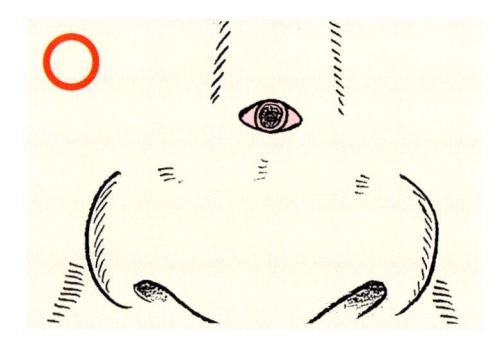

② この程度の大きさの母斑であれば完全に縫縮可能．中縫い（5-0）1針．皮膚は7-0で完全に縫合．

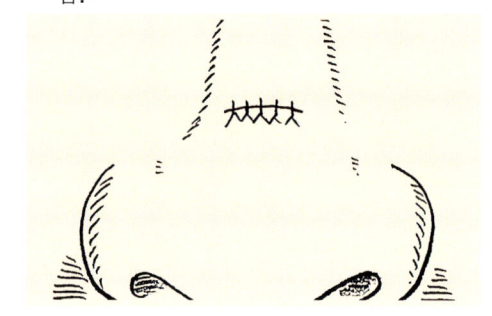

③ 側面から見ても，プロフィールラインに変形はきたさない．

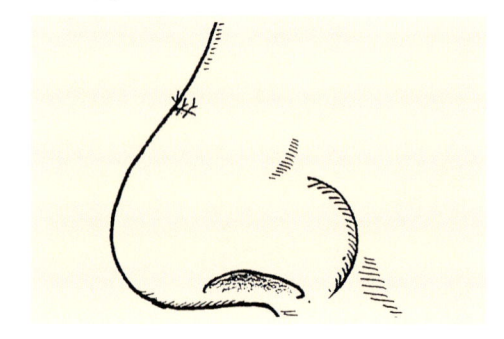

C 手術法 2：左右寄せ法

図 5-30

1. 縦方向に長い紡錘状切除のデザイン．正面から見るかぎりでは悪いデザインではない．

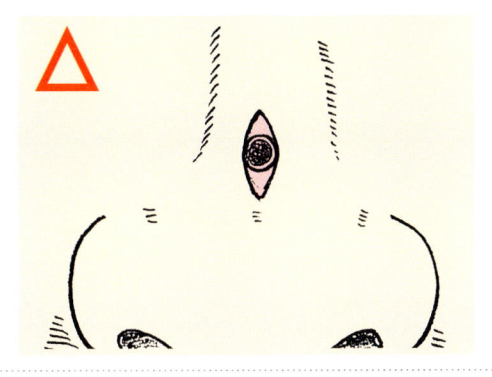

2. 縫合終了．正面から見るかぎりではよくできている．

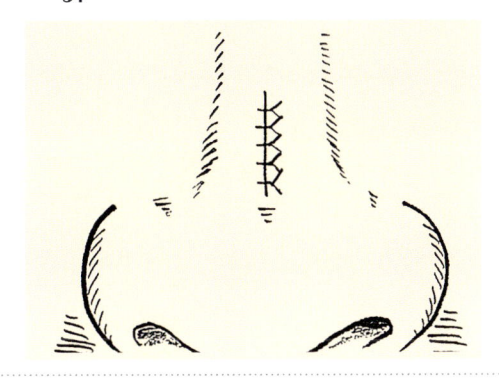

3. 側面から見たとき，凹ラインが強調されるため，これが気になるという訴えがいずれ必ず生じる（上下に切除を延長するか，植皮かで修復が必要となる）．

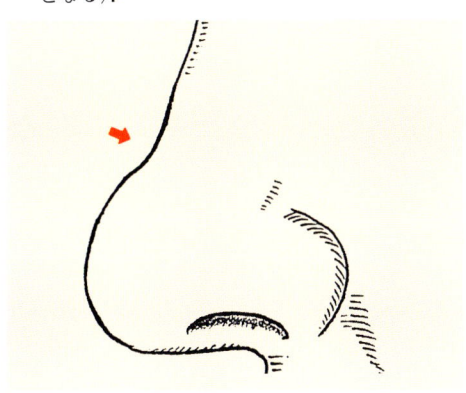

D 手術法 3：ダブル V-Y 皮弁法

図 5-31

1. この程度の大きさになると，単純縫縮では縦・横どの方向でも変形が強くなる．

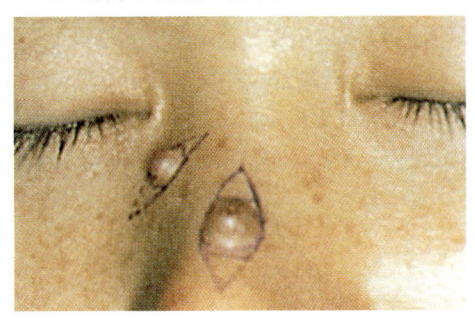

2. 上下方向からの V-Y 皮弁法を応用した．

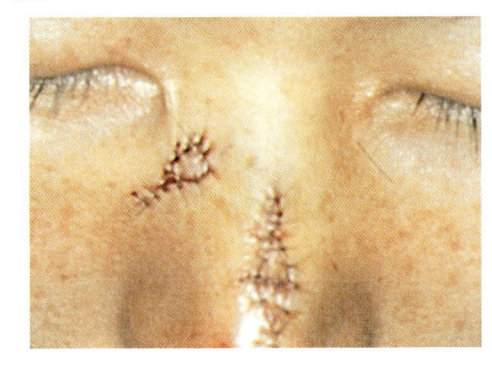

3. 術後 1 ヵ月目の状態．

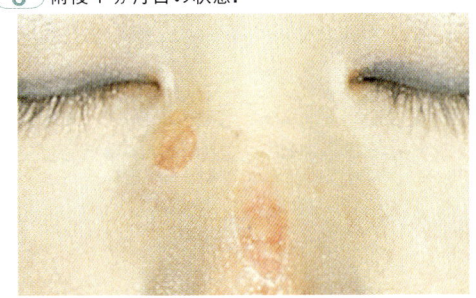

ケース 7　鼻の巨大な母斑

Key points
① 鼻尖部は，局所皮弁法では縫合線の残る点で問題があるので，縫縮ができないような大きさ（直径 10 mm 程度以上）の母斑では，即遊離植皮を行うことにする．
② ただし，V-Y 皮弁法も高齢者には有効な手段である．

A　症例の解説

鼻尖部の巨大な母斑．
鼻尖部にこの大きさの局所皮弁は瘢痕が目立ちすぎるため，遊離全層植皮によって修復する方針をとる．

B　手術法 1：植皮術

図 5-32

① くり抜き切除，植皮術の方針．

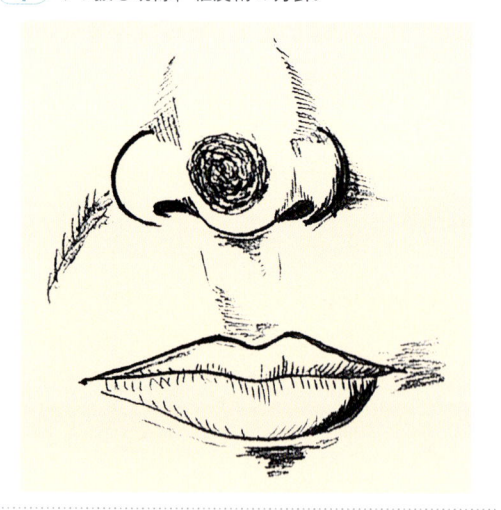

② donor は前耳介部の無髪部位とするのがよい．

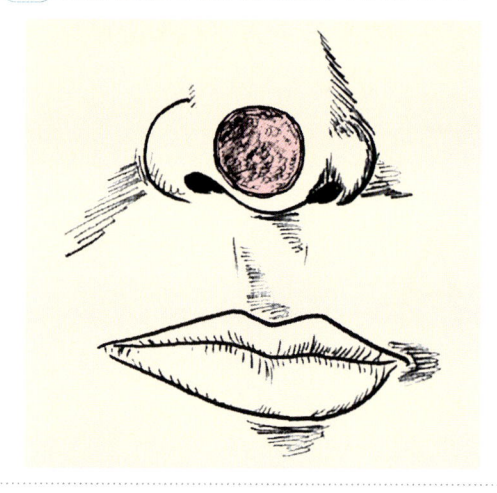

③ 植皮片の縫着（7-0 ナイロン）．
鼻尖部は凸面であるが，適度な圧迫固定を行わなければならないので，タイオーバー固定をした方が安心である．

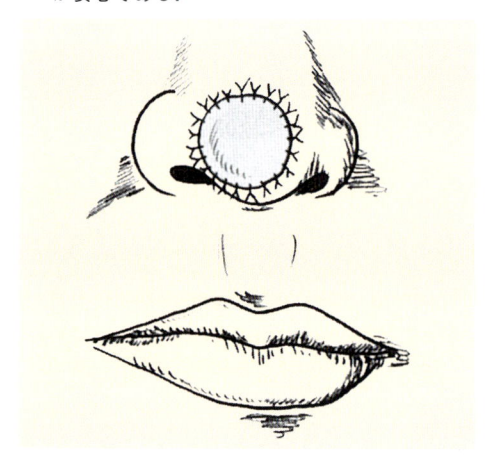

C 手術法 2：V-Y 皮弁法

図 5-33

① V-Y 伸展皮弁法のデザイン．
（★高齢者の母斑や皮膚腫瘍の場合，この程度のデザインでも結果的にはあまり目立たない）．

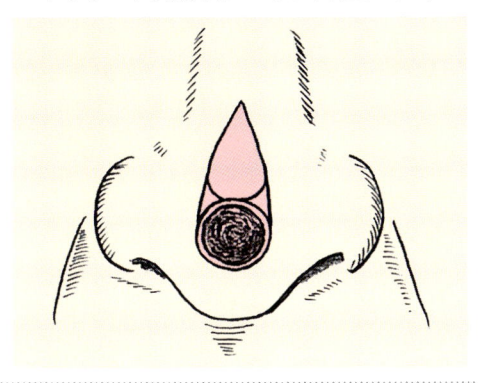

② 皮下茎皮弁で移動させる．皮下縫合は，1 ヵ所，皮弁の先端部位にかければ，その後の操作は楽になる（赤線は皮下縫合の位置）．

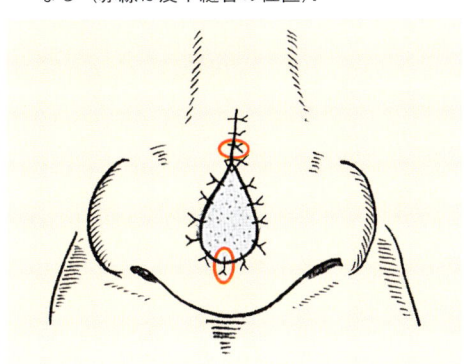

ケース 8　鼻翼部の母斑

Key points

① 鼻翼部の母斑（ホクロ）は，鼻部という狭い面積に加えて，"自由縁"も存在するという特殊な部位の母斑であるため，頰部にある母斑と比べて相対的面積はかなり大きい．その修復には変形をきたさないように十分に注意しなければならない．

② 鼻翼部の母斑はほとんどが compound nevus で隆起性で，経年的に大きくなる傾向があるため，小母斑の間に切除した方が賢明である．

③ 色がついている母斑でも，白いままの母斑でも，隆起部位はすべて母斑細胞が存在すると考えて，その部分を確実にくり抜くように切除する．

④ 切除すべき直径が 4 mm 以内であれば「くり抜き縫合法」で処理できる．切除すべき直径が 7 mm 以上になると，局所皮弁法や植皮術を用いる．

⑤ 中間の大きさ（5～7 mm）の母斑は紡錘状切除縫縮を考えるが，部位，大きさによっては完全縫縮せず半寄せ法（無理なく寄せられるだけを縫い寄せる方法）にとどめることが変形防止のために有効である．

A 症例の解説

鼻翼部の母斑を除去する手術はこの部位が狭い部位であるだけに鼻が変形しないように注意しなければならない．くり抜き縫合が原則で大きくなるにつれて半寄せ法，植皮法を用いる．

B 手術法1：くり抜き縫合法

図 5-34

1 このまま円形にくり抜く．

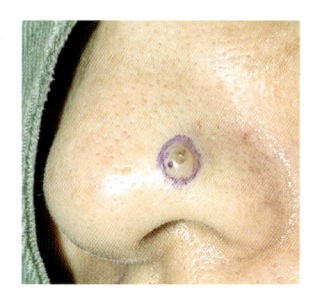

2 5-0白ナイロンにて皮下縫合．図のような糸のかけ方をすると，左右に引き寄せられるのは当然であるが，巾着縫合効果もあり，上下方向にも縮められるため，皮膚欠損が小さくなっている．また，皮下縫合の結果，この程度にすき間が残っていても何ら差し支えない．
皮膚縫合3針で容易に創部は閉じることができる．

3 抜糸直前の状態であるが円形切除のみで皮膚を閉じたにもかかわらず，dog ear 形成なく治癒に向かっている．

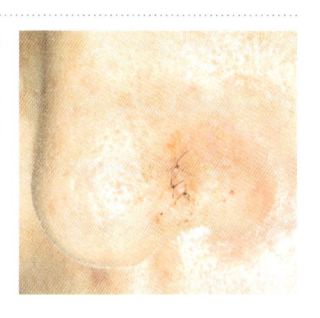

C 手術法2：くり抜き半寄せ法

図 5-35

1 まずくり抜き切除して左右に寄せる予定で手術を開始する．

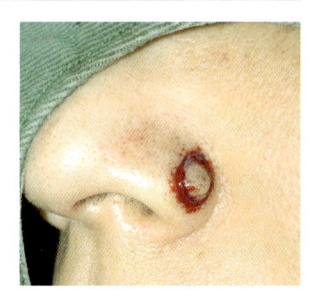

2 くり抜き切除．
手術法1に比べ，鼻翼の母斑としては相対的に大きいため半分寄せるだけにとどめる方針で行う．

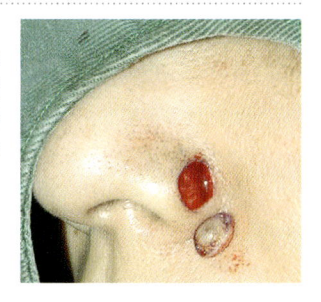

3 完全に閉じてしまわないで半分寄せるにとどめる．
抜糸は状況を見て，上皮化が完了する頃に行う．

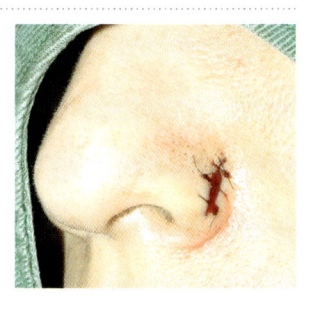

4 術後2週間目．
抜糸は，結局術後10日目に行った．

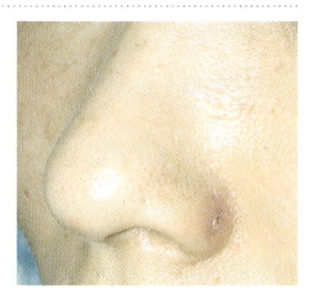

D 手術法3：くり抜き縫合＋辺縁修正

図 5-36

1. 辺縁の母斑を無理に縫い寄せてしまった場合，このように鼻翼縁に dog ear ができる．

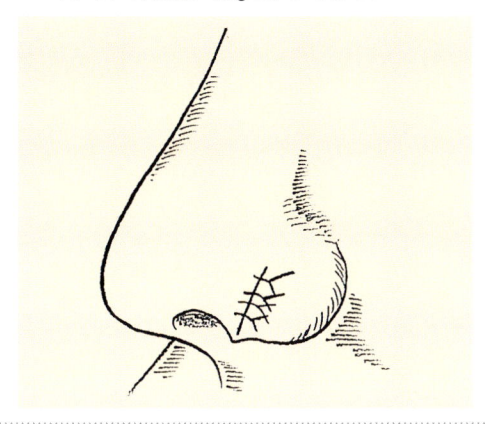

2. dog ear を修正するための辺縁皮膚紡錘状切除デザイン．

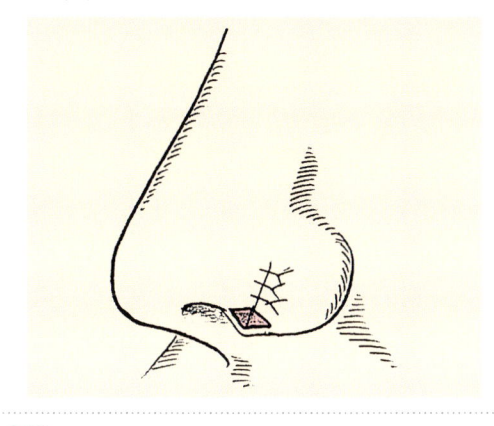

3. 3点縫合して鼻翼縁の形を整える．

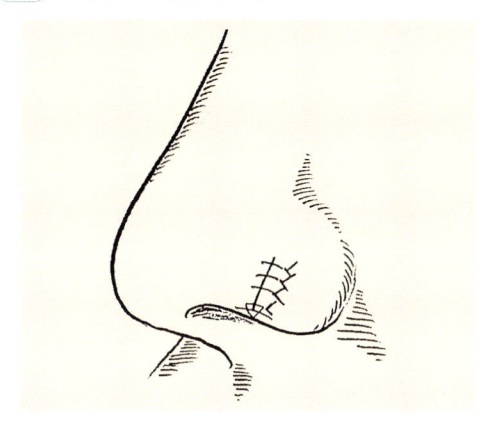

E 手術法4：くり抜き＋上下寄せ法

図 5-37

1. 62歳女性．左鼻翼部のかなり増大した母斑．

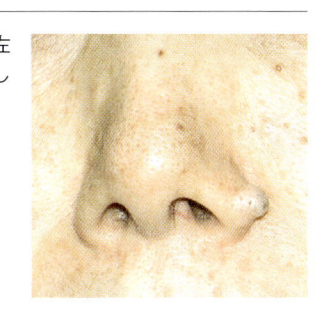

2. 鼻翼部の面積率30％はあろうかと思われる母斑．

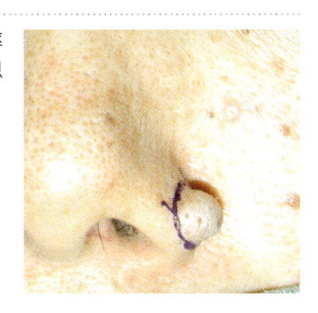

3. とにかくくり抜き切除を行う．

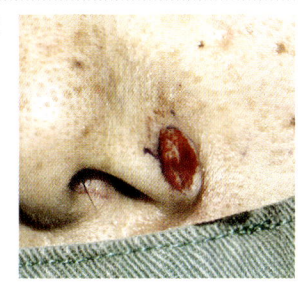

4. 鼻翼の自由縁の形状を極力保てる方向に寄せることを考える．
赤く見える三角状の部位は，あえて閉鎖せずに open のまま残し，自然閉鎖を待った．

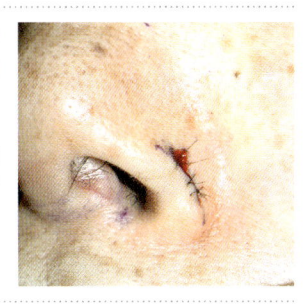

⑤ 術後1ヵ月目. 周辺の皮膚が伸展し, 鼻翼の形状がかなり残存した.

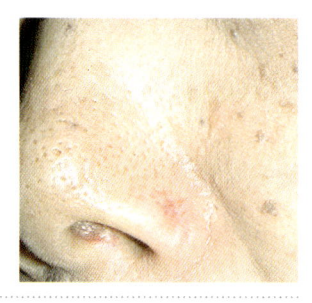

⑥ 術後2ヵ月目. さらに局部は落ちついている.

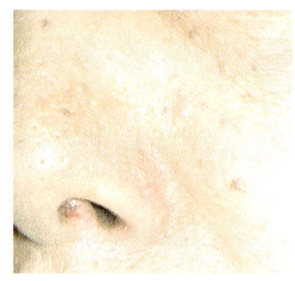

F 手術法5：植皮術

図 5-38

① 鼻翼部の面積の半分を超えるほどに増大した母斑や先天性の母斑では, 植皮術で修復するのが賢明であるが, 植皮術は血腫を作った場合には結果が惨めであるため, 他の植皮術以上に, 小面積ながらも慎重に行うべきである.

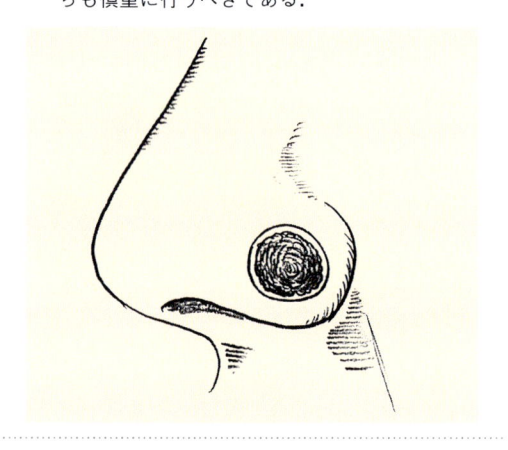

② donorは耳介前部のもみあげとの間を選択する. 老人であれば下顎部でもよい. タイオーバー固定用の糸を残しておく.

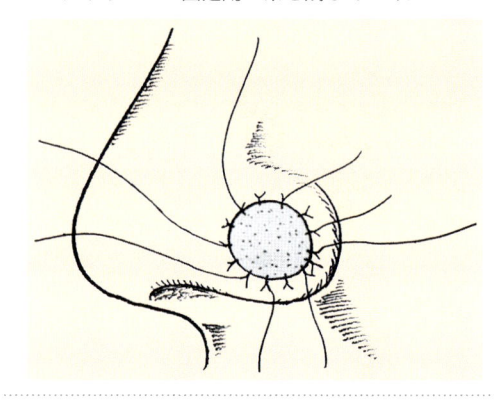

③ タイオーバー固定終了（生食湿綿を用いる）. 術後2日間は鼻孔に栓をしておくくらい慎重でありたい.

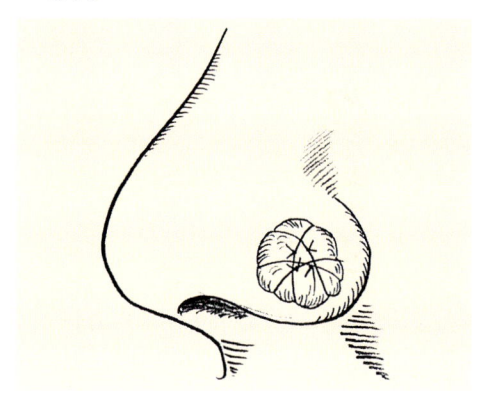

ケース9　鼻翼外側基部の母斑

Key points

①鼻翼外側基部は母斑が非常に多い部位であり，しかもこの部位の母斑は鼻部と同様のcompound nevusで，年々成長し大きくなる傾向がある．

②鼻翼にかかるほど大きくなった母斑は，切除によってどうしても鼻翼を削ることになるため，少しは鼻翼が小さくなるのはやむを得ない．

③小さい母斑は単なる紡錘状切除で縫縮するが，大きいものになると，いろいろな方法で皮膚欠損を修復することを考えなければならない．すなわちa）局所皮弁，b）crown excision，c）V–Y advancement flap，d）植皮術などの方法がある．

A 症例の解説

この部位の母斑も隆起性のある母斑で増大傾向があるため手術時の大きさは種々のvariationがある．鼻翼・上口唇の変形をきたさないために皮弁法など種々の手術方法がある．

B 手術法1：辺縁部縫縮

図5-39

①54歳女性．鼻翼基部の母斑．

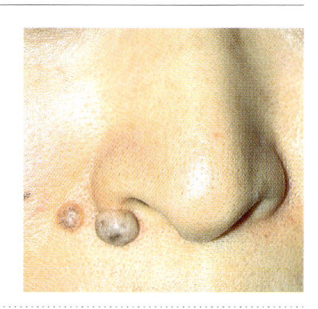

②基部の母斑は，ほとんどくり抜きのように切除，鼻唇溝部位の母斑は溝の方向に沿って切除．

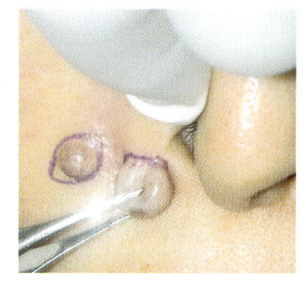

③母斑切除終了．

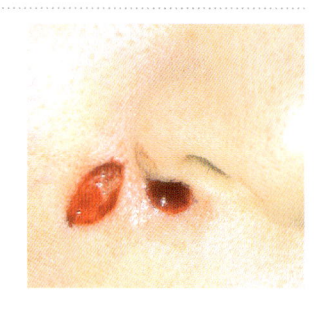

④中縫い（真皮縫合）．終了（5-0ナイロン）．

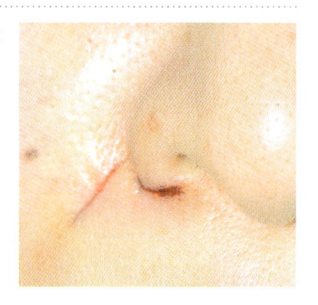

⑤皮膚縫合（7-0ナイロン）．終了．

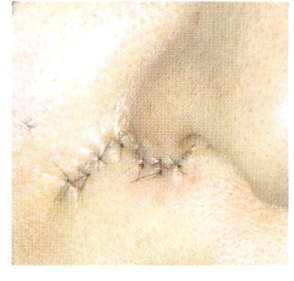

⑥術後1週間目．抜糸終了．

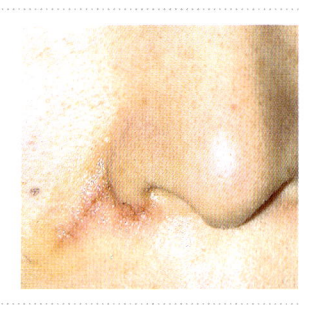

7 術後1ヵ月目.

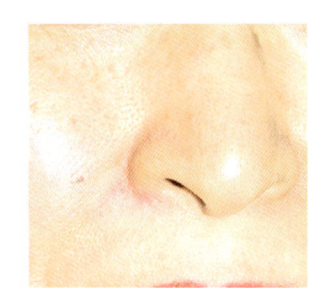

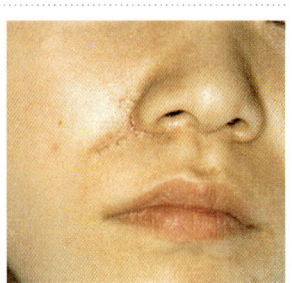

D 手術法3：V-Y皮弁法

図 5-41

1 41歳男性．鼻翼基部の母斑．

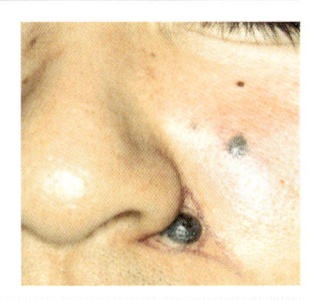

2 一部縫縮，一部はV-Y皮弁にてカバーした（上方頬部の母斑も同時に切除縫縮したため，crown excision法のみでは上口唇が引っ張られて変形することを考慮してこのV-Y皮弁法とした）．

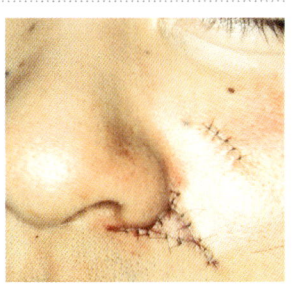

3 術後3週間目．

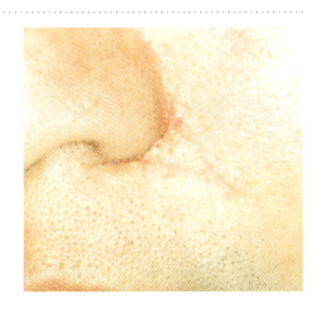

C 手術法2：crown excision 法

図 5-40

1 かなり大きい母斑になると crown excision のデザインが有効．

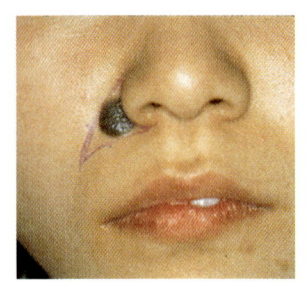

2 術後1ヵ月．上口唇の引きつりは解消されている．

第6章 口唇・下顎部

A 外傷

ケース1 口唇部挫創

Key points
① 口唇部の挫創に対する処置で注意すべきことは，
  a) 赤唇縁のずれを残さないように縫合すること
  b) 赤唇部の縫合線はできるだけ単純なものにすること
である．
② 口唇部の挫創は多くの場合，外力と歯による損傷であるため，筋層深くまでの損傷または貫通創である．
筋層部位の洗浄，異物除去，デブリードマン操作が重要である．

A 症例の解説

下口唇の挫創・赤唇縁をまたぐ挫創，切創は特に慎重を期すことが必要である．

図6-1

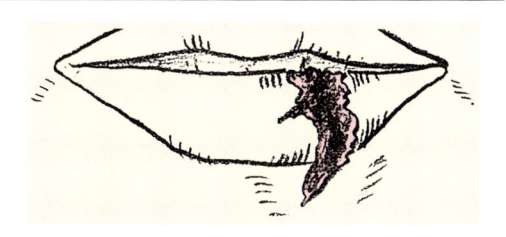

B 手術法1：良くない縫合処置

図6-2

① 赤唇縁のズレを残したままの状態で縫合された状態．最も不注意な処置である．

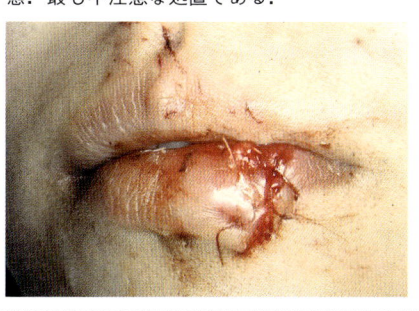

② 瘢痕の赤味は消えてほとんど目立たなくなったとしても，赤唇縁の gap は手術的に修正しなければ永久に治らない．

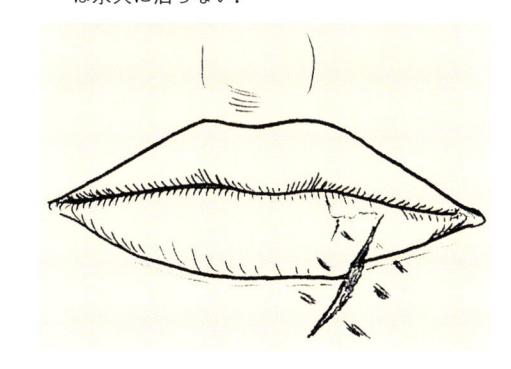

C 手術法2：適切な縫合処置

図 6-3

1. 赤唇縁に注意してデブリードマンを行う．
   赤唇縁を正確に合わせるために赤唇縁の1〜2mmだけは垂直方向の縫合線になるようにデザインする．

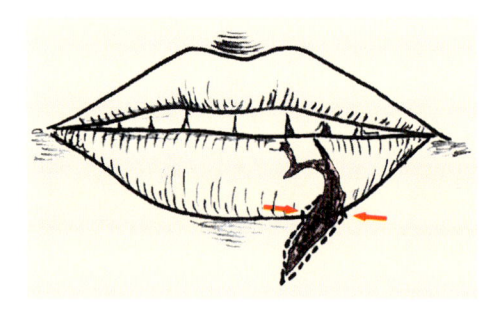

2. 赤唇縁を正確に合わせて縫合する．赤唇部以外のところは真皮縫合を行う（皮下縫合は5-0白ナイロン，皮膚縫合は7-0ナイロン）．

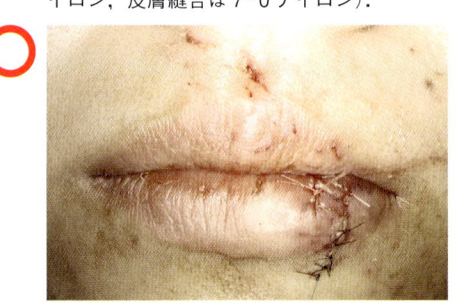

3. 術後1ヵ月目の状態．
   赤唇縁にgapはなく治癒した．

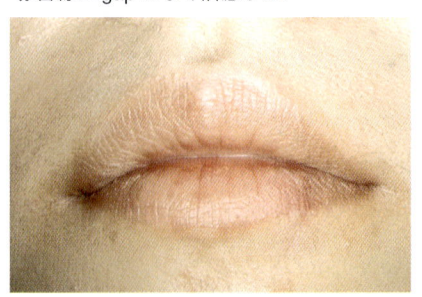

ケース2 上口唇部擦過創

Key points

① この部位の擦過創は自転車・バイク運転中の転倒事故によるものがほとんどである．
② この外傷で最も注意すべきことは上口唇部の創部の真皮層や皮下に泥や砂利などの異物が埋入していないかどうかを見極めることである．
③ 異物埋入が考えられる時は局麻下にブラッシング洗浄して完全に異物を除去する．
④ 外傷性入れ墨の状態であることが判明した場合はレーザー治療で異物を除去することができる．

A 症例の解説

53歳女性．自転車にて転倒し受傷．近医にて処置を5日間受けたが，形成外科の受診を希望して来院．

B 手術法

図 6-4

1. 来院時の状態．
   未だ上皮化していない．

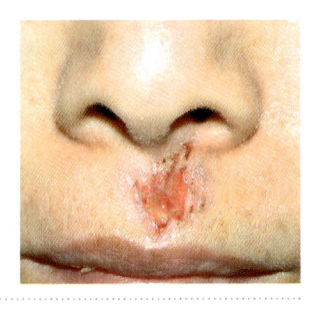

② 2週間後. ほとんど上皮化している.

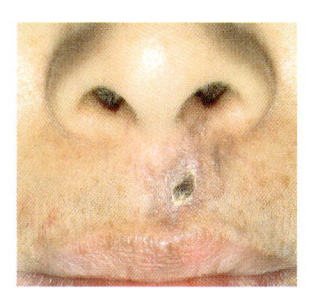

③ 4週間後の状態. 色素沈着はあるが, 異物は埋入していない.

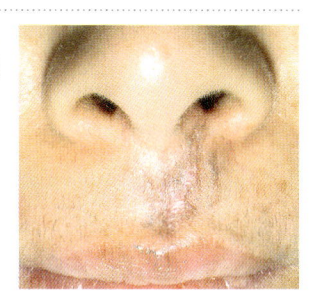

ケース3 口唇部の皮膚欠損を伴う損傷

Key points
①口唇部の1/4までの皮膚欠損はそのまま縫縮しても口唇幅の影響はほとんどみられないので，一期的に縫合処置を行ってもあまり変形が目立たない．
②縫合の際に注意すべきことは，赤唇縁を合わせることと，赤唇部に dog ear を作らないようにすることである．
③赤唇部の中縫いはあまり浅層で縫合すると術後しこりを残すため筋層縫合にとどめておく．
④縫合終了した時点で口唇の形状が整っているかに注意する．つまり，赤唇縁と稜線に著しい乱れがないかに最も注意をすることである．

A 症例の解説

　上口唇の皮膚欠損を伴う外傷は初期治療の巧拙により結果に大きく差が出る．それだけにいくつかの key points をわきまえて処置にあたる必要がある．

図 6-5

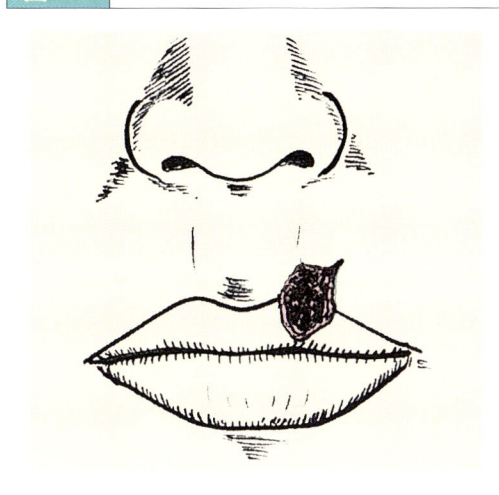

B 手術法

図6-6

① 創部の洗浄後，皮切のデザインをする．
デザイン上のキーポイントは口唇縁を正確に合わせるべく，そこを「起点」としてデザインを上下に延長することである．

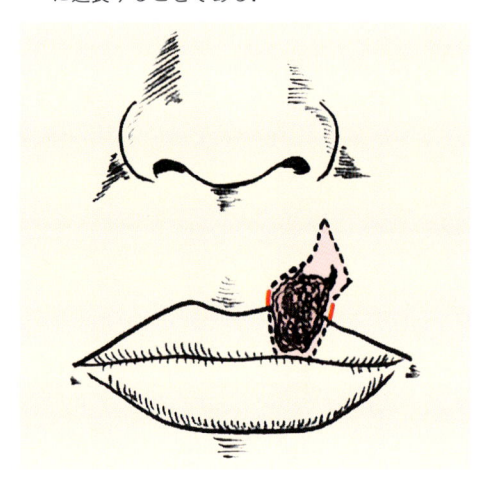

② 筋層は皮切範囲の半分程度までは切り込む必要がある．
縫合は口腔粘膜から始め，筋層を5-0ナイロンにて縫合する．
赤唇部の皮下は筋層を6-0ナイロンで2針程度にとどめておく．これは赤唇にしこりを作らないためである．

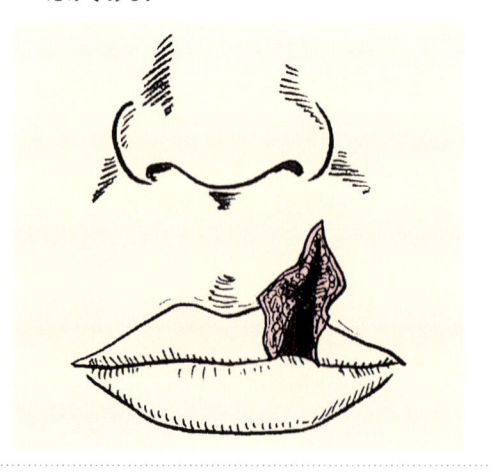

③ 真皮縫合もていねいに行うが赤唇部は筋層縫合のみにとどめ，また赤唇部の盛り上がりは術後もそのまま残ってしまう傾向が強いので，盛り上げないように縫合する．
（皮膚および赤唇部は7-0ナイロン）．

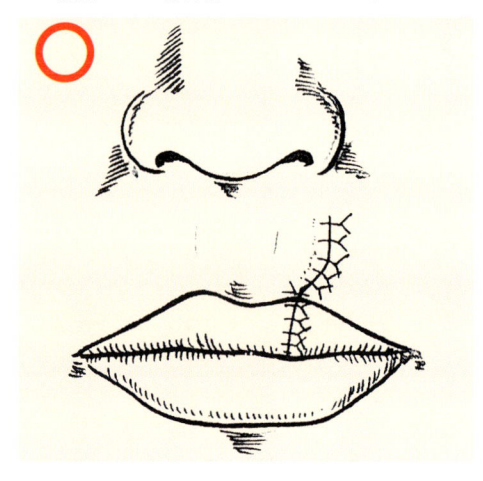

④ このようなdog ear状の稜線の乱れは必ず気になるふくらみとして後まで残る．
したがって，この時点でdog earの修正をしておかなければならない．

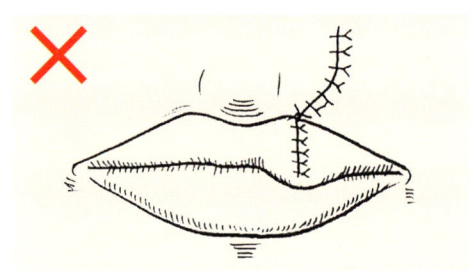

（★赤唇部の図のようなふくらみは普通のdog earの修正法ではなく，全く独立した皮切で，水平方向の紡錘状切除を行うことで形状を修正する．
その位置は縫合線が見えないように口腔内側寄りにデザインすることが望ましい）．

ケース 4　口唇部の広範囲皮膚欠損

Key points

① 一期的修復を行うことは理想的であるが，外傷では同部位だけの単発外傷は少ないので，多くの場合二次的な修復を行うことが多い．
② 皮膚欠損のみであれば，植皮術の適応となるが，筋層までの欠損となると周辺からの皮弁（筋肉皮弁）移植が必要となる．
③ 上口唇への筋肉皮弁は下口唇からの回転皮弁つまり Abbe flap 法が最も有効である．

A　症例の解説

外傷で口唇の部分欠損を伴う場合は犬咬創のような不潔外傷が最も多い．したがって，欠損があることはわかっていても一次的には欠損のあるまま創を閉じることを優先させるのが通常の処置方法である．

図 6-7

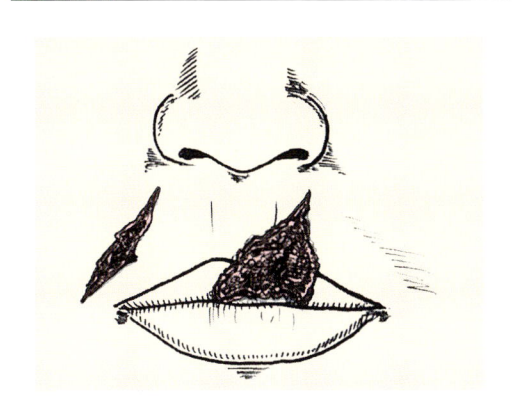

B　手術法

図 6-8

① 一次的に創を閉鎖．
この場合，まずとりあえず創を閉じるのであるから，多少の変形を生じてもやむを得ない．

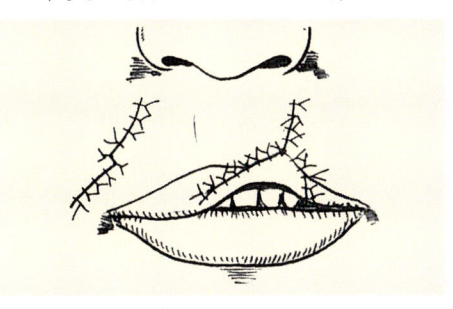

② 二次修正法（Abbe flap 法）．
二次的に上口唇の再建を計画する．
デザインは，下口唇からの回転皮弁（Abbe flap と呼ぶ）であるが，欠損幅の 1/2～2/3 程度の幅の皮弁をデザインする．
この皮弁は口輪動脈を確実に残しその周辺を有茎として，ごく細い茎を介して皮弁移植する方法である．つまり，典型的な axial pattern flap である．

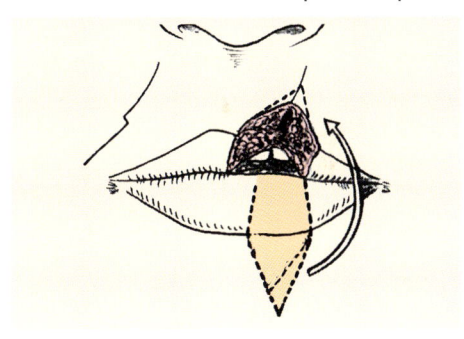

③ Abbe flap の移動．
口輪動脈を中心に周囲の軟部組織を茎として 180°回転させる．

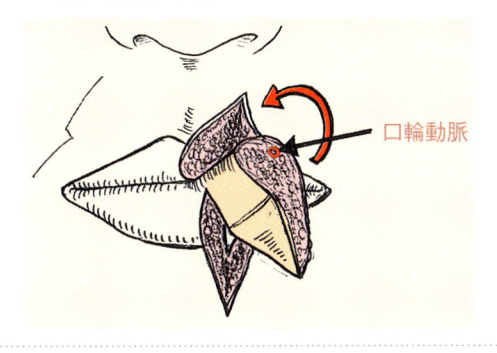

口輪動脈

④ 縫合にあたっては，
　　a．口腔粘膜縫合（5-0 デキソン）
　　b．筋層縫合（5-0 ナイロン）
　　c．真皮縫合（6-0 白ナイロン）
　　d．皮膚縫合（7-0 ナイロン）
の順に縫合する．
術後は当然開口ができないので，流動食またはそれに近いものを摂取させる．

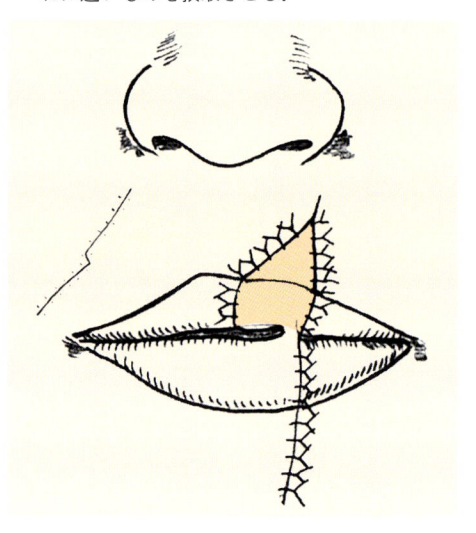

⑤ 皮弁の切り離し．
皮弁の移植後7〜10日目で切り離しを行う．口輪動脈を結紮した後，皮弁を切り離し，上下の口唇の形状を整える．

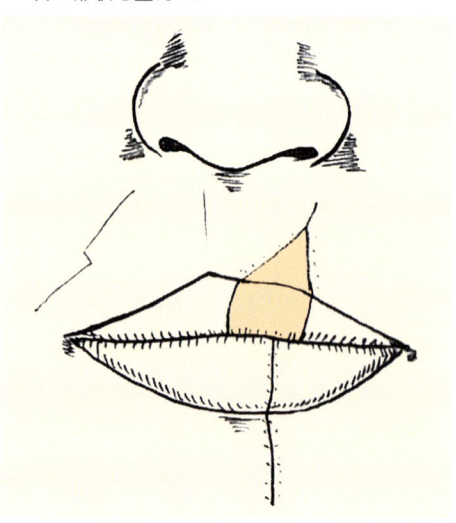

ケース5　上口唇の全層欠損

Key points

① 外傷によるもの，または悪性腫瘍の切除後の全層欠損に対しては，その欠損の幅の広さに応じて，手術方針を変える必要がある．
② 口唇幅の1/4程度の欠損であれば，左右の断端を寄せるだけで修復可能であるが，さらに幅が広くなると下口唇皮弁を利用する必要がある．
③ Abbe flap は最も有効な手段である．
④ 赤唇縁の形状を整えるために二次修正を行う．
⑤ Abbe flap を利用できないくらい大きい欠損では，左右の頬部からの伸展皮弁にて修復する．

A　症例の解説

　上口唇の欠損が1/4を超える場合は単純な縫縮ではなく，何らかの皮弁で修復する必要がある．
　左右からの前進皮弁とする方法，下口唇からの皮弁を用いる方法がある．

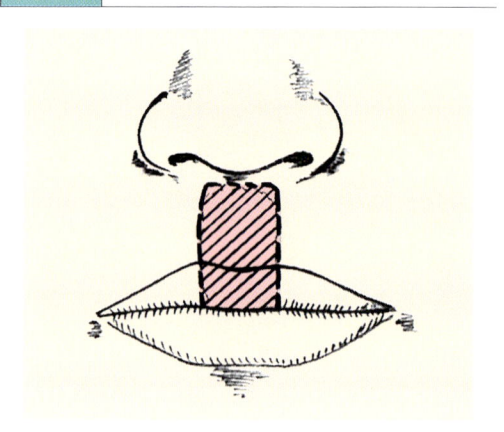

図 6-9

B 手術法1：左右の伸展皮弁法

図 6-10

① 上口唇の欠損を両側の伸展皮弁によって修復する方法．
伸展を容易にするために鼻翼の外側部を切除（Bürowの三角の変法ともいえる）する．

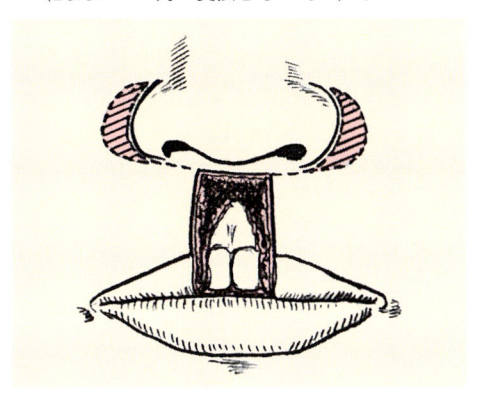

② 口腔粘膜の縫合（5-0デキソン），筋層縫合（5-0ナイロン），真皮縫合（5-0または6-0白ナイロン），皮膚縫合（7-0ナイロン）の順に縫合して創を閉じる．
この方法では上口唇 cupid's bow は全く消失しているのでなんらかの修復が必要である．

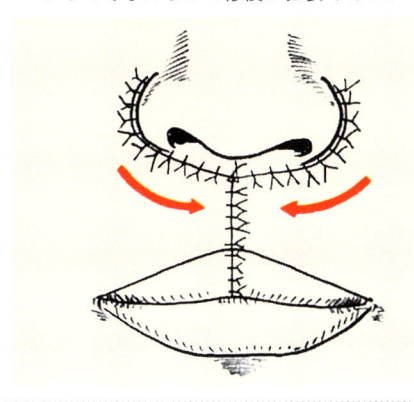

③ 上口唇の修正手術．
cupid's bow の形成手術は図のように皮膚を切除し，縫縮することによって赤唇部の cupid の弓の山ができるようにする．

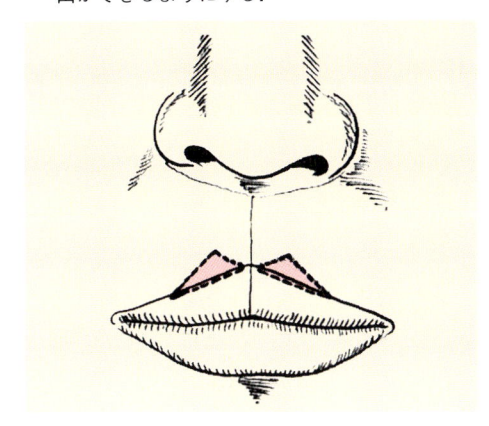

④ 皮下もていねいに寄せる必要がある（5-0ナイロン）．皮膚は7-0ナイロンにて縫合する．

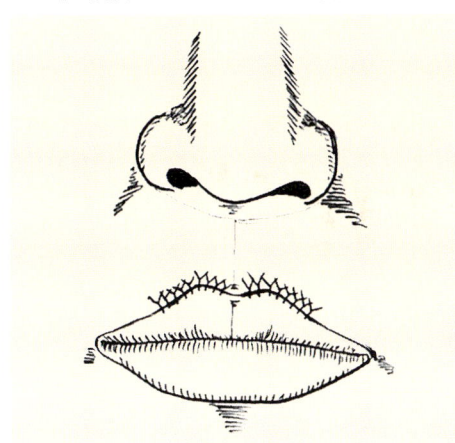

第6章 口唇・下顎部

C 手術法 2：下口唇からの回転皮弁法

図 6-11

1. 上口唇の欠損が 1/3〜1/2 と大きい場合は下口唇から上口唇の欠損を補充することにする．
Abbe flap 法のデザイン．
口輪動脈とその周辺のごく細い部分を有茎のまま 180°回転する皮弁の移動法である．

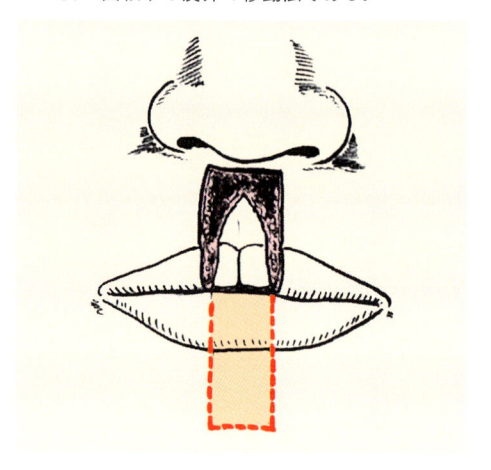

2. 口輪 A の位置を確認できると茎をかなり細くすることが可能となる．その茎には口輪動脈を残して周辺直径 7 mm 程度の縦茎とすればよい．

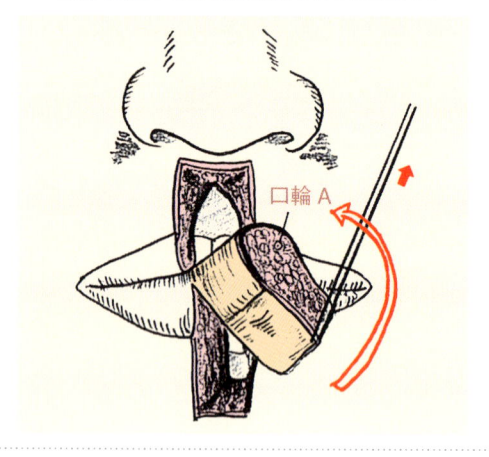

3. 縫合終了した状態．
縫合は粘膜，筋層，真皮，皮膚の 4 層に分けて縫合する．

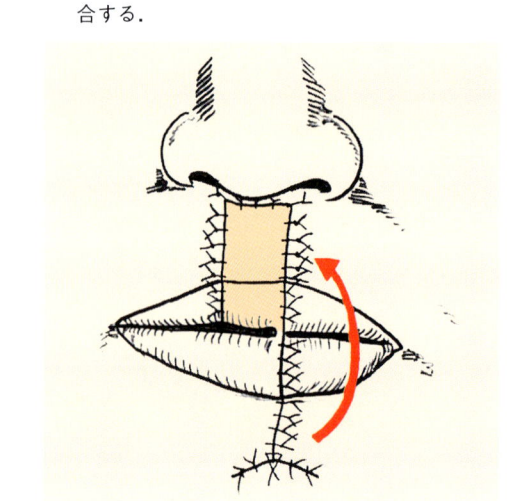

4. cupid's bow の形成について，必要ならば二次修正を行う．

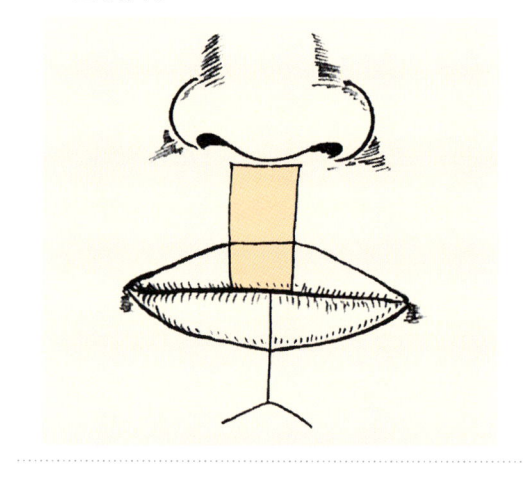

5） 二次修正．
cupid's bow の形成手術前の症例に比べて切除幅が少なくて済む場合には，赤唇縁の隆起を残した状態での cupid's bow を形成したいので赤唇縁から 1～2 mm 離れた（隆起部上端）ラインで皮切を入れるようにする．

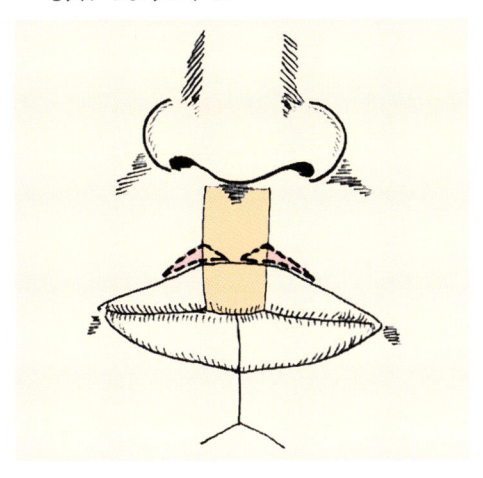

6） この方法の方が，赤唇縁隆起を残したまま cupid's bow を形成することができるので，手術法 1 のデザインよりもより自然な形状が得られる．

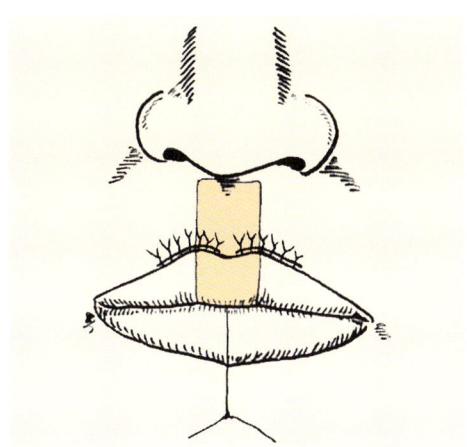

ケース6 下口唇の全層欠損

Key points
① 外傷，悪性腫瘍の摘出などによって口唇の全層欠損は生じるが，その大きさによって修復方法が異なる．原則的には，縫縮，回転皮弁，伸展皮弁などの方法を応用するが，口唇部という特殊な部位に特有の修復法を考える必要がある．
② また，多発外傷の一つとしてこのような欠損がある場合には，二次的に再建手術をするということになるのもやむを得ない．

A 症例の解説

下口唇中央部に発生した悪性腫瘍の治療として，図のような範囲で全層切除が必要となる．

図 6-12

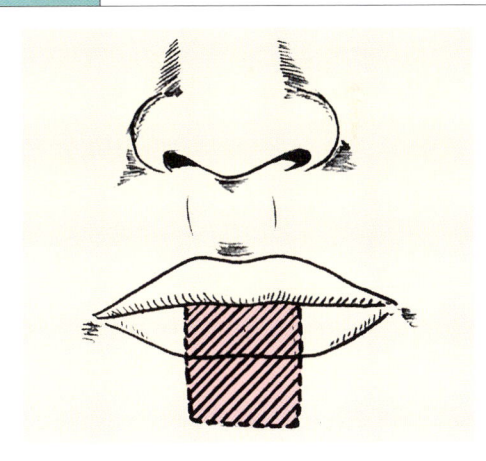

B 手術法

図 6-13

① 下口唇の 1/2 またはそれ以上の欠損の場合，伸展皮弁を応用する．
斜線部位はいずれも切除する部位（Bürow の三角）を示す．

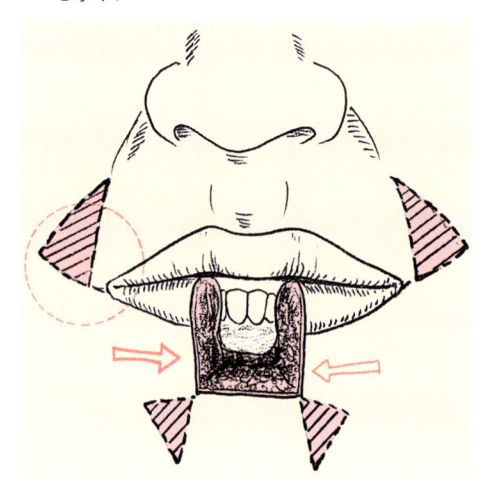

② 口角部の処理の仕方．
元の口角部が中央寄りに移動するため新たな口角部を作る必要がある．
赤唇部を前面に引き出すように縫合することになるが，新しい口角部までその縫合を 3〜4 針進める時に，上口唇部の一部を切除して新口角部の形成を容易にする．

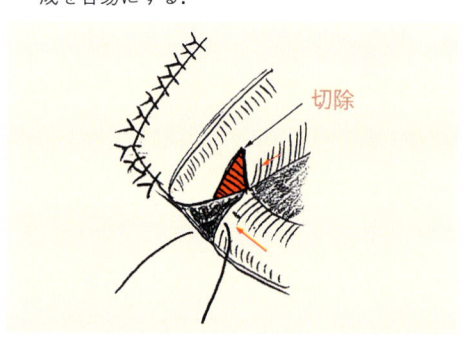

③ 口角部縫合終了．

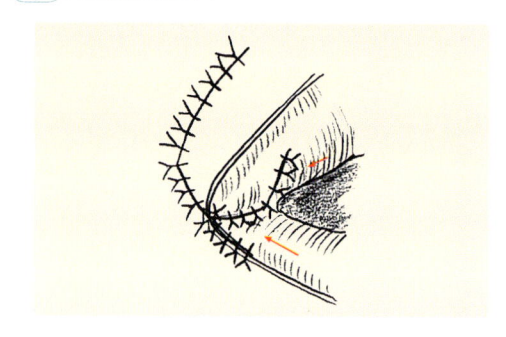

④ 縫合終了した状態．

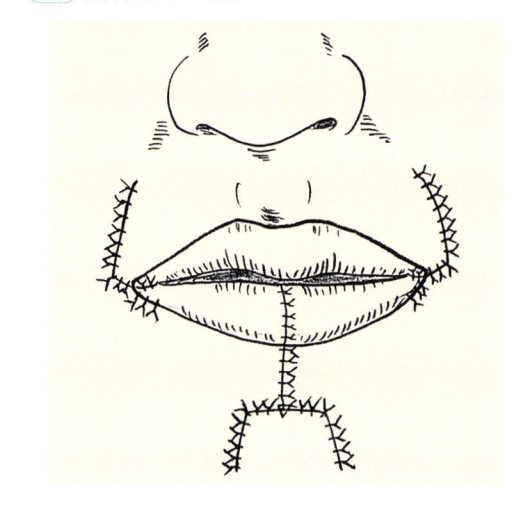

B 瘢痕

ケース1　口唇部の瘢痕拘縮　その1（外傷性）

Key points

① 口唇部の瘢痕拘縮形成術には，赤唇という自由縁のある組織の形状を正常に戻すという大使命がある．
② 赤唇縁の不整，上下赤唇の接線の乱れをなくすることが最重要ポイントである．
③ 口唇部は普段よく動く部位であるため，傷跡のしこり，赤味が消失するまでに他の顔部などよりも相当時間がかかる．
④ 外傷後のしこりが残っている場合は，この部位ではある程度待ってから（3～6ヵ月）修正手術に入るのが賢明である．

A 症例の解説

上下口唇の鈍的外力による挫創の瘢痕．

図 6-14

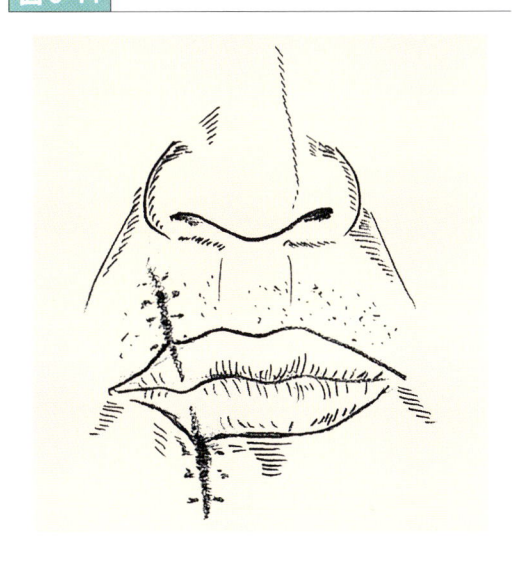

B 手術法：W–形成術

図 6-15

1. 皮切のデザインをするにあたっては，赤唇縁から上下に描き進めていく．

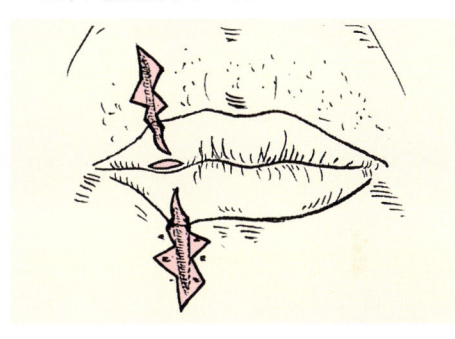

2. 中縫い（真皮縫合）も皮膚縫合も最重要地点の赤唇縁から始める．

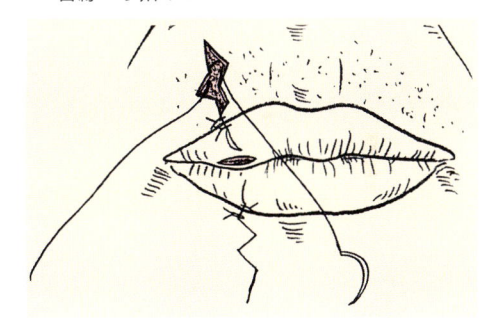

3. 確実な真皮縫合の後，皮膚縫合，赤唇接線の乱れ（凸状）を修正するために，小さく紡錘状切除し縫合することもやっておく．

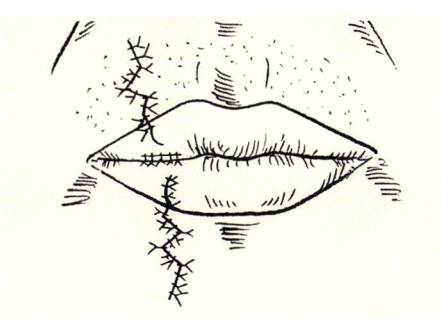

ケース2　口唇部の瘢痕拘縮　その2（二次修正）

Key points
①口唇裂の初回手術後の二次修正手術は外来手術で局所麻酔下に行うことができる．
②ただし，口唇裂の二次修正手術は，形成外科的な基本的知識が必要条件である．
③二次修正術は，1回の手術で完璧に終了することだけを考えずに，さらに仕上げの手術が必要となる場合があることを術前に説明しておくと，さらによりよい結果を出すことができる．

A　症例の解説

45歳女性．生後3ヵ月に，初回手術を受けたまま，二次修正手術を受けずに成人したケース．

この程度の変形例は確かに修正手術を実行することに大決心が必要であろうとは理解できる．局所麻酔で30分程度の外来手術でできるものであるが，なかなかその勇気が湧かないのである．

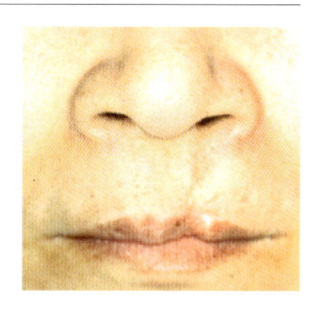

図 6-16
術前の状態．

B　手術法

図 6-17

（1）デザイン．
赤唇上方に小三角弁を入れるデザイン．最も伸縮運動の激しい部位にジグザグラインが入るところがポイント．

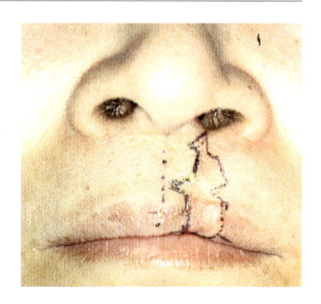

（2）手術終了．

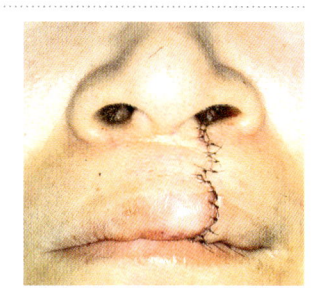

（3）術後1ヵ月目．

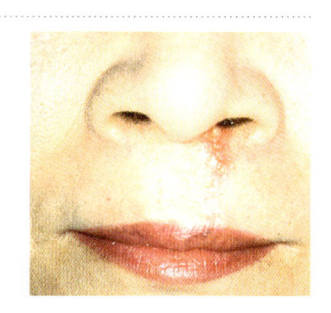

（4）術後2ヵ月．
この時点でようやく手術を決心しておいて良かったと実感する．

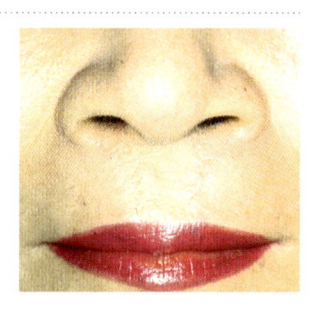

ケース3 下顎の瘢痕ケロイド

Key points
①肥厚性瘢痕となった熱傷瘢痕は，切除するしかないが，その次にいかなる手段で皮膚欠損部を閉じるかというと，
 a）単純縫縮，b）局所皮弁による修復，c）植皮術の3つの方法が原則である．
②上口唇・下顎部の熱傷瘢痕では，面積的に縫縮が困難であるケースが多いため，植皮術を行う方がbetterである．
③植皮術を行う場合donorの選択には十分に注意を払う．
④頬部の遊離植皮術のdonorは鎖骨上窩である．

A 症例の解説

58歳女性．熱傷後肥厚性瘢痕となる．瘢痕拘縮により鼻翼と下口唇の引き吊りが目立つ．

図6-18

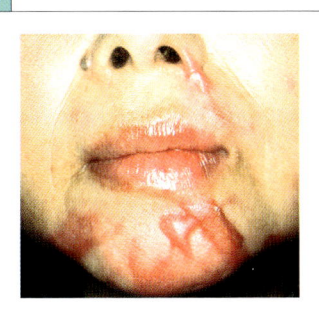

B 手術法：植皮術

図6-19

①拘縮を伴う肥厚性瘢痕部位のみ，全層植皮にて修復する方針とした．
donorは鎖骨上窩部位とする．

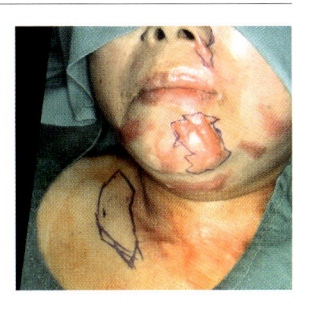

②植皮皮片の縫着終了．
皮片の縫合線はできるかぎり直線部分を長くしないで，ジグザグ状になるように意識的にデザインすることが必要．

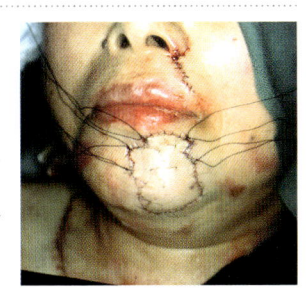

③術後8ヵ月目の状態．
鼻翼部の瘢痕拘縮も消失し，縫合線の瘢痕の赤味もほぼ消失した．

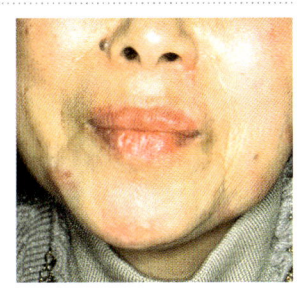

第6章 口唇・下顎部

C 皮膚腫瘍

ケース1　鼻唇溝付近の母斑

Key points
① 上口唇の母斑は，鼻部の母斑と同様，隆起性で年々大きくなってくるものが多い．
② 切除すべき母斑の直径が3mm（これを楕円形に切除すると，長径は5mm程度となる）以下のものは，くり抜き縫合法で皮下縫合も不要であるが，それ以上大きい母斑は切除縫合の際は真皮縫合が必要である．
③ 縫合線は，鼻唇溝の方向に沿ったラインになるようにデザインする．
④ 原則はやはり a) 縫縮，b) 局所皮弁，c) 植皮の順に考えていく．

A 症例の解説

上口唇，鼻唇溝付近の母斑．
切除縫縮が当然の大きさである．

図 6-20

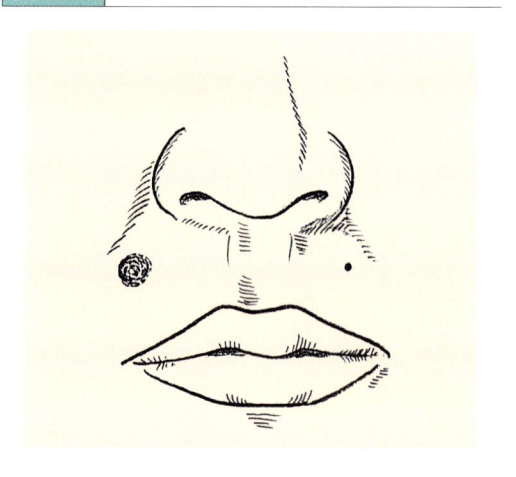

B 手術法：単純縫縮法

図 6-21

(1) 紡錘状切除のデザイン．
鼻唇溝の方に近いので，切除の方向をそれに合わせる．盛り上がりのあるホクロなので1mm外周を切除ラインとする．

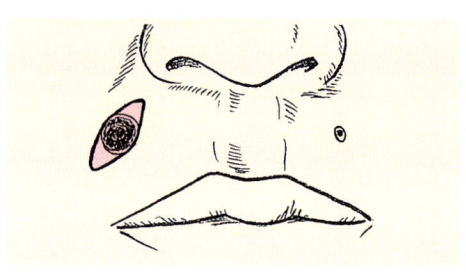

(2) 右の大きいホクロは真皮縫合（5-0ナイロン）を2針施す．
左の小さいホクロはくり抜いた後，皮膚を1層縫合（7-0ナイロン）．

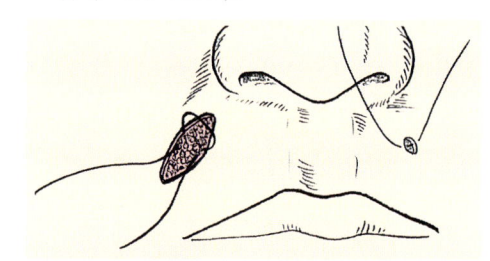

(3) 縫合終了．
赤線は真皮縫合（5-0白ナイロン）を示す．
皮膚縫合（6-0または7-0ナイロン）．

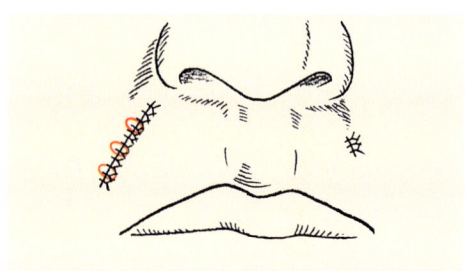

ケース2 赤唇縁にかかる母斑 その1

Key points
① 赤唇縁にかかる母斑は，手術をしようとすると必然的に赤唇縁および赤唇部にまでメスが入り，そこに瘢痕を残すことになる．
② "くり抜き縫合法"または"くり抜き半寄せ法"だけで様子をみる方が賢明．ただし，7 mmを超えるとこの方法では二次修正の必要も予告しておかなければならない．
しかし，この方法のメリットを十分に説明すればよい．
つまり，瘢痕の長さが短くて済むということである．
③ 紡錘状切除をするなら赤唇縁を確実に合わせる．

A 症例の解説

赤唇縁にかかる母斑．

図 6-22

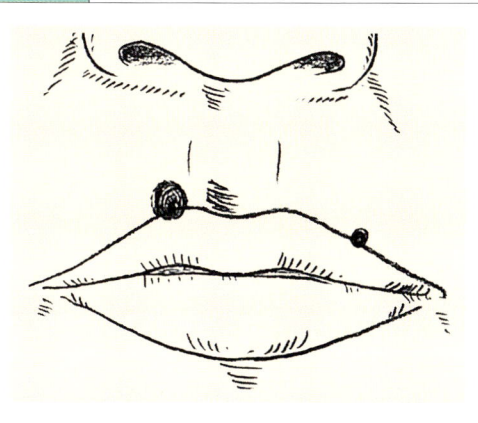

B 手術法1：単純縫縮法

図 6-23

① 典型的な紡錘状切除のデザイン．

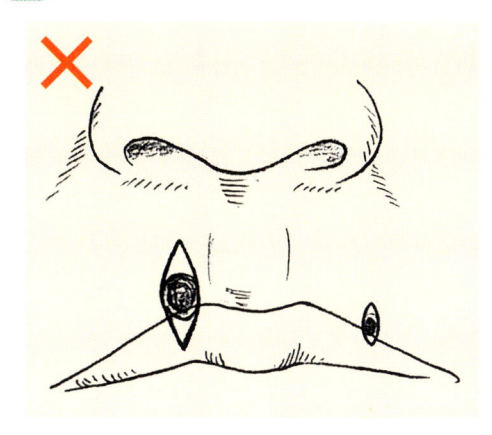

② 縫合終了．瘢痕が直線的すぎるため目立つ結果となる．また，口唇裂の手術跡と勘違いされることを極端に嫌う人もあるため要注意．

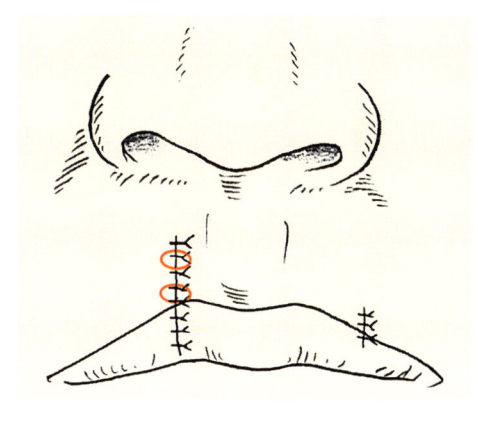

C 手術法2：赤唇縁でアングルをつける縫合法

図 6-24

1. 意識的に縫合線が波形になるようなデザイン.

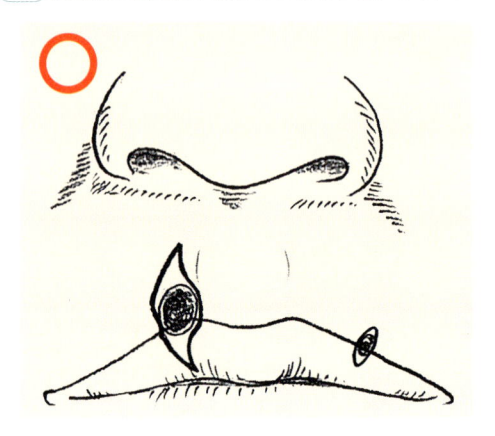

2. 縫合終了. 完全な直線でないので目立ちにくい.

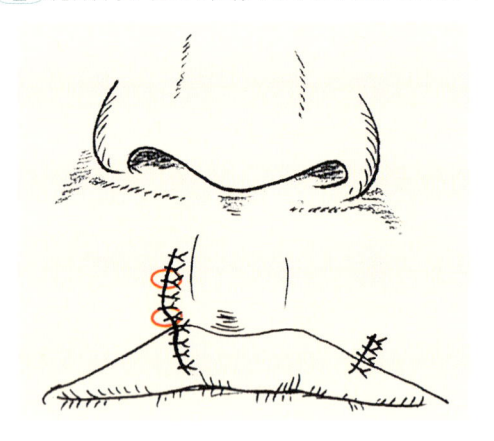

D 手術法3：くり抜き半寄せ法

図 6-25

1. くり抜き縫合，くり抜き半寄せ法の方針で．
完全に寄せてしまうと口唇縁の変形を表すことになるため，1～2mm 隙間を開いた状態まで寄せるだけにとどめておく．

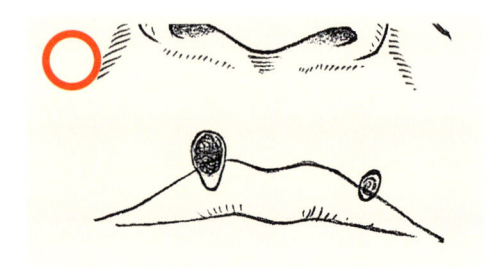

2. a の皮下縫合は真皮縫合せず筋層のみ少し寄せる．
b は皮下縫合しなくてもよい．

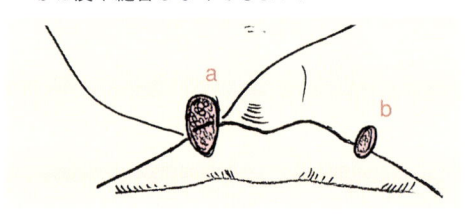

3. a はあえて隙間を残した状態まで寄せるにとどめる．
完全に寄せてしまうと，口唇線の変形をきたすことになるため，1～2mm の隙間が開いた状態のままとする．

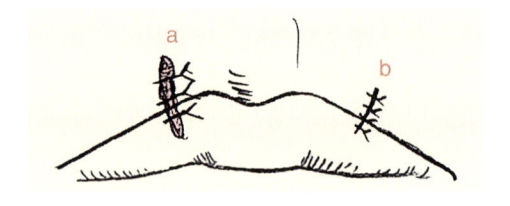

4. 抜糸は 7～10 日後とする.

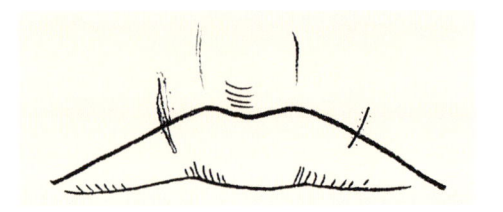

ケース3 赤唇縁にかかる母斑 その2（実症例）

A 症例の解説

くり抜き縫合法を行うケースの場合，皮下縫合を赤唇縁で1針（6-0ナイロン）施す．

B 手術法1：くり抜き縫合法

図 6-26

① 13歳女性．赤唇縁の小さいホクロ．

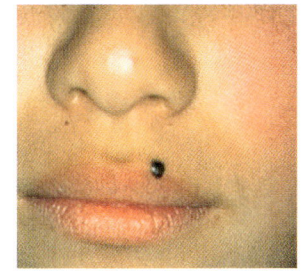

② くり抜き縫合法にて手術後1ヵ月目の状態．

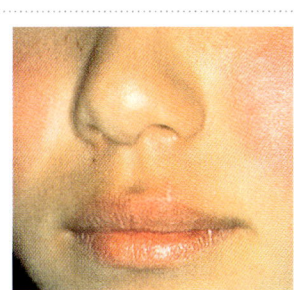

C 手術法2：くり抜き縫合法

図 6-27

① 32歳女性．赤唇縁にかかるさらに大きい母斑．

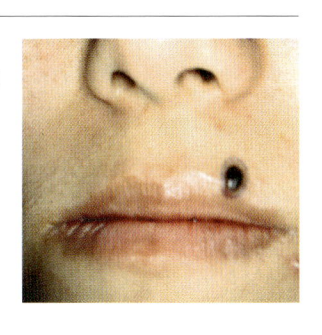

② くり抜き切除のライン．

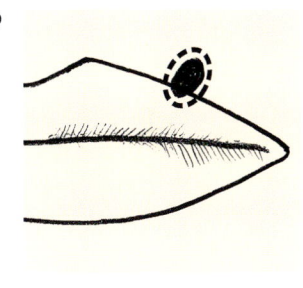

③ 術後1ヵ月目．

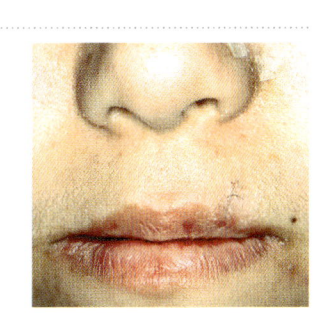

ケース4 鼻孔縁に近い母斑

Key points

①この部位の母斑も切除すべき大きさが3mm程度までは"くり抜き縫合法"でよい．
②4mm以上の大きさの母斑では横方向（鼻孔縁に沿った）の紡錘状切除で切除する．
③母斑の切除すべき大きさが直径8mmを超えると，単純な横方向の縫合線になるような縫縮法では口唇のひきつりが目立つために危険である．したがって，ひきつりの生じないデザインが必要となる．
④さらに大きい母斑となる（1cm以上）と，植皮術を選択する方が賢明である．
⑤この部位の母斑切除後の処理の方法は，部位，鼻下の長さを考慮に入れるべし．

A 症例の解説

鼻孔縁に近い母斑．

見かけ上直径4mm程度の母斑でも，確実に切除するために「切除すべき母斑部分の直径は6mmまたはそれ以上」になってしまう．

図 6-28

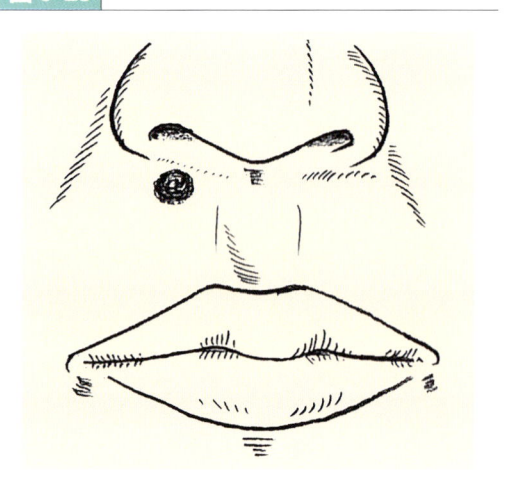

B 手術法1：単純縫縮法

図 6-29

① 紡錘状切除のデザイン（両端は鋭角とせず，少し丸いカーブとしてよい）．

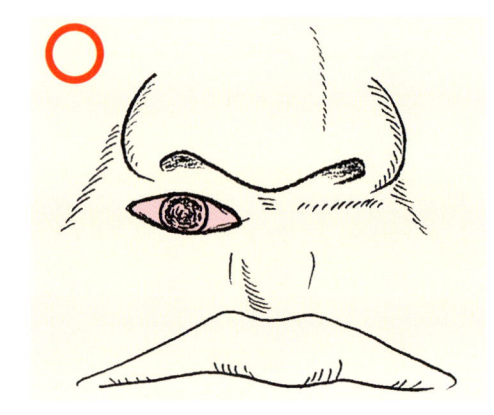

② 中縫いの後，皮膚縫合終了．

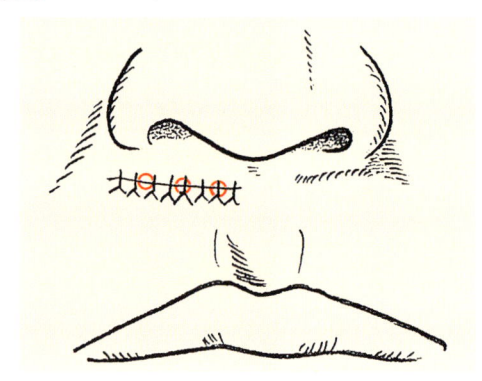

C 手術法2：単純上下縫縮法

図 6-30

① 切除すべき母斑の直径が8 mmを超えた場合，単純に縫縮すると，

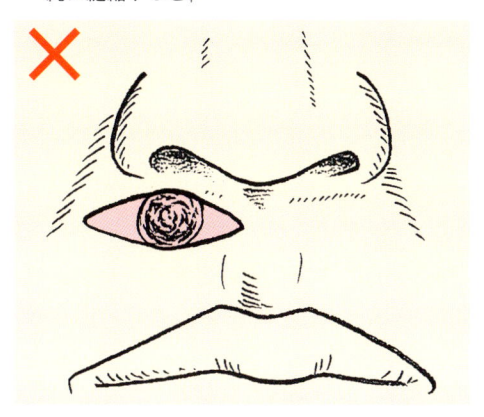

② 上口唇の幅が少なくなり，赤唇の形状が変形する結果となり，「しない方がよかった手術」となってしまう．

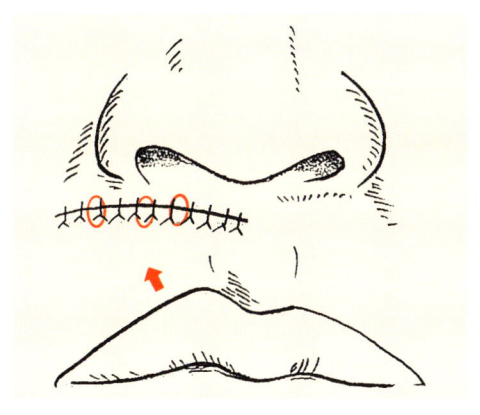

D 手術法3：crown excision 法

図 6-31

① 切除縫縮によって，上下方向の幅が長くなりすぎず，短くなりすぎないデザインは図のような"crown excision"法のデザインである．

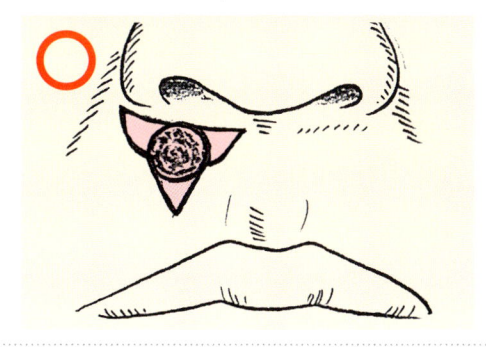

② 縫合終了の状態．

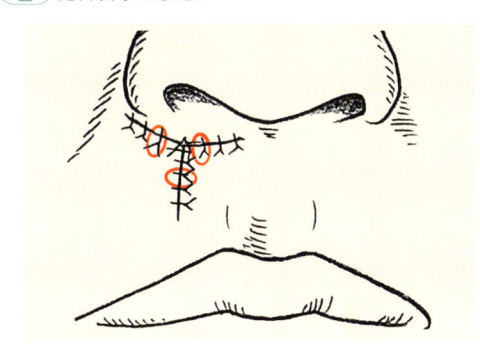

E 手術法4：縦方向に長い縫合

図 6-32

① 53歳女性．縦方向の紡錘状切除では上口唇が長くなりすぎる傾向が出るため，crown excisionの方法で．

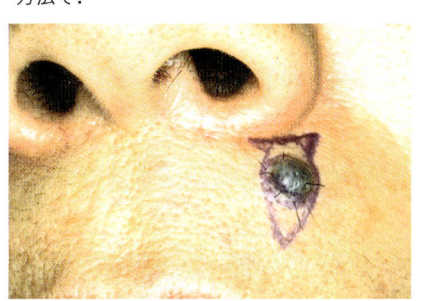

② 縫合終了.

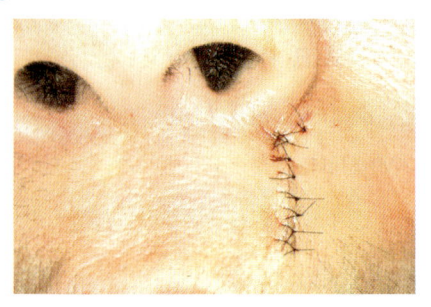

F 手術法5：V-Y皮弁法

図 6-33

① 48歳女性．上口唇のあまり長くないケース．上方からの皮弁でカバーする．

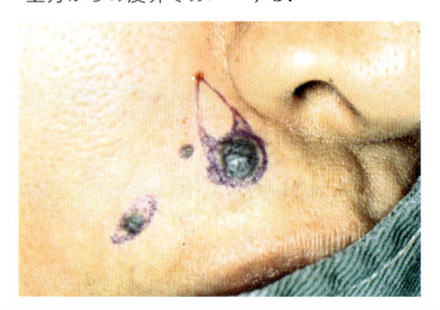

② 縫合終了.

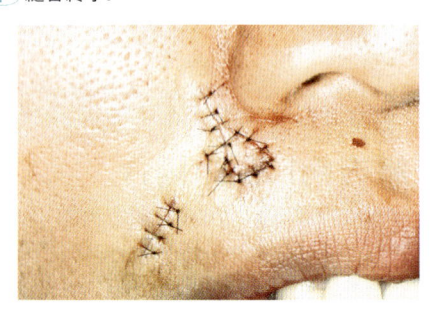

ケース5　人中部下方の母斑 その1

Key points
①人中部位とくに赤唇に近いところの母斑は紡錘状切除によって，cupid's bow（赤唇縁の弓状ライン）に変形をきたす可能性がある．
②切除すべき直径が5mm以内であれば"くり抜き縫合法"でよい．
③人中でも赤唇に近い母斑の場合のくり抜き縫合法は，上下に縫い寄せるか左右を縫い寄せるか，cupid's bowの形状によって決めてよい．
④赤唇縁に近い母斑は，切除して完全に縫い寄せることよりも赤唇の変形を損なわないことを重要視するべきである．
⑤その観点からすると"くり抜き半寄せ法"で十分である．半寄せ法は加及的にraw surfaceの面積を狭くするという意義がある．

A 症例の解説

人中という上口唇部の中央部の凹部位の狭い部位は小母斑でも目立つものである．

小母斑は当然縫縮可能であるが赤唇の形状を損なうことのないように縫縮する方向に注意しなければならない．

図 6-34

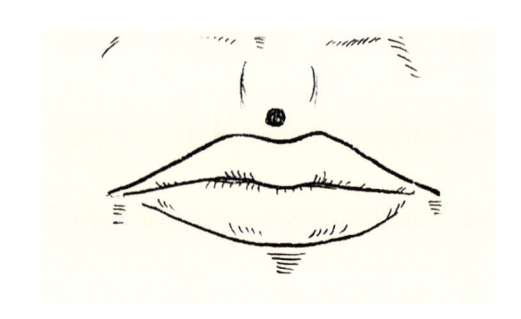

B 手術法1：左右寄せのくり抜き縫合法

図 6-35

1. 縦方向に縫合線ができるように左右を寄せる（皮下は5-0ナイロンで1針真皮縫合）．

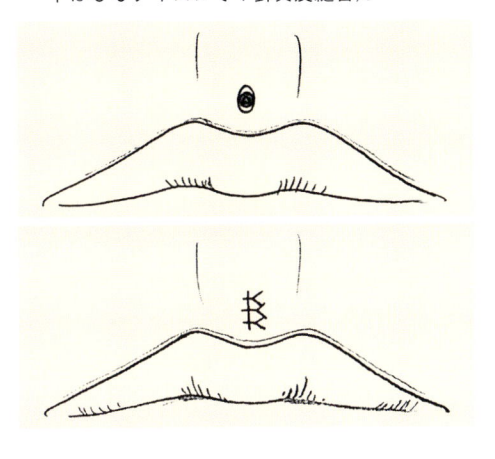

C 手術法2：上下寄せのくり抜き縫合法

図 6-36

1. cupid's bowの形から判断して上下寄せのデザイン． 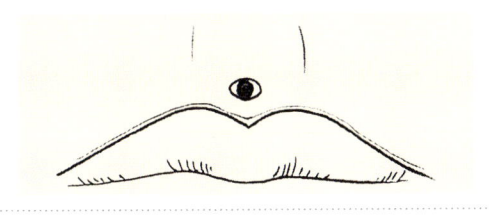
2. 縫合終了（真皮縫合は5-0ナイロン1針）．

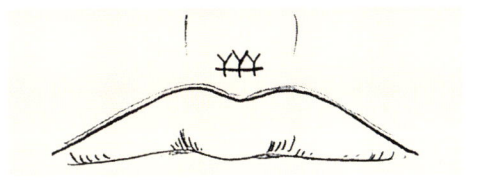

D 手術法3：赤唇縁にかかる母斑切除

図 6-37

1. 赤唇縁にかかるホクロ．この大きさの場合，左右寄せするしかない． 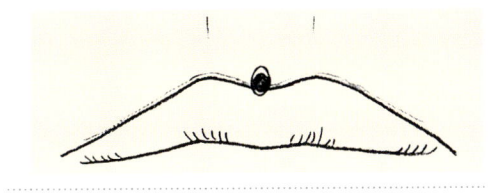
2. さらに大きいホクロであれば半寄せ法とする．

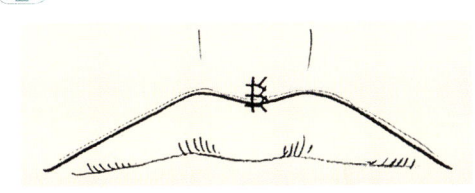

E 手術法4：くり抜き半寄せ法

図 6-38

1. くり抜き半寄せ法で3針縫合．
   中縫いは筋層のみ1針（5-0）縫合としておく．

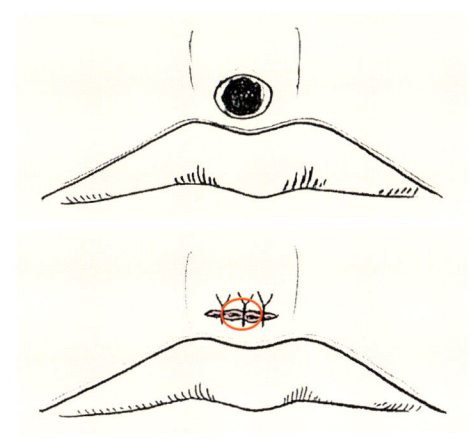

ケース6 人中部下方の母斑 その2（実症例）

A 症例の解説

この部位の母斑はくり抜き縫合法でも赤唇縁の形状を損なわないように縫縮する必要があるため，左右寄せか上下寄せかまたは斜方向かを考え，工夫しなければならない．

B 手術法1：左右寄せのくり抜き縫合法

図 6-39

(1) 41歳女性．小さいながらも隆起性あり．人中稜と赤唇縁に近い母斑．切除縫縮法を行う方針とした．

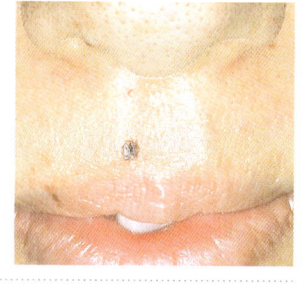

(2) 人中稜に沿って紡錘状切除をするデザイン．

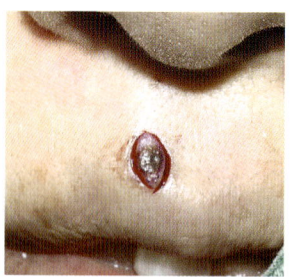

(3) 真皮縫合した状態．

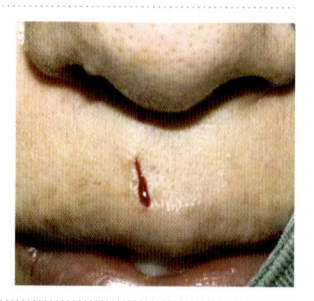

(4) 皮膚縫合終了．

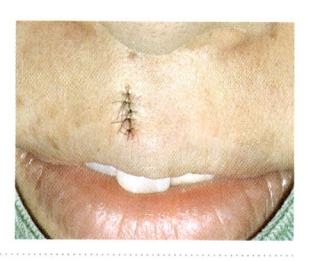

(5) 術後2日目．

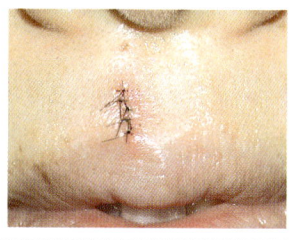

(6) 術後1ヵ月の状態．

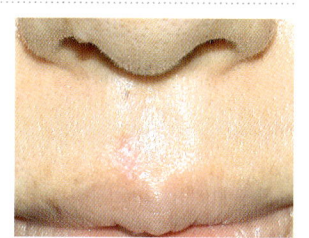

C 手術法2：上下寄せのくり抜き縫合法

図 6-40

(1) 20歳女性．人中部位の母斑．

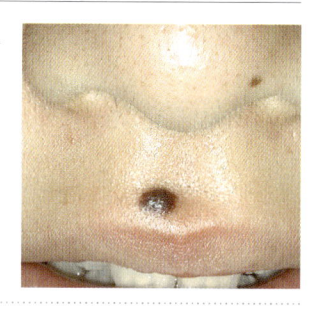

(2) 水平方向にくり抜き，そして縫合する方針．

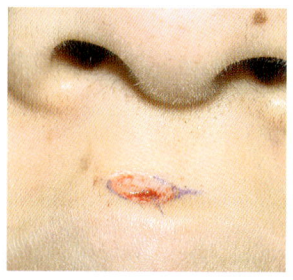

③ 真皮縫合（5-0 ナイロン）．

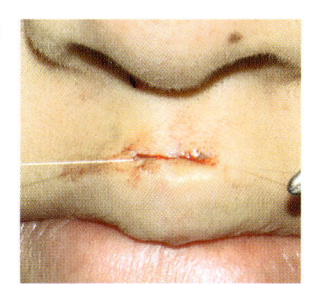

④ 真皮縫合終了．

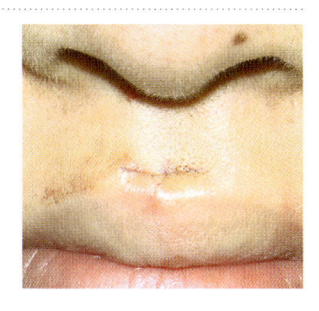

⑤ 皮膚縫合終了．

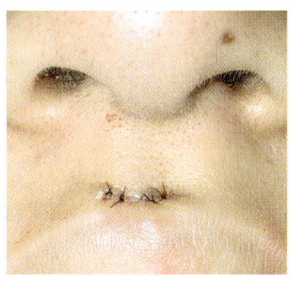

⑥ 術後6日目．抜糸終了．

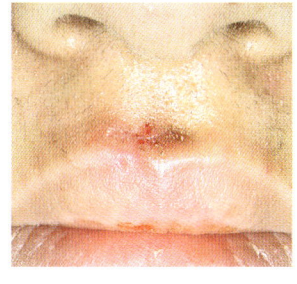

⑦ 術後1ヵ月目の状態．
赤唇縁はほとんど変形していない．

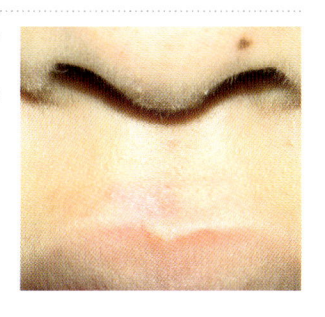

ケース7 人中部の巨大母斑

A 症例の解説

人中部位の巨大母斑の切除法．

B 手術法1：くり抜き半寄せ法

図 6-41

① 52歳女性．巨大母斑．上口唇の上下幅は広すぎる状況ではないケースであるため，くり抜き切除を行い寄せられるだけ寄せて，半寄せ状態とし，一部 raw surface は自然の上皮化を待つという方針とした．

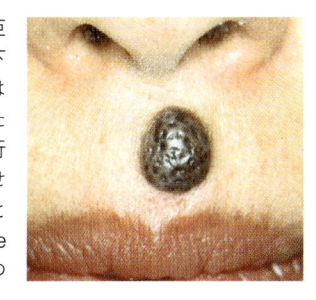

② 母斑のみくり抜いた状態．

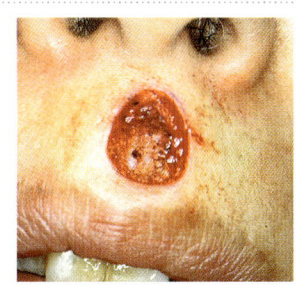

③ 上方から真皮縫合を進め，下方は cupid's bow の変形の限界まで左右の皮膚を寄せた．raw surface 部位には抗生剤パウダーを塗布してあり白く見える．
手術終了時の状態．

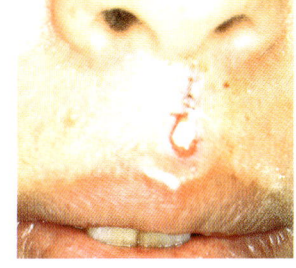

第6章 口唇・下顎部

④ 術後2日目すでに raw surface はかなり小さくなっている．（★母斑の増大は周囲皮膚を押しのけている要素が強いことがわかる）．

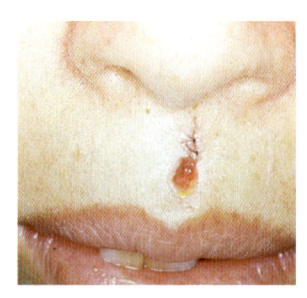

⑤ 術後50日目．cupid's bow の形状の変化は，周辺皮膚の伸展によるものである．

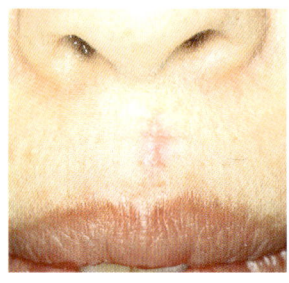

⑥ 術後80日目．もう術前と全く同様の cupid's bow の形状となっている．

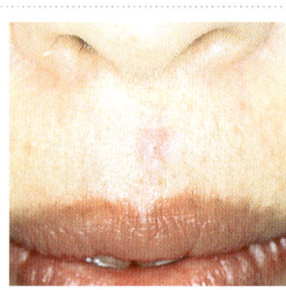

C 手術法2：植皮術

図6-42

① 23歳女性．上口唇の赤唇縁に接するような巨大母斑．ここまで大きい母斑になると，やはり最終手段としての植皮術によって欠損部を被覆するしかないであろう．
くり抜き法では拘縮による口唇の形状の変形が生じる可能性が大である．

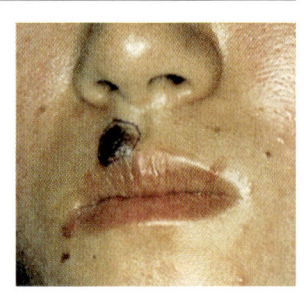

② 母斑を全切除した上，耳前部から（もみ上げと耳介の間の無髪部が donor）採皮した皮膚を全層皮膚として植皮術．

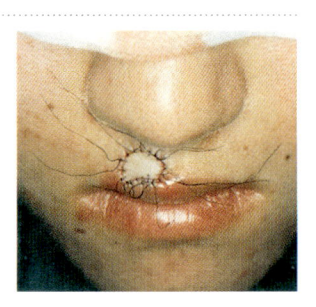

③ 術後10日目，植皮皮膚は完全に生着した．

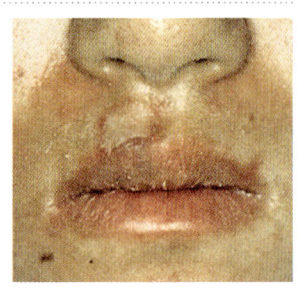

④ 術後3ヵ月目の状態．
赤味もかなり消退した．

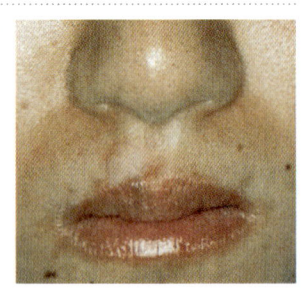

ケース 8 人中部上方の母斑

Key points

① 人中部の母斑で鼻に近いものは，単純に紡錘状切除で横方向に縫合線ができるように縫合するだけでよい場合が多い（手術法1）．

② 切除すべき母斑の大きさが6～10 mm程度の場合，上下を縫い寄せるか，左右を縫い寄せるかの判断は上口唇の幅の長短によってデザインを変えるべきである（手術法2～4）．

③ 左右を縫い寄せるだけの縦方向のデザインでは鼻の下が長くなりすぎると判断される場合には，上下方向の縫縮も加える（手術法5, 6）．

④ 切除すべき母斑の大きさが1 cmを超える場合は，V-Y皮弁法か，さらに植皮術を考える（手術法7, 8）．

図 6-43

A 症例の解説

人中部やや鼻寄りの母斑．

小さい母斑はくり抜き縫合法でよいが，大きい母斑では口唇の変形をきたさないためにいくつかの方法の中から手術法を選択しなければならない．

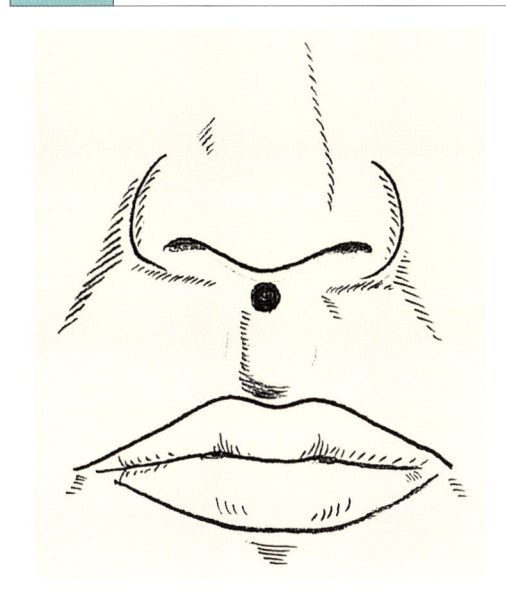

B 手術法1：上下方向の縫縮法

図 6-44

(1) 人中上方5 mm程度のホクロ．
上下方向に縫合するデザイン．

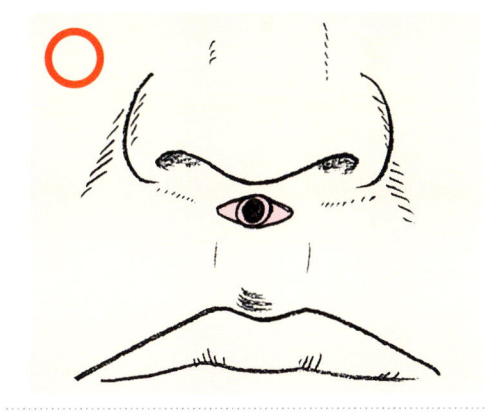

② 真皮縫合1針（5-0）かけた後皮膚縫合．

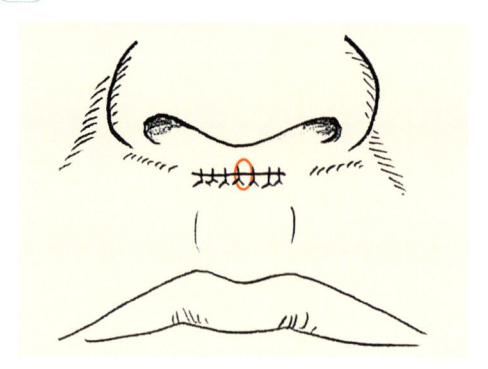

C 手術法2：左右方向の縫縮法

図 6-45

① 人中の上下幅が短いと思われる場合は左右寄せのデザインで．

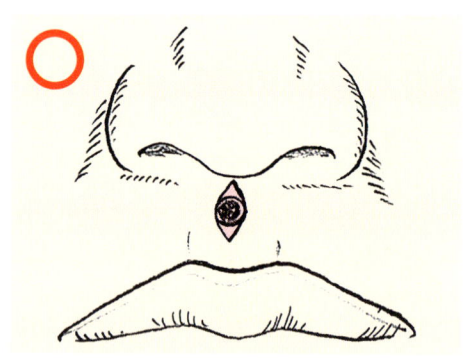

② 真皮縫合（1針）の後皮膚縫合．

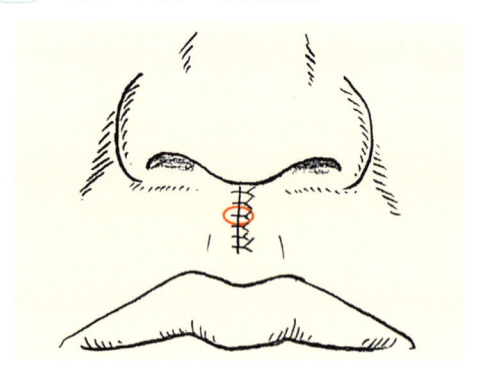

D 手術法3：良くない上下方向縫縮法

図 6-46

① 人中幅が短いにもかかわらず上下方向に縫い寄せると，

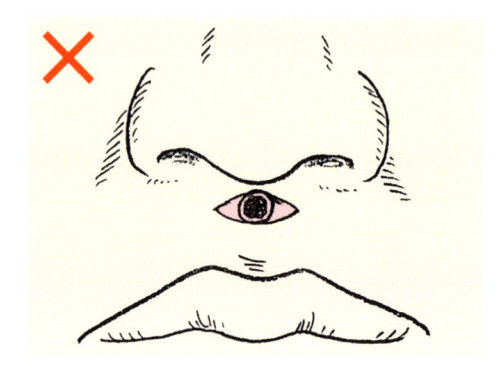

② 上口唇が厚く見えすぎて，人相が変わる危険性あり．

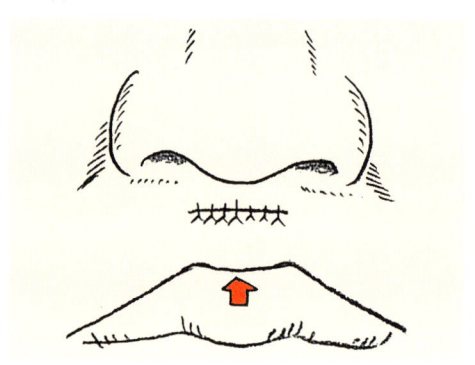

E 手術法4：良くない左右縫縮法

図 6-47

① 人中上下幅が長いにもかかわらず，左右寄せのデザインですると，

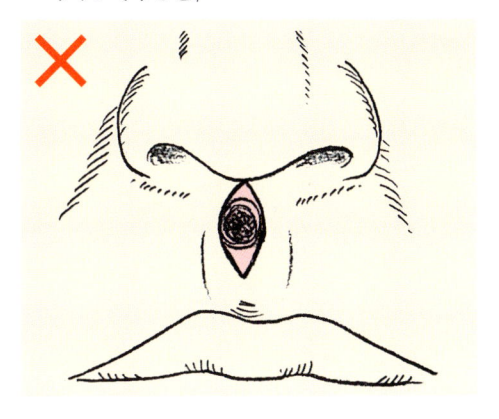

② 鼻の下の長い顔になってしまう．

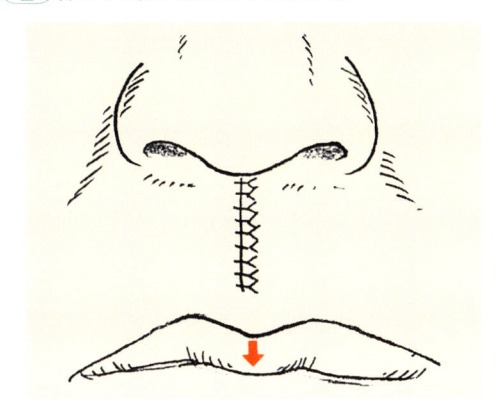

F 手術法5：crown excision 法

図 6-48

① crown excision のデザイン．
人中上下幅の変化を最小限にとどめることができる．

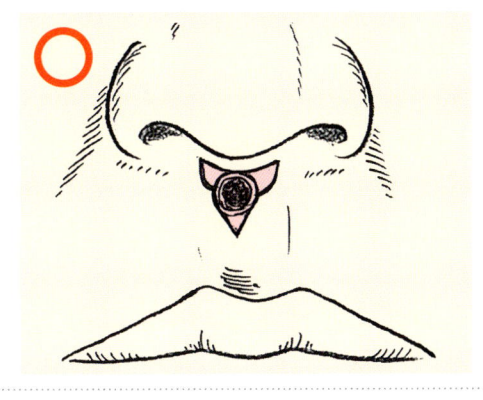

② 縫合終了時．

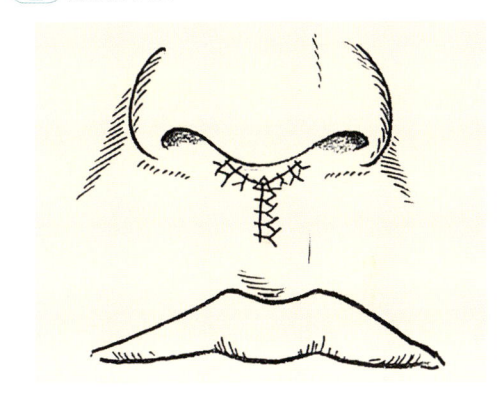

第6章 口唇・下顎部

G 手術法6：double crown excision 法

図 6-49

(1) さらに縫合瘢痕の長さを短くしたい場合には凝ったデザイン．

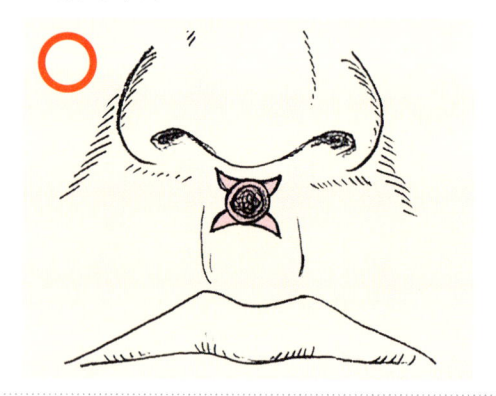

(2) 縫合終了．

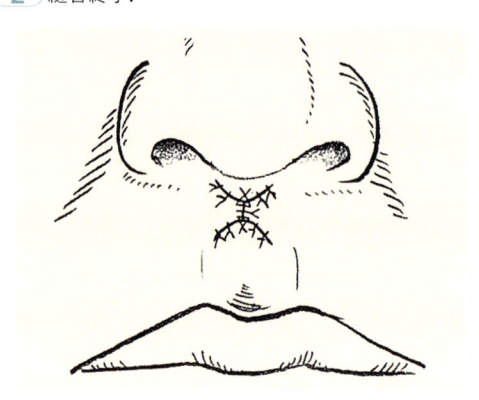

H 手術法7：double V-Y flap 法

図 6-50

(1) かなり大きい母斑，ホクロの場合．左右の皮膚を有茎で中央に寄せることもできる．

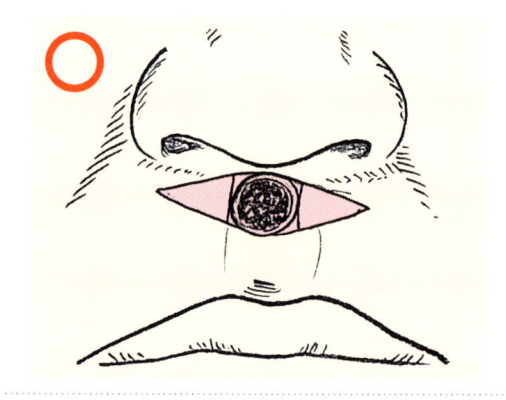

(2) 縫合終了．

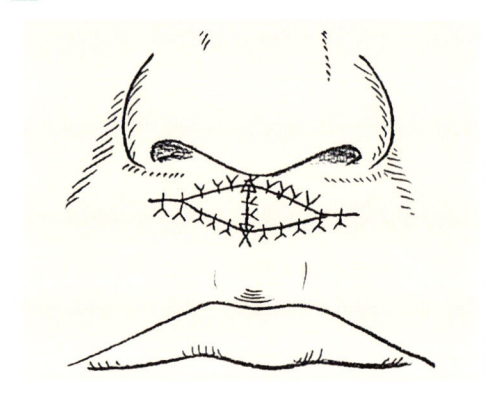

I 手術法8：植皮術

図 6-51

1. さらに巨大な母斑，ホクロの場合は植皮術を採用．

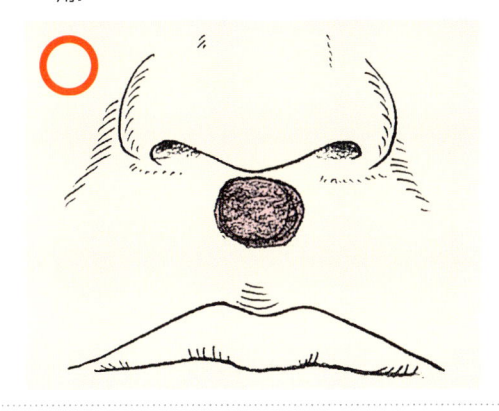

2. 耳前部から皮膚を摂取し，移植．タイオーバー固定．

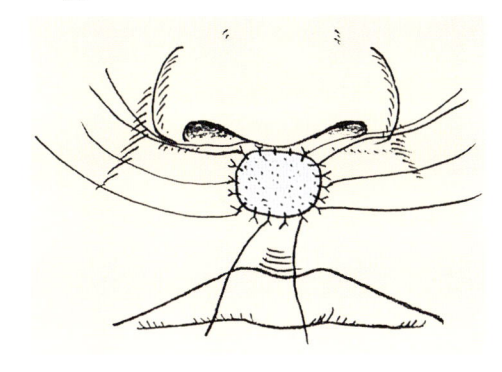

ケース9 上口唇部のかなり大きい母斑

Key points

① 母斑（ホクロ）切除後の修復方法は，単純縫縮，局所皮弁から植皮術まで様々な方法があるが，基本はその3つであり，その応用の仕方の際，方向がいろいろとあるということで複雑なように見えるだけである．

② ここにさらにもう一つつけ加えるべき方法として，切除のみであとは何もしない，という，強いて言えば「居直りワザ」というべき方法がある．

③ これは口唇縁付近のかなり大きい母斑の治療に有効な場合がある．

④ 下手に縫合しようとすると，必ず変形をきたす恐れのある部位の大きい母斑の処置には，最後の手段として，効力を発揮することがある．

⑤ 母斑（ホクロ）で隆起性のjunctional typeのものは，増大傾向があるが，周辺の皮膚を押し拡げて大きくなっていると考えれば納得のいく結果が得られることが多い．

A 症例の解説

顔面の母斑の切除術において，究極の手術法はくり抜きだけであとは何もせずに上皮化を待つという方法もなくはない．ここに供覧する症例は患者の納得の上で行ったものであるが，瘢痕治癒した結果は術前の母斑面積よりも小さい瘢痕で治癒している．ほとほと迷ったときはこんな方法もあることを知っておくと安心である．

くどいようであるが，同様の"くり抜き切除法"で行った3症例を供覧することにした．

B 手術法1：くり抜き法その1

図 6-52

① 48歳女性．
上口唇縁近くの大きい母斑．

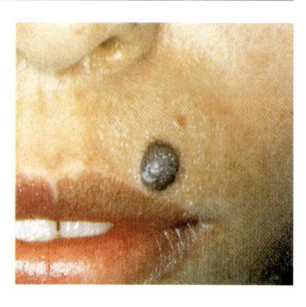

② くり抜き法のみで治す方針で，かなりの皮膚欠損．

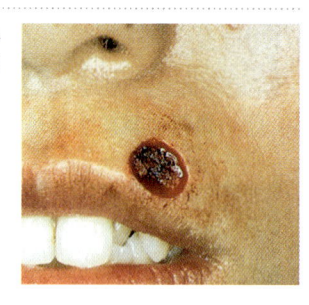

③ 術後3週間目の状態．
未だ上皮化完了せず．結局は5週間かかって上皮化が完了した．

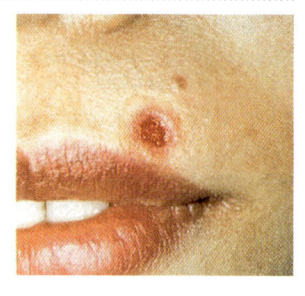

④ 術後3ヵ月目の状態．
瘢痕はかなり縮小した．

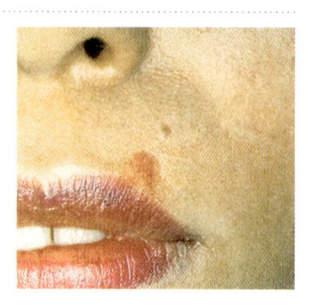

C 手術法2：くり抜き法その2

図 6-53

① 65歳女性．人中部上口唇付近に巨大母斑．
いろいろ考えた末，「くり抜き法」だけで行うことを方針とした．

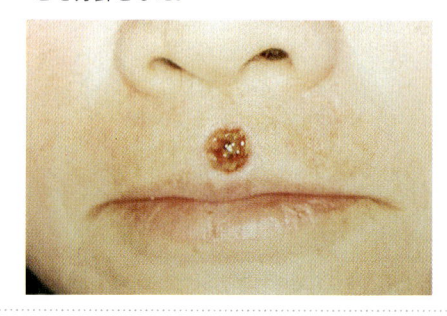

② くり抜き法であるから切除後は止血操作を行えば手術は終了である．

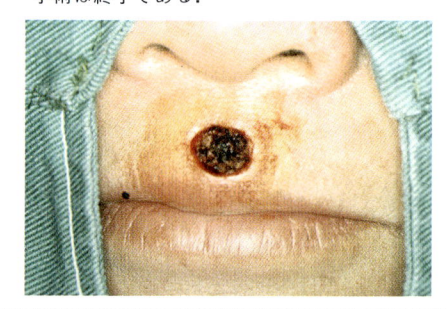

③ 術後2週間目．
周囲からの上皮化が進んでいる．
(★このケースは完全な「くり抜き切除」のみの方法で上皮化を待ったが，たとえば巾着縫縮法（抜糸もすることにして）で最初から raw surface を縮小しておけば，上皮化の完了までの期間が短縮できるはずである．このケースは著者の25年前のケースであり，現在ならひと工夫をこらすはずである)．

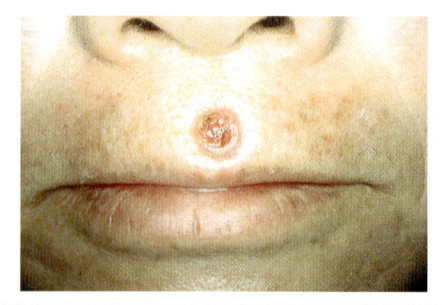

4) 術後35日目.
完全に上皮化は完了し, 瘢痕の拘縮がかなり進んでいる.

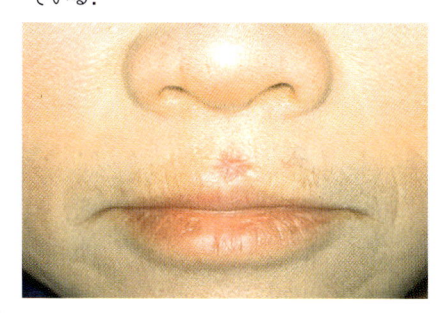

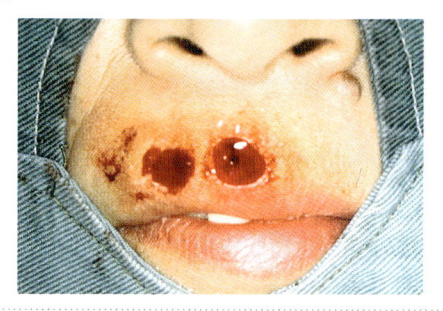

3) 術後2週間目.
ガーゼがすべてかさぶた代りをしている.

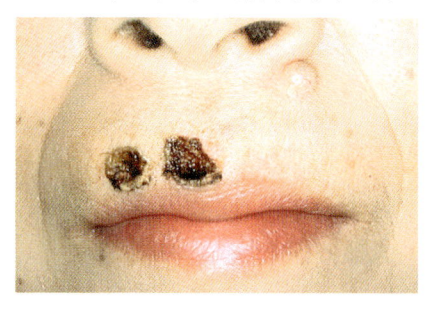

D 手術法3：くり抜き法その3

図 6-54

1) 66歳女性．人中部，赤唇縁の母斑．
"くり抜き法"は単純であるがアフターケアも重要である．

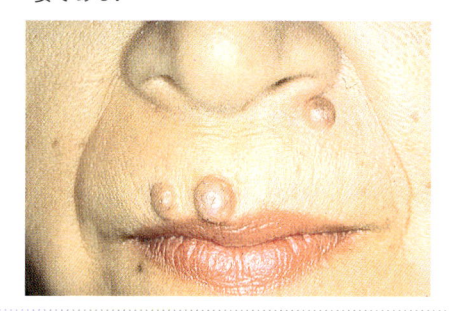

2) まずはくり抜きである．

4) 術後1ヵ月目.
このケースは約3週間ほどで上皮化完了した.

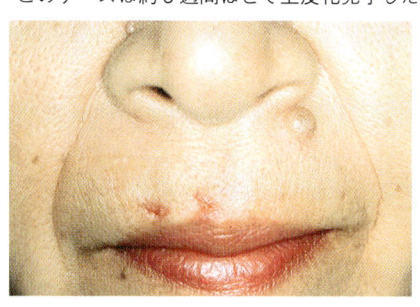

5) 術後2ヵ月目.
瘢痕が少しずつ目立たない状態になっている.

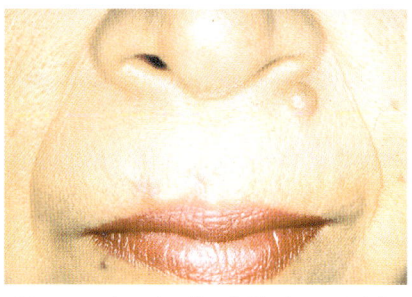

(★このようにくり抜き切除だけで上皮化を待つという治療法でも，無理に縫合処理をして口唇の形状を損うよりは better である．要するにインフォームドコンセントであらかじめ説明して，理解を得ておけば，この方法も立派な一つの手術法であり得るのである).

ケース10 赤唇部の母斑

Key points
①赤唇部の母斑は焼灼法で簡単に取れる．
②赤唇部粘膜は薄いため，あまり深く焼灼する必要はない．
③局麻下に，パクレン焼灼器またはCO_2レーザーなどで，母斑の部分を全層で焼灼する．
④術後のdressingは不要で7〜10日後には上皮化が完了する．

A 症例の解説

赤唇部の母斑．
焼灼法のみで縫合は不要である．1〜2週間で上皮化は完了する．

B 手術法：焼灼法

図 6-55

（1）術前の状態．

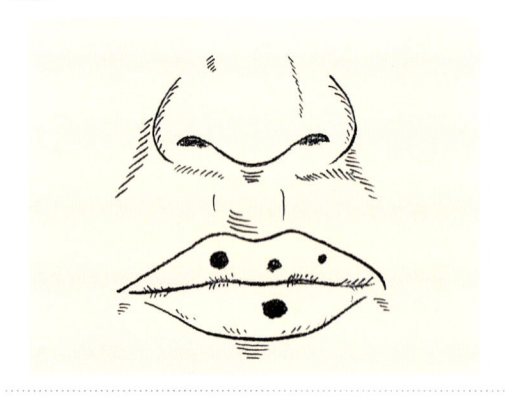

（2）局麻下にペンホルダー型焼灼器（パクレン焼灼器）（➡基礎編5頁）にて，母斑部分を焼灼．

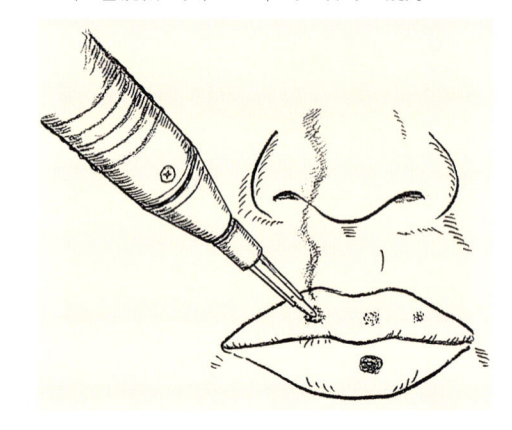

（3）焼灼終了時の状態．

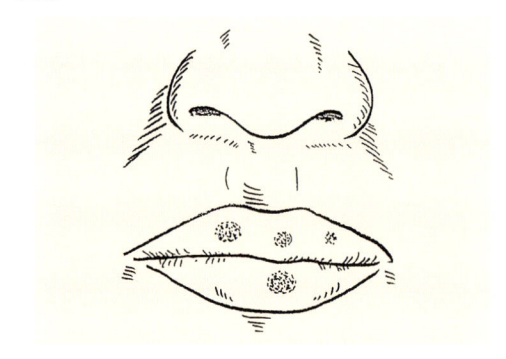

（4）10日後はほとんど瘢痕も目立たない．

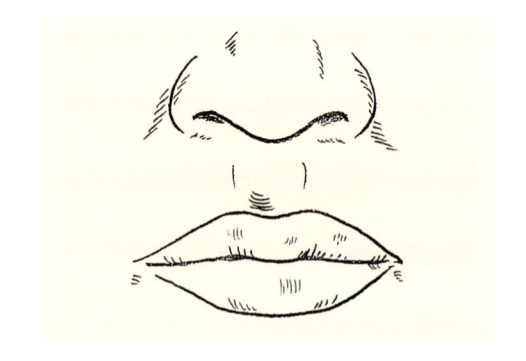

ケース11 下口唇赤唇部付近の母斑

Key points

① 理想は，赤唇にかからないで，しかも縫合終了したとき，下口唇に不自然な変形をきたさないようなデザインを考えるべきである．
② 直径が1〜2 mmの母斑（ホクロ）ではくり抜き縫合法で十分であるが，それ以上大きい母斑は中縫い（真皮縫合）が必要である．
③ 直径が5〜7 mmの母斑では手術法2（図6-58）または3（図6-59）の方法がよいが，口唇の変形防止に自信が持てない場合は，手術法4（図6-60）のごとく，"くり抜き半寄せ法"で上皮化を待つことにしてもよい．

A 症例の解説

下口唇赤唇部付近の母斑．
赤唇ラインの変形をきたさないように切除縫縮することが原則である．

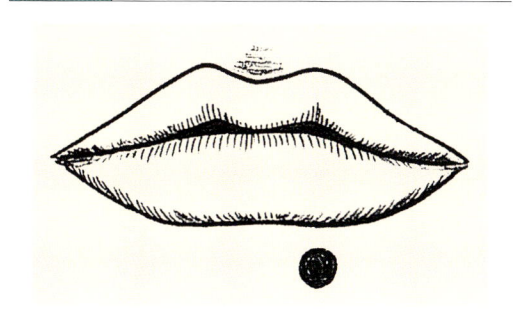

図 6-56

B 手術法1：左右方向の単純縫縮法

図 6-57

① 赤唇縁にかかる縫合線ができるようなデザインは避けるべきである．

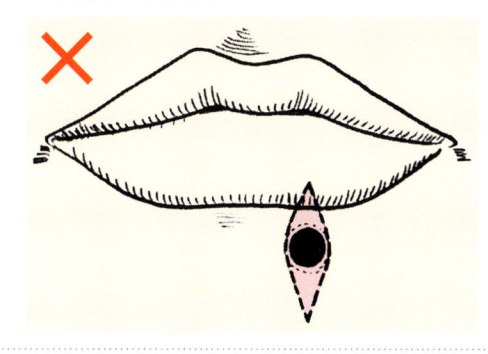

② 縫合終了．

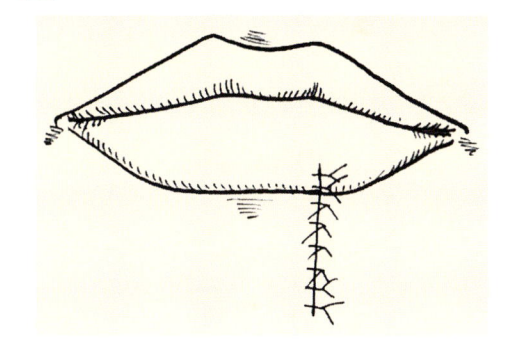

C 手術法2：水平方向の単純縫縮法

図 6-58

① 水平方向の紡錘状切除は赤唇部にかからない．ただし，数ヵ月間赤唇部が少し下に引っ張られるのが欠点である．

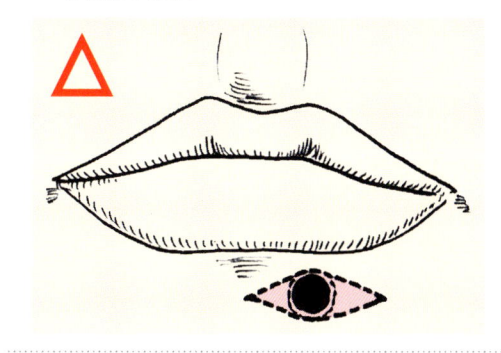

② 縫合終了．
（赤線は真皮縫合）．

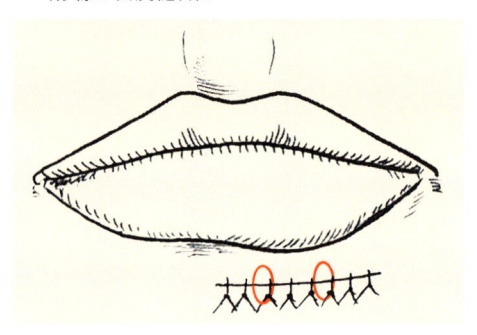

D 手術法3：crown excision 法

図 6-59

① crown excision のデザイン．
縫縮法の中ではこの方法が変形が少ない．

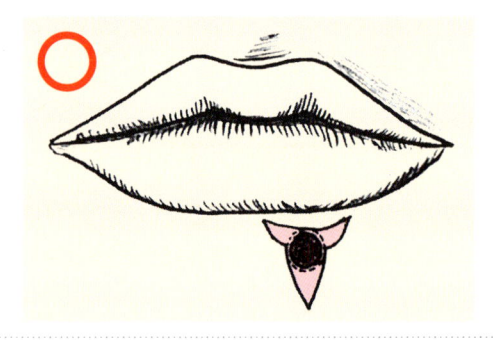

② 縫合終了．

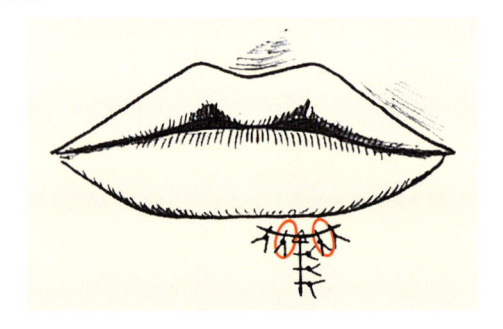

E 手術法4：くり抜き半寄せ法

図 6-60

① くり抜き半寄せ法にする．
（何をするにもあまり自信がないとしたらこの方法が無難な方法である）．

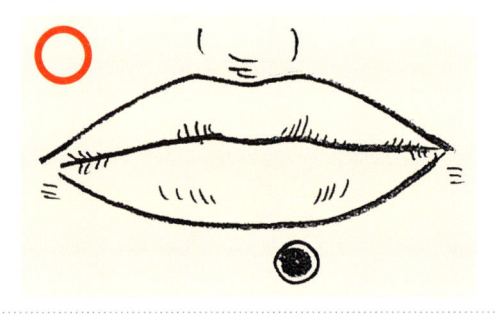

② 縫合終了時．
この半寄せ法でも，術後1週間もすればほとんど創がふさがってしまっている．

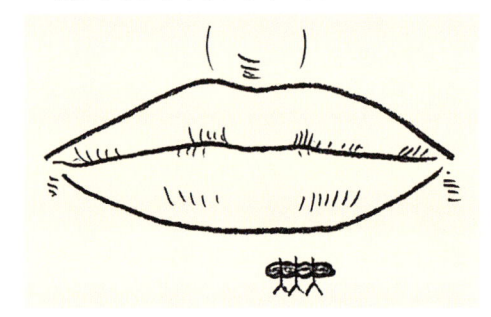

ケース12 下口唇赤唇部にかかる母斑

Key points
① 赤唇縁に乱れのないように仕上げることが大切なポイントである．
② 直径が3mm以内のホクロであれば赤唇縁にかかっていても"くり抜き縫合法"で縫縮する（a）．
③ 赤唇部は中縫いをしない．
④ 赤唇部の母斑は局所麻酔下にパクレン焼灼器などを用いて全層を焼灼するだけで上皮化を待つ（→実際編ケース10）．切除だけで上皮化を待ってもよい．

A 症例の解説

下口唇赤唇部にかかる母斑を切除する場合，縫合線が赤唇部の方が長くならないことが必要である．

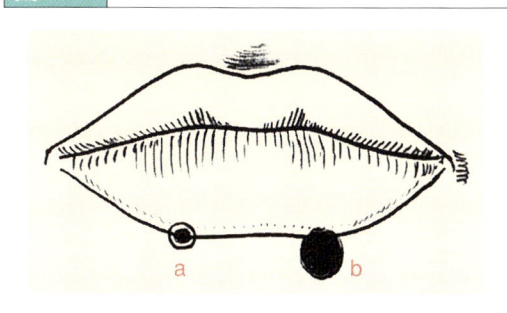

図 6-61

B 手術法1：紡錘状切除縫縮法

図 6-62

① 紡錘状切除．
赤唇縁の部位のみは，垂直方向にメスを入れるデザインにしなければならない．
完全にストレートな縫線にならないようにデザインする．

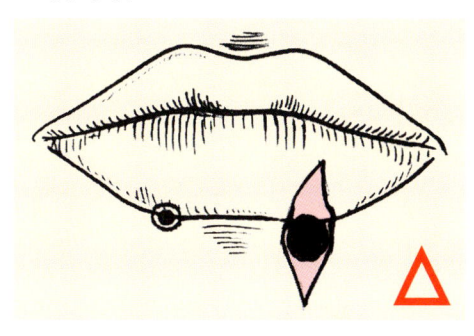

② 縫合終了．
真皮縫合（5-0白ナイロン）．
皮膚縫合（7-0ナイロン）．

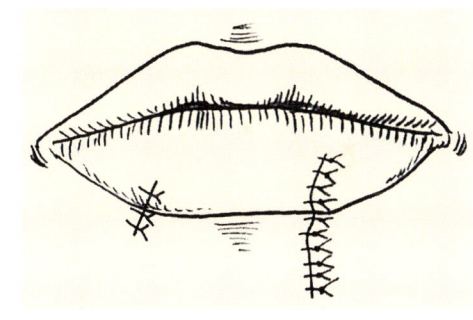

C 手術法2：くり抜き半寄せ法

図 6-63

(1) 完全に赤唇縁にかかるホクロは，「くり抜き縫合法」でよい．しかもある程度大きい場合は半寄せ法にしておく方が無難である．

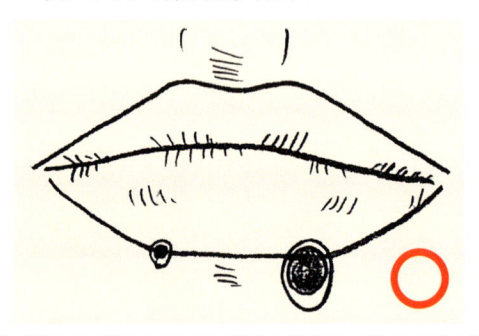

(2) 小さいホクロは「くり抜き法」のみで上皮化を待ってもよいが，縫合糸を1針かけて半分寄せて欠損面積を小さくしておく方が創は閉じやすい．

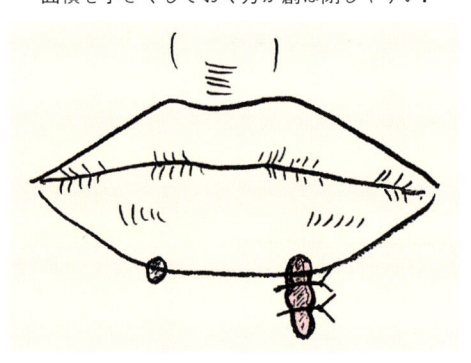

D 手術法3：左右寄せ縫縮法

図 6-64

(1) 赤唇縁にかかる母斑．

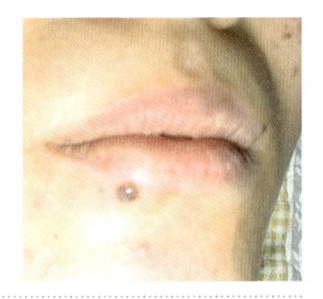

(2) くり抜き縫合法で手術．真皮縫合時，赤唇縁のずれを生じないように注意する（前もって赤唇縁ラインをマークしておく）．

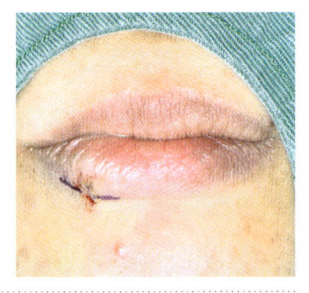

(3) 縫合終了．

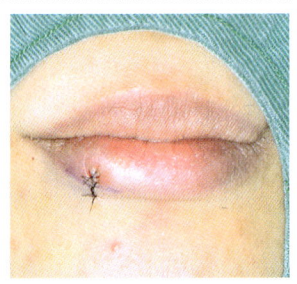

ケース13　下口唇部の大きい母斑

Key points
① 紡錘状切除では赤唇部にかかるのでできれば避けたい．
② 幅が2cmくらいまでならば植皮はしないで局所皮弁による方法を考える．
③ crown excision の方法が最も変形が少ない（手術法2, 3）．

A　症例の解説

下口唇赤唇部に近い大きい母斑．

図 6-65

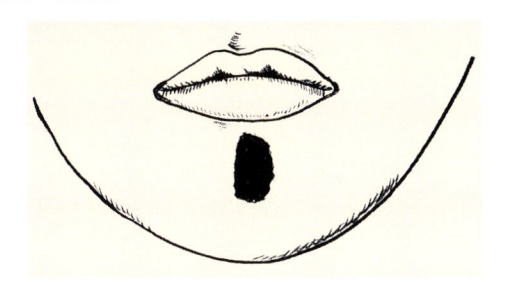

B　手術法1：紡錘状切除

図 6-66

① 紡錘状切除のデザイン．
この方法では，赤唇部にかかる直線的瘢痕を残すので二次修正が必要な瘢痕となる．

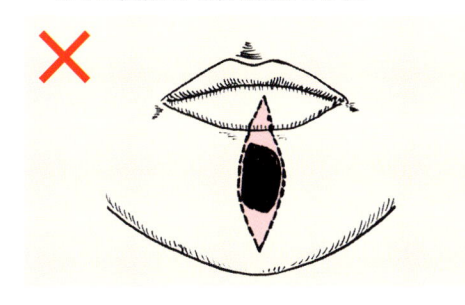

② 皮下縫合（5-0または4-0白ナイロン）．
皮膚縫合（6-0または7-0ナイロン）．二次修正にて赤唇縁付近にはZ-形成術を必要とする．

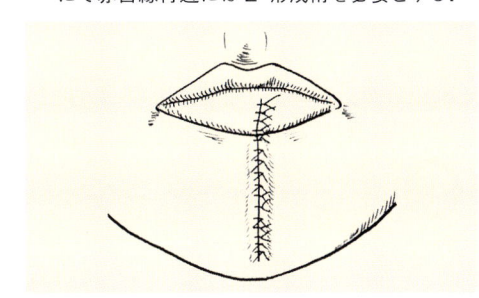

C　手術法2：crown excision 法

図 6-67

① "crown excision" のデザイン．
瘢痕が赤唇部に及ばないところが最大の長所である（➡基礎編55頁）．

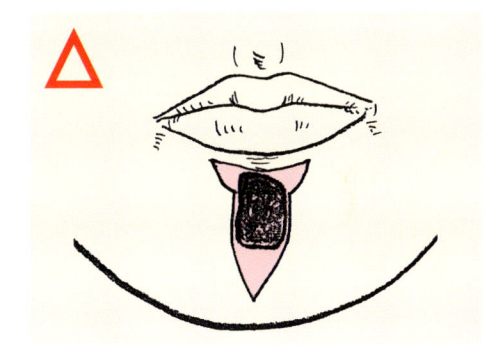

② 皮下縫合（5-0白ナイロン）．
皮膚縫合（7-0ナイロン）．

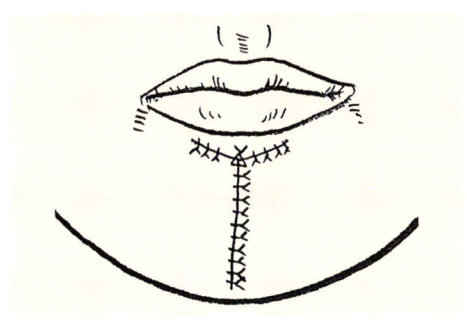

D 手術法3：double crown excision 法

図 6-68

1. 上下に"crown excision"を応用したデザイン．

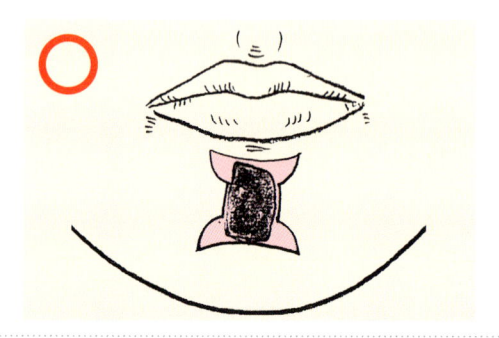

2. 皮下縫合（5-0白ナイロン）．
   皮膚縫合（7-0ナイロン）．
   3点縫合を2ヵ所に行う．

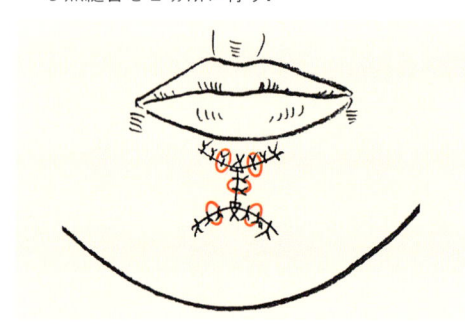

E 手術法4：double crown excision 法

図 6-69

1. 2歳男児．下顎の大きい母斑．

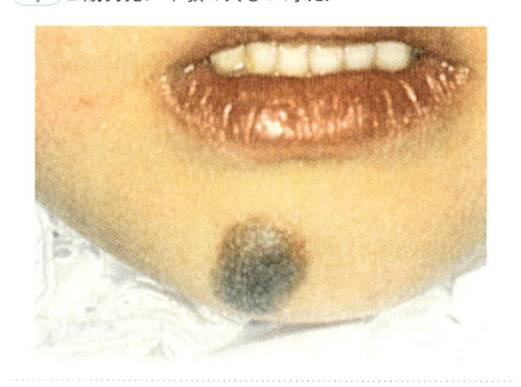

2. 上下に crown excision のデザインとした．

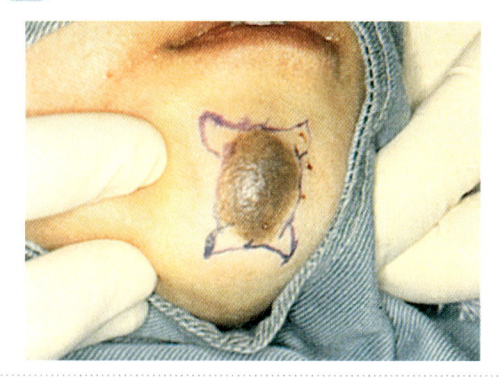

3. 縫合終了の状態．この手術法によって周辺部の変形は最小限にとどまったといえる．

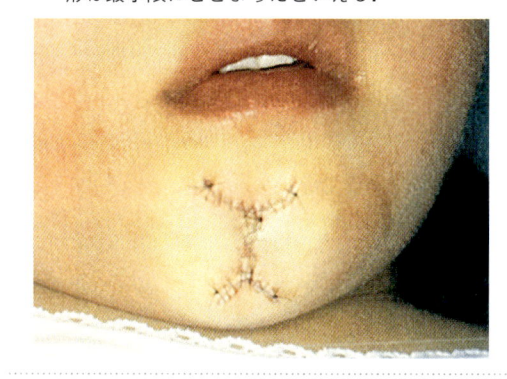

4. 術後1ヵ月目．最も赤味の強い時期であるが形状はよく保たれている．

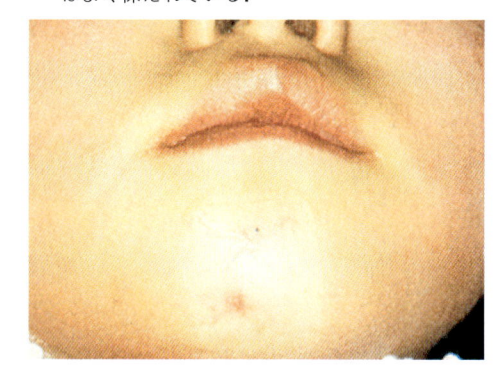

ケース14 下顎部の母斑その1

Key points
① 下口唇部，頤（おとがい）部の母斑は赤唇に影響のない部位であれば，単純に縫縮できる（母斑 a）.
② 下顎の輪郭部にある場合は，輪郭を変形させないために，できるだけ縫合線が輪郭線に垂直になるようなデザインにて切除する（母斑 b）.
③ 直径が1～2 mm で切除すべき皮膚の直径が3～4 mm 程度の母斑は，"くり抜き縫合法"で可能，真皮縫合は不要である（母斑 c）.

A 症例の解説

原則として紡錘状または楕円形切除して縫縮する．

頤部位は加齢とともに表情筋の影響で複雑な皺ができる部位であるため切除手術の際にもあまり深くメスを入れないで皮膚のみで真皮層を越えることなく全層切除すべきである．

図 6-70

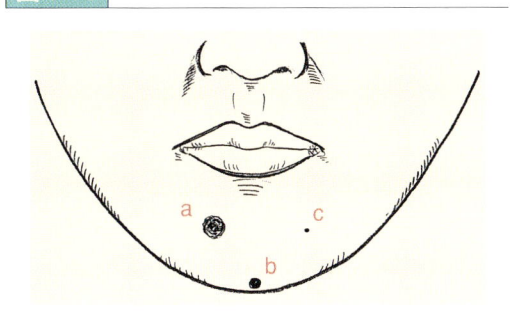

B 手術法

図 6-71

1. 紡錘状切除．
縫合線は頤の形状に沿って考える．
部位によって少しずつ方向が異なる．

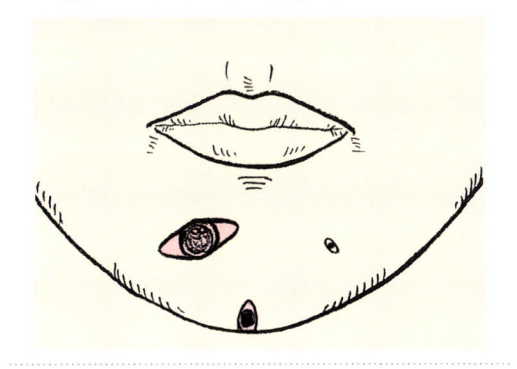

2. 縫合終了．
皮下縫合（5-0 白ナイロン）（赤線で示す）．皮下をしっかり寄せて少し盛り上がり気味にする（a, b）.
c の母斑は皮下縫合は不要．
皮膚縫合（7-0 ナイロン）.

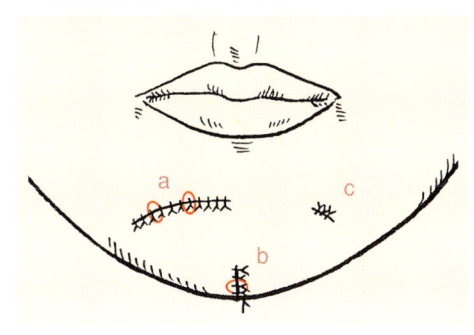

ケース15 下顎部の母斑その2（大きい母斑）

Key points
①自然皺襞に一致しているかそれに近い方向に長い母斑は無理にならないかぎり，紡錘状に切除することができる．
②小児の場合は紡錘状切除でよいが，青年以上になると，長い直線状瘢痕は目立つので後日瘢痕形成の必要が生じる可能性が大きいためW-形成を兼ねたデザインを工夫することも考える．

A 症例の解説

ホクロとは決して言えない大きさの母斑は，小児期に切除希望で来院することが多い．

紡錘状切除術で行うのが普通であるが，手術法3のように最初からW-形成術のつもりで切除縫縮できればbetterである．

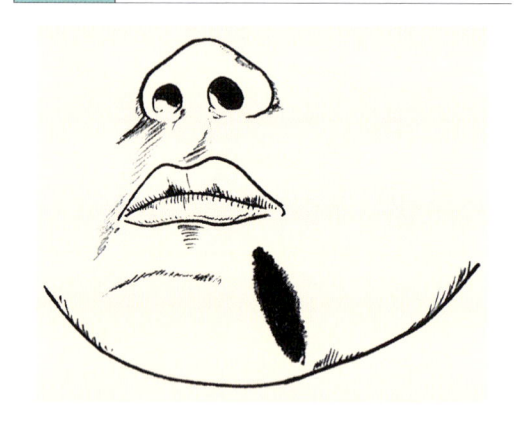

図 6-72

B 手術法1：紡錘状切除術

図 6-73

1. この症例では母斑の形状通りにいわゆる紡錘状切除が可能である．しかも赤唇部にかからずに処理できる．

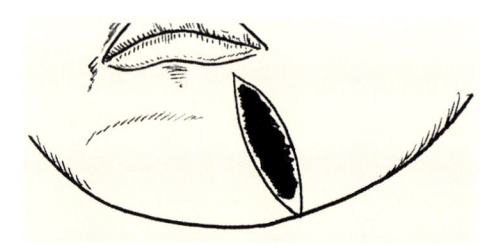

2. 皮下縫合は4-0または5-0白ナイロンで比較的強く盛り上げる（赤線は皮下縫合の位置）．皮膚縫合は6-0または7-0ナイロンにて行う．

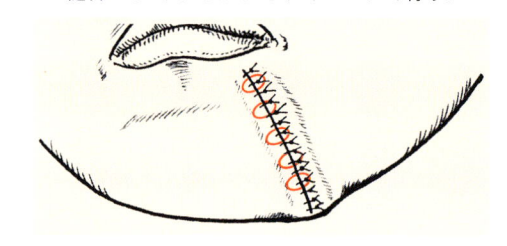

C 手術法2：くり抜き三叉路縫合

図 6-74

1. 6歳男児．下顎の比較的大きい母斑．

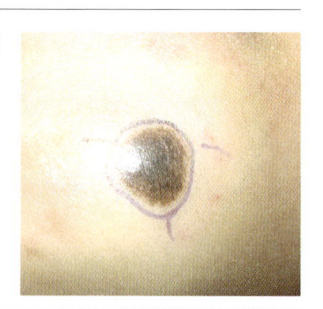

2. まずは母斑のみ切除．

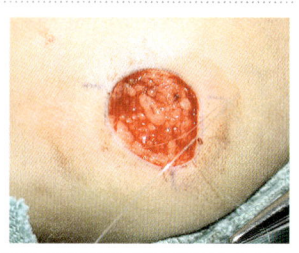

③ 巾着縫合の要領で皮下縫合．ただし，あらかじめ縫合線がY字状になるように目安をつけておく．

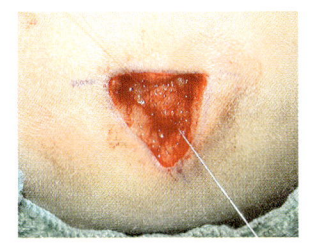

④ 中止めの糸を締めると予定のY字が見えてくる．

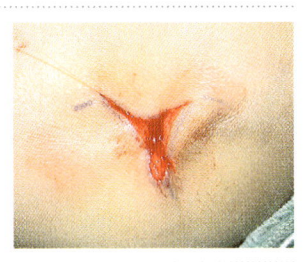

⑤ 3方に切除する予定のラインを描く．

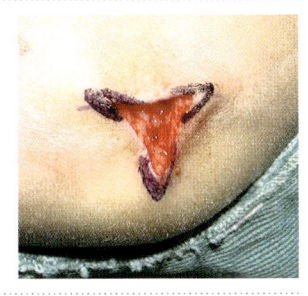

⑥ 余分の皮膚を切除．

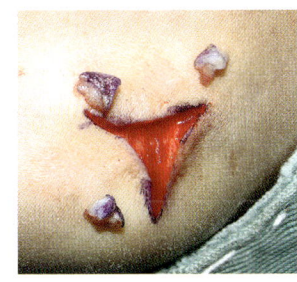

⑦ 真皮縫合終了．

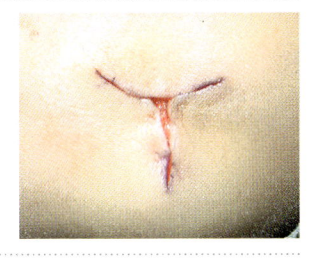

⑧ 術後3週間目．

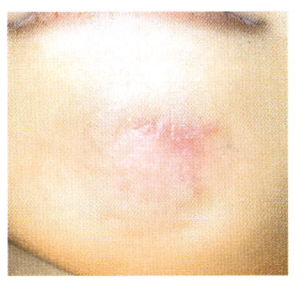

D 手術法3：
W-形成術的切除法

図 6-75

① 8歳男児．下顎部の大きい母斑．

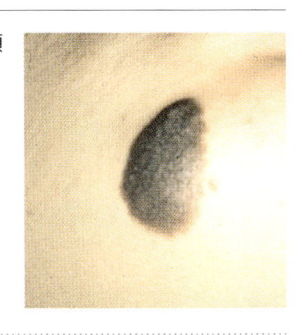

② 皮切のデザイン．ジグザグラインとなるようにデザイン．

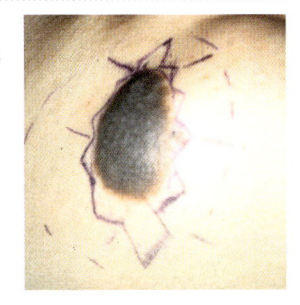

③ 手術終了．

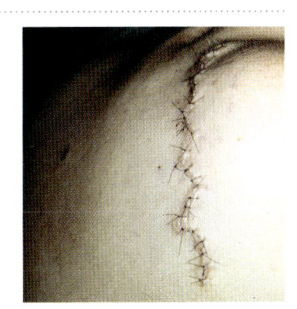

④ 術後1ヵ月目．

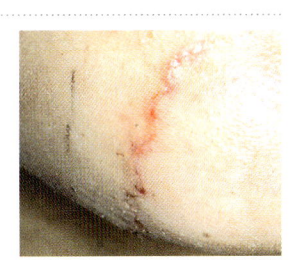

⑤ 術後2ヵ月目．

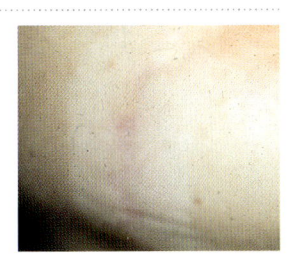

第6章　口唇・下顎部　299

第7章 頰部

実際編

A 外傷

ケース1 挫滅創

Key points
① 挫滅創を生じるのはバイク運転中の事故に多いが，挫滅の範囲は一見しただけではどれだけの範囲が壊死に陥るのかがわからない．
② 小範囲ならば，疑わしい部位もすべてデブリードマンにて切除すればよいが，広範囲でそれをすると創の閉鎖に大変な労力（皮弁や植皮など）が必要となると予想される場合，初期の処置は創部の洗浄，異物の除去のみにとどめるのも一方法である．

A 症例の解説

41歳女性．バイク運転中転倒し受傷．比較的広い範囲の挫滅創．

図7-1

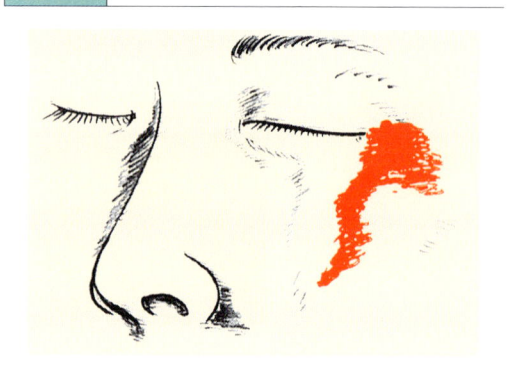

B 手術法

図7-2

① 創部の洗浄とデブリードマン．デブリードマンをしても縫縮が可能な部位（a）のみ縫合を行うことにした．

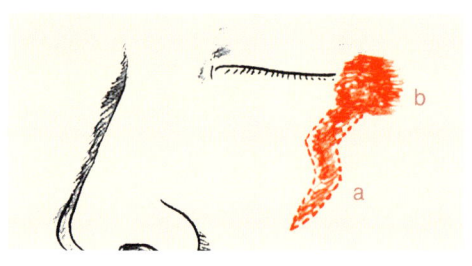

② aの部位縫合終了．bの部位は異物を除去し開放創のまま上皮化を待つ．

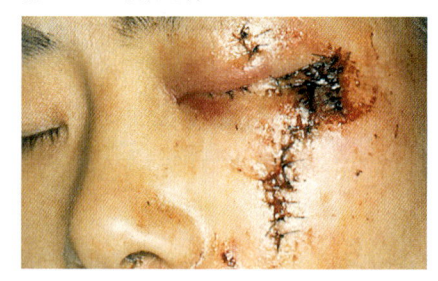

③ 術後1週間目．抜糸終了時．

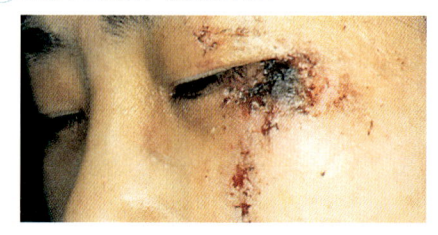

④ 瘢痕の二次修正手術.
2〜3ヵ月待って，今度は残った瘢痕に対する二次修正を行う．
ジグザグのデザイン（W-形成術）で幅広い瘢痕をすべて切除する．
さらに上方の幅広い欠損に対しては，外側からの rotation flap を考える．皮弁の基部はいわゆる Bürow の三角デザインである．

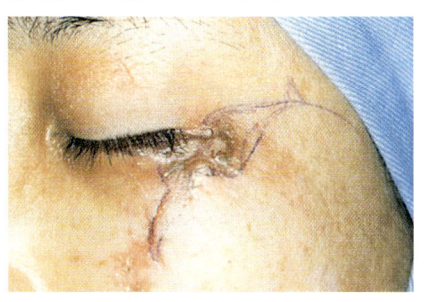

⑤ 皮下は 5-0 白ナイロンで真皮縫合，皮膚縫合は 7-0 ナイロンが適当．

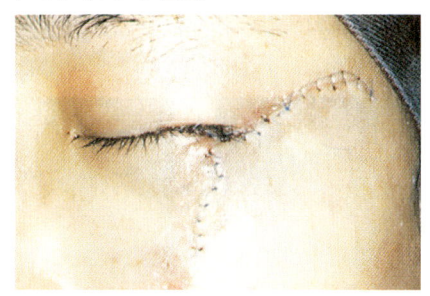

★ 植皮術よりも局所皮弁を用いる方が目立たない創となるので，比較的目立たない部位を皮弁部位として選択した．少し長い瘢痕となってもこめかみ部位は局所皮弁が使える．

⑥ 術後 1 ヵ月目の状態．

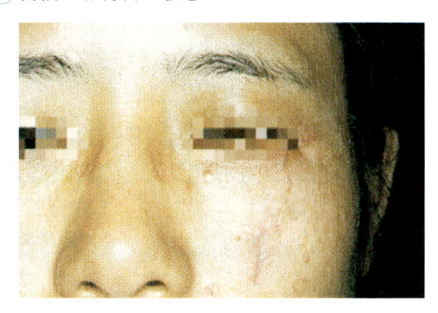

ケース2 切創

Key points
① 顔面挫創の処置の基本は
　a) 洗浄，b) デブリードマン，c) 皮下縫合，d) 皮膚縫合である．
② 全身状態に問題がない限り，初期治療の段階で W-形成術を応用したデザインでデブリードマンを行うことも有効である．
③ 創の縫合処置を確実に行った場合でも，線状瘢痕は後日瘢痕修正する必要があることを説明しておく．

A 症例の解説

6歳女児．スケート練習中他のプレーヤーと衝突し受傷．
深い切創と浅い切創が平行線状にある．
他に外傷はなく意識清明．
家族も当院の患者であったことで，創傷の縫合処置の段階で W-形成術を行うことのメリットを説明し，了解を得た．

図 7-3

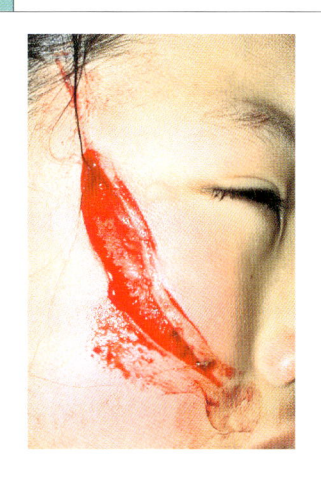

第 7 章　頬部

B 手術法：W-形成術

図 7-4

① W-形成術のためのデザインを施し、皮切を終了したところ．

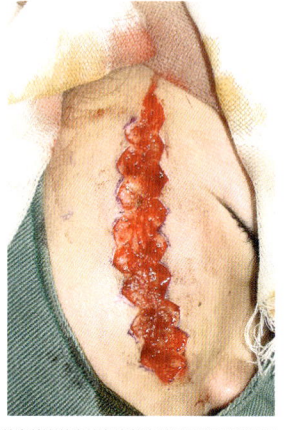

② 真皮縫合の後皮膚縫合を終了．こめかみ部分は縫合の必要なしと判断した．

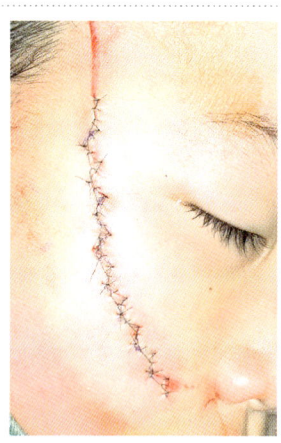

③ 術後4日目の状態．

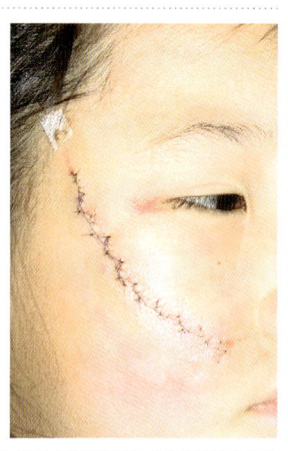

④ 術後1週間目，抜糸終了．

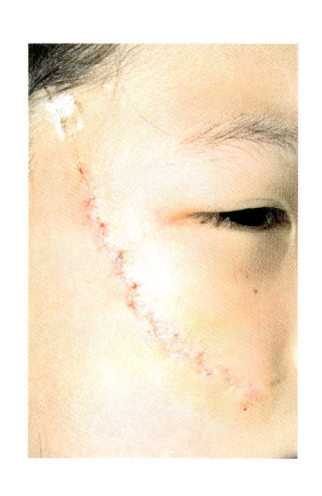

⑤ 術後5ヵ月目の状態．
テーピングはしっかりと続行している．赤味もかなり落ちついてきた．

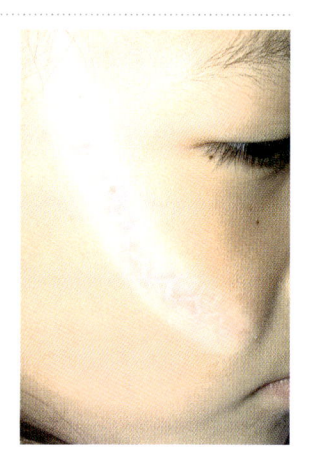

⑥ 術後1年目の状態．
テーピング（3M マイクロポアテープ肌色）は細くしつつ現在も続行．赤味はほとんど消失している．

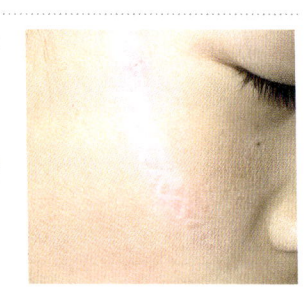

⑦ 術後1年4ヵ月目の状態．赤味は消失した．

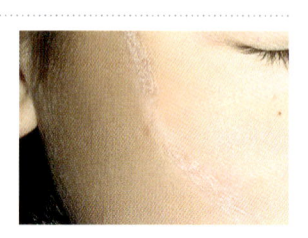

B 瘢痕

ケース 1　皮下瘢痕拘縮によるエクボ変形

Key points
① 頬部を強打したとき，頬骨との間の軟部組織が挫滅を受け，そこに瘢痕拘縮が起こることによって皮膚から筋層，骨膜にかけて，線維が連結される．これがエクボの原因となる．
② 受傷後3〜6ヵ月の間は拘縮も次第にゆるみ，凹みも消退傾向にあるのでできるかぎりその期間は様子をみる（時にはステロイドの局注を行う）．
③ 受傷後2ヵ月経過した頃，凹みが目立ってくれば，18G針を用いて局所麻酔下に皮下の垂直方向の拘縮をカットしてみるのも，改善を早める可能性がある．
④ 6ヵ月を経過しても，目立つエクボが気になる場合には手術治療を考える．

A 症例の解説

① 強い打撲の既往によって皮下に瘢痕ができていることが原因である．
② 鈍的外傷を受けた部位に皮膚から，筋層につながる瘢痕組織ができており，皮膚が筋層に癒着を起こした状態になっている．
したがって筋肉が移動すると，その局所の皮膚だけが極端に引っ張られることになる．

図 7-5

① 皮膚に瘢痕がないにもかかわらず，表情を変えることによって皮膚に強い引きつれを生じる症例．

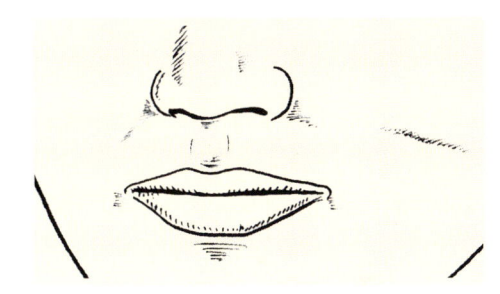

② 笑うと局所の皮膚が引っ張られる．

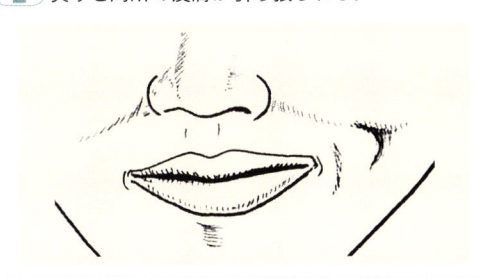

③ 皮膚と筋層が瘢痕組織でつながっている．

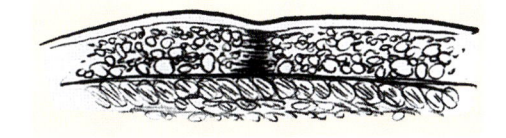

B 手術法

図 7-6

① 皮下瘢痕組織を一部皮膚とともに切除する．

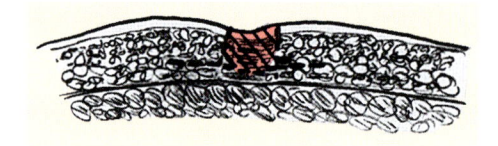

② 垂直方向の拘縮を解除する．

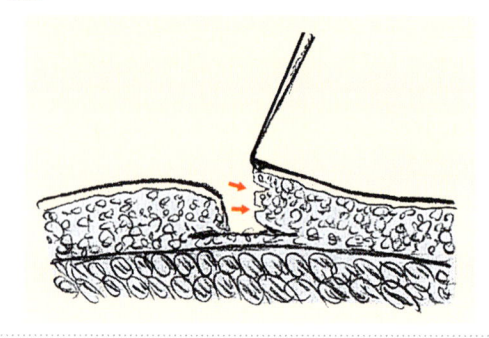

★ この操作がこの手術の中で最も重要な操作である．
完全に外見上の凹みがなくなるまで拘縮をとる．

③ 皮下縫合を確実に行い（5-0白ナイロン）皮膚を縫合し閉鎖する．
筋層と皮膚の間に十分な皮下脂肪層を引き寄せることが肝要である．

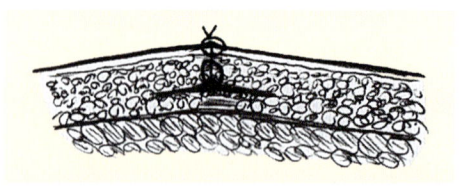

④ 手術治療には必ず瘢痕を残すので，術前に皮膚に創痕のない場合には特に注意深い操作が必要である．

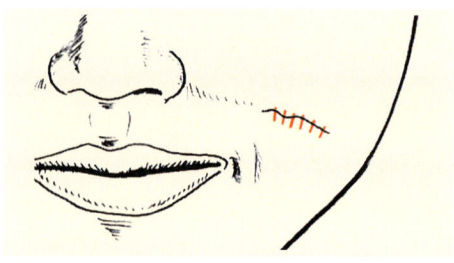

ケース 2 多発性瘢痕拘縮

Key points

① 頬部の瘢痕はフロントガラス損傷による場合が多く，したがって多発性の瘢痕が多いため，近接した瘢痕を一期的に修正手術することは結果が思わしくないため，複数回の修正手術を要することが多い．
② 手術の原則は W-形成術であるが，口角周辺，鼻翼周辺に拘縮が目立つ場合は一部だけは Z-形成術も併用することになる．
③ 遊離植皮術を施す必要のあるケースはまれであり，熱傷による肥厚状瘢痕が目立ち，拘縮とともに痛みや痒みが強い場合に限られる．
④ 植皮の donor は鎖骨窩部周辺とし donor は縫縮する．

A 症例の解説

図 7-7

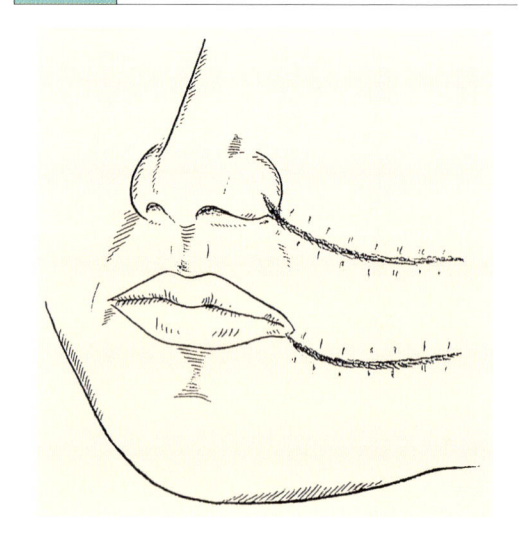

304　実際編

B 手術法：W&Z-形成術

図 7-8

① W-形成術，Z-形成術のデザインの仕方を解説する．
まず拘縮を取りたい部位の片側をデザイン（実線）し，次いで対側を描く（点線）．AはW-形成術の中でもZに近いステップ状のデザイン．BはZ-形成術をデザインしている．

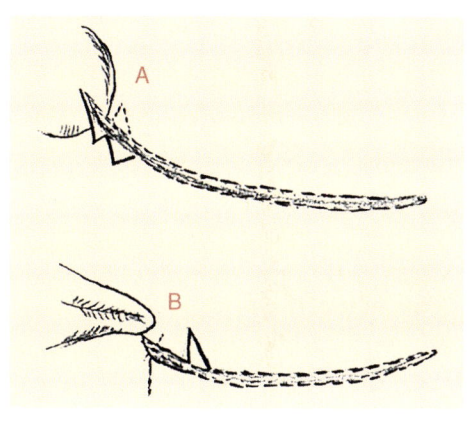

② A：W-形成ジグザグデザインのために前進．
B：Z-形成デザインが確定した後，W-形成のデザインを進める．

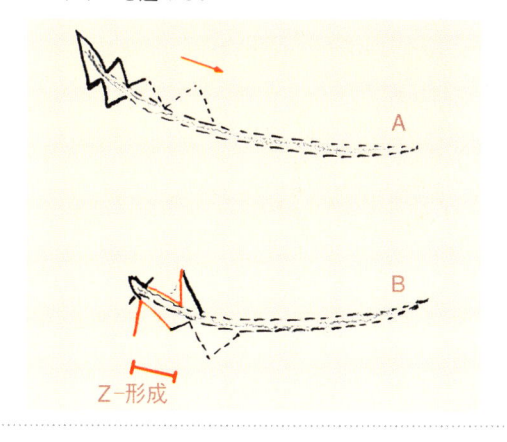

③ 片側を瘢痕の端近くまで進める．

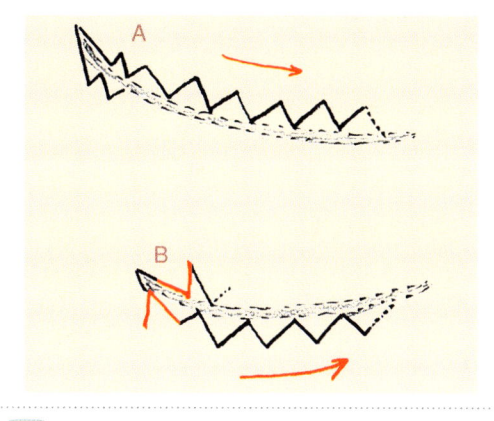

④ 片側のデザインに応じて対側もデザインを進めていく．

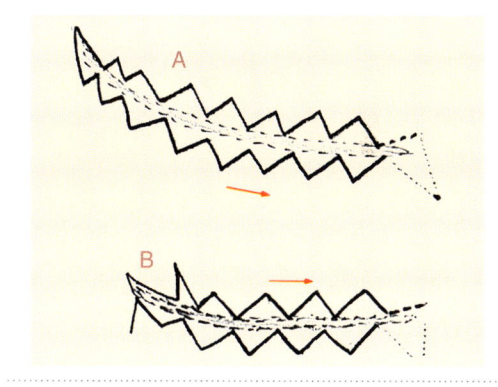

⑤ 瘢痕の端の部分のデザイン．ポイントは，端の一辺は極力自然皺襞の方向に一致するように調節する．
これでデザイン完了．

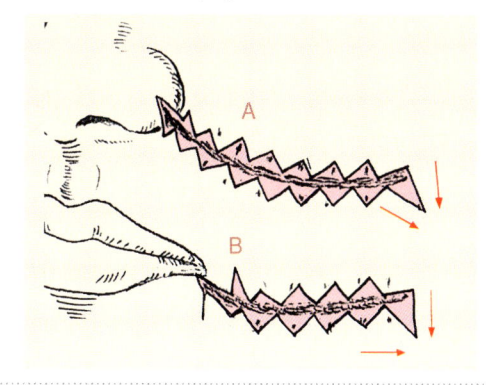

⑥ 手術は血管収縮剤入りの局所麻薬剤を注射した後3分以上待って執刀開始.
瘢痕部分を切除, 止血の後皮膚の角の部分（小皮弁ともいえる）の皮下を皮膚から6～8mm下層の皮下脂肪層で最小限の皮下剥離（undermining）する.
Wの角の部分で真皮縫合（5-0）.
下の瘢痕はまずZ-形成術部分の中縫い（真皮縫合）から始める.

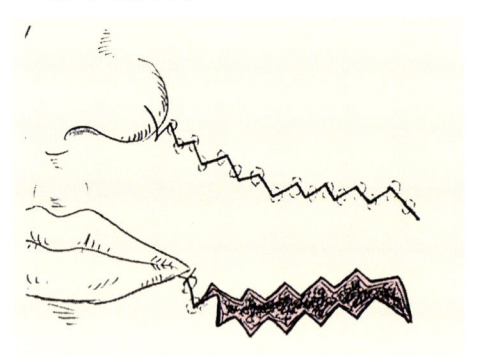

⑦ 真皮縫合が終了すると, ジグザグのコーナーを7-0ナイロンにて縫合. 最終ステップとして全体を連続縫合し, 段差の小修正を行う.

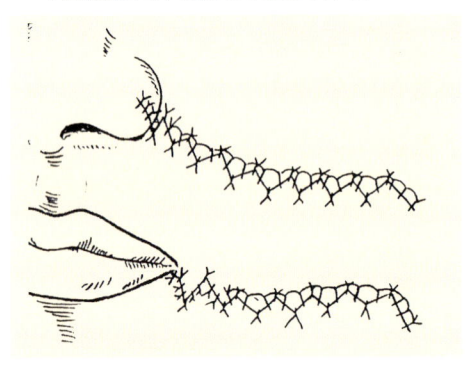

ケース3 鼻唇溝付近の瘢痕

Key points
① 鼻唇溝付近の線状瘢痕でも3cm以上ある場合はW-形成術で修正することが望ましい.
② W-形成術のデザインはジグザグの角度を極力90°にする.
③ 縫合終了後のジグザグの角度が120°を超すようでは直線的に見えるためW-形成術の意味がなくなる.

A 症例の解説

13歳男性. 鼻唇溝付近の線状瘢痕. この瘢痕の場合, ステップ状のデザインを好む人もあるであろうが, 著者はあえてW-形成術のデザインで手術することを選択した.

図 7-9

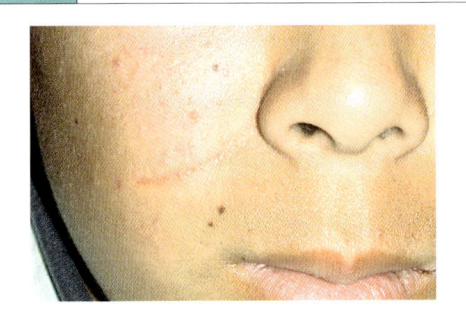

B 手術法：W-形成術

図 7-10

1. 完全に W-形成術のデザインをする．ジグザグラインができるだけ 90°に近いデザインとする．

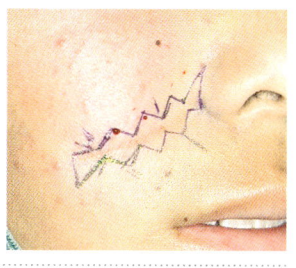

2. 皮膚切開，瘢痕の切除．

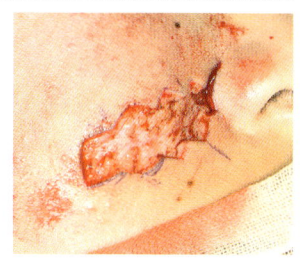

3. 真皮縫合（5-0 ナイロン）の後，皮膚縫合（7-0 ナイロン）．

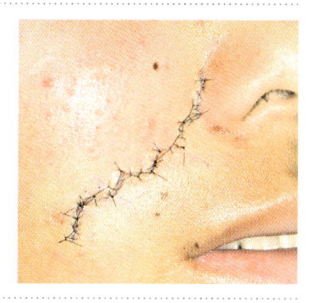

4. 術後 4 日目，抜糸終了．

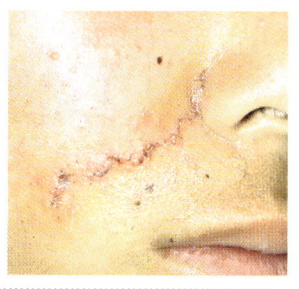

5. 術後 2 ヵ月目．すでに瘢痕の赤味はかなり消退傾向にある．

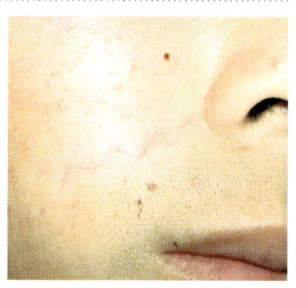

ケース 4　口角部の瘢痕

Key points
① 頬部の線状瘢痕の修正は原則として W-形成術を応用する．
② 口角部周辺は特に皮膚の動きが激しい部位であるため W-形成術はデザイン時の角度を 85〜90°とし，1辺の長さも 5 mm より細かくしない．
③ 頬部の瘢痕形成時の瘢痕は規則正しいジグザグであることが望ましい．

A 症例の解説

12 歳男児．左口角部の瘢痕．
W-形成術で瘢痕修正の方針．

図 7-11

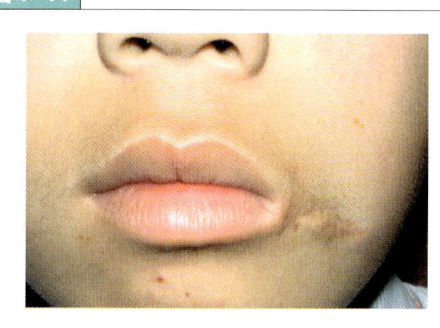

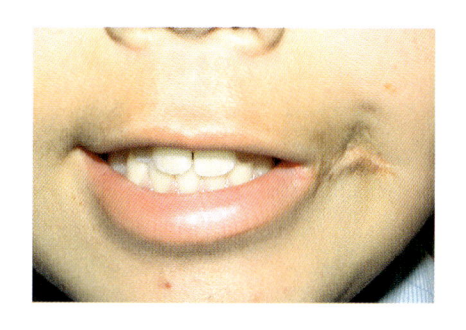

B 手術法：W-形成術

図 7-12

① W-形成術のデザイン（90°）．

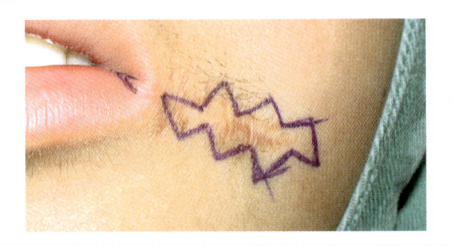

② 皮膚切開．

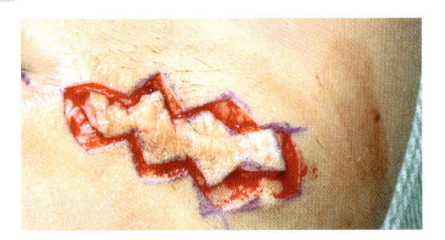

③ 瘢痕切除し，皮下の拘縮を取り除く．

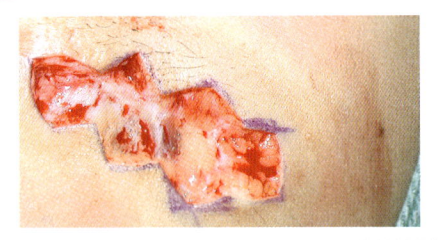

④ 真皮縫合した後．
皮膚縫合終了．すでに拘縮が取れている．

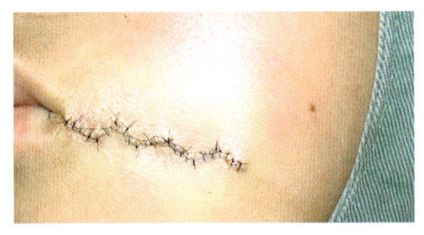

⑤ 術後 1 ヵ月目の状態．

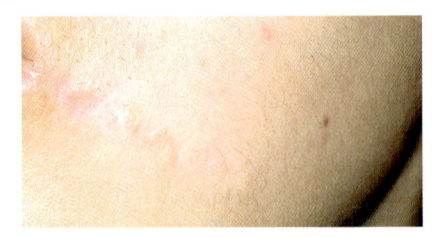

ケース 5　弁状創瘢痕

Key points
① 弁状創瘢痕は必ずしも一期的に修正しなくてもよい．
② 頬部の上方のあまり動きのない部位は一期的に瘢痕形成を行ってもよいが，下顎，口唇部に近い部位の弁状創瘢痕は，無理して一期的に行わずに 2 回に分けて行う方がより安全でよい成果が得られる．
③ W-形成術は，縫合終了時のジグザグの角度が 90〜100°であることが望ましい．

A 症例の解説

52 歳女性．
頬部下方の弁状創瘢痕．
この部位は頬部上方と違い皮膚の動きが激しい部位である．それゆえ弁状創瘢痕は一期的に修正をするよりも 2 回に分ける方が無難である．

図 7-13

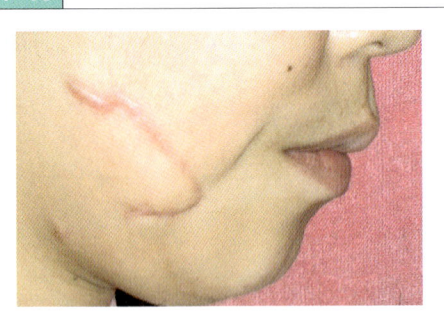

B 手術法：W-形成術

図 7-14

① 手術の皮切のデザイン．

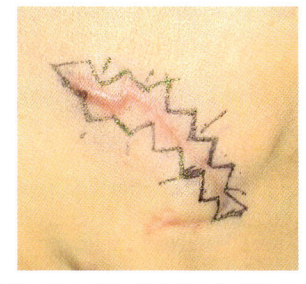

② 皮膚切除後，真皮縫合の開始．

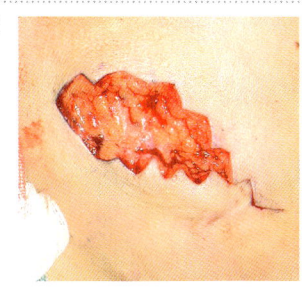

③ 真皮縫合終了．

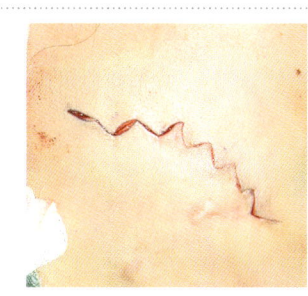

④ 皮膚縫合終了．

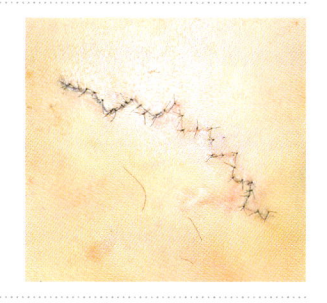

⑤ 術後8ヵ月後に2回目の瘢痕形成術．（★初回手術の赤味は完全に消失している）．

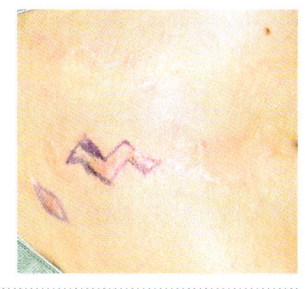

⑥ 手術終了．

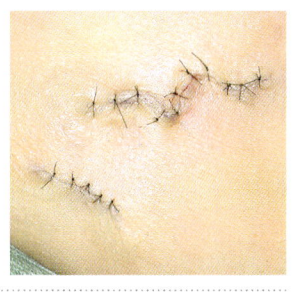

⑦ 2回目の術後1ヵ月目．

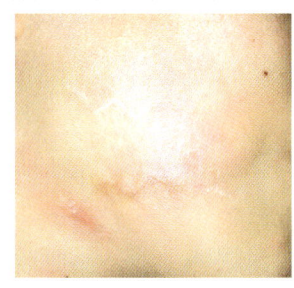

ケース6　直線状瘢痕

Key points
① 直線状の瘢痕は，例え細い幅の瘢痕であっても，目立つものである．
② 直線状瘢痕はW-形成術によって目立たなくなる．これをW-形成術の「ぼかし効果」と呼ぶ．
③ 術後2ヵ月間は，術前よりもむしろ目立つことを説明しておく必要がある．
④ 赤味が落ちつくまでのUVケアも重要である．

A　症例の解説

27歳男性．ガラスによる右頬部の直線状瘢痕．

受傷後2ヵ月目で赤味が目立つが赤味が消退しても瘢痕は目立つので形成手術が必要である．

図 7-15

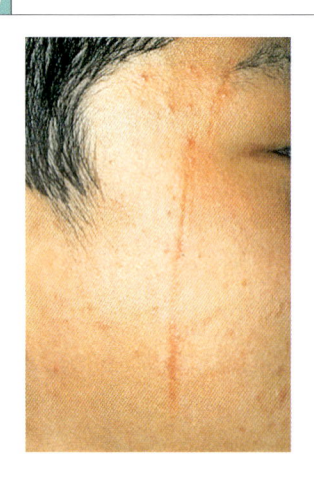

B　手術法：W-形成術

図 7-16

① W-形成術のデザイン．

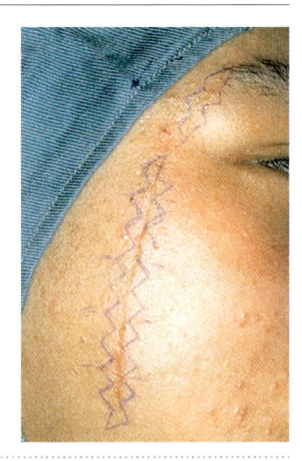

② 真皮縫合，皮膚縫合を終え，手術終了時の状態．

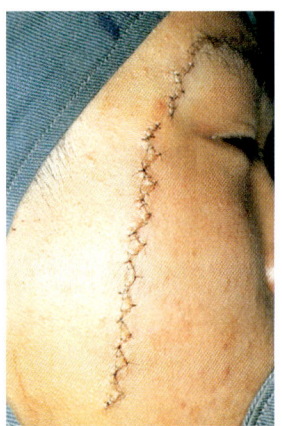

③ 術後1週間目の状態．全抜糸終了．以後瘢痕の成熟状況を経時的に観察．

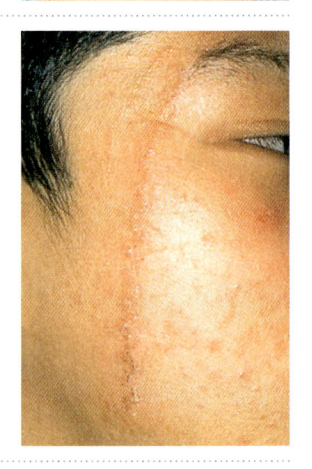

4) 術後 2 ヵ月の状態．
この時点では赤味が最も目立つ．テーピングは 6 ヵ月間．

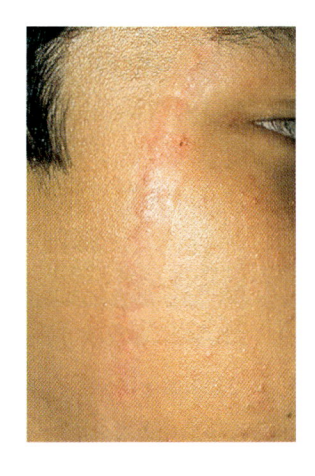

5) 術後 4 ヵ月目の状態．
少し赤味が消退傾向に向かうが未だ目立つ．

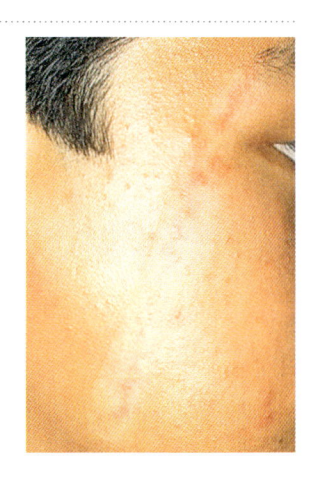

6) 術後 11 ヵ月目の状態．
赤味はほぼ完全に消失した．
(★素人的にはこの状態を"傷あとが消えた"と表現することもある．しかし"ほとんど目立たなくなった"というのが正解である．W-形成術が完璧に目的を果せた例である)．

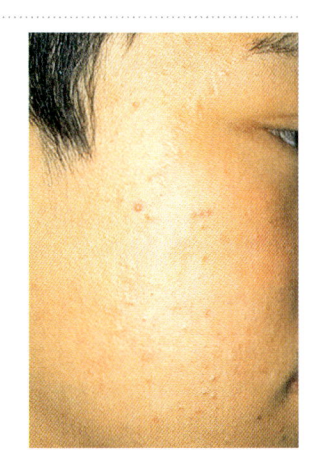

ケース7 多発瘢痕ケロイド

Key points
① 多発性の瘢痕の修正手術は複数回にわたり行うことになるが，初回手術はできるだけ大きく成果を実感させられる部位から始める．
② 頬部の瘢痕形成術は原則として W-形成術が望ましい．
③ ケロイド体質であっても，型通りの真皮縫合と，術後ケア（テーピングとリザベン® 内服）によって，満足すべき成果を得られることが多い．

A 症例の解説

22歳男性．
交通事故でフロントガラスによる顔面の多発外傷．
ケロイド体質もありみごとな肥厚性瘢痕となっている．
2，3回の瘢痕形成術で瘢痕の目立ち方を改善する．

図 7-17

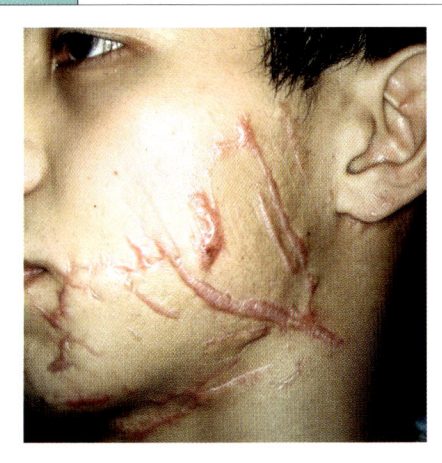

B 手術法：W-形成術

図 7-18

1. 初回手術はまず，最も目立つ瘢痕から修正をはじめると患者にとって励みになる．W-形成術．

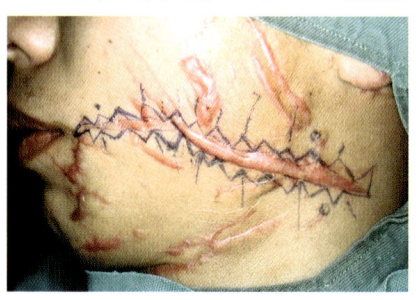

2. 皮膚縫合終了時．

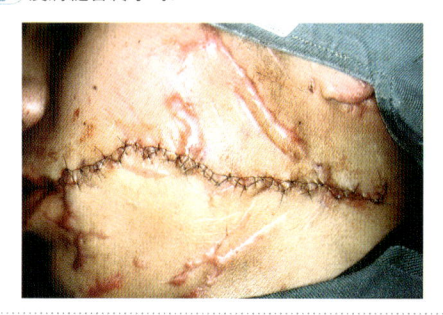

3. 2回目の手術デザイン．

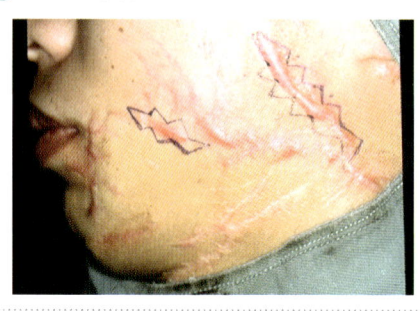

4. 手術終了時．

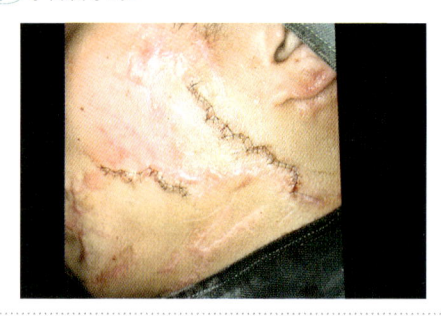

5. 2回目術後2ヵ月．

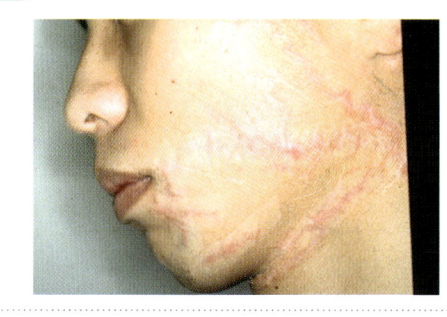

6. 2回目術後1年．平坦な瘢痕で，赤味の消失をテーピングで待つのみで目立たなくなった部位もある．

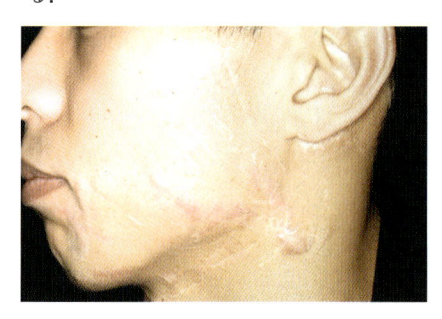

★ このように高度のケロイド体質と思ってもしかるべき縫合法とテーピングと内服で予想以上によい結果が出ることはよくある．

ケース8 広範囲の熱傷瘢痕拘縮

Key points
① 顔面の熱傷瘢痕の形成手術は植皮術であっても回数をいとわなければ外来手術も可能である．
② 受傷後3週間経過しても上皮化していない熱傷は植皮術で早期に修復するべきである．それをしないと熱傷瘢痕として残る．
③ 本症例は高齢者にもかかわらず，夫の介護のために入院治療は受けたくないという患者であったが，問題は初期治療の方であって，植皮術は受けられずに，長期にわたる苦痛を強いられたのである．

A 症例の解説

80歳女性．顔面の広範囲熱傷瘢痕．火事にて顔面に熱傷を負う．別の病院の外科にて，植皮術することなく，約4ヵ月かけて上皮化完了したという．当院へは受傷後1年すぎてから来院．瘢痕のひきつり，痛み，かゆみを何とかしてほしいということであった．

また，治療にあたっては夫（84歳）の介護をする必要があるため，入院なしで手術を受けたいという条件つきでもあった．

★ 植皮術に習熟した外科医や形成外科医のいない地方の市町村ではこのような気の毒な患者は沢山存在すると思われる．

図 7-19

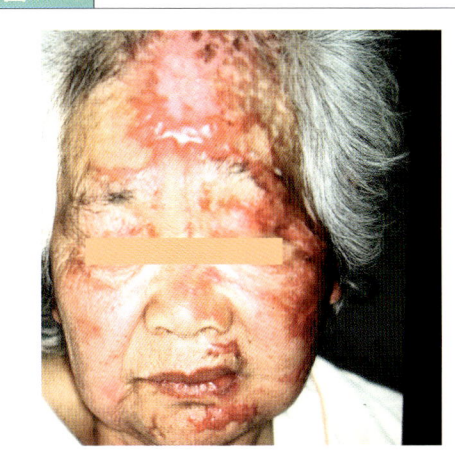

B 手術法：植皮術

図 7-20

① まず最も不快症状の強い前額部の植皮術を初回手術とした．筋膜上，または骨膜上に植皮．

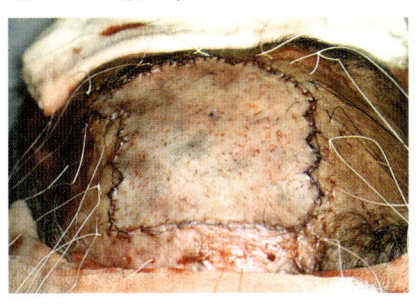

② その1ヵ月後2回目の手術で，左頬部の瘢痕切除と植皮術を行うことにした．

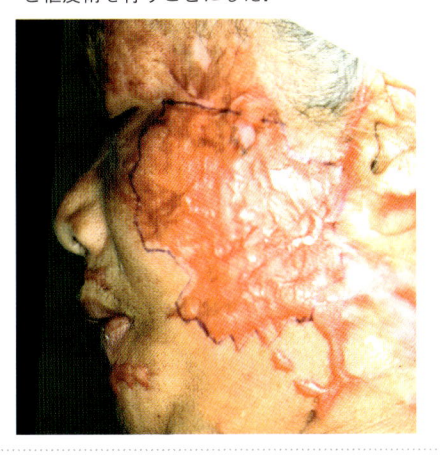

③ 鎖骨部からの全層皮膚にて頬部をカバーした（すべて局麻手術）．

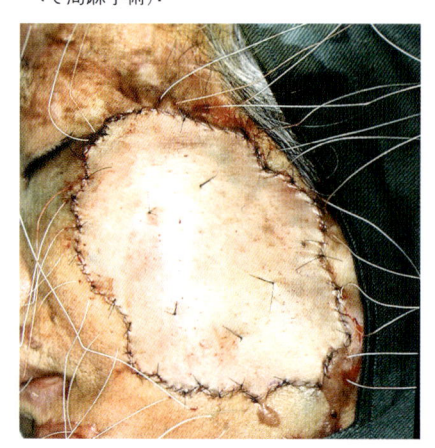

④ さらに1ヵ月後3回目手術は下顎と頸部の植皮術．

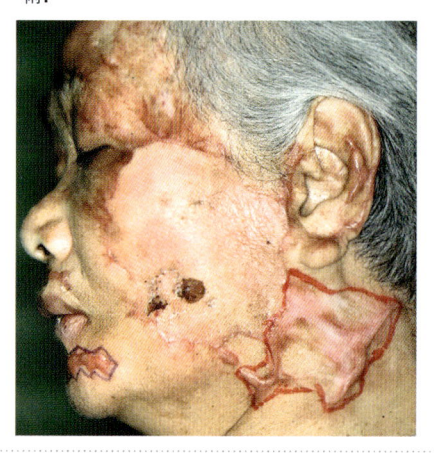

⑤ 植皮皮片はほぼすべてが生着した．3回目手術の1ヵ月後の状態．

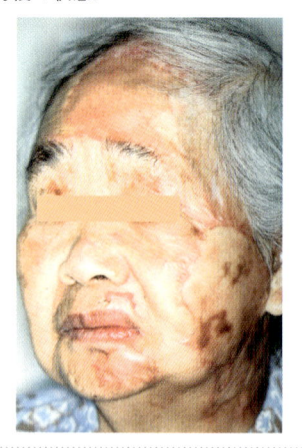

⑥ 3回目の手術後11ヵ月目の状態．
拘縮状態も消失し，痛み痒みなどの苦痛も消失し，元気に日常生活を送っている．

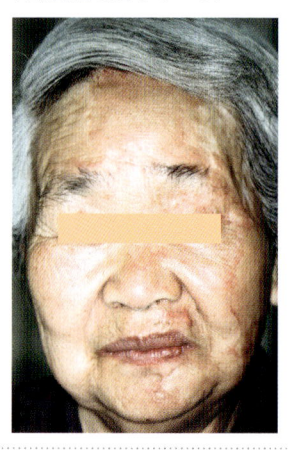

⑦ 同じく斜方向の状態．
（★形成外科のない病院では，総合病院であっても熱傷治療の方法が非常に遅れているという一例である．熱傷の段階で相談を受けていれば，その時点で植皮術が可能であったはずである）．

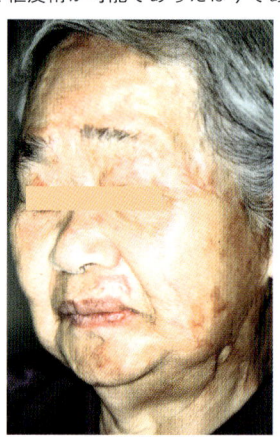

C 皮膚腫瘍

ケース1 粉瘤

Key points
①頬部の粉瘤の摘出術では，摘出後の縫合創の方向が自然皺襞の方向に一致するように，皮切のデザインを決める．
②粉瘤が巨大である場合，皮切の長さを短くして，粉瘤の中味を出して縮小させてから摘出する方法も有効である．
③感染性の粉瘤では中味を圧出して，感染のおさまるのを待ってから二次的に粉瘤摘出を行うのが賢明である．

A 症例の解説

30歳男性．2年前に皮下腫瘤に気がついていたが，放置していたら増大した．

図 7-21

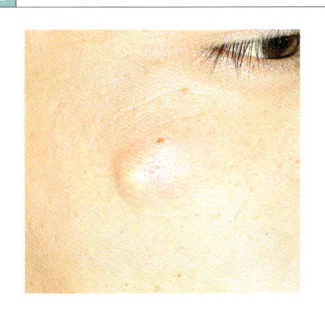

B 手術法

図 7-22

(1) 皮切のデザイン．

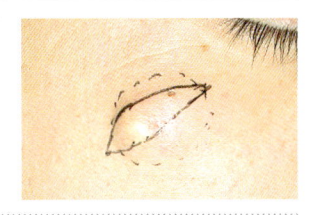

(2) 助手にスキンフックで反対方向に引かせながら粉瘤を周囲から剥離していく．

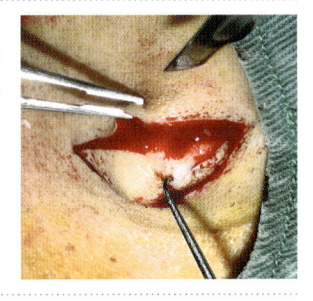

(3) 粉瘤の壁に穴を開けることがあってもかまわずその周囲を剥離していく．

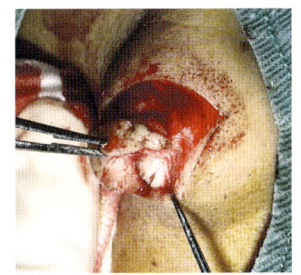

(4) 完全に剥離終了．

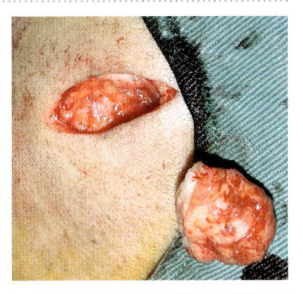

(5) 創閉鎖完了．死腔が存在するため，小さいドレーンを留置する．

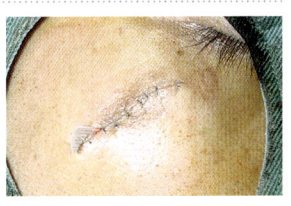

ケース2 縫縮可能な母斑

Key points

① 頬部の母斑の切除の原則は他の部位と同じく，a) 縫縮，b) 局所皮弁，c) 植皮の順に考えていくが，頬という顔の中では最も広い面積を占める部位であるため，直径 2 cm 程度のかなりの大きさの母斑まで，単純縫縮術が可能である．

② 縫縮をした場合の縫合線の方向が自然の皺の方向に一致するようにデザインを考えることが最も大切である．

③ 局所皮弁を用いて皮膚欠損を被覆しようとする場合，あまりに凝ったデザインを考えるのも考えものである．なぜなら，凝ったデザインであればあるほど視点を変えると瘢痕の長さの合計が長くなるからである．やはり原則は"simple is best"である．

A 症例の解説

頬部の普通の大きさの母斑は，紡錘状切除縫縮法が基本である．眼瞼に近いほど皮膚も薄く dog ear になりやすいため，相応の長さの切除は必要である．

図 7-23

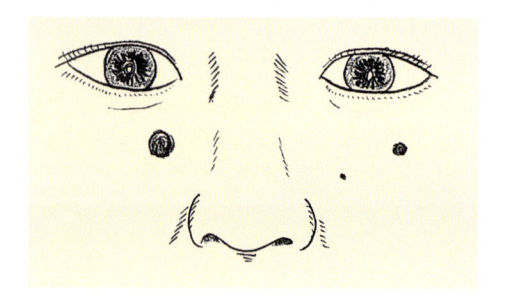

B 手術法1：紡錘状切除術

図 7-24

① a：3 mm 程度までの小さい母斑は単純に"くり抜き縫合法"が最も確実である．
b：比較的大きい母斑．単に斜め方向の紡錘状切除では下眼瞼が下に引っ張られ兎眼をきたす恐れがある．そこで，上下方向に寄せようとせず左右方向に寄せるようにデザインも工夫する．

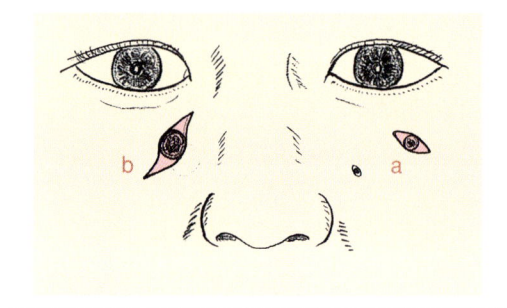

② 皮下縫合（5-0 白ナイロン）．
皮膚縫合（6-0 または 7-0 ナイロン）

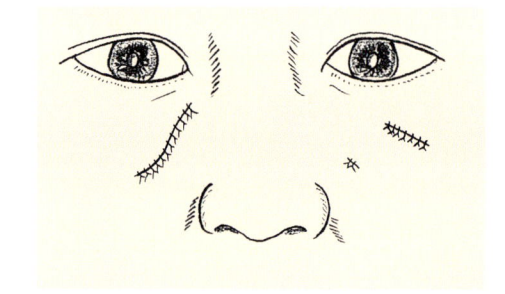

C 手術法2：W-形成術

図 7-25

(1) 13歳男性．径が長軸も短軸も1cmを超える大きさの母斑．長軸の方向が自然皺襞の方向に一致していること．一期的に縫縮することができる大きさであることから，W-形成術を応用したデザインで皮切．

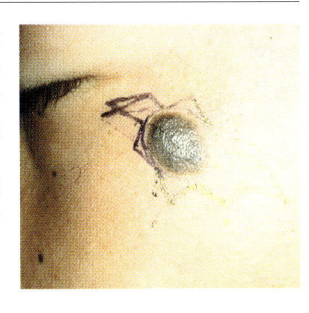

(2) 縫合終了．

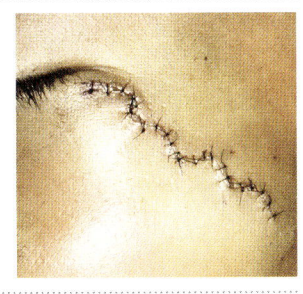

(3) 術後2ヵ月目．赤味の消退がかなり早いケースである．

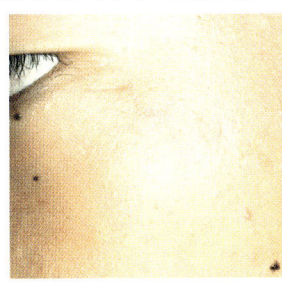

ケース3　単純縫縮が不可能な大きい母斑

Key points
① 母斑も径が2cmを超えるような大きいものでは，単純縫縮では縫合線が長くなりすぎることと，変形をきたしやすくなる．この2つの理由から，単純縫縮術は無理で局所皮弁や植皮術または連続縫縮術のいずれかを用いなければならない．
② 小児の場合，治療期間が少し長びいても社会生活上あまり支障はきたさないため，連続縫縮術は有効である．

A 症例の解説

単純縫縮不可能な母斑．しかも一期的に除去してしまいたいという希望があり，植皮術の選択を考えた．

図 7-26

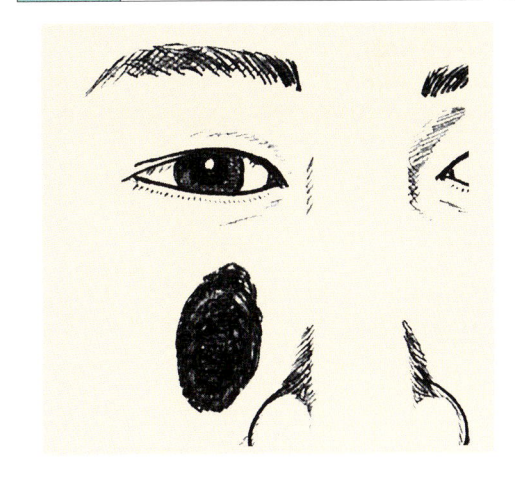

B 手術法

図 7-27

① 皮切のデザイン.
遊離植皮を行う方針で,紡錘状に切除して,少しは縫縮によって植皮面積を狭くすることも考える.

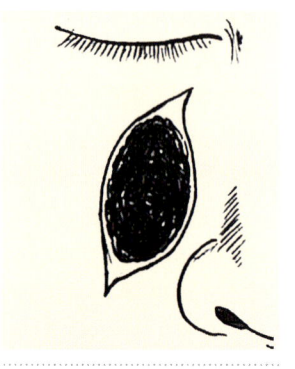

② 母斑を全切除した状態.皮下脂肪層はできるだけすべて残すように,**極力皮膚だけを全層で切除する**.

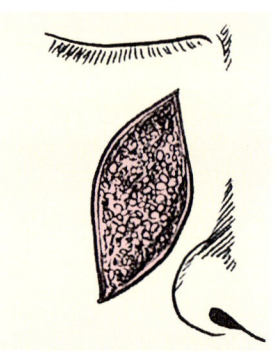

③ 皮膚欠損部は真皮縫合である程度寄せて狭い皮膚欠損とすることにより,かなり小さい植皮面積となる.

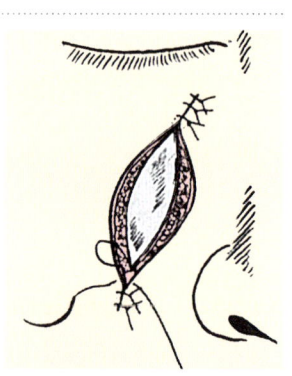

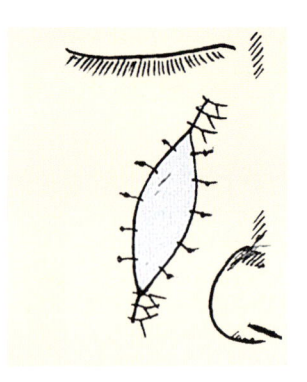

④ 植皮片は,この大きさであれば耳前部から採取可能であるが,それができない場合は鎖骨窩部から採取する.タイオーバー固定をする方が安全で確実に生着するので,図の植皮片縫合部にタイオーバー固定用の縫合糸をかける.

⑤ タイオーバー固定のための糸をかける.

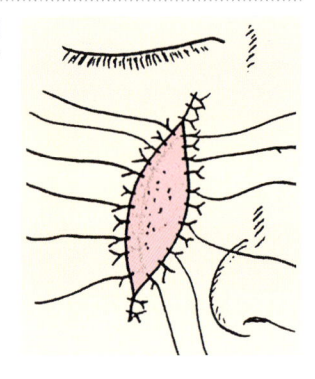

⑥ 手術終了.
この後 dressing をしっかり行う.

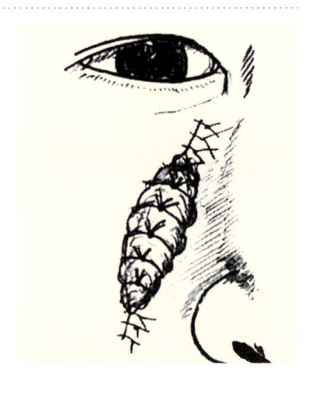

ケース4　一期的縫縮が困難な母斑

Key points
① 一期的に縫縮することが困難な母斑では，小児の場合連続縫縮術が有効である．
② 連続縫縮術では一期的縫縮術に比べ，縫合線の長さを短くまとめることができる．
③ 最後の切除術の際にはデザイン上ジグザグラインになるように工夫することも重要である．

A　症例の解説

6歳男児．小学校に入学する前に大きい母斑を取りたいと自ら希望したという．

図7-28

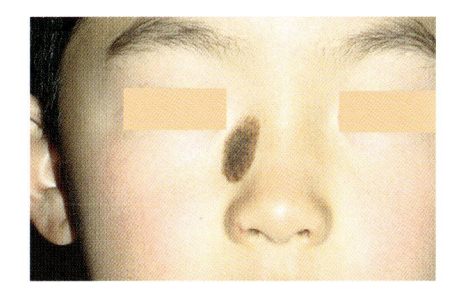

B　手術法：連続縫縮術（2回）

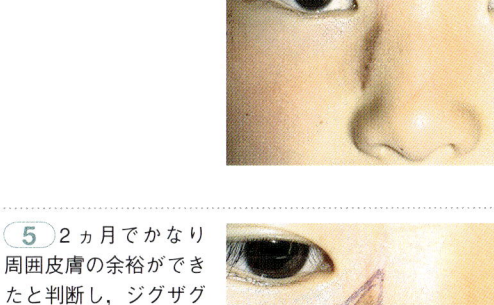

図7-29

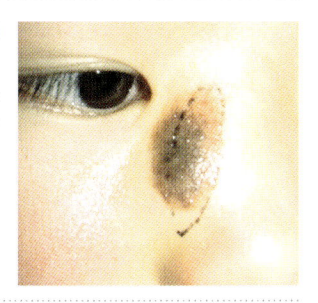

①部位的に一期的切除は困難と判断し，連続縫縮術という方法を選択した．1回目の手術のデザイン．

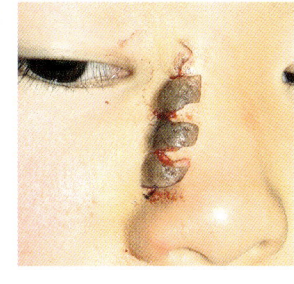

②仮止めした状態．

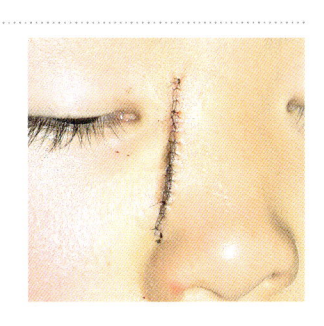

③皮膚縫合終了．

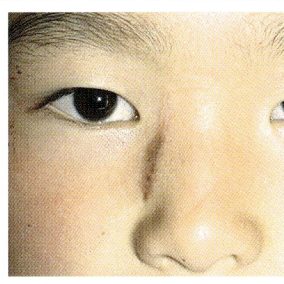

④2ヵ月後2回目手術を行う．

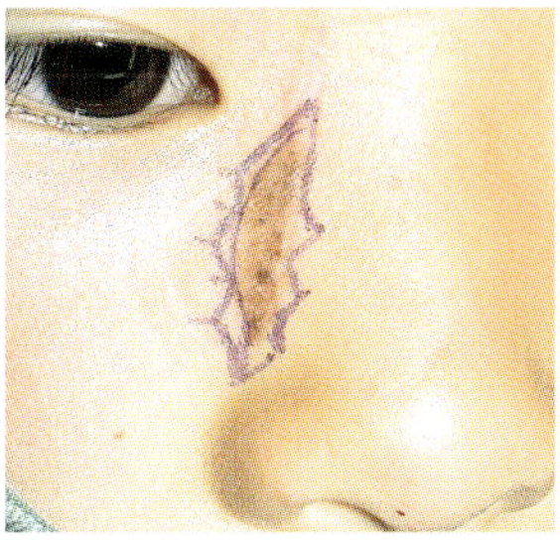

⑤2ヵ月でかなり周囲皮膚の余裕ができたと判断し，ジグザグ皮切をデザインした．

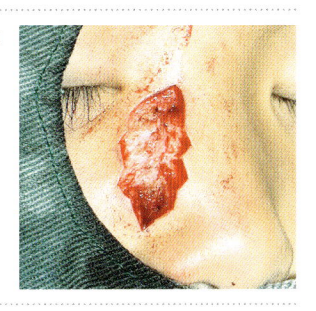

⑥皮切により母斑を完全に切除．

(7) 真皮縫合の後.
皮膚縫合を終了.

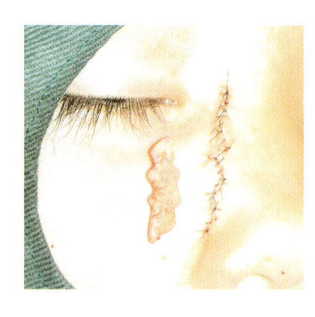

(8) 術後6日目全抜糸終了.

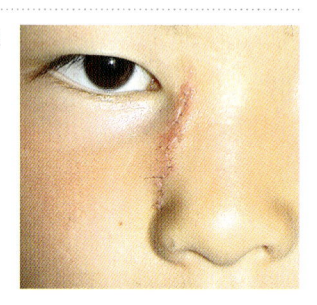

(9) 術後6週間目.

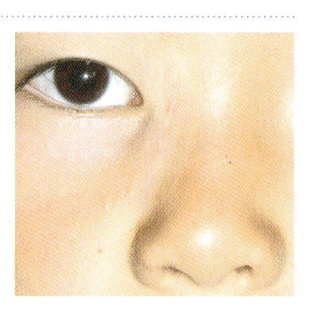

(10) 術後3ヵ月目.
赤味はほとんど消失し右内眼角の形状もあまり左右差がなくなってきている.

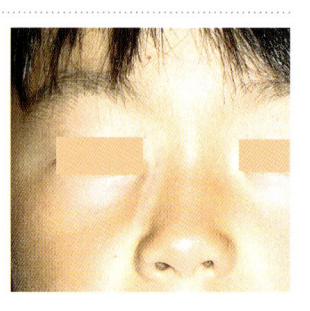

ケース5　顔の輪郭線部の母斑

Key points
①下顎の輪郭線上にある母斑を切除縫縮する場合に，自然皺襞の方向ばかりに気を取られていると，輪郭の形状を乱す結果となることがあるため注意しなければならない．
②輪郭線の形態を損なわないためには必ずしも自然皺襞に沿ったデザインでなくともよい．
③その場合は輪郭線に垂直方向の縫合線となるようなデザインとする．

A 症例の解説

　顔の輪郭線上にある母斑は，自然皺襞に沿った処理をすると，正面から見たとき陥凹が目立つ結果となり不満の原因となる．例外的に輪郭線に垂直の縫合線となるように切除処理する．

図 7-30

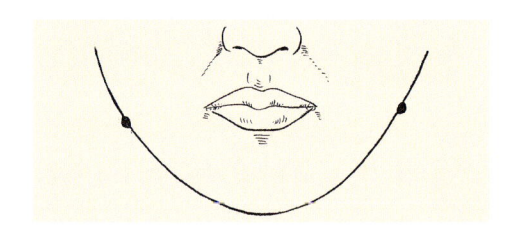

B 手術法：縫縮方向に注意して切除

図 7-31

1. 右側は正面から見た輪郭線に垂直の縫合線となるようなデザイン．

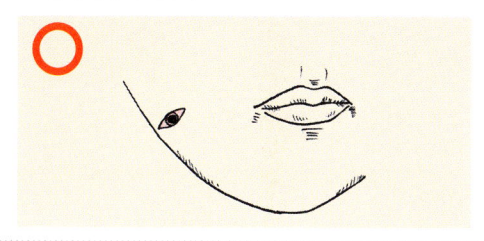

2. 左側は自然皺襞に沿った縫合線となるようなデザイン．

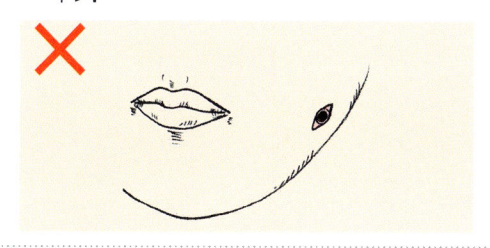

3. 縫合終了（真皮縫合 5-0，皮膚縫合 7-0）．

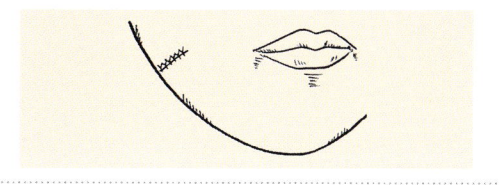

4. 縫合終了．

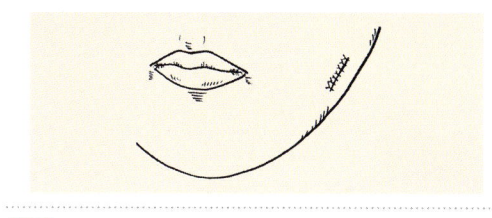

5. 正面から見た手術結果．左側は，輪郭線の凹みが目立ってしまうため，よくない方法であったことがわかる．

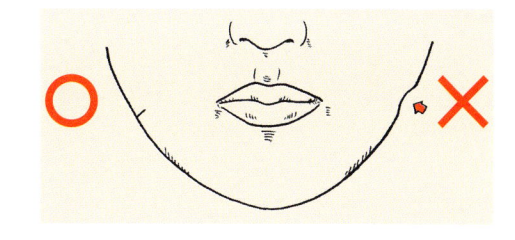

第8章 上肢

実際編

A 外傷

ケース1 爪下血腫

Key points
① 車のドアに指尖部をはさんだりして爪の下に血腫を生じることが多い．放置すると二昼夜痛むことになる．
血腫の生じた爪は暗紫色を呈しているので判別は容易である．
② 治療の方法はただ一つ．早期に血腫を除去することである．
③ 血腫の除去には爪に小孔を開けるのであるが，方法としては18G程度の太い注射針を用いる方法が簡単である．

A 症例の解説

爪下血腫の状態は爪の色調でわかる．

図8-1

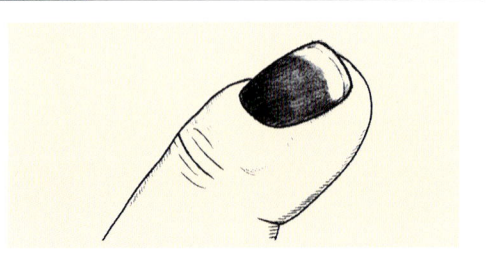

B 手術法：爪穿刺

図8-2

(1) 爪の穿刺．
穿刺の方法は18G針を用いればよい．麻酔は不要である．

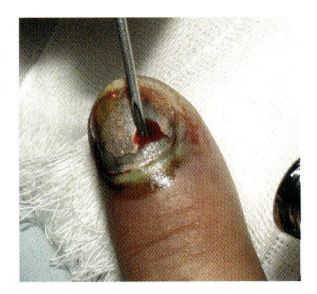

(2) 18G針で爪に開けた小孔から血腫の血液が流出する．爪を圧迫すれば容易に血液は流出する．

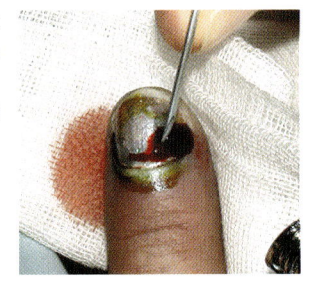

(3) 血腫を除いた後は爪下に死腔を作らないように軽く圧迫してdressingする．
3日間は圧迫固定とする．そうすると爪は爪床と再癒着できることが多い．

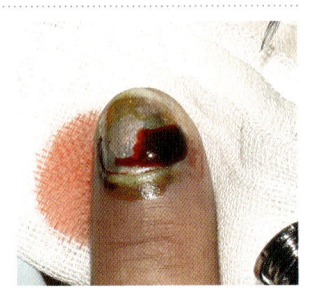

ケース2 爪剥脱創

Key points

① 末節骨の骨折の有無に関係はなく，爪床（nail bed）にほとんど損傷がない場合は，爪が一部でも爪床にまだくっついていれば，そのまま爪を離してしまわず爪を整復する．

② 爪が最初から剥脱してしまっている場合でも創があまり汚染されていなくて爪床に裂創などの損傷がなければ，整復する．爪そのものが爪床を保護することと，副子（splint）の役目を果たすからである．

③ 爪床から少しでも出血が見られる状態であれば，小孔を開けて血腫が爪下に貯留しないようにしたうえで縫合固定する．

A 症例の解説

爪床損傷のある場合とない場合では処置方法が少し違ってくる．

B 手術法：爪甲整復術

図8-3

① 損傷の状態．末節骨骨折（＋）爪床挫創（－）．

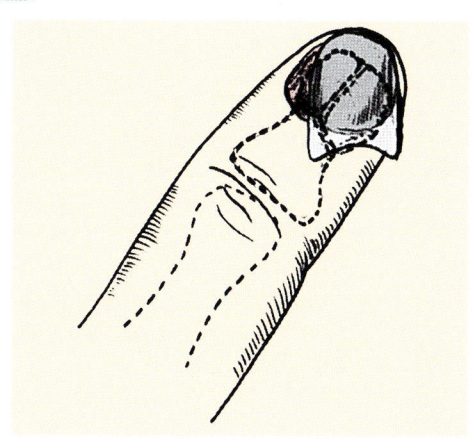

② 異物が爪床にないことを確かめ整復．

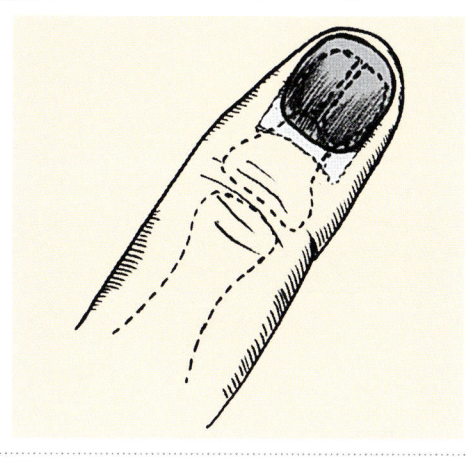

③ 縫合固定（4-0ナイロン）．抜糸は10日後．爪はいずれ自然脱落することになってもよい．爪甲が残っている方が日常生活上も楽である．爪甲がある状態の方が圧迫とかの刺激にも強いという利点がある．

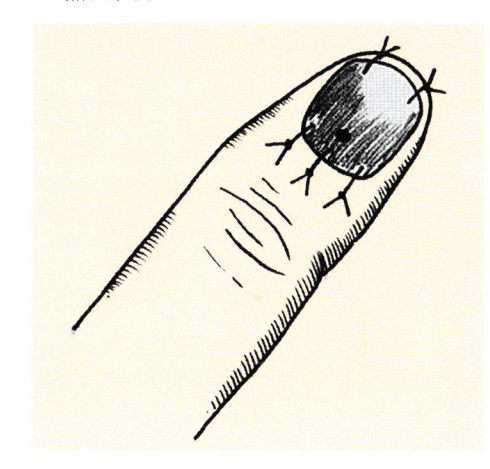

C 手術法2：爪床縫合

図 8-4

① 爪床に裂創のある場合．
爪床を整える努力をすべきである．
爪を整復する必要はない．

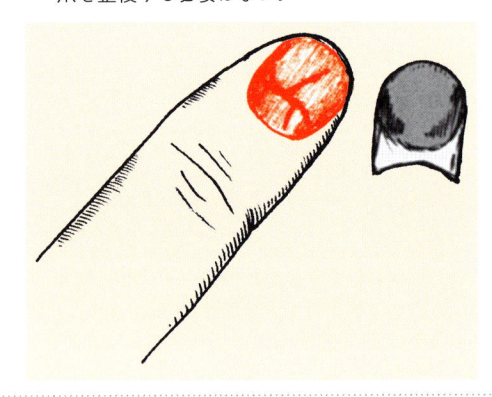

② 7-0 ナイロン程度の細い糸を用いて裂創部位を縫合し，爪床を整える．縫合を終えると，dressing はソフラチュールガーゼを載せ，抗生剤加軟膏を塗りガーゼでカバーする．

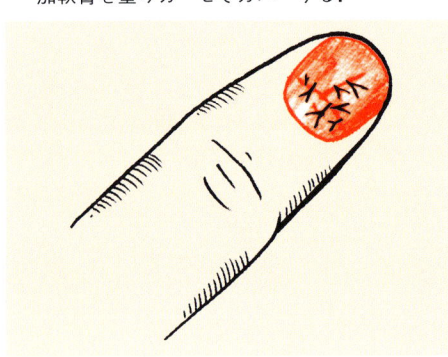

ケース3 指尖部の皮膚欠損創

Key points

① 切創による皮膚欠損を修復するには，皮片をそのまま再縫合することが最善の方法である．
② 必ずしも常に皮片が再縫合できる状態で保存されているとはかぎらない．その場合には，a) 別の植皮片を移殖するか，b) そのままの状態で放置して周囲からの上皮化を待つ．
③ 植皮のための donor（採皮部）は次の2ヵ所の内のいずれかを選ぶ．
 1) 1 cm^2 未満の植皮であれば同じ指の中節部辺りから分層皮片をカミソリの刃で採取．
 2) 比較的大きい植皮片の採取には手関節部を donor とする．

A 症例の解説

38歳女性．包丁にて母指尖部を切った．切れ端を持参して来院．

指先の切断した皮膚がもし紛失していたとしたら，このケースでは2つの手術方法がある．1つは別の部位（手関節掌側）から採皮して植皮術を行う．もう1つは外傷部を縫縮する方法である．

B 手術法：皮片縫着法

図 8-5

① 術前の状態．

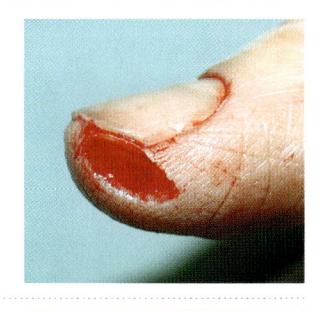

② 母指基部から麻酔の後，皮膚の縫着開始．

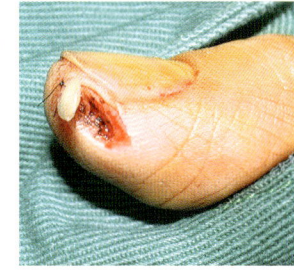

③ 2針目縫合．

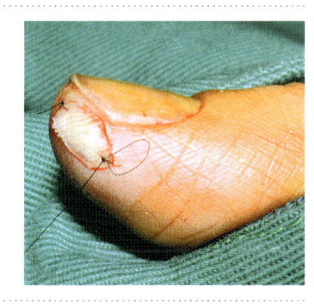

④ 縫合処置終了．この時点で母指の駆血帯を除去し，リバウンドの出血がおさまるまで 10〜15 分待ってから dressing を行う．

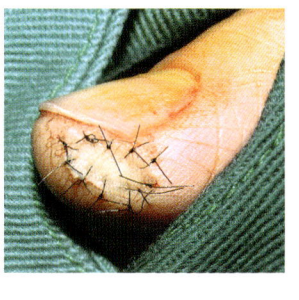

★ 縫着皮片は植皮術の要領で処理されたことにより，完全に生着した．

ケース 4 指尖部挫滅創その1

Key points
① この症例の断端処理には次の2つの方法が考えられる．
 1) 単純に縫縮する方法．
    指は短縮されるが，創治癒が早い．子どもや若い女性以外であればこの方法でよい．
 2) 遊離植皮術にて創を閉鎖する方法．
    少しでも長く残してほしいという希望のある場合に考えるが，外観上は必ずしも美しくない．

A 症例の解説

① 機械にはさまれ挫滅創を負った症例．骨は断裂し，わずかに屈筋腱のみで連続している．
② 挫滅部位で切断し，デブリードマンをほぼ終了した状態．

図 8-6

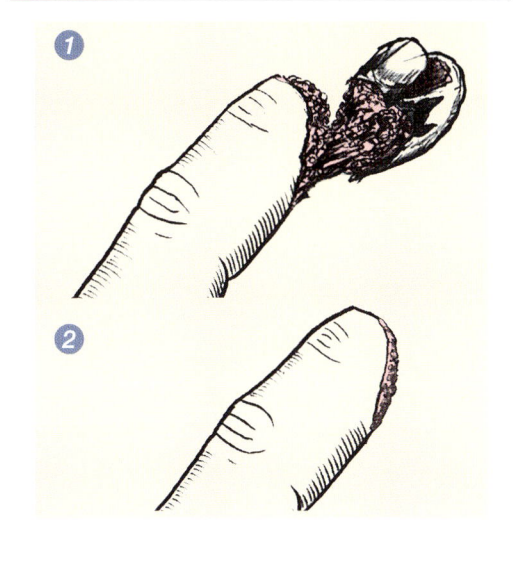

B 手術法1：単純縫縮法

図 8-7

① 単純縫縮の切開線．
単純縫縮の場合には原則として背側皮弁と掌側皮弁とを合わせるようにして創を閉じるように考える（fish mouth 法）．
またそれに必要なだけ指骨は短縮する必要がある．

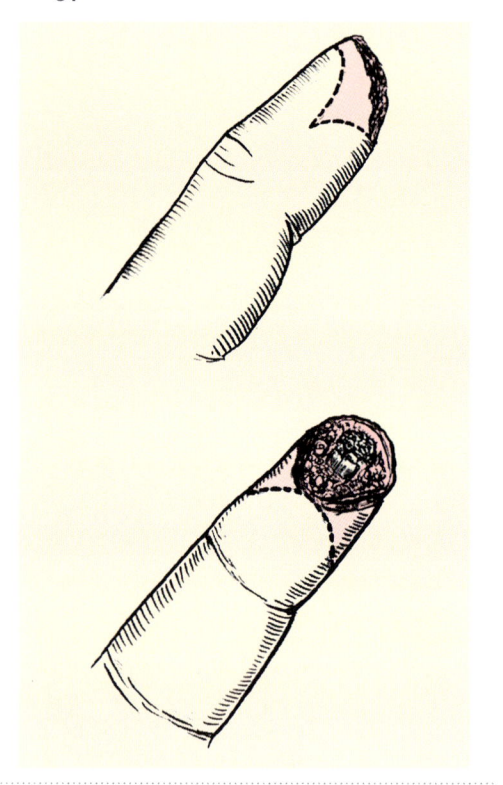

② リウエルにて必要なだけ骨を削り短縮する（リウエルという骨削りの器械がなければ，#15メスでも少しずつであれば骨を削ることが可能）．
皮弁の先端より5〜7mm短縮する必要がある．

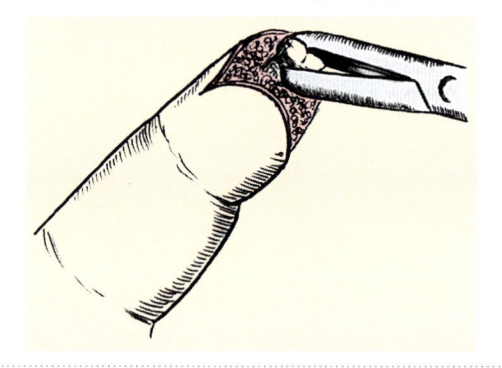

③ 指骨の断端は骨ヤスリなどで必ず丸味をつけておく．角ばった突出を残すと術後に同部に圧痛を残すことになる．
伸筋腱と屈筋腱腱鞘とを縫合できるだけ余裕があれば5-0ナイロンで2〜3針程度縫合しておく．

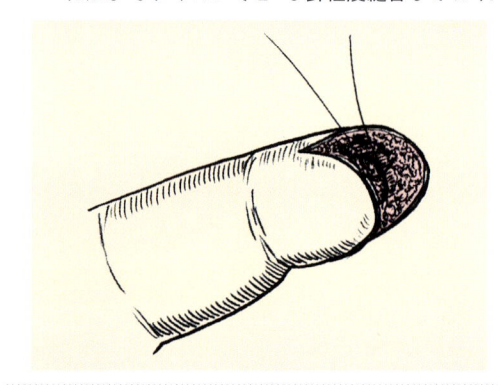

④ 縫縮終了．
断端に丸味をつけておくことが必要．

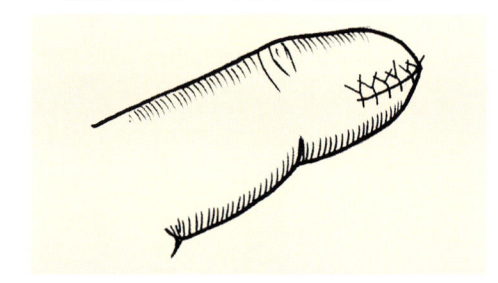

C 手術法2：遊離植皮術

指を少しでも長く残したいという要望の強いケースでは，単純縫縮をせずに骨や腱が露出しないように処理をしておいた上に，他の部位からの遊離植皮で創部をカバーする．要領は本章のケース8，ケース10に準じた方法で行う．

ケース5 指尖部挫滅創その2

Key points
① 爪床が残っている場合は少しでもそれを残すことを考える．爪の形状はできるだけ自然に近くすべきであり，できるならば軸方向に垂直の先端となるように整える．
② ただ単に fish mouth 状に縫合処置した場合，爪は必ず掌側に彎曲変形（crow nail deformity）をきたす．
③ 末節骨の断端はできる限り，シャープな断端が残らないようにする．
④ 断端の形状はほどよく丸味が保たれるように工夫して縫合する．

A 症例の解説

24歳女性．車のドアを閉めようとして左環指をはさまれ受傷した．
他院にて応急処置を受けたが，「一応縫合しておくが指先は腐る」と言われたとのことで「形成外科」を受診した．

図 8-8

① 来院時掌側．

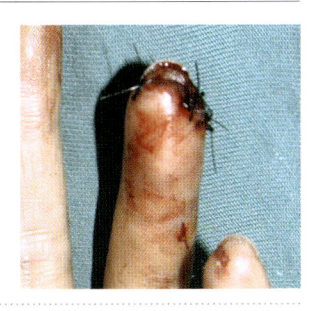

② 来院時背側．

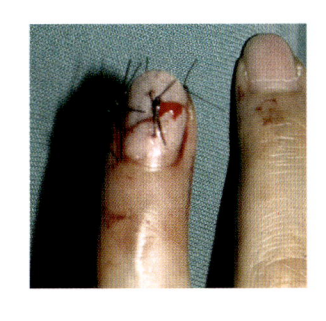

B 手術法：断端形成術

図 8-9

① 縫合糸を抜去すると爪の中央部から先端は完全に挫滅を受けていた．

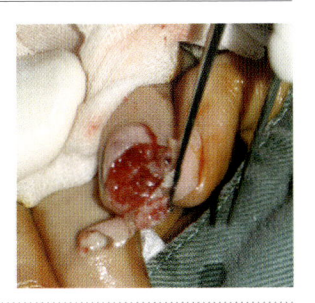

② 挫滅を受けている先端部は捨てて断端形成術を行うことにした．

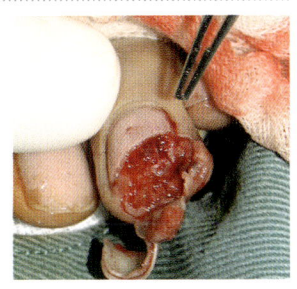

③ 爪が斜方向に切断しているが，これを水平方向に断端を整え，また骨の断端も丸く整える．

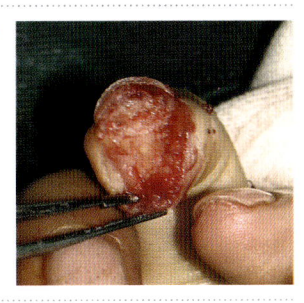

第8章 上肢

④ 掌側皮膚を皮弁として爪の方まで廻して縫合．

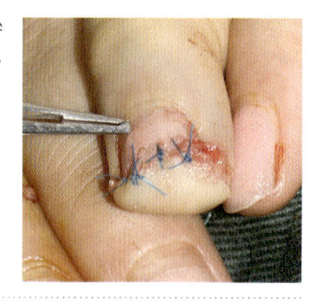

⑤ 断端の形状を整えるべく余剰皮膚をトリミング切除し縫合する．

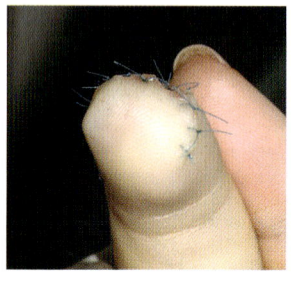

⑥ 断端形成術終了．

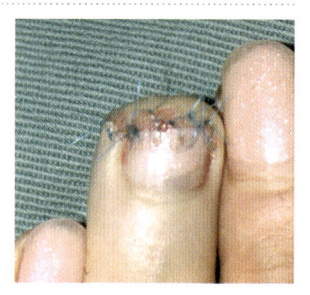

⑦ 術後1ヵ月目背側．

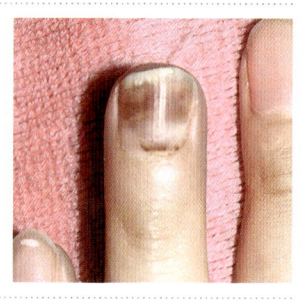

⑧ 術後1ヵ月目．掌側，自然な丸味が保たれている．

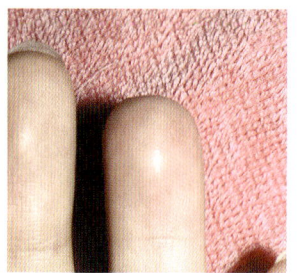

ケース6 指尖部挫断創その1（末節部の切断）

Key points
①指の末節部の切断創に対する処置方法は次の方法のいずれかを選ぶ．
1) 単純縫合（左右のdog earの修正切除をした上で）
2) 遊離植皮術（donorは手関節部位）
3) 掌側三角弁法（V-Y皮弁法）
4) 両側三角弁法（両側V-Y皮弁法）
母指の場合は掌側三角弁法よりも両側からの三角弁法（V-Y皮弁法）を選ぶ方が望ましい．

②爪の一部が残っているレベルでの切断創では，単純縫合で済ませると，必ず爪の変形（鷲爪変形）をきたすため望ましい処置方法ではなく，2，3，4のいずれかの方法を選ぶべきである．

A 症例の解説

8歳女児．車のドアに指先をはさまれ受傷．右環指の指尖部を挫断された．

図8-10

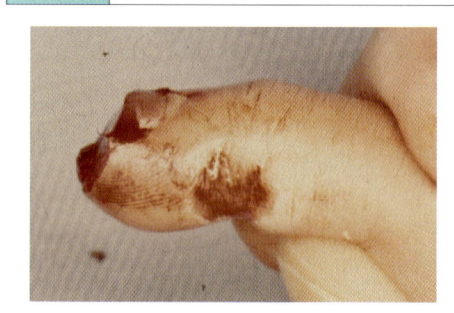

B 手術法：掌側三角弁法

図 8-11

1. 最小限のデブリードマンの後，皮切のデザインをする．掌側三角弁による創の修復を試みる．三角弁の横幅は爪の幅にすることが原則である（a）．またその長さは幅の 1.5〜2 倍程度とする (b, c)．

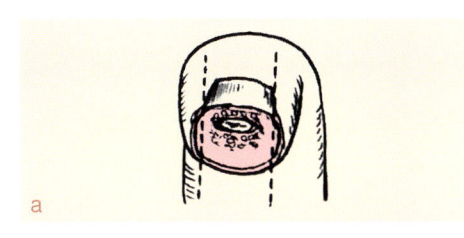

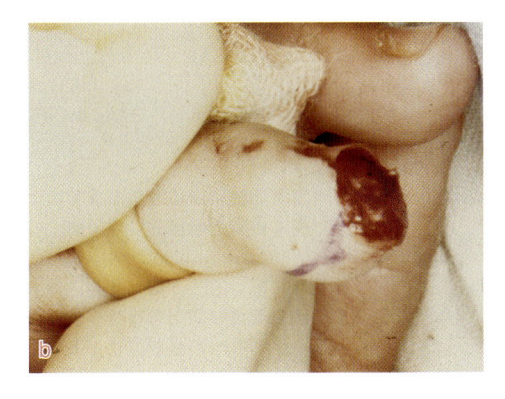

皮切のデザイン．掌側三角弁法

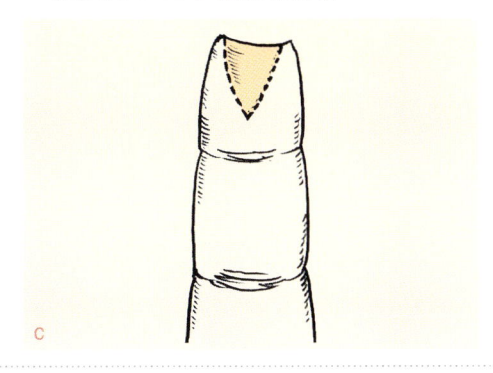

2. 三角弁の移動．
あらかじめ断端の骨は 3 mm 程度短縮してあるが，皮切をすれば簡単に移動 advancement できるとはかぎらない．三角弁の頂点部分のみ深くメスを入れると，移動が容易になる．ただし皮下組織はできるだけ多く茎として残さなければならない．

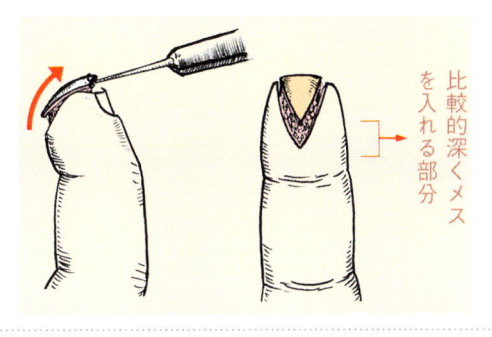

比較的深くメスを入れる部分

3. 爪の部分を先に縫合しその他の部位に移る．
三角弁の皮膚に縫合糸をかける位置は 1 mm 以内の辺縁ギリギリとすることを心掛けなければならない．
縫合糸は 5-0 または 6-0 程度の太さのナイロン糸を用いる．

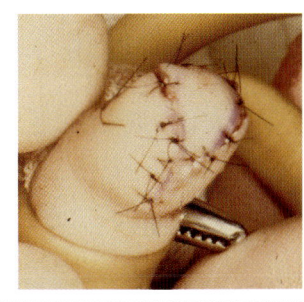

4. 抜糸終了時の状態．

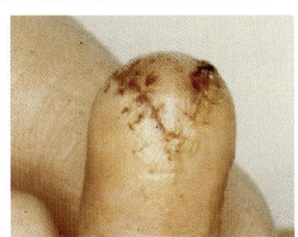

5. 術後 3 ヵ月．

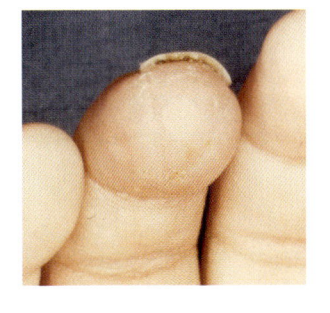

ケース7　指尖部挫断創その2（母指の断端形成）

Key points
①指の断端形成術を必要とするケースで，爪床の一部が残されたような場合は断端をカバーする方法として，V-Y三角弁法は有効である．
②母指の挫断創の場合，左右両側からの三角弁で断端をカバーする方法（Kutler法）は掌側三角弁法よりもより良好な結果を得ることができる．
③この手術法が掌側三角弁法よりも優れているところは手掌側に瘢痕が残らないところである．

A 症例の解説

45歳男性．機械にはさまれ受傷．比較的断端がシャープに切れている．

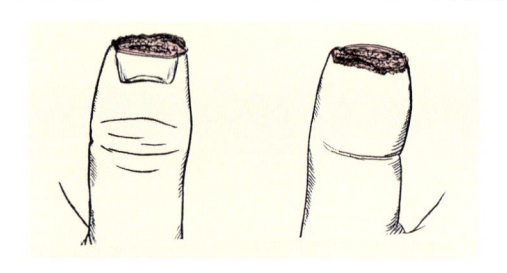

図 8-12

B 手術法：両側三角弁法（Kutler法）

図 8-13

① デブリードマンによって，できるだけ断端の状態を水平にしておく．
両側に三角形の皮切をデザインする．
三角弁の幅は5〜7 mm，長さは2 cm程度とする．
そして皮下の軟部組織を茎として中央部に移動させる．

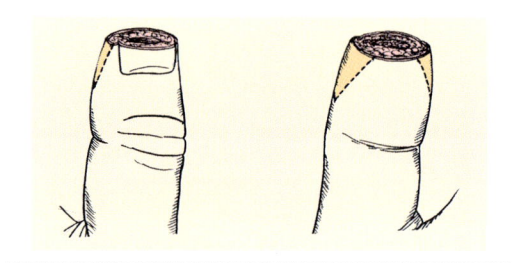

② 三角弁の移動．
手術操作は駆血下に行う．
この三角皮弁は皮下組織による有茎皮弁であるから，できるだけ多くの軟部組織をつけておくのが理想的である．
しかし，ある程度は思いきって切り込み，あまり無理な緊張なく両側の皮弁同士を寄せられるようにする必要がある．あまり緊張が強すぎると皮弁は壊死に陥る．

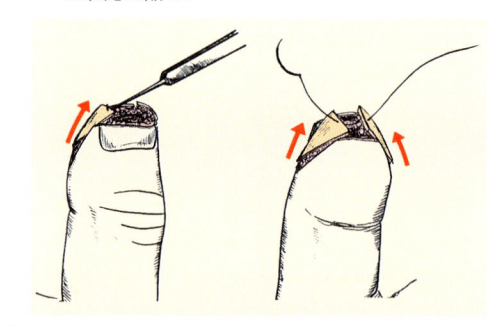

③ 縫合糸は6-0または5-0程度の太さのナイロン糸を用いる．皮弁は当然ながら小さいので，糸のかけ方に注意する．

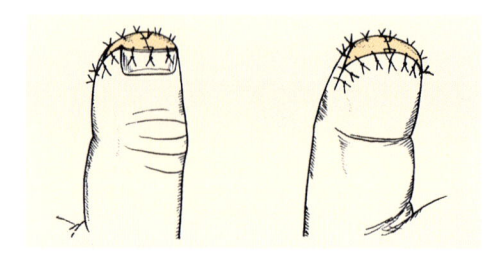

ケース 8　手掌部の皮膚欠損創

Key points
① 方針としては，裂創は縫い寄せられる範囲は縫縮，皮膚欠損部には植皮により創を閉鎖することにする．
② この場合も剥脱した皮片が温存されていれば，それを再縫合する．
③ また手術法の選択の目安として，年齢性別によって外観上整容的にどれだけ正常状態に戻すことにこだわるかということがある．つまり，未成年者や未婚女性であれば極力外観上もきれいに修復することにこだわるべきであり，成人の既婚者であれば，外観よりも早期治療して職場復帰できることを優先することになる．

A　症例の解説

電動ノコギリによる裂創と皮膚欠損を伴う症例．受傷時の状態．

この症例の場合，剥脱皮片が残されて，患者が持参したのでこれを全層皮片として植皮再縫着する方針をとった（縫合部分は 5-0 ナイロンにて 1 層縫合）．もし剥脱皮片がない場合には，手関節から皮片を採取することになる．

図 8-14

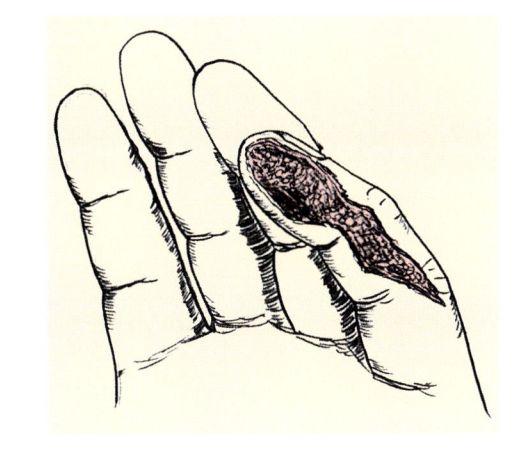

B　手術法：植皮術

図 8-15

① 縫縮できる部分を縫合した状態．

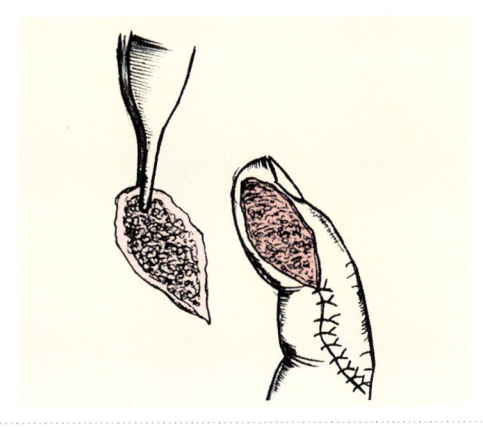

② 指部分のデブリードマンとともに皮片周囲もデブリードマンを行う．

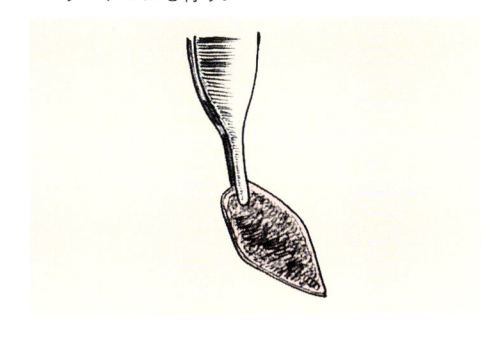

3) 植皮片の縫着（6-0ナイロン）.
植皮片に22Gの太さの針で小孔を開けて血腫の予防とする.

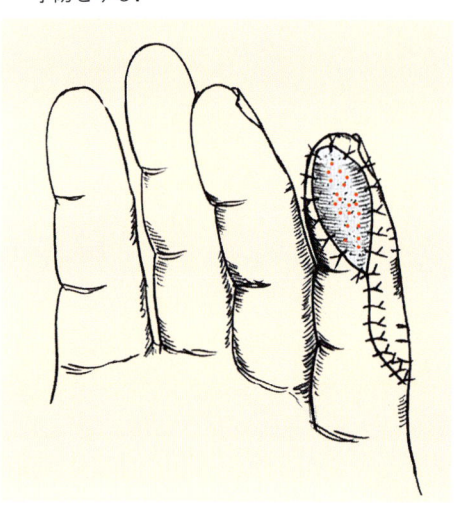

ケース9 指中節部の挫断創

Key points
鈍的外力によって指尖部が欠損している外傷では，切断された指尖部分も挫滅が強く，再接着は望めない場合がほとんどである.

A 症例の解説

受傷時の状態.

図8-16

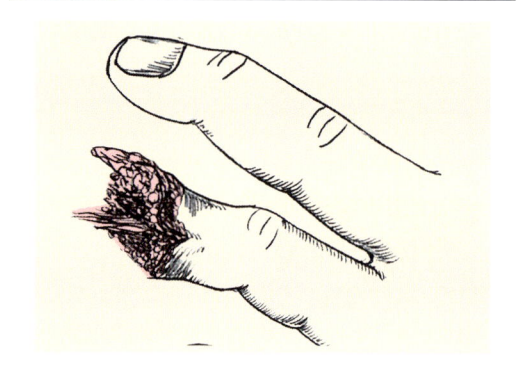

B 手術法：単純縫縮法

図8-17

1) 単純縫合による断端形成術.
指茎部をゴムにて駆血した後，デブリードマンにより挫滅組織を除去する．残った皮膚レベルより5mm程度短いところまで指骨を短縮し，骨の断端には角ばったところがないように丸める.

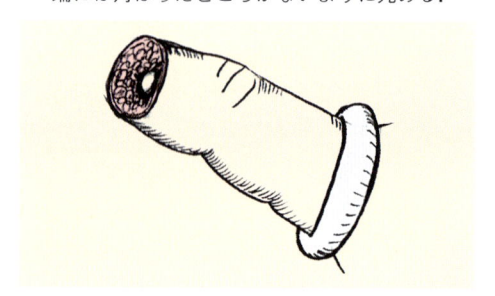

② まず断端の中央部分を2針縫合し（5-0ナイロン），両端部を楔状に切除し断端に自然な丸味をつける．動脈は必ずしも結紮する必要はないが，**指神経は短目に切断**しておかないと断端神経刺激痛を残すことになり，不愉快な思いをする結果となる．

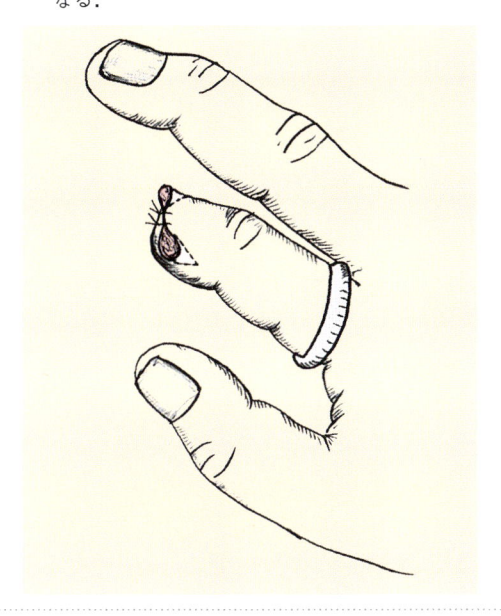

③ 縫合時皮下縫合はせず1層縫合でよい．
縫合終了した後は，駆血帯を解除する．ある程度出血はするが，強く出血する時はその部位だけ外表から止血を兼ねて大きく糸をかければよい．

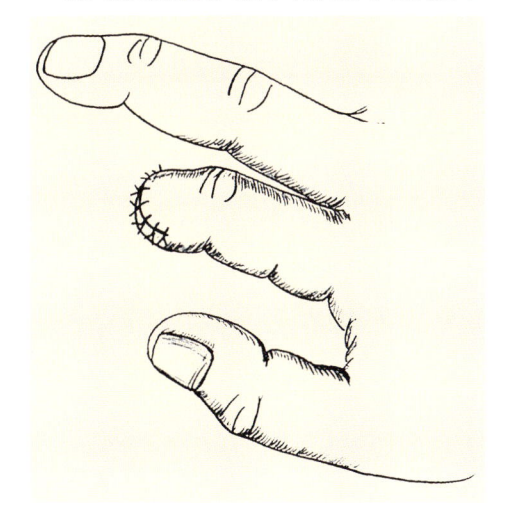

ケース10 指掌部の皮膚欠損（骨の露出なし）

Key points
① 骨または腱が露出していないような皮膚欠損では遊離植皮を行う．
② 骨が露出している場合は，軟部組織で骨をカバーしてから遊離植皮を行う．
③ 遊離植皮における問題は，donor（採皮部）をどこに求めるかということだけである．
④ 手掌部の植皮に理想的な donor は足底部であるが，既婚者や立ち仕事・歩き回る仕事の従事者には手関節部・大腿部を donor とする．

A 症例の解説

48歳男性．電動ノコギリで指を切った．指骨はほとんど残された状態ではあった．

図 8-18

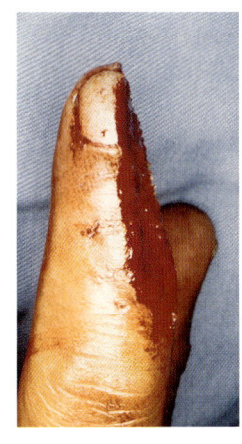

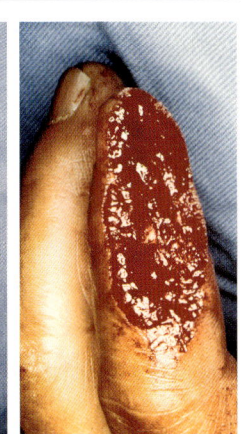

B 手術法：植皮術

図 8-19

1. 植皮片の採取．
手掌部への植皮の最良の皮膚は足底部または手掌の皮膚である．donorにはさらに大腿部などから採取した皮片を遊離植皮する．

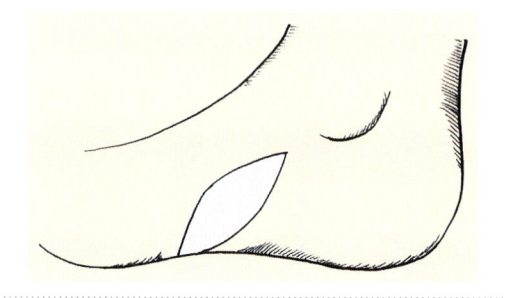

2. 逆タイオーバー固定法．
植皮面にあまり凹凸がなく，やや凸面であれば特にタイオーバー固定は必要ないが，タイオーバー固定をするならば，図のような逆タイオーバー固定がよい．それは固定に用いたガーゼそのものが**副子の役割を果たす**からである．

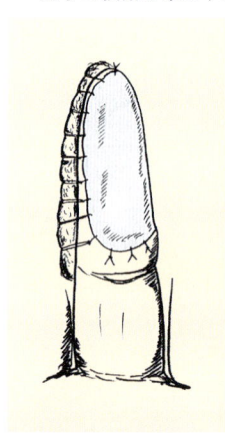

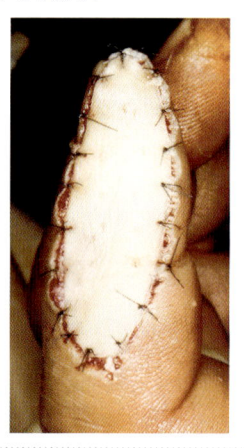

3. 逆タイオーバー固定法．
断面から見た逆タイオーバー固定．植皮片が伸展されて密着する．
また，背側に置いたガーゼに芯を入れておくと，それがしっかりした副子の役割まで兼ねられるから便利である．

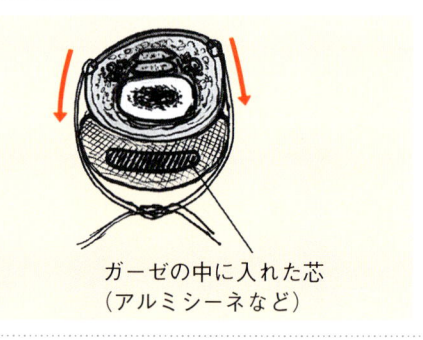

ガーゼの中に入れた芯
（アルミシーネなど）

4. 術後1ヵ月の状態．

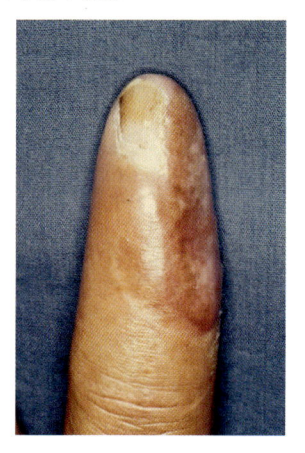

5. 術後2ヵ月の状態．足底皮膚を植皮したため植皮部の色素沈着がない．

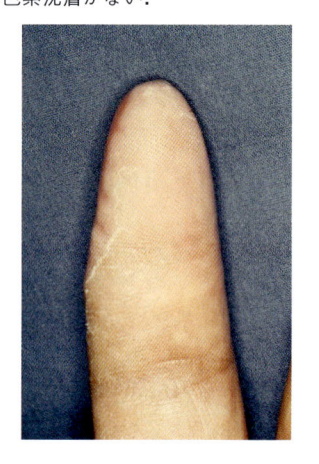

ケース11 指軟部組織欠損創

Key points
① 皮膚の欠損のみでなく，かなりの軟部組織欠損があり，骨や腱が露出しているような場合は，移植によって容積を充填するために有茎植皮を行う．
② 胸腹部にdonorを求めるが上肢の肢位ができる限り楽な姿勢で保てるようにdonorの位置を決める．

A 症例の解説

受傷時の状態．指の皮膚欠損の面積が大きく，腱と骨が一部露出している．

図 8-20

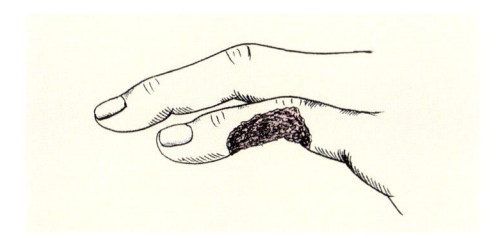

B 手術法：chest flap 法

図 8-21

1. デブリードマンによって欠損部の大きさをはっきりさせる．そして作成すべき有茎皮弁のデザインをする．

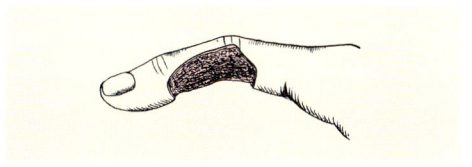

2. 胸部（腹部）の皮弁のデザインはあらかじめ患部をそこに当て，無理のない肢位が得られることを確かめてからデザインする．またdonorの縫縮を容易にするために起こすべき皮弁の両端の長さを変えておくとよい（a）．
   b．有茎皮弁を起こした状態．
   c．donorを縫縮すると，自然に皮弁は移しやすいように待ちかまえる体勢となる．
   d．皮弁を切離した後も始末がしやすい．

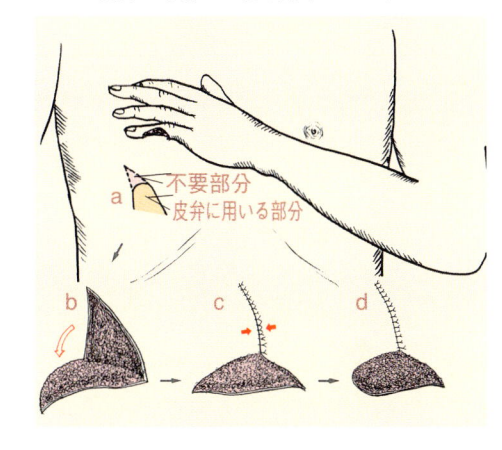

   a 不要部分
   　 皮弁に用いる部分

3. 皮膚欠損部への皮弁の縫着．
   皮弁の両端の長さを意識的に変えて，この場合は左側を長くしておくと皮弁の厚さは先端の方でも5〜7 mm，基部では10 mmの皮下脂肪をつけたものとし，十分な血行が得られる皮弁とする．

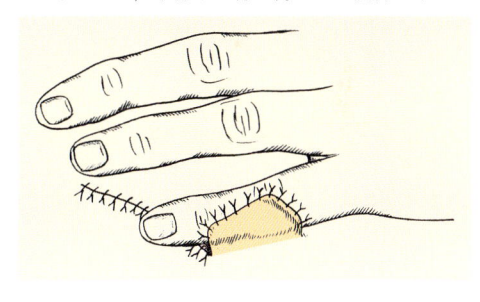

4. 2週間以上経った時点で切り離しにとりかかる．切離部を決める時は，十分に皮膚欠損部を被覆できるように，多い目に移植皮膚を取り，不足しないように注意する．

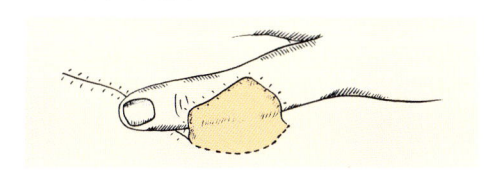

第8章　上　肢　335

⑤ 皮弁の切り離しおよび縫着（5-0または6-0ナイロン）．
胸・腹部の有茎皮弁は皮下脂肪が多いので，ある程度厚さがあるため移植時の皮膚はかなりbalkyであるが，この時点であまり皮下脂肪を除くことは危険である．

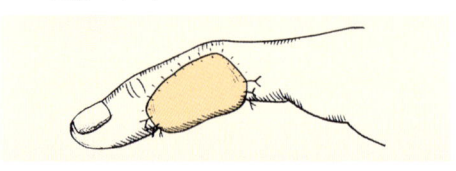

⑥ 皮弁移植が完了した状態．
遠隔皮弁による有茎皮弁移植後はかなり脂肪が厚い．したがって二次的に除脂肪術を考えなければならない．この除脂肪術は原則として2回に分けて行うのが安全な方法である．

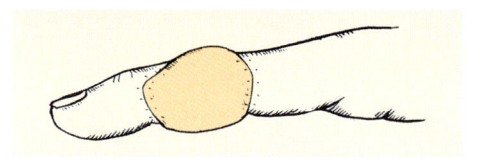

⑦ 除脂肪術．
皮弁移植後約2ヵ月後から開始してよい．除脂肪術は2回に分けて行う．
図は1回目のデザインを示す（約半分の範囲）．

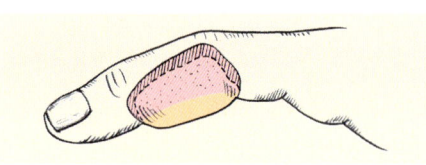

⑧ 皮膚の一部と皮下脂肪を切除する．剥離の範囲は面積の半分にとどめる．**皮弁の皮下血管叢を残した厚さを残しておくことを心掛ける．**

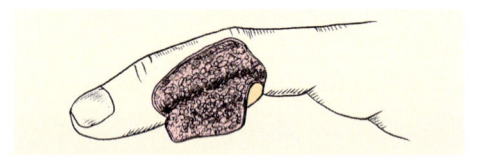

⑨ 縫着終了の状態．
これで半分形が整い，2回目のdefattingは1ヵ月後に行う．

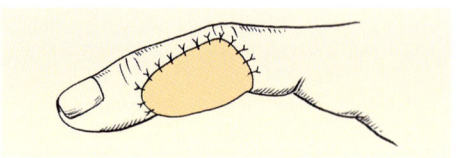

ケース12　母指背側皮膚欠損創

Key points
① 骨の露出している場合には，短縮して一期的に閉鎖することにするか，または，有茎皮弁移植を考える．
② 骨や腱の露出していない場合には遊離植皮でよい．
③ 特に掌側の皮膚が温存されているような場合（下記のケース）には指の長さを縮めることは絶対に考えてはならない．

A 症例の解説

受傷時の状態．
　母指の掌側皮膚は残っているが爪，爪床が欠損し指骨が完全に露出している．有茎皮弁を用いるべきケースとなると隣接指にdonorを求めるのが賢明である．

図 8-22

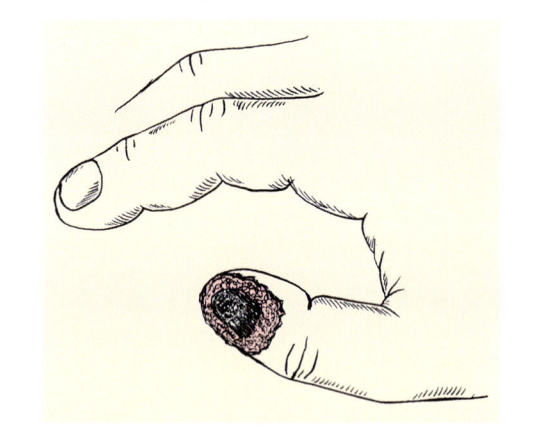

B 手術法：cross finger flap 法

図 8-23

① **母指末節部の皮膚欠損.**
デブリードマンの後，示指背側に皮弁のデザインを描く（cross-finger 法）．

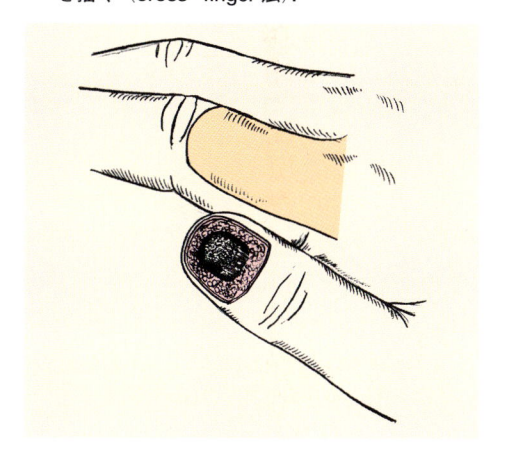

② **皮弁の作成.**
移植のために皮弁を起こす．示指背側の腱が露出してしまわないように注意する．

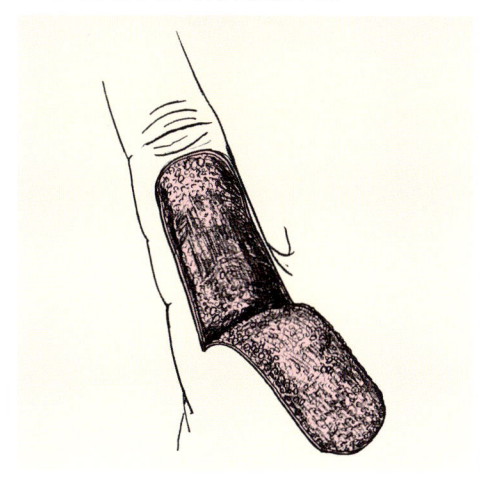

③ **皮弁の移植.**
皮弁は縫合糸のかけ方にも注意を払わなければならない．皮弁の側を 1 mm と狭く，recipient 側を 2～3 mm と広くかける（6-0 ナイロン）．また皮弁の移動によりできた示指の背側には分層植皮を施す（同側の上腕内側部辺りから採皮するのが簡単でよい）．

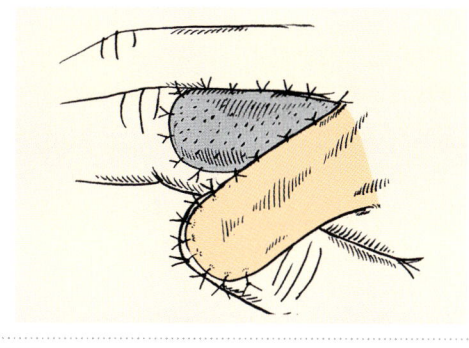

④ **3 週間後皮弁の切り離し.**
母指は伝達麻酔，示指は局所麻酔でよい．
皮弁は元に戻す必要はないので移植部位に十分な皮膚が移せるように切り離し部位を決める．

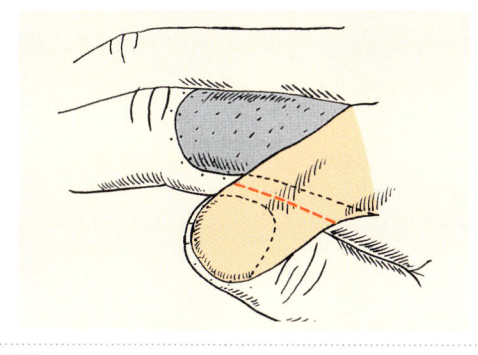

⑤ 縫合は 1 層縫合でよい（5-0 または 6-0 ナイロン）．図は縫合終了の状態を示す．

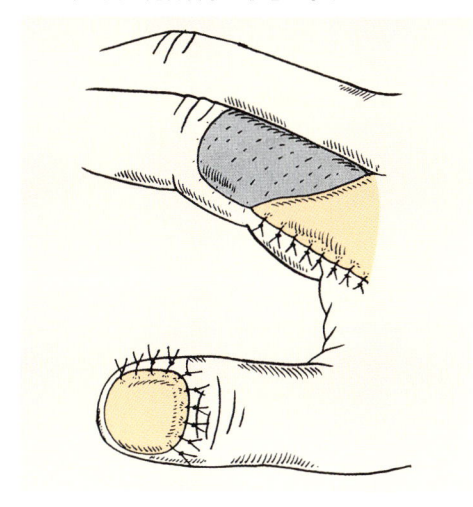

ケース13 手掌側腱露出創

Key points
①腱や骨の露出した皮膚欠損で小範囲の場合原則として皮弁による修復を考える.
②可能なかぎり局所皮弁による創閉鎖を考える.
③どうしても無理ならば, 遠隔皮弁を考える. donor（採皮部）はまず掌部が第1候補, それが無理なら腹部または胸部.

A 症例の解説

受傷時の状態.

腱が露出しているが, 機械にかじり取られた創で小欠損である.

腱の露出した皮膚欠損部位は局所皮弁で覆い, 残った皮膚欠損部分は遊離植皮を用いる.

図 8-24

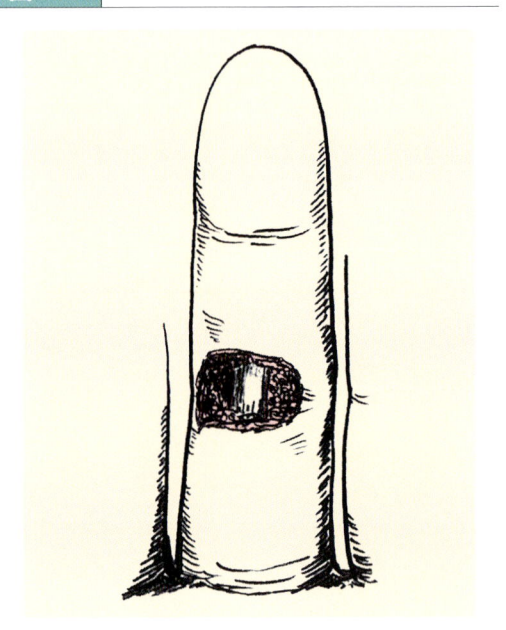

B 手術法：局所皮弁法

図 8-25

① まず皮弁のデザインであるが, 皮弁の厚さを考え十分に長さをとることが大切である.

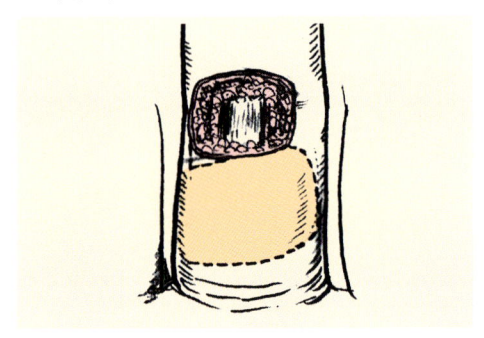

② 皮弁の移動.
皮弁は腱を露出させないで, しかも指動脈を損傷しない程度に皮下脂肪をつけた厚さとする. 5-0 ナイロンにて1層縫合する.

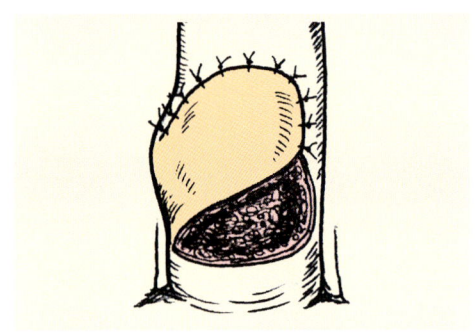

③ 欠損部には植皮.
通常は前腕, 肘部から採取するが, この部位は手掌であることから, 手関節部付近の手掌皮膚を採取して植皮術を行う.

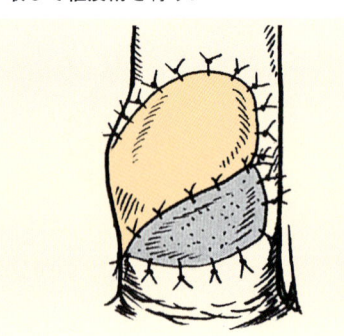

ケース14　指背側皮膚欠損創

Key points
① 背側の皮膚欠損のある創では，腱や骨が露出していないかぎり単純に分層植皮により創を閉じる．
② 腱や骨が露出している場合には，有茎皮弁による修復を考えなければならない．

A　症例の解説

指背部の皮膚欠損の症例．
　この欠損面積の大きさでは縫縮はできない．また腱の露出もないので，遊離植皮にて被覆する方針とする．また植皮片の厚さは，手掌側では全層皮膚が必要であるのと異なり，中等度の厚さの分層皮膚でよい．

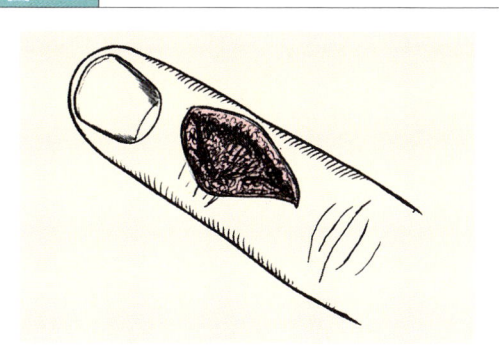

図 8-26

B　手術法：分層植皮術

図 8-27

1　採皮．donor（採皮部）は同側の肘部か上腕．分層植皮片の採取はこの程度の小面積ではカミソリによる採皮が簡単でよい．局所麻酔の後十分に皮膚を緊張させておき，カミソリにて素速くピストン運動をさせながら少しずつ前進させる．分層皮膚であるから donor には真皮下層が残っているレベルでそぎ取る（donor に皮下脂肪が露出するようでは深すぎる）．

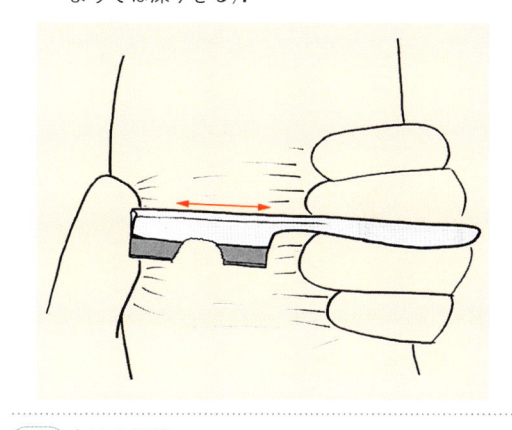

2　皮片の縫着．
6-0 ナイロンを用いて皮片を縫着する．この部位ではタイオーバー固定は不要であるが，適度な圧迫固定をすることは必要である．
また最後にアルフェンスシーネを用いて指関節の固定をすることも欠かせない．

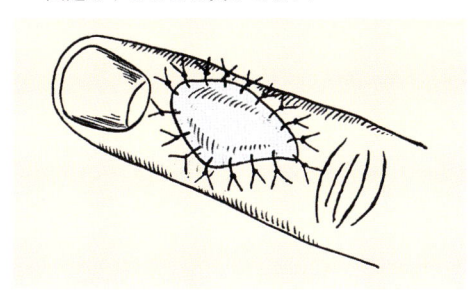

ケース15　指尖部切断創その1

Key points
①このような指尖部損傷では，種々の方法がある．どの方法を選ぶかは，患者の社会的条件や希望にもよる．
②断端形成術はすべての方法で治療可能である．
③皮弁形成術の適応となるのは以下のごとき条件を要求されるようなケースである．
 a) 例えば独身の若い女性で，指が短くなることを極端に恐れる人
 b) 治療に長時間を要してもきれいに治すことを優先したい人

A　症例の解説

かなりクリーンカットの状態で切断された指尖部を持参されておれば，再接着（血管吻合なしで）を考えるが，挫断され，骨も露出していれば，手掌からの有茎皮弁法が best である．

図 8-28

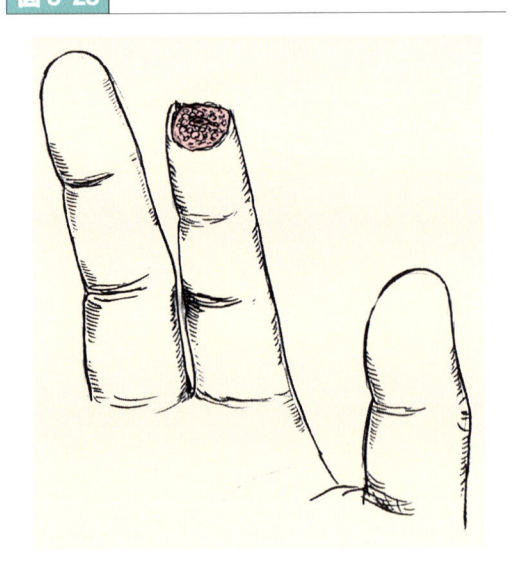

B　手術法：palmar flap 法

図 8-29

① 手掌部有茎植皮による創傷処理．
まず手掌部の皮弁のデザインを考える．図のデザインは両辺の長さが違うところに注目．
これは donor が容易に縫縮可能となるからである．

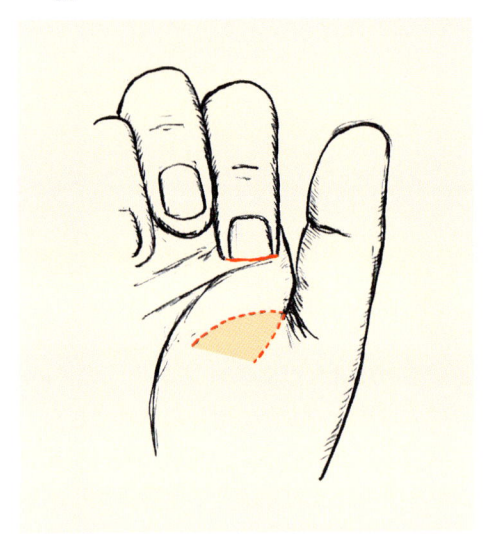

② 皮弁を起こしその部分を縫合したところ．
母指球を donor とした場合，縫合線は図のような方向になる方が最も拘縮が少ない．

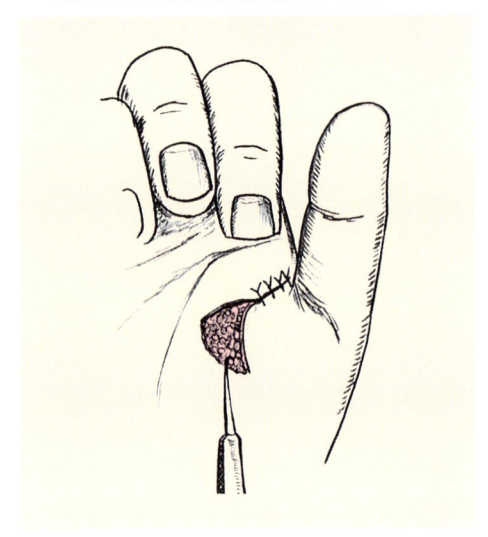

③ 皮弁の指尖部への縫着（5-0 または 6-0 ナイロン）.

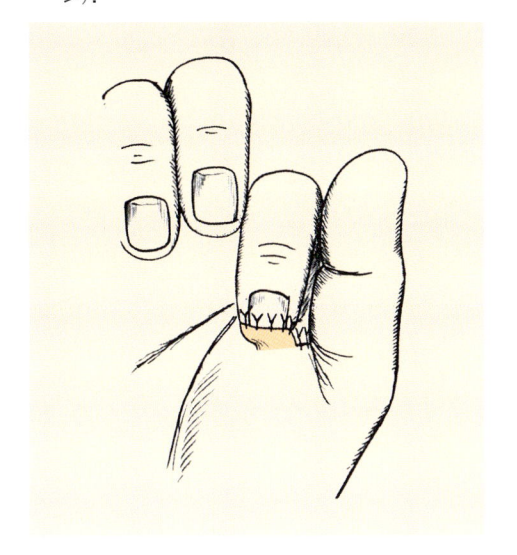

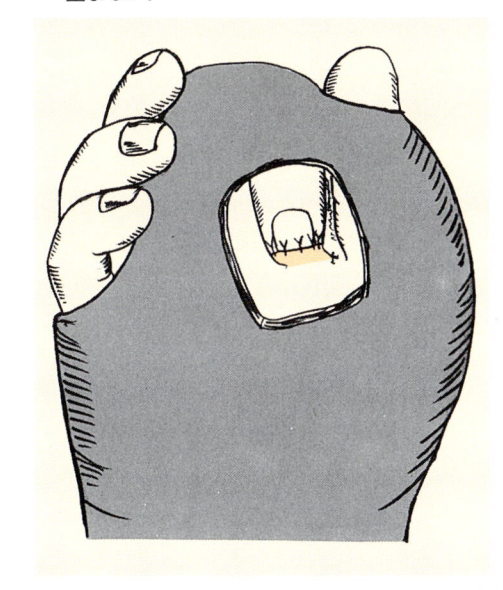

⑤ 皮弁の切り離し.
有茎皮弁の移植後 2 週間以上経てば切り離しを行ってよい.
局所麻酔下に皮弁を切り離し，それまでずっと屈曲状態で固定されていた患指をゆっくりと伸展させる．この時点では，かなり拘縮状態となるケースもあり完全伸展まで無理にさせる必要はない．

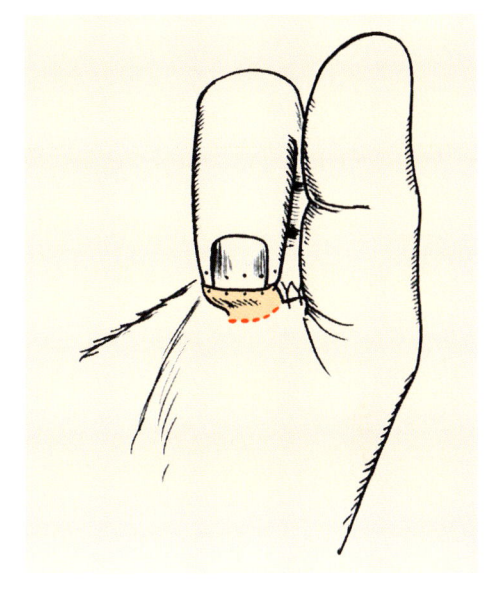

④ 皮弁移植後は dressing と固定が最も重要である．確実な dressing のあとギプス固定をすることが望ましい．

⑥ 皮弁の縫合.
指尖の閉鎖．すべて 1 層縫合でよい．これで創は完全に閉鎖された．

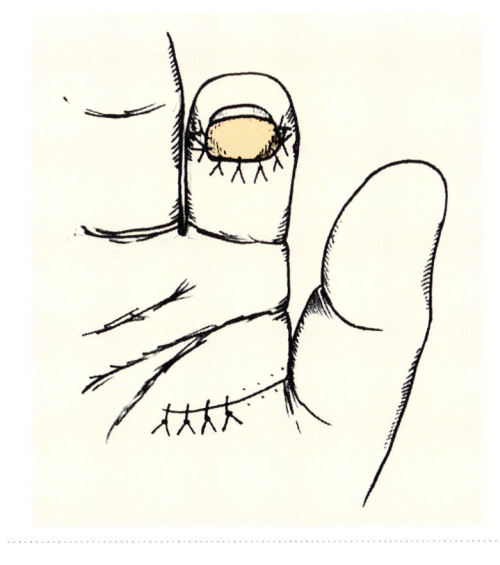

7 指尖部の形状を整えるために，皮弁移植後約 2 ヵ月で小修正を加える．

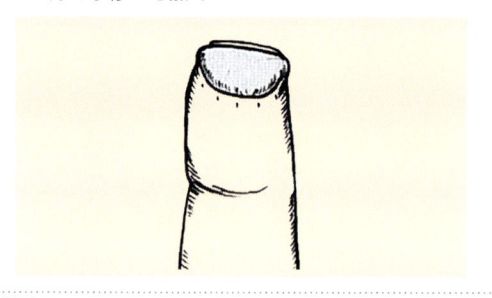

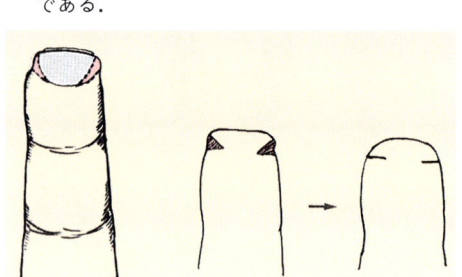

9 縫合終了の状態（5-0 または 6-0 ナイロン使用）．

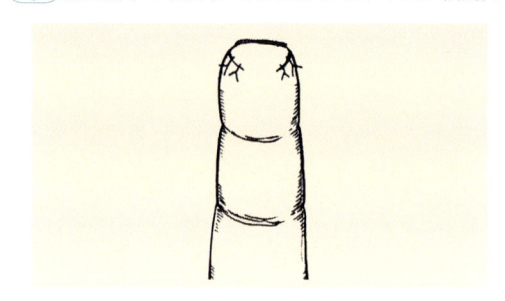

8 断端の形態の修正を行う．単純な楔状切除で十分である．

Supplement 1

手術法の選択の重要性

ケース 15 では，①単純縫合，②遊離植皮，③V-Y 掌側皮弁法，④palmar flap（手掌有茎皮弁法）の 4 つの方法が考えられるが，①の方法は全く稚拙な処置なので避けていただきたい．②の方法でいくには骨の露出がなくなるまで骨を削り取る必要があること，そうすると爪が変形することなく修復できるためには，5 mm 程度爪を短縮する必要があるという観点からあまりお勧めではない．③の方法では掌側の皮弁を先端に移動させるために 3 mm 程度の骨は削る必要がある．指の先端の形状はよくなるが切断されたレベルより長い指に修復できるということはない．④の方法は，切断された断端に皮下脂肪のついた皮膚を乗せることになるのであるから，切断レベルよりも長い指として修復できるわけである．したがって④の方法が手技的には best の治療法といえる．

しかし，④の方法では，治療に要する時間が長くかかりすぎる難点（皮弁を切り離して創が落ちつくまで 4 週間）がある．④の次によい方法は③であるから（2 週間で治る），③の方法も考えてよい．インフォームド・コンセントを常に重視するべきであるから，患者に③または④のどちらかを選んでもらうべきである．

未婚の女性であれば④の方法を勧めたい．このケースも実際に経験したものであるが，若い男性で④の方法で治療することを希望したため実行した．

このように，常にいくつかの手段の中からその人に最適な方法を選んで治療していくことが重要であり，またその手持ちの手段を多く持っているということが肝要なのである．

ケース16　指尖部切断創その2

Key points
① 切断端が1cm程度以内でクリーンカットされていて，しかも先端の断片が残っていれば，再接着することを考える．ただし，血管吻合を行うマイクロサージャリーでない限り，生着が確実に望めるものではないことは当然で，患者側にもそのことは前もって伝えておく必要がある．
② 断片の挫滅が強いと判断される場合は，その断片の皮膚だけを利用してもよい．
③ 切断組織の容積の大きさによって生着率は大きく反比例する．つまり，切断組織が小さければ小さいほど生着する可能性が大きくなる，ということである．

A　症例の解説

クリーンカットされた創であればデブリードマンを行う必要はないが，鈍的外力によるものであれば1mm程度のデブリードマンは施行する．

図 8-30

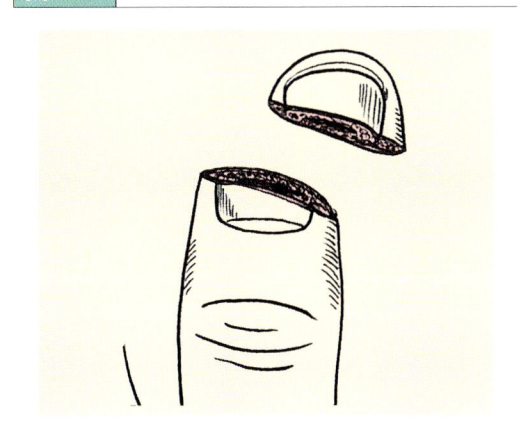

B　手術法：再接着法

図 8-31

① まず動脈の結紮を行い，出血を止める．

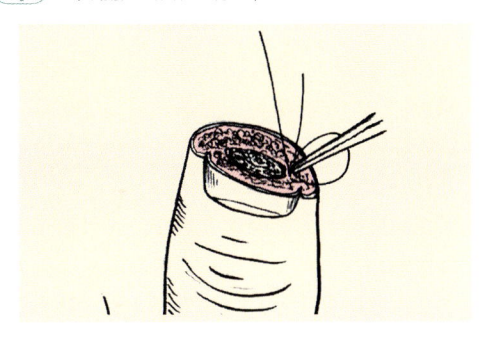

② 止血の後，直径1mm程度のキルシュナー鋼線で先に断片を固定する．その後に皮膚を縫合していく（5-0ナイロン）．
キルシュナー鋼線がすぐに準備できない場合，注射針（20G程度の太さ）で代用してもよい．

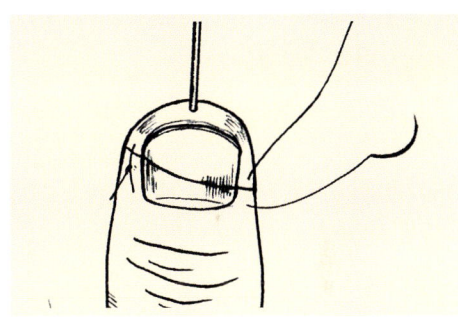

③ 全周の縫合の後，先端部に瀉血目的のための割を入れておく（fish mouth incision）．そして抗凝固剤加生食水にてwet dressingし，1日に2～3回交換する．

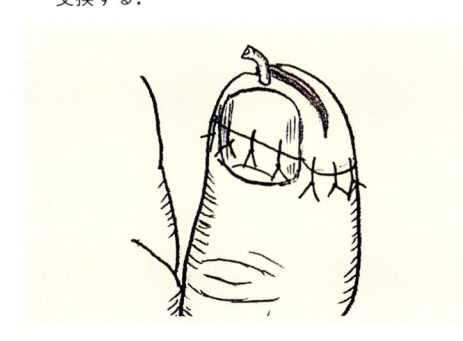

ケース17 指屈筋腱断裂

Key points
①指の掌側に切創を負った状態で，屈曲が十分にできない状態であれば腱断裂を疑う．指の切創では腱断裂の診断は容易である．DIP関節が屈曲不能の場合は深指屈筋腱の断裂があることがわかる．
②浅指屈筋腱のみの断裂の場合には外観上では診断がつけにくい（指の屈曲は普通にできるように見える）ので創部をよく観察して確認しなければならない．
③縫合した腱がつながるには3週間を要する．

A 症例の解説

図 8-32

創傷の深さによって腱損傷の可能性がある．

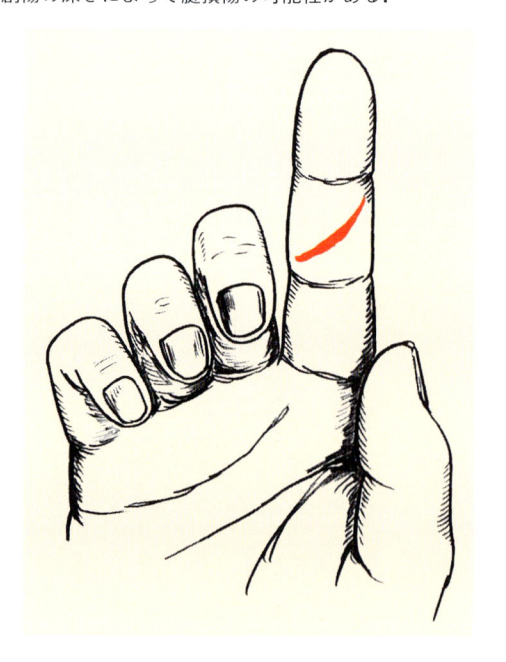

B 手術法：腱縫合法

図 8-33

1. 深指屈筋腱：断裂（−）．
MP関節，PIP関節を固定した状態で指尖部を屈曲させる時，指尖部の屈曲が可能であれば深指屈筋腱は切断されていないことが判別できる．逆にこの運動ができなければ深指屈筋腱の断裂の決め手となる．

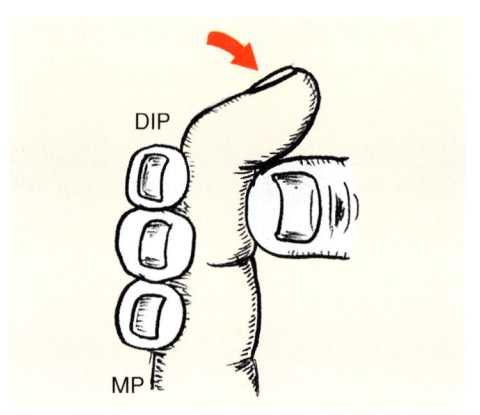

2. 深指屈筋腱：断裂（＋）．
浅指屈筋腱：断裂（−）．
MP関節のみを固定した状態で指を屈曲させる時，PIP関節は屈曲できるがDIP関節が全く屈曲できない時には深指屈筋腱の断裂を疑う．

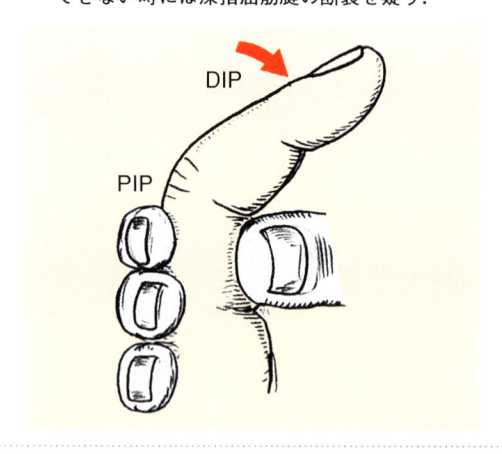

3. 屈筋腱の断裂があることがわかれば，腱の断端を見つけ出して縫合しなければならない．
断裂した腱の中枢端は筋の収縮によってかなり中枢へ移動しているので，時には手掌にまで皮切を延長しなければ発見できない場合がある．
皮切の延長は図のようにジグザグに延長する．

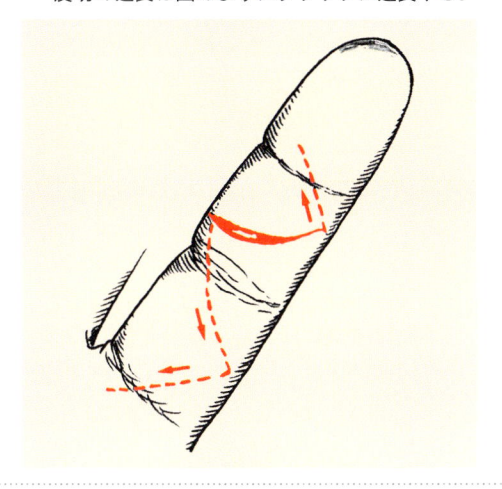

4. 末梢端は皮膚の損傷部位のすぐ近くにあるので簡単に発見できる．
中枢端は発見できるまで皮切を延長しなければならないが，少しでも中枢端を末梢へスライドさせるために，手関節および指関節をすべて屈曲させてなおかつ手掌側皮膚の上から腱の走行部を末梢に向けてしごくようにすると比較的早く発見できる．

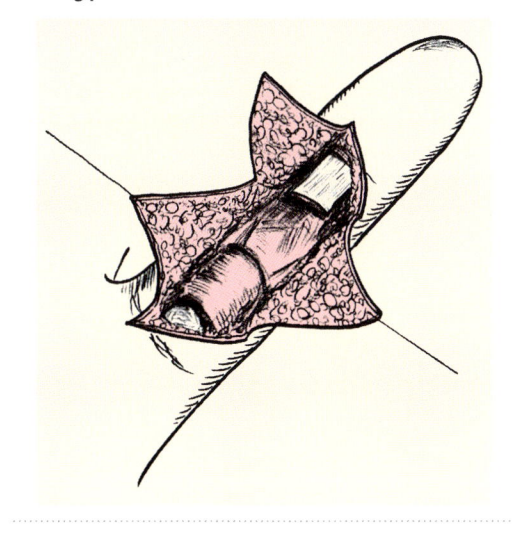

5. 中枢端が発見できると，それを縫合可能な部位まで十分に引っ張り出しておいて，それが再び縮まないように 25 G 注射針を貫通させて歯止めとする．こうすると腱縫合が大変容易となる．

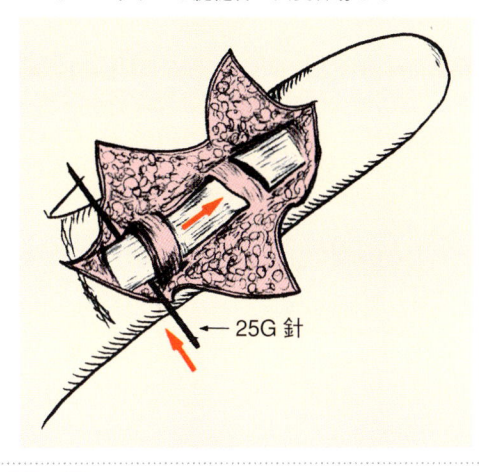

← 25G 針

6. a-1 腱縫合その1（津下法）．
図は津下法による腱縫合を示す．中枢側で断端より 10〜15 mm のところで腱に割を入れ，腱の中心部でループ糸をかける．
そしてその部位に糸の結び目ができるようにループの中を通す．

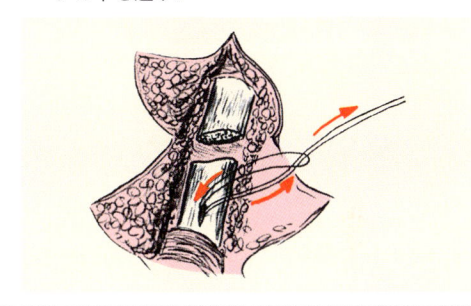

7. a-2 次いで針を腱の中心部を貫通させて断端部に抜ける．
ループ糸（津下式）を用いると結び目を作る手間が省けるので非常に便利である．
ループ糸を用いない場合は完全に結紮固定しなければならない．

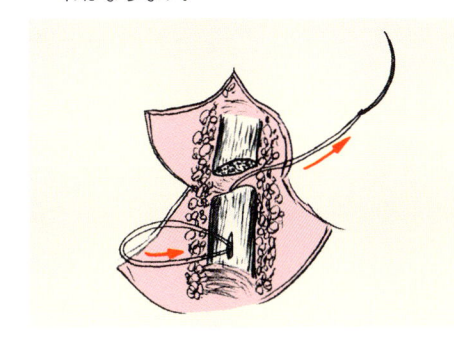

⑧ⓐ-3 次に末梢側に糸を侵入させる．断端から約10mmの位置に出したところ．そして断端が密着できるところまで寄せておいて縫合糸の末梢部で腱の中心部の一部に結紮する．

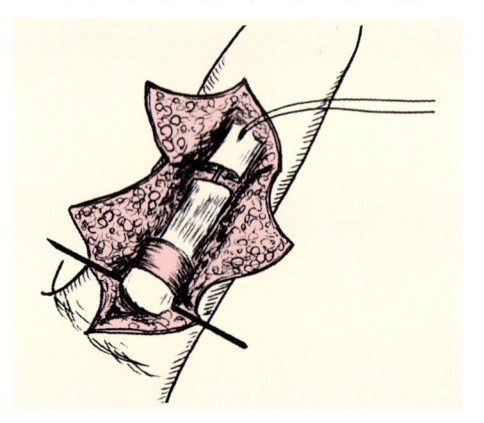

⑨ⓐ-4 腱の周囲を完全に密着させるために7-0または8-0ナイロンにて縫合する．
この腱縫合法は，腱内の微細血流をできるかぎり損なわないという目的からは最も合理的な縫合法といえる．

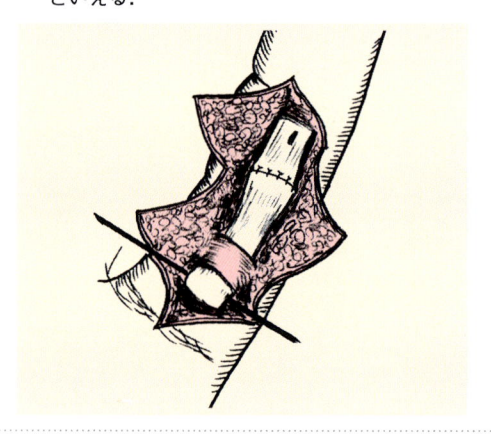

⑩ⓑ-1 その他の腱縫合法その2（Kleinart法）
この方法はBunnell法に比べると腱実質内の血流を妨げることが少ないので，最近は好んで用いられるようになった．

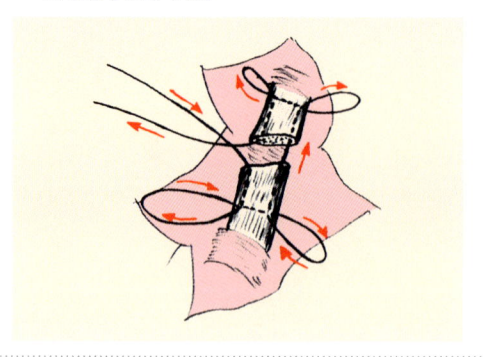

⑪ⓑ-2 縫合糸の太さは4-0または5-0程度のものを用いる．

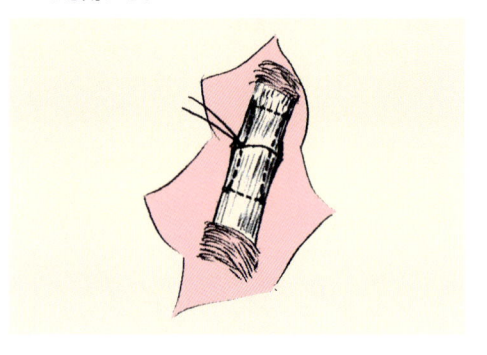

⑫ⓑ-3 主縫合の後，7-0または8-0ナイロンにて縫合部全周にわたり，補足縫合を追加することにより縫合を完了する．

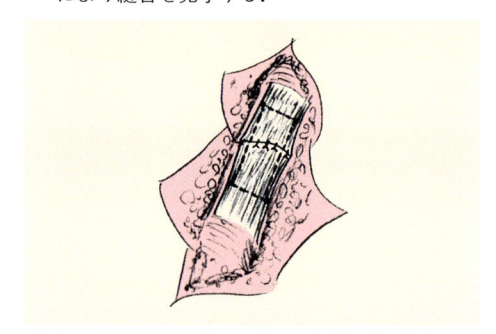

⑬ 腱縫合を終了した後は創を閉じるが，その前に駆血帯を除去して，動脈の出血があれば止血をする（ただし結紮止血法は結節を残すので避ける）．そして皮膚は1層縫合にて閉じる．
腱縫合部に緊張がかからないように屈曲位にて固定して手術を終了する．

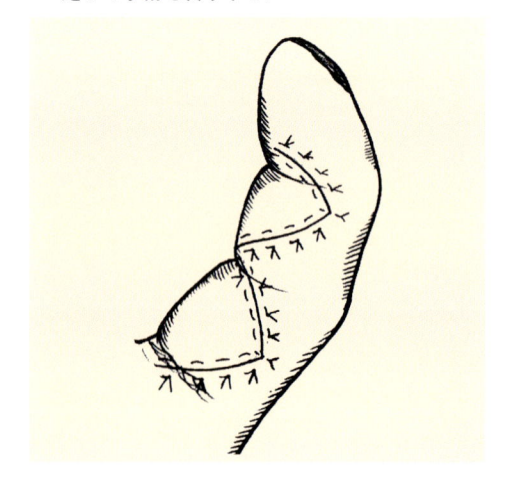

ケース18 指背部切創

Key points
① 完全伸展が自動運動で可能かどうかを確認する．もちろん，直視下に確かめることもできるが症状で確かめることも必要である．
② 腱の断裂が認められれば腱縫合を行う．腱縫合は屈筋腱に比べると膜状であるため簡単である．

A 症例の解説

ナイフによる切創．伸展させて伸展制限があることで腱損傷があると判断した．

図 8-34

B 手術法：伸筋腱縫合

図 8-35

1. 腱縫合のための皮切の延長をする．背側では一側だけの延長で十分な視野が得られる．

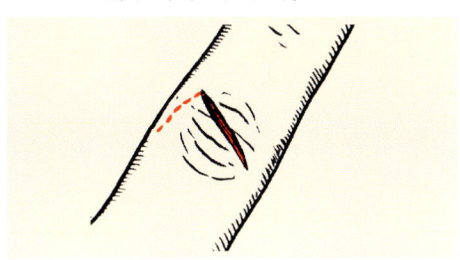

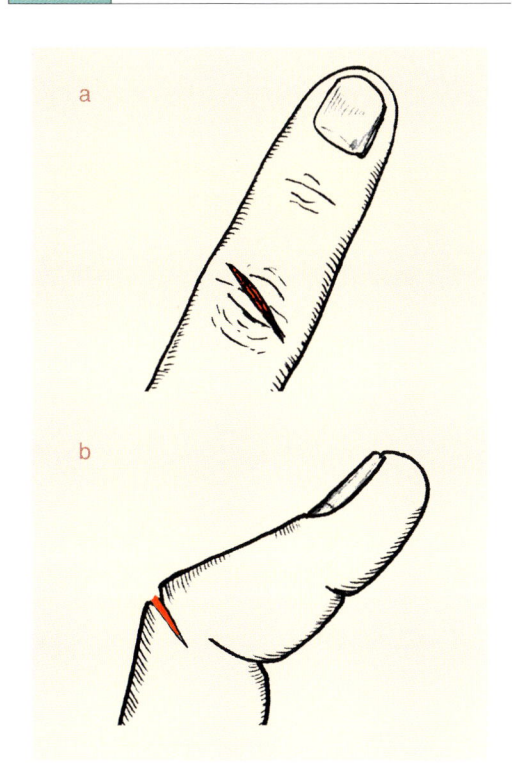

2. 腱断裂の確認をする．
   伸筋腱の場合は，断端同士が大きく離れてしまっていることがまずない．

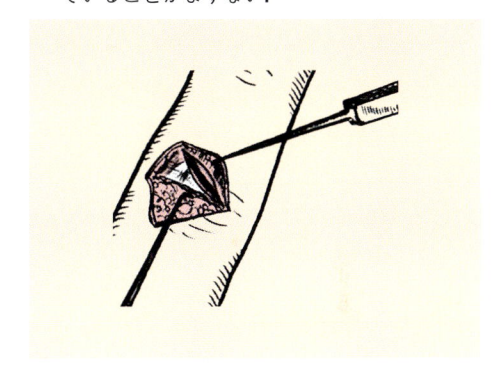

3. 中心部の伸筋腱を 5-0 ナイロンで，補助縫合を 7-0 ナイロンを用いて縫合し終えた状態．

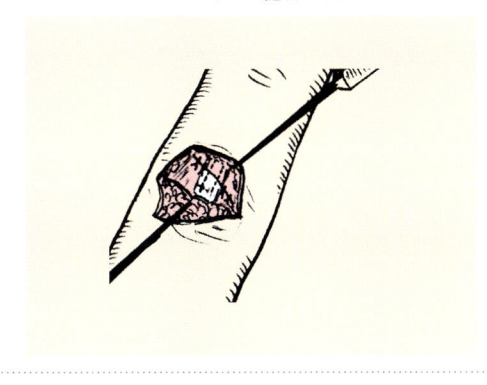

④ 皮膚縫合を終了した状態．
MP関節は軽度屈曲させ，DIPおよびPIP関節およびDIP関節は伸展のままとする．3週間副子固定をする．

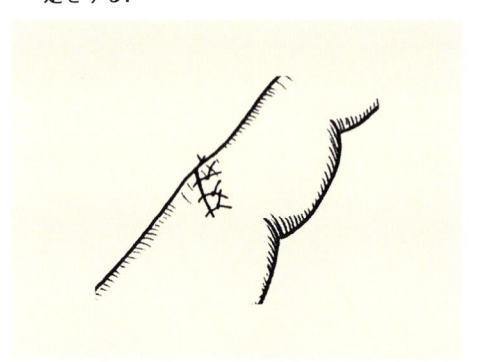

ケース19 槌指（新鮮例および陳旧例）

Key points
① DIP関節部において伸筋腱が断裂したために生じるDIP関節の伸展障害の状態を槌指という．機能的には大きな障害とならないのでともすれば陳旧性となりやすい．
② 原則として腱縫合を行った後，4週間の過伸展位DIP関節固定を行う．
③ 腱縫合をせずにDIP関節の過伸展位固定を5～6週間行っても，完治に至らない場合が多い．
④ 末節骨の近位端に剥離骨折を認める場合は，観血的に整復固定を行うと予後良好である．
⑤ 陳旧例でDIP関節の屈曲拘縮を認め過伸展できない場合は，手術を行ってもほとんど改善しない．このことを十分に説明してから手術することと，術前に伸展訓練をよく行ってから手術を実行することが必要である．

A 症例の解説

強い突き指をした状態で，DIPにおいて自動運動としての伸展不能の状態である．

図 8-36

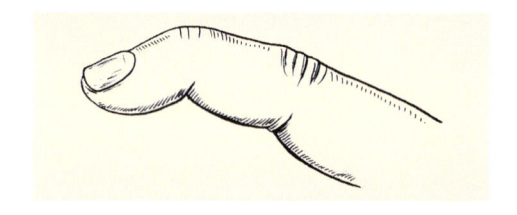

B 手術法1：非観血的整復術

図 8-37

(1) 槌指は，図のように伸筋腱の末節骨基部で腱断裂（a）または剥離骨折（b）を起こした状態である．
（★ この部分では，bのように腱付着部で剥離骨折を起こすことも多い）．

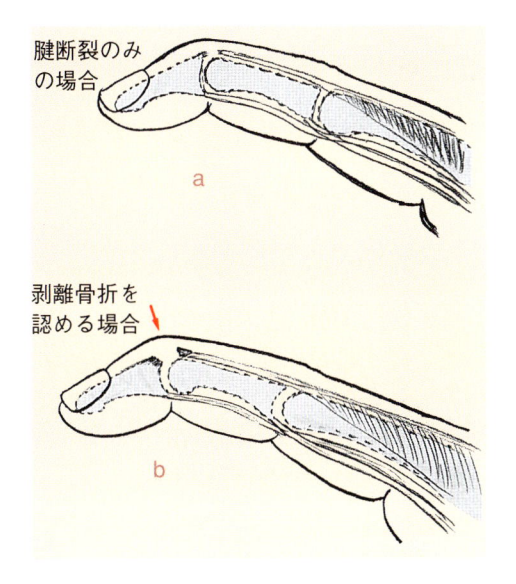

腱断裂のみの場合

a

剥離骨折を認める場合

b

(2) DIP を十分に過伸展した状態においては，断裂部位で伸筋腱が接近したようになる．この位置でキルシュナー鋼線を用い DIP 関節を過伸展位にて固定させる．キルシュナー鋼線は 4 週後に抜去する．
（★ もしこの肢位（DIP 過伸展・PIP 屈曲位）を容易にとれるならば鋼線固定なしでギプス包帯固定してもよい　➡図 8-38 (5) ）．

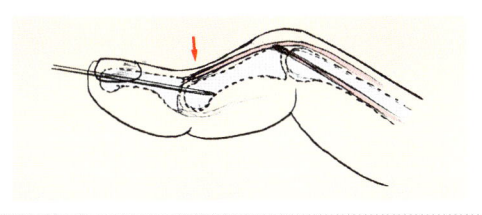

(3) DIP は固定されているが，さらに PIP 関節も屈曲位に固定する．固定は 4 週間を要する．
（★ ただし，この方法では完治しない場合もある．その時は陳旧例の手術に準じる）．

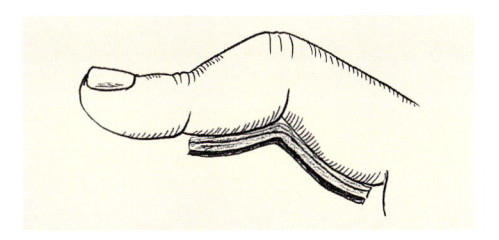

C 手術法2：腱縫合術

図 8-38

腱縫合．

(1) 伝達麻酔下に駆血を行う．通常 L 字状切開で十分な展開ができる．遠位部の横切開は DIP 関節裂隙より 3 mm 程度遠位部で行う．

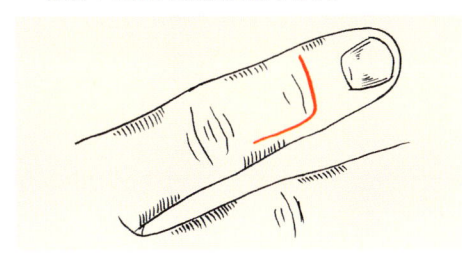

(2) 断裂部の確認．
断裂部位は比較的簡単に露出できる．腱付着部で剥離骨折を起こしている場合でも同様である．

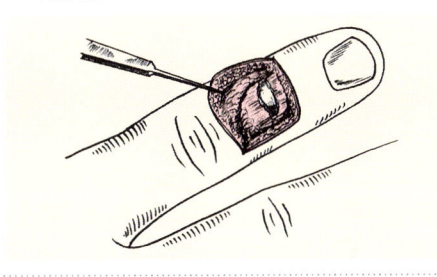

③ 断裂腱の縫合.

6-0または7-0ナイロンを用いて水平マットレス縫合を行う.

著者はこの腱縫合にかかる前にDIP関節を過伸展位にてキルシュナー鋼線（直径1mm）による固定を行うことにしている．これで確実に縫合操作できる.

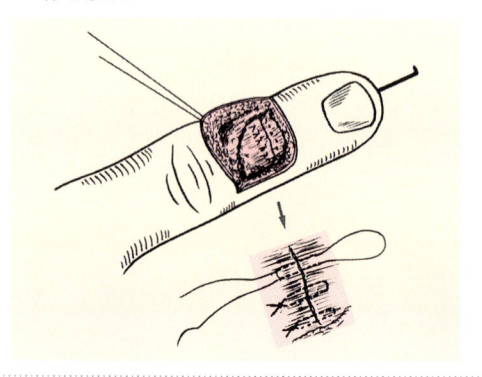

④ 創の閉鎖.

腱縫合を終了した後，創は皮下縫合することなく1層縫合で閉じる（6-0ナイロン）.

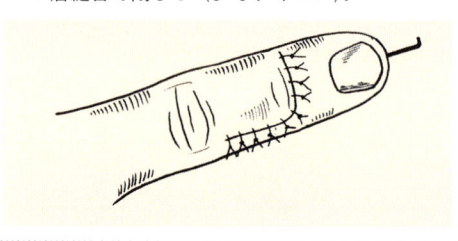

⑤ 術後の固定.

PIP関節は必ず屈曲位固定しておかねばならない．DIP関節に固定したキルシュナー鋼線は4週後に抜去するが，皮下に埋没させると，入浴が早期に可能となる.

またDIP関節が確実に過伸展位固定が保たれているので，副子固定はアルフェンスシーネ固定で十分である.

近年は，樹脂ギプス包帯が便利である.

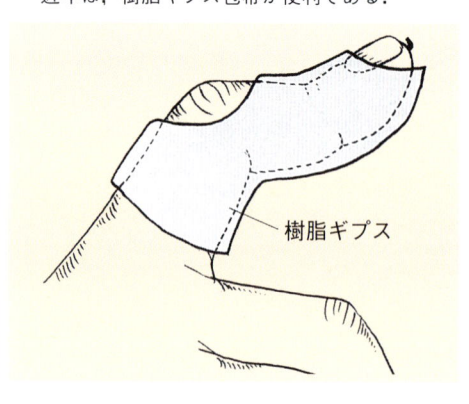

樹脂ギプス

ケース20 手背部切創（腱損傷を伴う）

Key points
① 手背部の切創ではまず伸筋腱の損傷がないかどうかを調べる必要がある．それがなければ，皮膚の縫合処置だけを行えばよい.
② 指を完全伸展させることによって伸展できない指があれば腱断の診断がつく.
③ 腱断裂があれば初期治療の段階で腱の縫合処置を行う.

A 症例の解説

受傷時の状態.

指を全部伸展させても中指だけは伸展できないという状態では腱の切断を疑う.

図8-39

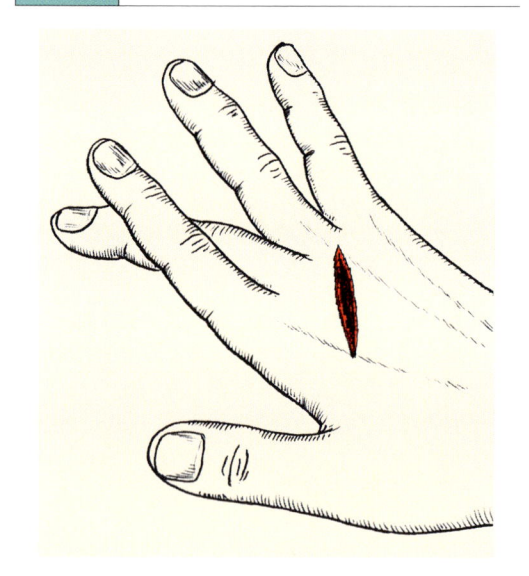

B 手術法

図 8-40

(1) まず皮膚組織のデブリードマンを行う.
ただしこの操作は, 場合によっては創を閉じる直前に行うこともある.

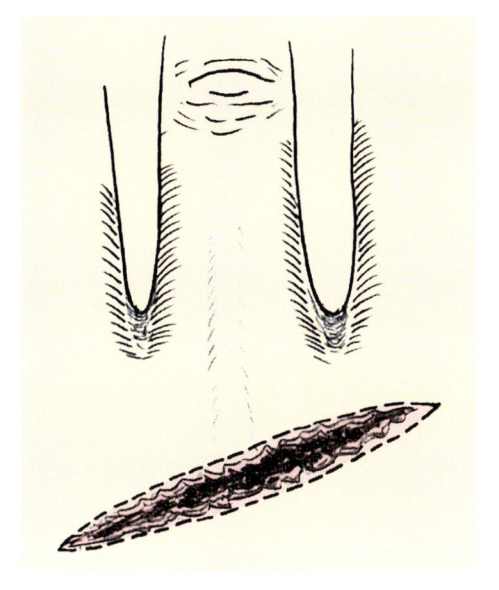

(2) 腱縫合.
5-0 ナイロン糸を用いる.

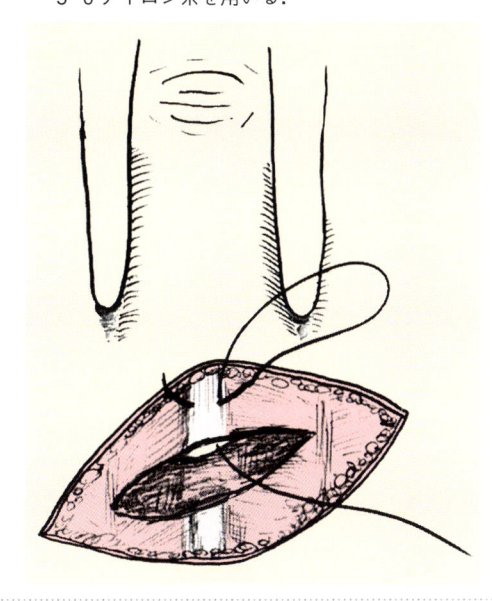

(3) 腱縫合（Kleinart 法）.
伸筋腱の場合は腱そのものが平坦であるため, この縫合法（水平マットレス縫合—Kleinart 法）が適している.

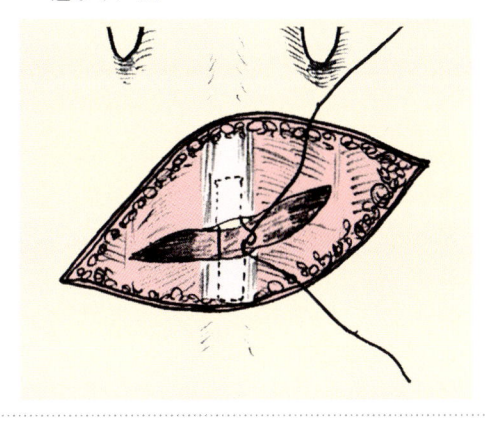

(4) 周囲の腱膜は 7-0 ナイロンで 3 mm 間隔で補強縫合する.

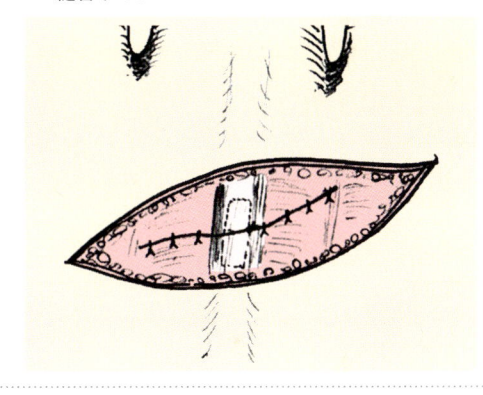

(5) 皮膚縫合は 1 層縫合でよい.
もし皮下縫合をするとしてもしこりを残さないように 6-0 白ナイロン程度の細い糸を用いるべきである.
術後は伸展位固定をアルフェンスシーネで行うが, MP 関節を過伸展位にすると, PIP および DIP 関節は軽度屈曲位（機能的良肢位）でよい.

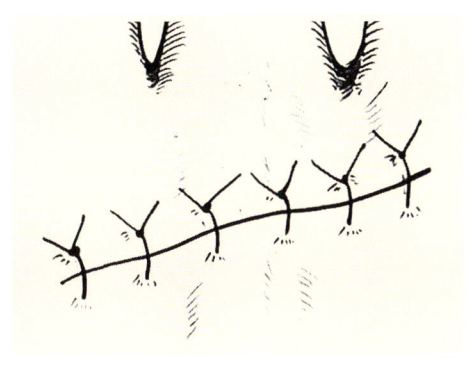

ケース21 母指伸筋腱断裂

Key points

① 母指の基節部背側の損傷では腱断裂の可能性がある．この部位の腱は長母指伸筋腱であり，腱断裂の症状としては，母指の完全伸展が不能であることである．
② 腱縫合は十分な視野を得てから行うべきである．そのためには必要に応じて創部からさらに皮切を延長する．
③ 腱縫合された腱が一応接着を完了するのは3週間後である．

A 症例の解説

母指背側の挫創．創の深さは直視下にだいたい判断できるが，患者に指を伸展させてみて，完全伸展できるか否かで診断がつく．

図 8-41

① 受傷状態．

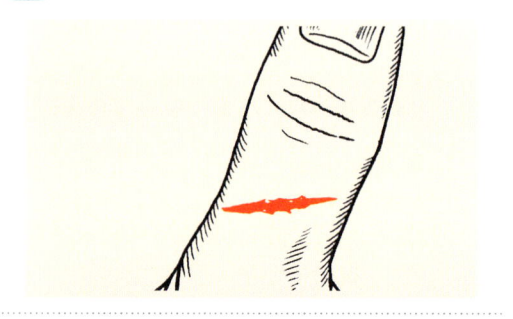

② 母指 IP 関節が完全伸展できない状態．
長母指伸筋腱が断裂していることが推察できる．

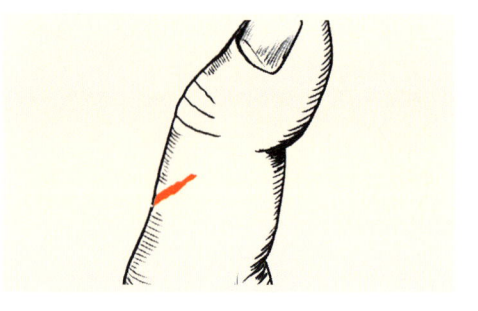

B 手術法

図 8-42

① 創のデブリードマンとともに，腱縫合を行うに十分な視野を得るために皮切を延長する．
皮切の方向は通常図のように斜方向に延長する方法をとる．

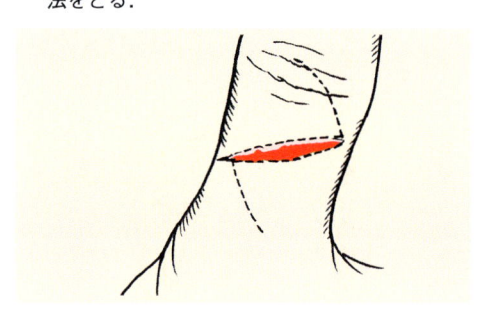

② 術野を拡大するために上下の皮膚を皮弁状にして開き，断裂部の状態を確認する．

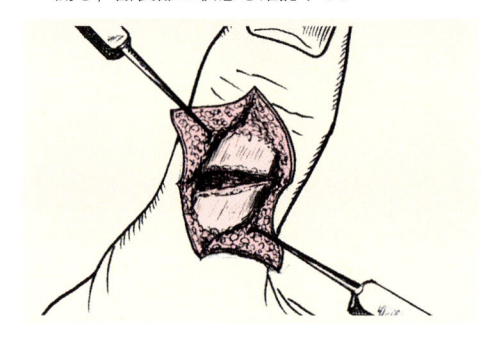

③ 腱縫合に移る前にキルシュナー鋼線を用いて，IPおよびMP関節を伸展位で固定する．母指は屈曲力が強いため，関節を固定することが腱の縫合部の順調な治療につながる．
腱縫合は 4-0 ナイロン程度の太さのものを使用する．

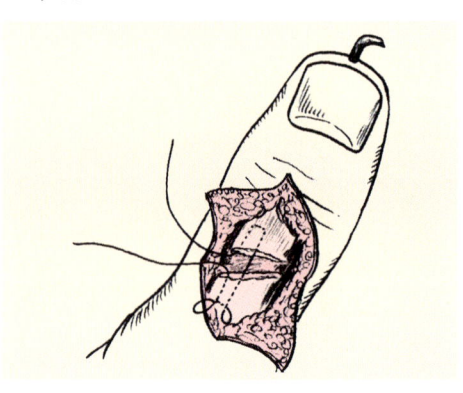

④ 腱縫合終了の状態．
4-0ナイロンで2ヵ所縫合（→実際編第8章Aケース20 Kleinart法）した後，7-0ナイロンで補強する．

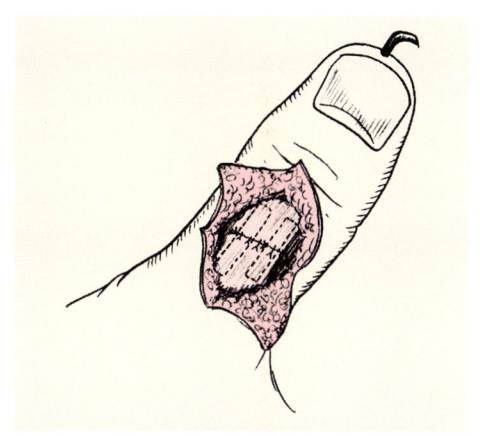

⑤ 腱縫合を終了後，創を閉じる．
中縫いは必要なく1層縫合でよい．
縫合糸は4-0または5-0ナイロンを用いる．
キルシュナー鋼線は3週間後に抜去し自動的屈曲運動を開始する．

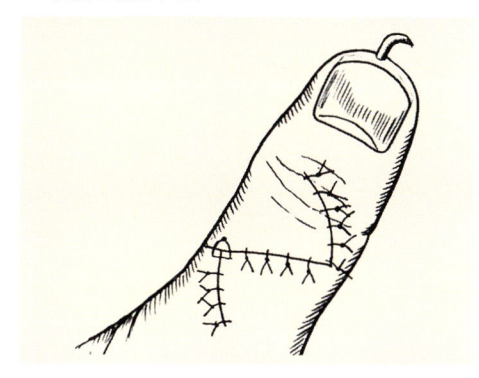

ケース22　手関節部（掌側）の切創その1

Key points
① この部位の切創（または挫創）の症例は多い．それはガラスに手を突っ込んだりまたは自殺行為としての自損事故などによるものである．
② この部位は腱・神経・動脈が密集しているので，閉創する前に損傷部位の診断を的確に行うことの方が重要である．
③ どの腱とどの神経や動脈が損傷を受けているかの判断を下すためには，同部位の解剖を知っておく必要がある．
④ 絶対的に修復処置が必要なものと，放置しても決定的な後遺症は残らないものとがある．

A　症例の解説

受傷の状態．
このような傷はまず自殺未遂と思えば間違いない．

図 8-43

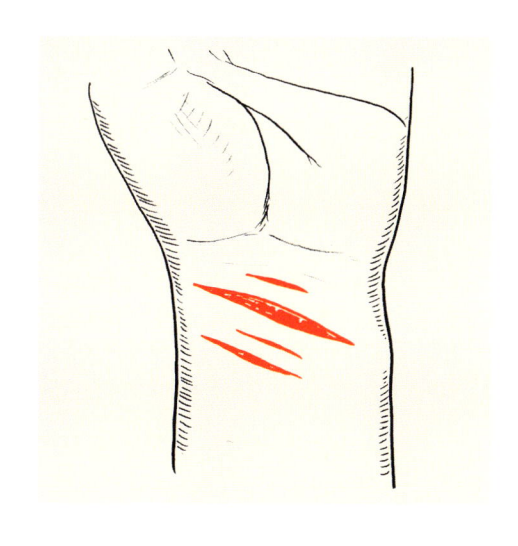

図 8-44

(1) 左手関節部断面.

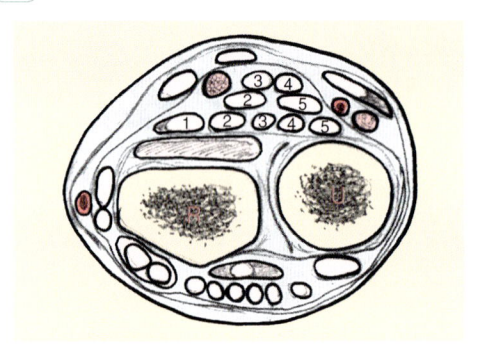

(2) 左手関節部断面図.
P.L：長掌筋腱
F.C.R：橈側手根屈筋腱
F.C.U：尺側手根屈筋腱
M.N：正中神経
U.N：尺骨神経
P.Q：円回内筋
R：橈骨
U：尺骨
下列 1, 2, 3, 4, 5：深指屈筋腱
上列 2, 3, 4, 5：浅指屈筋腱
（太字の腱と神経は絶対に修復処置が必要）

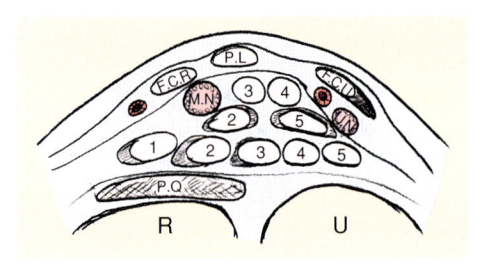

B 手術法：創縫合法

図 8-45

(1) 長掌筋腱までの断裂.
　長掌筋腱は，腱移植術の donor として用いる腱であるから，断裂していても強いて縫合する必要はないが断端が見えていれば，縫合しておくにこしたことはない.

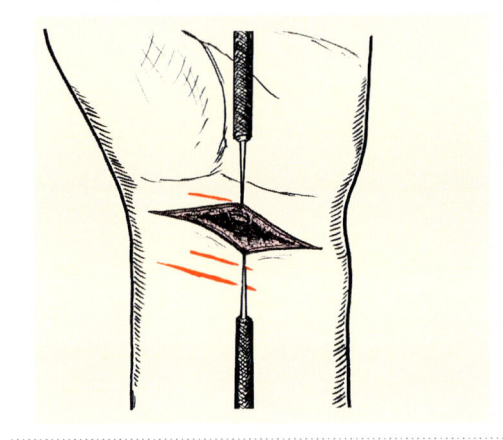

(2) 腱および筋膜を縫合する（5-0 ナイロン）.

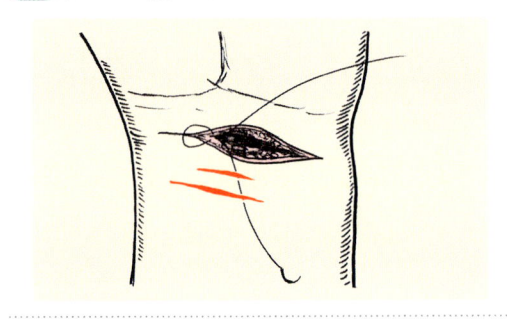

(3) 皮膚縫合終了の状態.
　術後瘢痕を気にして来院することが多い.
　自殺未遂が人に知れることを恐れる心理が働くためである．この部位の瘢痕形成術に関しては同章（➡実際編第 8 章 B ケース 6）を参照のこと.

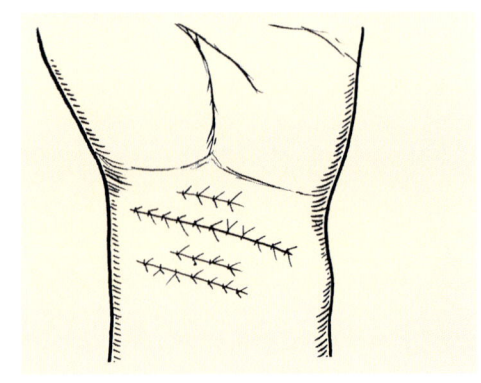

ケース23 手関節部（掌側）の切創その2

A 症例の解説

手関節部の切創は深さによって腱まで切断されることになる．

B 手術法：腱縫合法

図 8-46

1) 橈側手根屈筋腱までの切断．
長掌筋はともに断裂しているが，近くにある**正中神経に損傷がないかどうかを確かめる**．

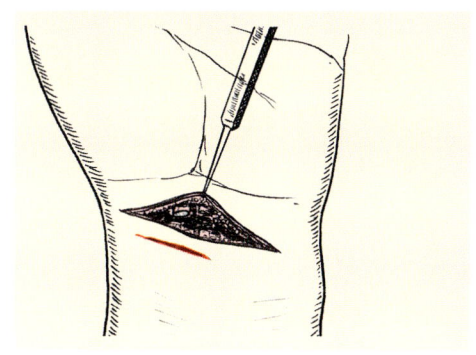

2) 橈側手根屈筋の縫合（Kleinert法）．
引き出した腱を露出したままの状態に保つために歯止め役として25G注射針を通しておくと戻らないので操作がしやすい．

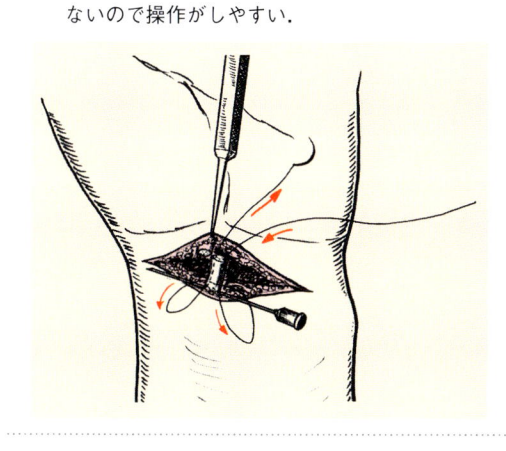

3) 対側にも縫合糸をかけたところ．

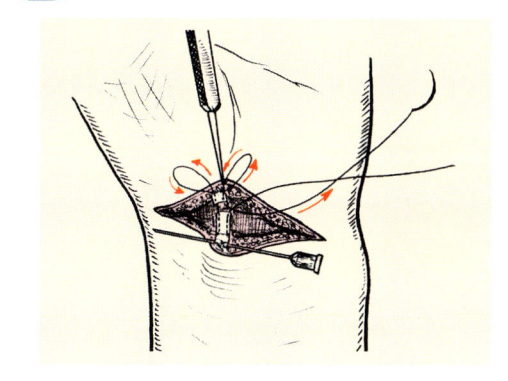

4) 補助的縫合として7-0ナイロンにて数針かける．

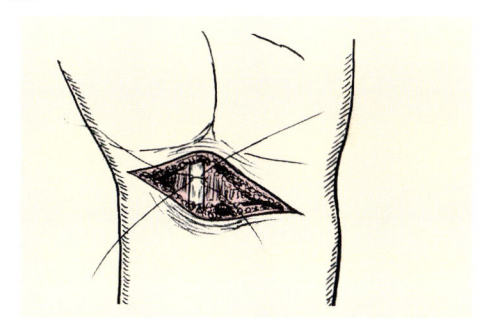

5) 創を閉じた状態．

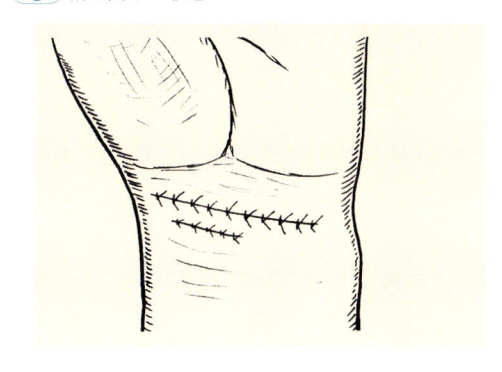

B 瘢痕

ケース1 指の瘢痕拘縮

Key points

①指の瘢痕拘縮の治療では，指の運動量が大きいという性質上，Z-形成術かそれができないなら植皮術かという二者択一をせまられる場合が多い．
②瘢痕の幅が広く縫縮に限界のある場合は，無理せず植皮術を応用すべきである．
③瘢痕を切除する際には深部の腱を露出しないように注意することが最も重要である．

A 症例の解説

切創による線状瘢痕であるがケロイドによる拘縮が著明である．

図 8-47

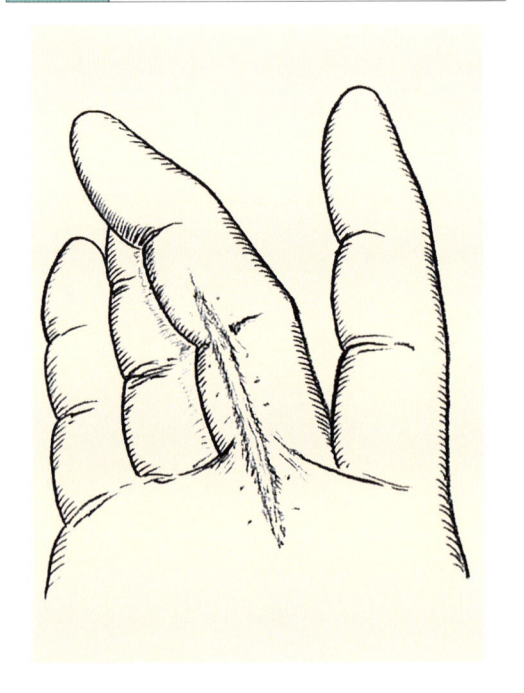

B 手術法：連続 Z-形成術

図 8-48

①連続 Z-形成を考える．掌部はジグザグになるようにデザイン．

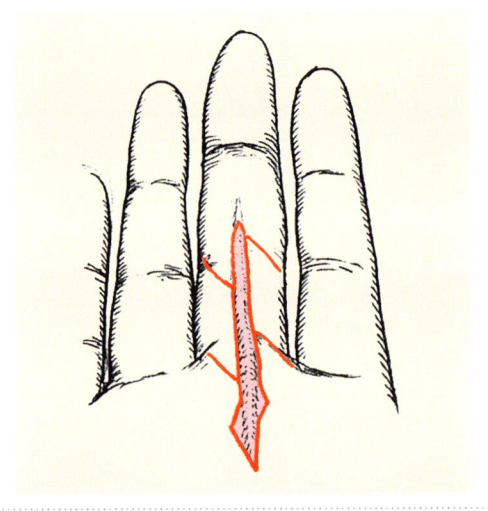

②瘢痕のみを切除しZ-形成の皮弁を起こす．指を伸展すると自然に皮弁は治まるべき方向に移動する．

③中縫いはしない．5-0または6-0ナイロンで縫合．

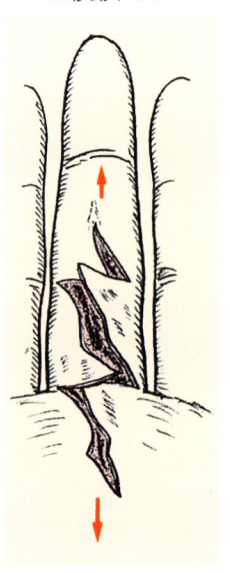

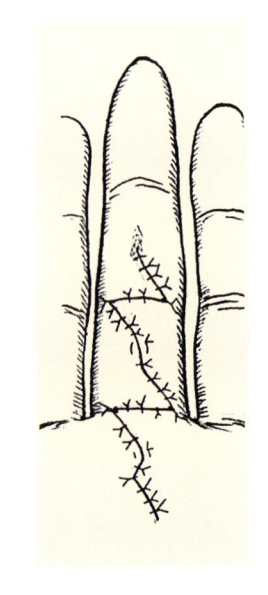

ケース2　指手掌側の瘢痕

Key points
① 手掌側の瘢痕拘縮を改善する場合は線状瘢痕ではZ-形成が有効であるが面積の広い場合は植皮術が必要となる．
② 手掌側の植皮術はdonorの選択が重要である．
③ 手掌側への植皮には足底の"土踏まず"部位がbest donorである．
④ 小面積の場合は手掌の手関節部をdonorとしてもよい．

A 症例の解説

12歳女児．幼児期に熱傷を負い，植皮術を受けるも移植皮膚の色素沈着がはっきりと目立つことに家族ともども悩み来院．

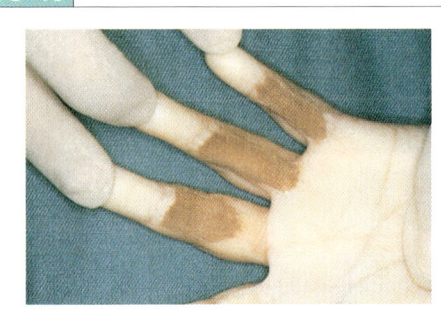

図 8-49

B 手術法：全層植皮術

図 8-50

1. 手掌部に植皮する場合のbest donorは足底であるため，いわゆる"土踏まず"から採皮．

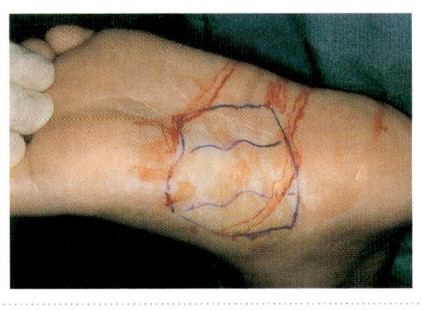

2. 手術終了時の状態．
指の植皮には，指の肢位を安静に保つ目的で，指をMP関節まで串刺しにして固定する．この鋼線は3週間以内に除去できればよい．

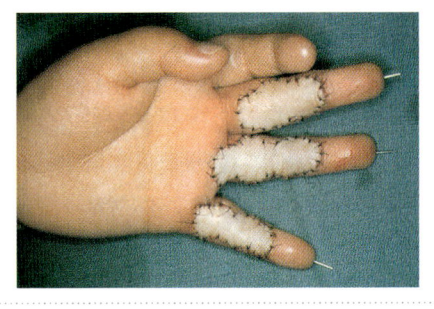

3. 術後2ヵ月目の状態．採皮した足底部には鼠径部より全層植皮にて被覆した．
手掌部と足底部の植皮部位の色素沈着の差異が顕著に現れている．

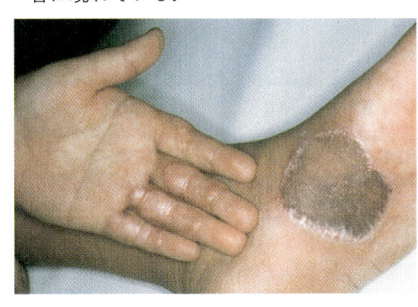

ケース3 指間の瘢痕拘縮

Key points
① 指間の瘢痕拘縮には，瘢痕の切除とともにZ-形成術を応用することが有効な場合が多い．
② 拘縮が強い場合にはZ-形成術の変法ともいうべき4 flap Z-形成術を採用すると，延長効果（拘縮解除効果）はさらに増大する．
③ ただしこの4 flap法は下肢，足には血行不良という理由で用いられない．

A 症例の解説

手の1, 2指間の拘縮web formation.

図 8-51

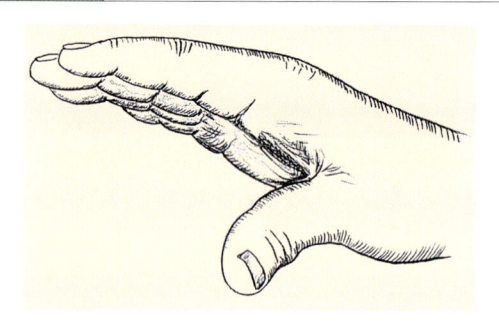

B 手術法1：Z-形成術

図 8-52

(1) 瘢痕の切除とZ-形成術のデザイン．

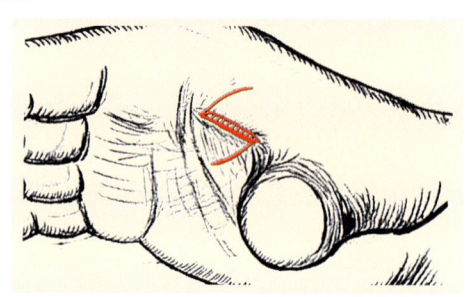

(2) 縫合終了の状態．中縫いはしない．

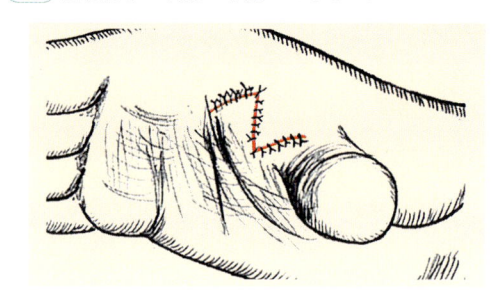

C 手術法2：4 flap法

図 8-53

(1) 大きくwebを解除したい場合，4つの皮弁を移動させるデザイン（4 flap Z-形成術）．

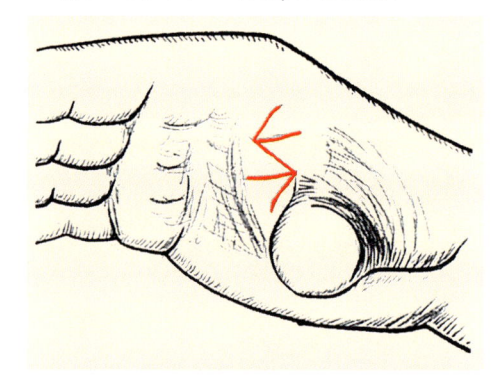

(2) 皮弁移動終了（→基礎編第9章）．ただし皮弁には十分皮下脂肪をつけた状態で移動することが皮弁の血行を保つ上で重要である．

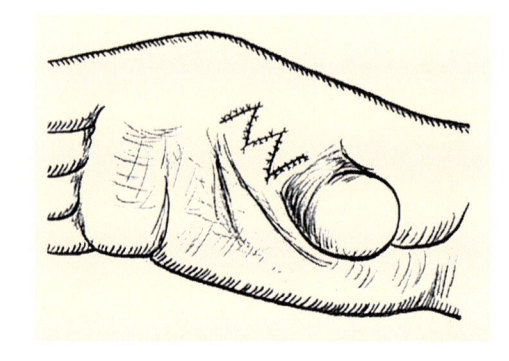

ケース 4　手背部瘢痕拘縮

Key points
① 手背の瘢痕拘縮に関しても原則は，他の部位と同様，W-形成術，Z-形成術，局所皮弁法，植皮術といった手段を持って修復にあたる．
② MP（基節）関節部位は特に皮膚の伸び縮みが激しいため Z-形成をデザインする．
③ 真皮縫合は 6-0 ナイロンで行うが，皮膚が薄いためあまりに密に縫合する必要はない．

A　症例の解説

手背部，示指の MP 関節にかかる瘢痕拘縮のケース．

図 8-54

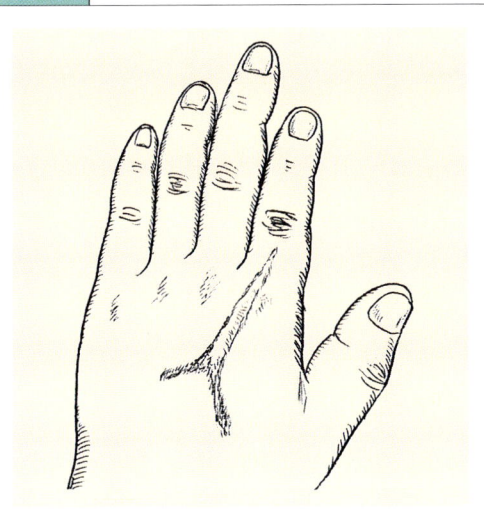

B　手術法：W&Z-形成術

図 8-55

1. デザイン：皮膚の伸展度が大である基節関節部の拘縮を取ることが大切であるからその部位には Z-形成をデザインする．Z-形成の部位のデザインが決まれば，あとは W-形成のデザインと進めていけばよい（数字はデザインを描く順序を示す）．

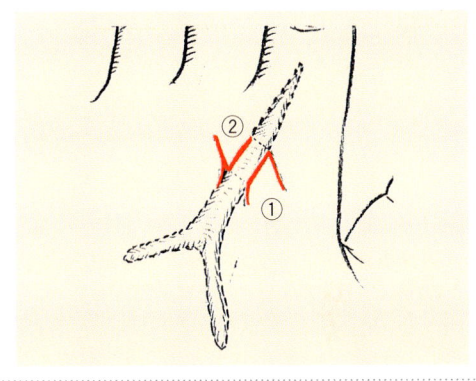

2. Z-形成術の延長線上，まず片側の W のジグザグを進める．

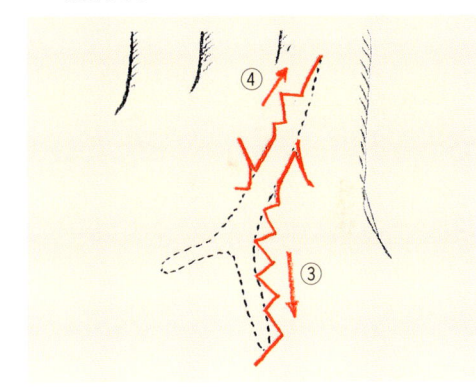

3. ⑨の三叉路の 3 点を決めることも大切．

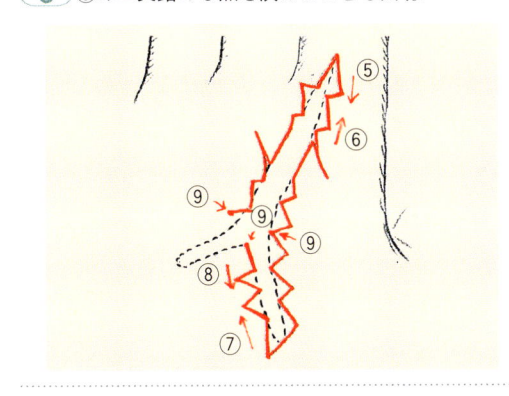

4 デザインの完成．

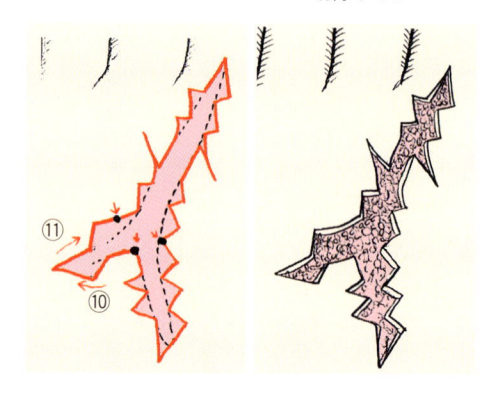

5 局所麻酔下にデザイン通りに瘢痕を切除する．

6 まず重要ポイントとしてのZ-形成部位と3点縫合部位に真皮縫合および皮膚縫合を施す．

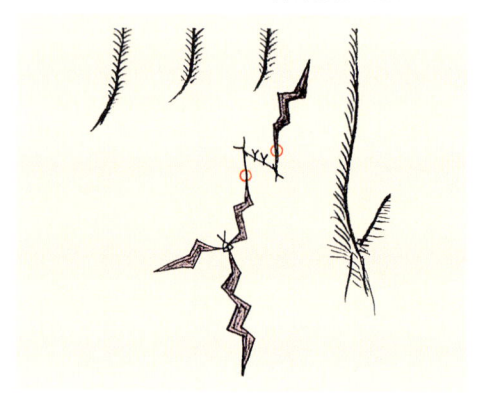

7 次いで，W-形成のコーナーを真皮縫合した後，皮膚縫合すると，残った部位は連続縫合（6-0ナイロン）でよい．

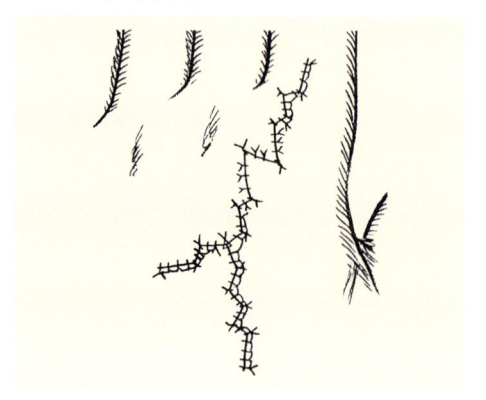

ケース 5　手掌部の瘢痕拘縮

Key points

① 手掌部では熱傷などによる瘢痕拘縮が多く，形成手術では植皮術を要することが多い．
② もちろん，Z-形成術だけでは拘縮の除去にならない場合に植皮術の適応となる．
③ 手掌部への植皮は小面積ならば，同側や対側の手関節部にdonorを求めるが，それ以上の面積となると，足底の非荷重部位（土踏まず）がbest donorとなる．
④ 小児における瘢痕拘縮の植皮は将来的に，再度植皮を追加する必要があるため，家族には最初からそのような説明をしておく必要がある．なぜなら，移植された皮膚は，正常皮膚ほどには成長伸展しないからである．

A 症例の解説

乳幼児期にやけどを負ったため一度植皮術を受けているが，成長につれて，母指，中指が拘縮をきたしてきたもの．

図 8-56

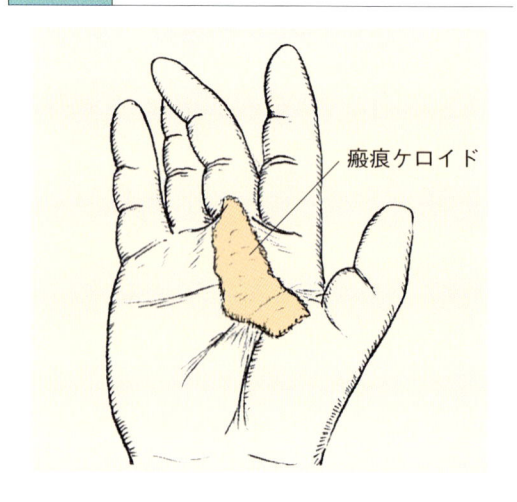

瘢痕ケロイド

360　実際編

B 手術法：遊離植皮術

麻酔法：局所麻酔か静脈局所麻酔で行う．局所麻酔で行う場合も駆血帯（ラバーターニケット）を用いて腕部で駆血する．局麻剤は血管収縮剤の入っていないものを使用する．

図 8-57

① 拘縮を除去したい2ヵ所で植皮の追加を行うことにする．

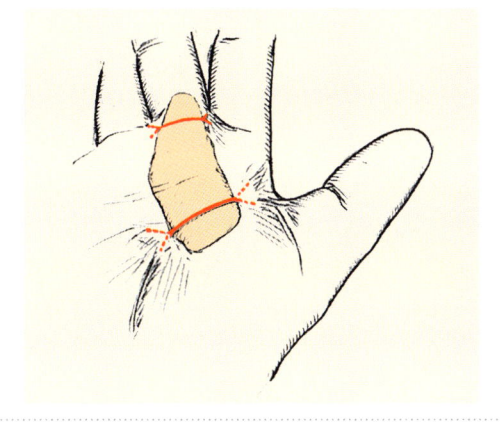

② 切開線の両端をY字状に切開すると，さらに拘縮が解除され，指は伸展する．

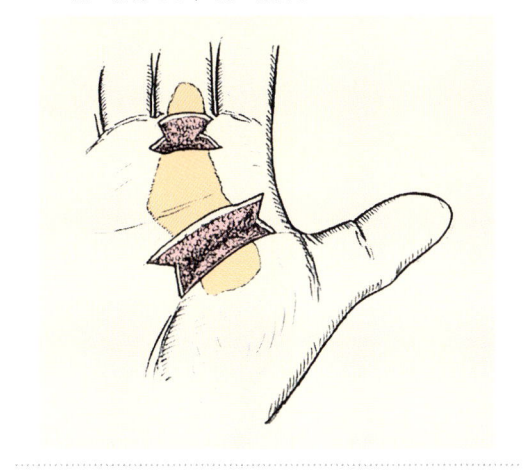

③ 足底部からの全層皮膚を縫着（6-0）その周囲にタイオーバー固定用の糸（4-0）をかける．

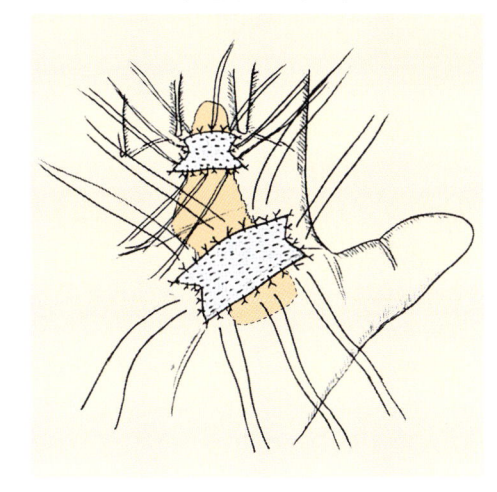

④ ソフラチュールガーゼの上に生理食塩水綿花で死腔のないよう圧迫しタイオーバーの糸で固定する．
術後指を動かさないように dressing はおおげさに，つまり大きくボリウムをつけてする．ギプス包帯を巻くこともよい方法である．

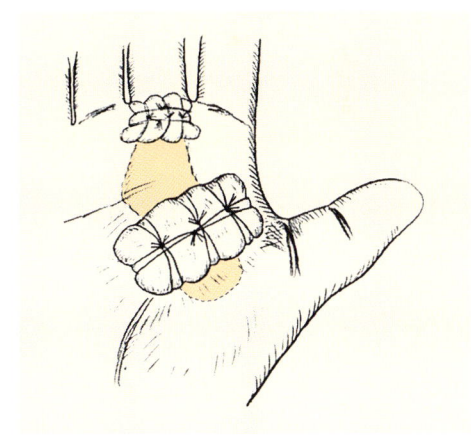

ケース 6　手関節部の瘢痕拘縮

Key points
① 手関節部の瘢痕には，単なる外傷によるもののほか，手術瘢痕や，自殺未遂による自損の逡巡創瘢痕がある．
② 手術瘢痕は不適切な皮切による拘縮で Z-形成術が必要な瘢痕である．
③ 逡巡創瘢痕はまた，本人にとって人にはどうしても見られたくないものらしく，何とか手術で目立たなくしたいという人も多い．しかし，傷跡を消してしまうことは不可能であるため，「手術による瘢痕にしか見えない」瘢痕に置換することが行われる．

A　症例の解説

18歳女性．手関節部の切創後瘢痕ケロイドとなった．

B　手術法 1：wave line excision

図 8-58

①皮切のデザイン．
wave line として術後の拘縮を予防することにした．

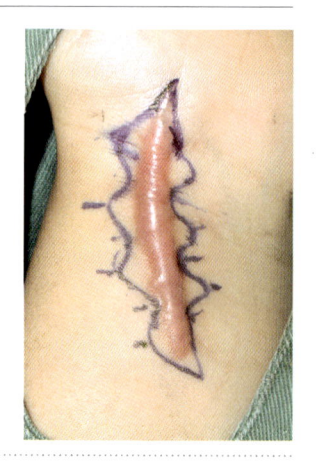

②真皮縫合の後，皮膚縫合を終了したところ．

③術後1年5ヵ月．この時点までテーピングを継続してもらった．

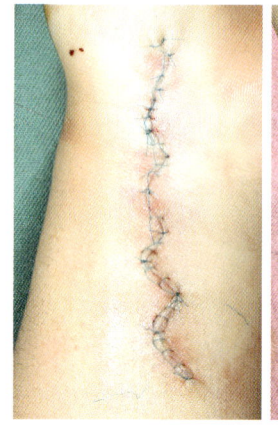

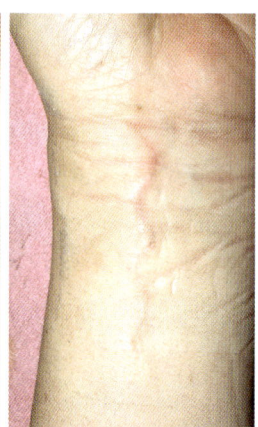

C　手術法 2：W-形成術

図 8-59

①21歳女性．自傷瘢痕であることに悩む．一辺が 7〜10 mm の大きなジグザグになるように W-形成術のデザイン．

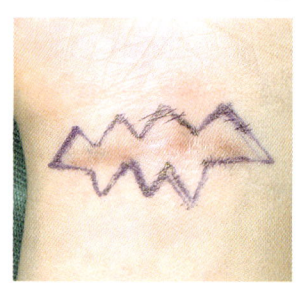

②縫合終了時の状態．
真皮縫合も各コーナー部位で行う．

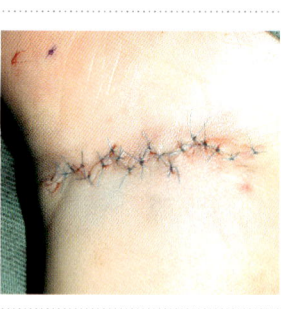

③術後1年目の状態．ほとんど赤味は消失して瘢痕が目立たない．
（★こうして，自傷瘢痕を形成手術瘢痕にしか見えないように置換するのである）．

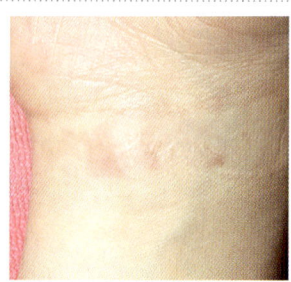

ケース7　肘関節部瘢痕拘縮　その1

Key points
① 肘関節部は皮膚の伸展度が大きい部位であるため長軸方向の傷跡は拘縮をきたしやすい.
② 瘢痕形成術には，Z-形成，W-形成を有効に用いる.
③ 瘢痕拘縮をきたすケースではケロイド体質の場合がほとんどであるため，術後のケア（テーピングとトラニラストの内服など）が大切である.
④ 背側は特に皮膚の伸展度が大きいため，wave line の瘢痕に置換することが望ましい.

A　症例の解説

直線状の手術瘢痕が関節部にできた場合，ケロイド体質の身体には必然的に肥厚性瘢痕またはケロイドが発症する．その治療はやはり手術を行った後，しっかりとアフターケアを行うしかないが，デザインの方法は大別して2種類ある．W-形成術と wave line 形成術である．

★　連続 Z-形成術を好んで用いる術者も多いと思うが，著者はよほどの拘縮でない限り W-形成術か wave line 形成術で十分に対応できるという考えである．術後瘢痕が連続 Z-形成術に比べて整容的に優れているからである．

B　手術法1：W-形成術

図 8-60

① 手術瘢痕が術後ケロイド形成したケース.

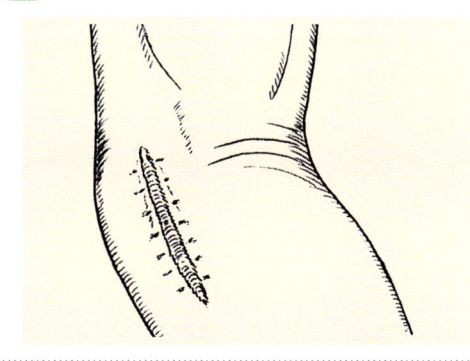

② W-形成術のデザイン.

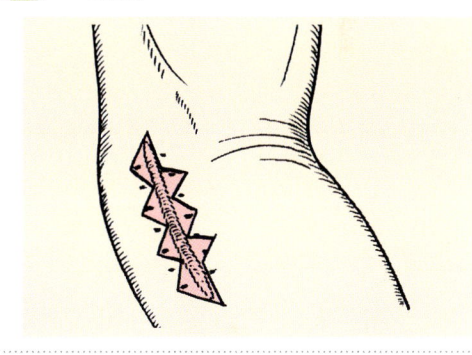

③ 真皮縫合（5-0）の後，皮膚縫合（6-0 または 7-0 ナイロン）.

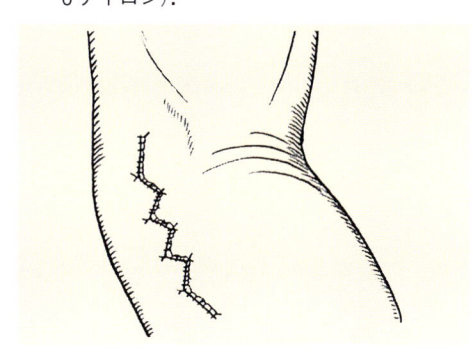

第8章　上肢　363

C 手術法2：wave line 形成術

図 8-61

(1) 手術瘢痕．これだけ正中線上を切開する手術はどうかと思うが実際によくお目にかかる症例である（外科医や整形外科医に，形成外科的観点から，従来の古典的皮切法を見直して頂きたいと思う時がよくある）．

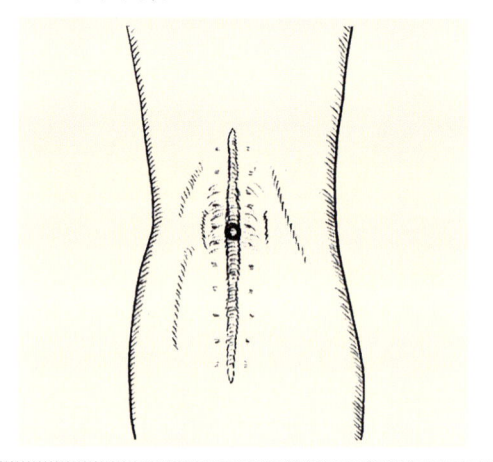

(2) 肘頭先端部位（○印）に瘢痕がこないようなデザインを考える．
肘頭部で外側に瘢痕がそれるようにデザインする．
（★内側にそれることは尺骨神経の存在があるため望ましくない）．

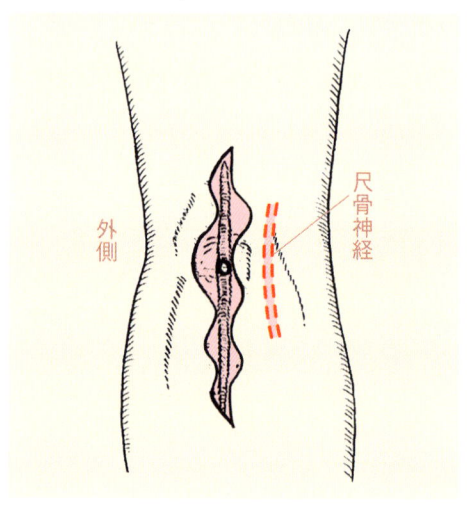

(3) 真皮縫合（5-0 ナイロン），皮膚縫合（6-0）終了した状態．
縫合線は肘頭部で外側にそれている．

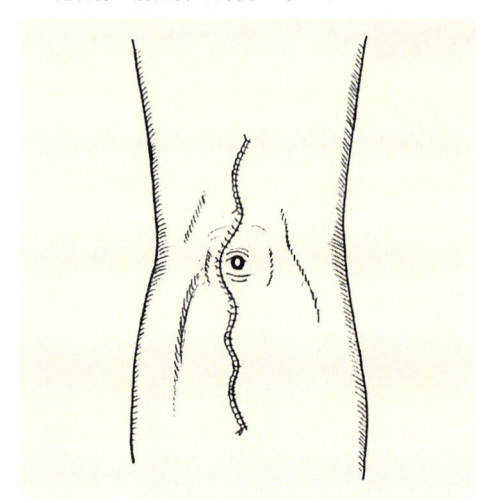

ケース8 肘関節部瘢痕拘縮 その2（実症例）

A 症例の解説

27歳女性.
交通事故による骨折の観血時骨接合術のため肘頭部から末梢に皮膚切開を受け，瘢痕がみごとに残っている．

図8-62

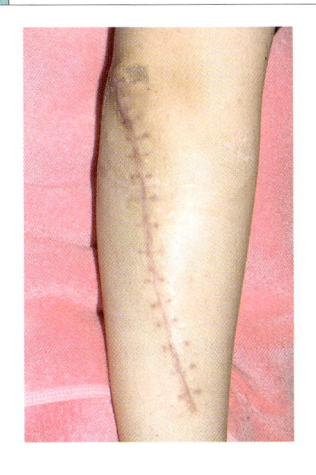

B 手術法：wave line 形成術

図8-63

1) 皮切のデザイン．
大きいwave lineとした．

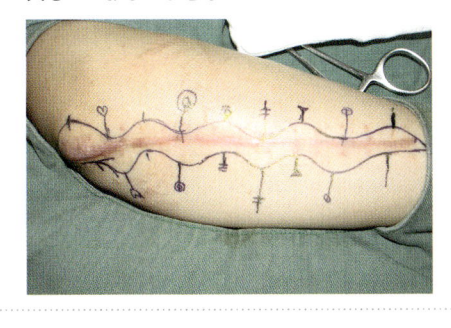

2) 手術は真皮縫合の後，皮膚縫合は連続縫合法とした（6-0ナイロン）．

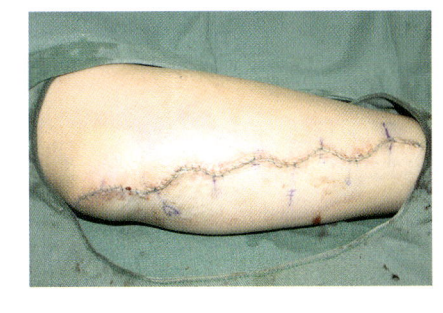

3) 術後1ヵ月目．

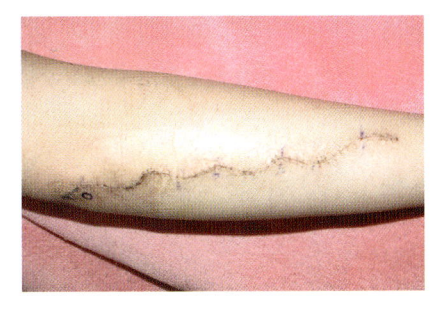

4) 術後4ヵ月目．

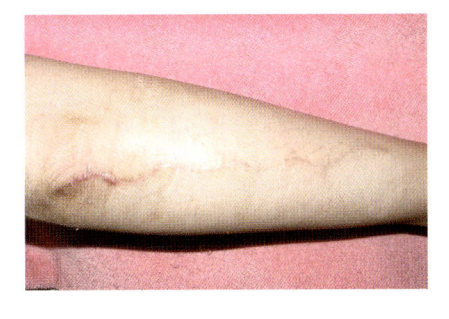

5) 術後8ヵ月目．肘頭部以外はほとんど赤味消失．

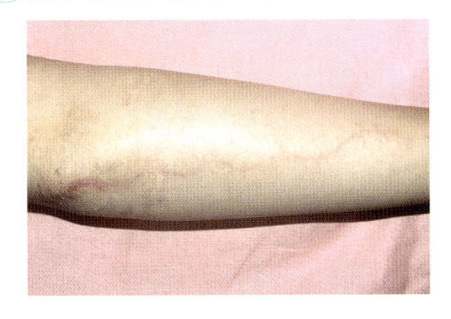

ケース9　肩関節部瘢痕拘縮

Key points

① 肩関節のような大関節部での高度な瘢痕拘縮では，5 flap Z-形成術を適応すると，より効果的である．
必要条件としてはa）十分なwebで瘢痕がやわらかくなっていること，b）血行状態が良好であることの二つがあげられる．
② 瘢痕ケロイドでwebがあまりなく瘢痕が固いだけなら，植皮術を適応する方がよい．

A　症例の解説

13歳男性．
幼児期の熱傷にて右腋窩部に広範囲の瘢痕拘縮を残している．上肢の挙上はかなりよくできるがひきつり状況も顕著である．

図 8-64

①

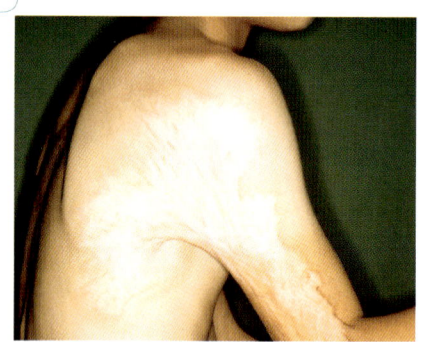

②

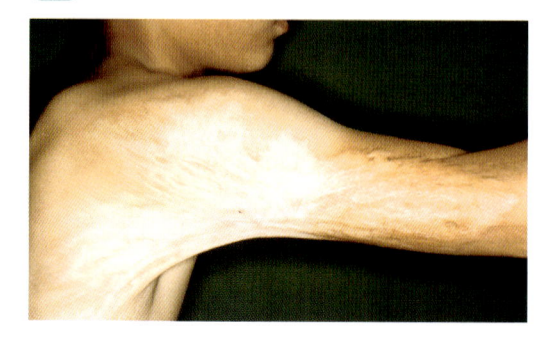

B　手術法：5 flap Z-形成術

図 8-65

① 5 flap 法をデザイン，やや外側から見たところ．

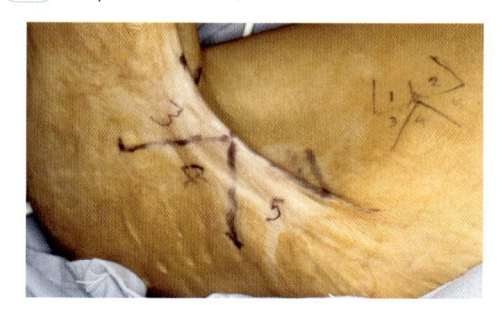

② はそのシェーマを示す．

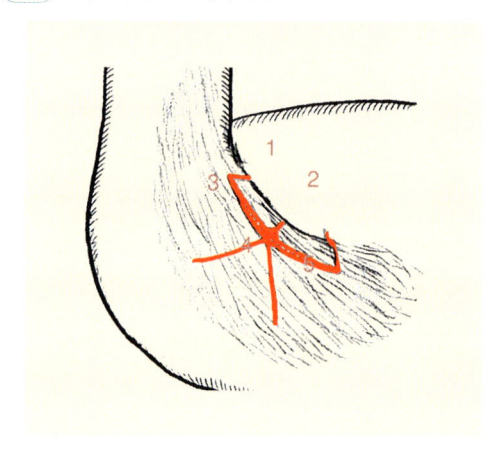

③ 上腕を水平挙上し横から見たところでのデザインを示す．

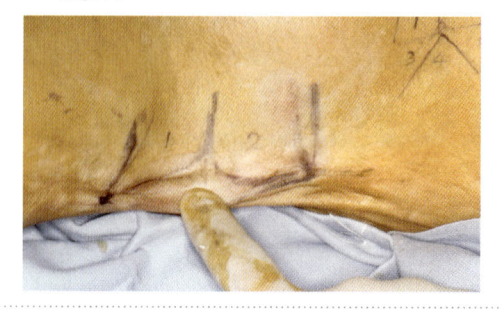

4 はシェーマを示す.

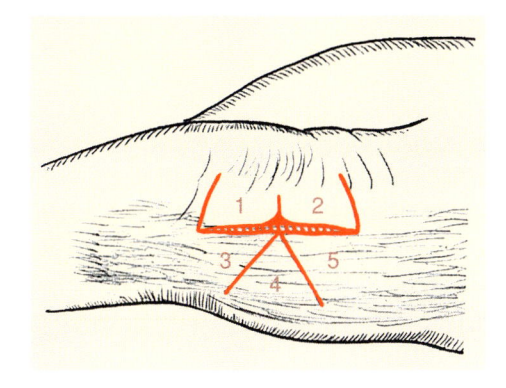

6 皮膚縫合を終了した時点での上肢を挙上した状態.

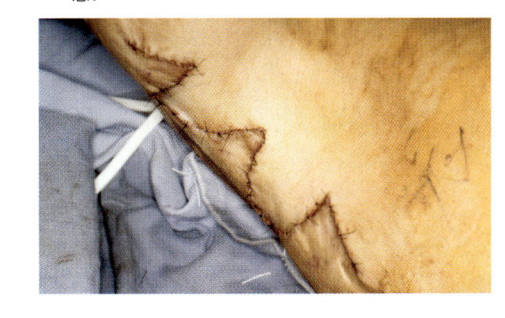

5 デザインに沿って皮切を行うと拘縮はみごとに解除され，5つの皮弁はそれぞれ予想の位置におさまろうとする．皮弁の先端から縫合に移り，中止め，真皮縫合も8～10 mm間隔で行う．

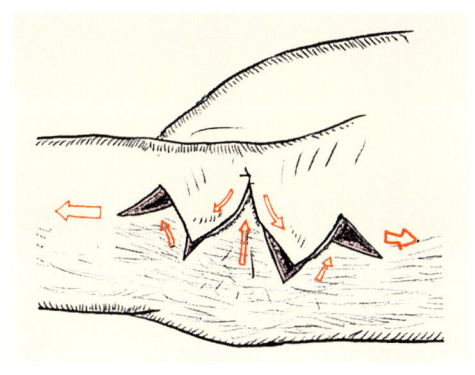

7 術後3ヵ月目の状態.
　　楽に上肢を挙上することができる.

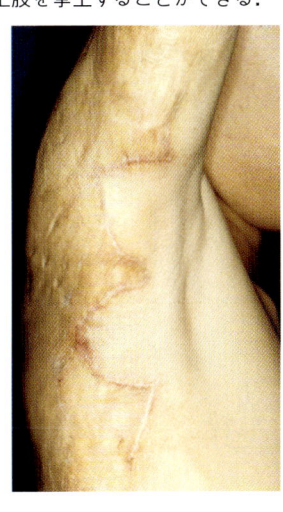

C 腫 瘍

ケース1 爪下外骨腫

Key points
①爪下外骨腫は症状としては爪の変形ということが先で疼痛はあまり訴えず，圧痛が軽度にあるのみである．
②爪下に黒色様の変化をきたし疼痛が著明な場合は glomus tumor を疑う．X 線撮影にて診断は容易である．
③メスまたはリウエルにて削り取る．

A 症例の解説

末節骨に生じた外骨腫．

図 8-66

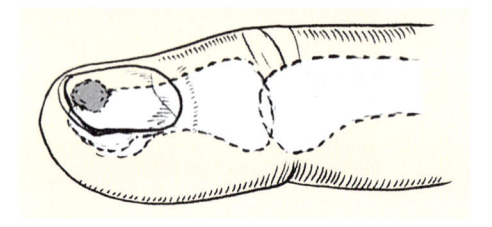

B 手術法

図 8-67

(1) 手術の皮切線（fish mouth incision）．
掌背境界線に沿って切開を加える．

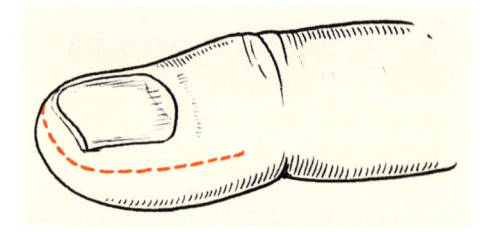

(2) 駆血下に切開を加え，末節骨を露出させていく．

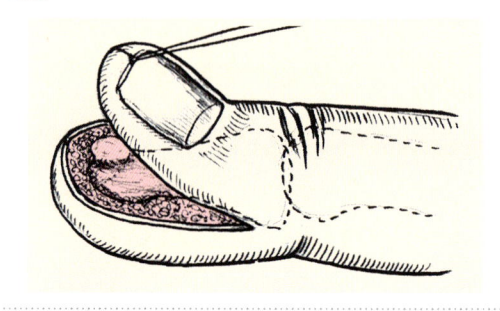

(3) 外骨腫の切除．
リウエルまたはメスにて削り取る．
駆血帯を除去し，電気メスを用いて止血する．

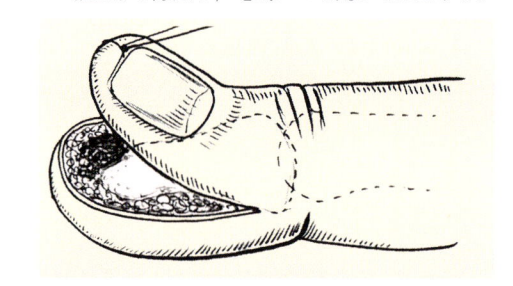

(4) 閉創．指尖部は出血しやすいが，完全に止血していなくても閉創作業を進めていく．

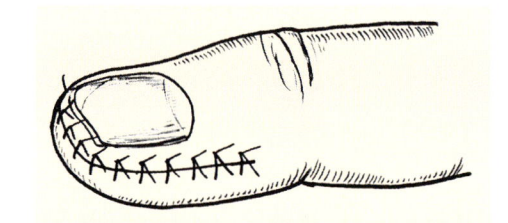

D 奇形，変形

ケース1　合指症（指骨が正常なもの）

Key points

① 合指症のバリエーションは数多くあり指骨の未完成のもの，欠損しているものまでは手の外科の専門書に譲ることにして，ここでは骨の発育が正常で，指間の形成手術のみで十分な機能が取り戻せるケースについて，手術法の一つを紹介する．

② 指間形成の最重要ポイントは，指間の谷間をいかに確実に作れるか，ということに尽きる．そのためには指間の谷間（底部）を皮弁で被覆する必要があり，それが確実にできれば両指の側面には，不足分だけ皮膚移植を施せばよい．

③ 縫合線がジグザグになって，成長による拘縮が防止できるようデザインすることが次に大切なことである．
そのためにデザインを工夫するわけである．

④ 植皮面積は狭いほど機能的にも審美的にもよい指ができるが，そのために片方の指を植皮しなくてすむようなデザインか，またはできるだけ植皮面積が小さいように工夫する．

⑤ 植皮術を施す指は1～2週間鋼線にて串刺し状態にして局所の安静を保てるようにすることは植皮術を成功に導く必要条件の一つである．

A 症例の解説

右第3・4指の合指症．

図 8-68

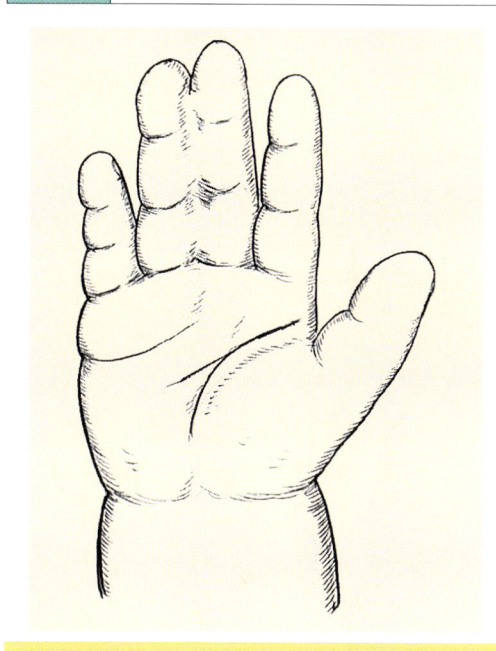

B 手術法：指間形成術

図 8-69

(1) 背側から見たデザイン．

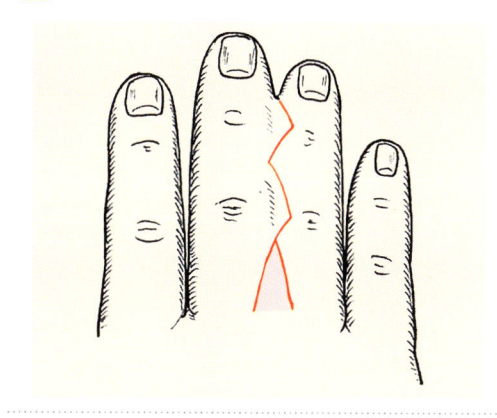

② 掌側から見たデザイン．
基部に重要な指間底部用の皮弁をデザイン．
また，中指はできるかぎり皮弁でカバーして，植皮面積を小さくて済むよう工夫してある．

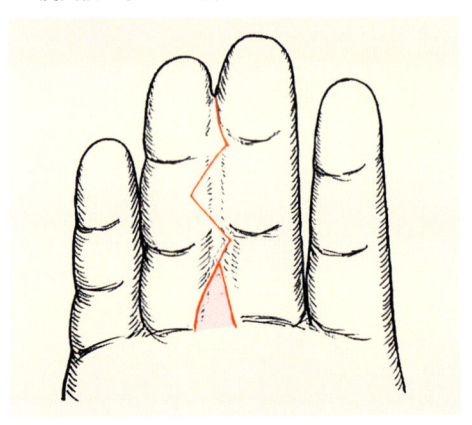

③ 指の切離後まず基部の皮弁で指間の底部を形成する．中指の方にできるだけ多くの皮膚が補充され，中指部までは完全にカバーできるデザインとなっている．

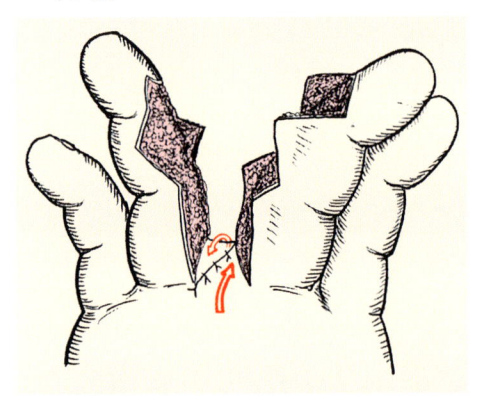

④ 手術終了の状態．中指は基節部のみに植皮するだけでよいが，その分，環指には大きく植皮が必要となっている．植皮の皮膚は，足の内側足底寄りを donor とするのが best である．

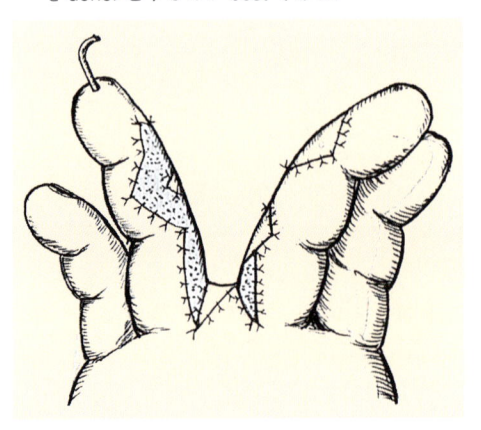

ケース2 弾発指

Key points

① 弾発指は指の MP 関節付近で腱鞘が狭窄を起こしたために屈筋腱が腫瘤状に肥大し，指の屈伸運動によって狭窄部を通過する際に弾発現象を起こすものである．

② 弾発指は母指に生じることが最も多く，中年女性に多くみられる．また新生児にみられることもある．

③ 中年女性の場合は，副腎皮質ステロイド剤を局注することで軽快するが，また数ヵ月で再発を繰り返す．多くの場合は腱鞘切開術をしないと完治しない．

④ 麻酔：止血帯をかけた後，局所麻酔（血管収縮剤は含まない）注射にて手術を開始する．

A 症例の解説

母指基部皮下に腫瘤を触れる．

図 8-70

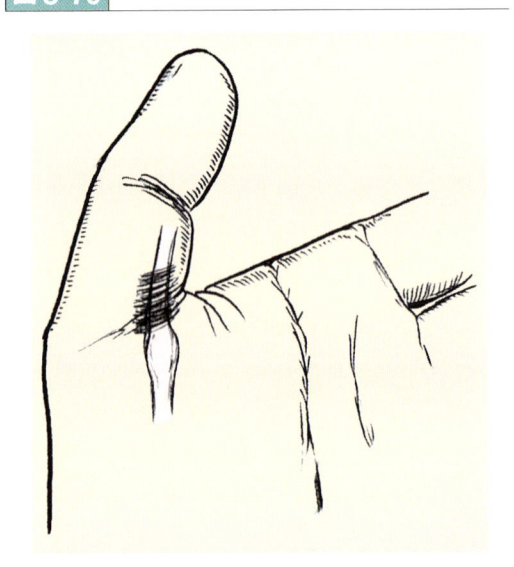

B 手術法：腱鞘切開法

図 8-71

1. 皮切．
弾発指の関節部に皺襞に沿い約1.5cmの横切開を加える．
ほとんどの場合，弾発部は小隆起を触れるので，その近辺の太い皺を1〜2mm中枢側にはずして皮切部位とする．
（★両側の指神経を損傷しないように注意する）．

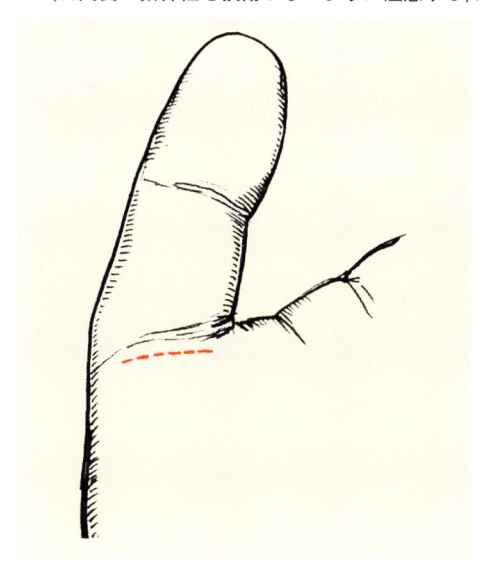

2. 腱鞘の露出．
皮切を加え皮下脂肪層を分けると隆起した腱鞘が露出してくる．その中枢を分けて腱を露出させる．

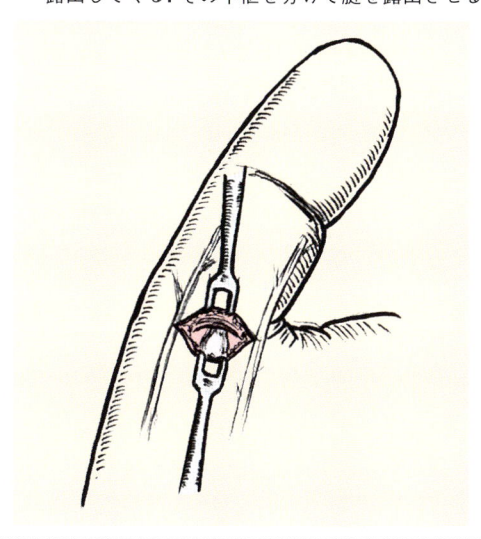

3. 次いでモスキートペアンにて腱鞘を把持する．その把持した部分だけをメスを用いて切除してしまう．

★ 腱鞘は単に切開するだけでもよいが，時に再発することがあるのでこうして一部を切除した方が確実である．特に乳幼児の弾発指では**必ず切除することが必要である．切開のみでは必ず再発する．**

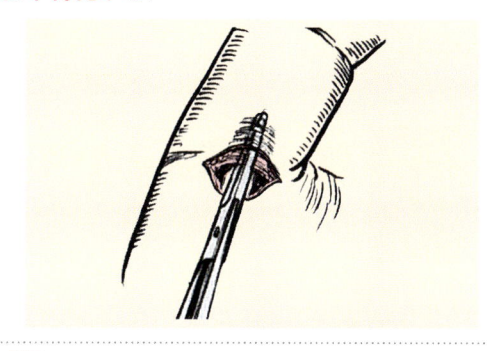

4. 腱鞘を切除し狭窄が除去された状態．
抵抗なく屈伸できることを確認する．特に十分に伸展できることを確認しておくことが大切である．

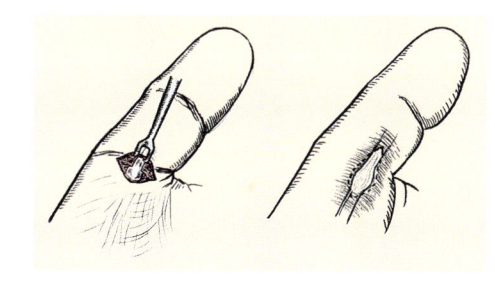

5. 創の閉鎖．
閉鎖は1層縫合でよい．5-0ナイロン糸にて縫合閉鎖し，圧迫固定する．術後は副子固定は不用であるが，MP関節は動かしにくいように2cm×2cmの面積で厚さが7mm程度の厚いガーゼで制動的に絆創膏固定を施す．IP関節は自由に動かせるようにfreeとする．

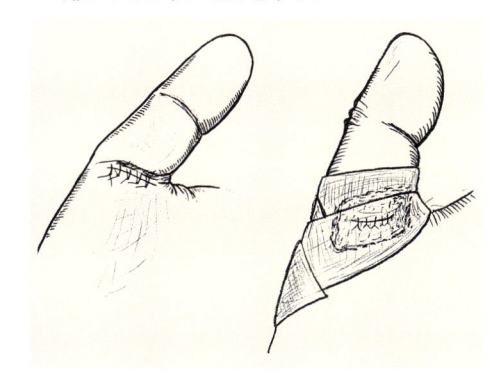

第9章 頸部・軀幹部

A 外傷

ケース1　殿部の褥瘡その1（小さい褥瘡）

Key points

①褥瘡は見かけの大きさではなく死腔部分を確認して，死腔部分の平面積で実質的な大きさと考え，死腔の上の皮膚は手術の際は捨てる思いきりが必要である．

②全例が感染創であるから，肉芽組織を含め不潔な raw surface 表面を完全に切除してから修復作業にとりかかる．

③手術の際は仙椎骨の隆起・突起を十分に平坦化することが再発の予防のために重要な操作である．

④原則として，縫合線が褥瘡の中心にこないような被覆法を考える（それが片側からの皮弁とする理由）．褥瘡中心部に最も圧迫が加わるため縫合不全をきたしやすい．

⑤再発防止のためには，厚い soft tissue が望ましいため，皮下脂肪だけの皮弁でなく筋皮弁（筋層を含めた皮弁）とするべきである．

⑥術後の肢位も重要で，術後10日間は皮弁縫合部に緊張のかかりすぎない体位が必要．

⑦筋皮弁の遠隔移動法もあるが，大手術になり本書では省略（myocutaneous flap 法も進歩している）する．

A 症例の解説

35歳女性．交通事故にて脊椎脱臼骨折による下半身麻痺．入院中に褥瘡を生じた．

図9-1

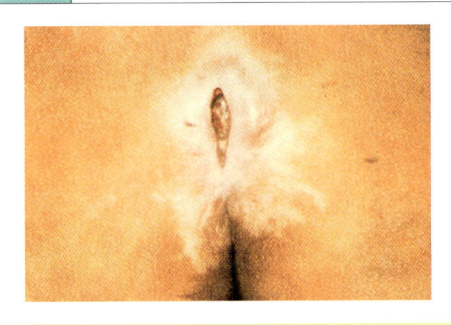

B 手術法：Dufourmentel flap 法

図9-2

① まず死腔の確認．実質的な大きさを知る（点線の範囲が実質的な大きさ）．

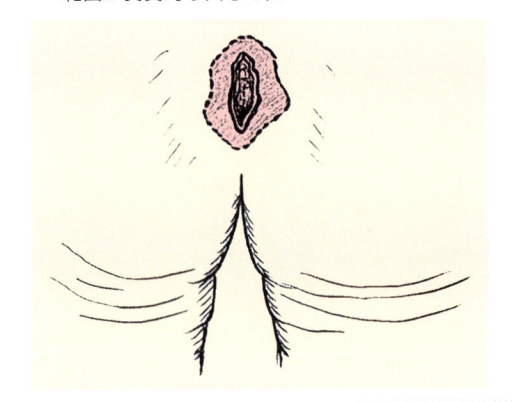

2) デザイン（Dufourmentel flap）.
   a) 褥瘡の実質の大きさに応じて**菱形を描く**（ABCD）.
   b) 水平方向の対角線を引き，その線を皮弁を作成する方へ延長.
   c) 辺 AB の延長線と対角線 BD の示す角を 2 等分する線 BE を引き BC≒BE とする.
   d) 次に対角線 AC に平行に線 EF を描き BE＝EF とする.
   e) BC＝CD≦BE＝EF つまり皮弁の方の一辺をやや長いめ（5〜7mm 長く）にしておく方がうまく移動できる.

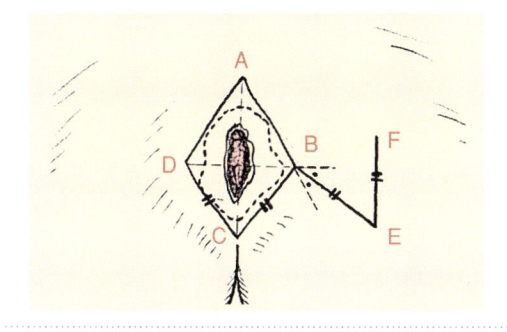

3) 皮弁のデザインが完了.
   その後，執刀の前準備として，褥瘡部分の死腔を含む raw surface を濃いめ（3％）のピオクタニンブルーで青染する.
   (★この操作は褥瘡手術においては非常に重要である).
   そうしておいて褥瘡切除にあたっては，青染した**部位**（感染創・不良肉芽）**を完全に除去する**.

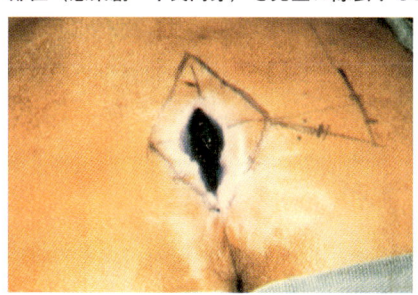

4) ピオクタニンブルーで青染した死腔を完全に郭清した状態.
   褥瘡が単純な菱形になったところで仙椎骨の表面の凸状の**突出を削り平坦化する**.

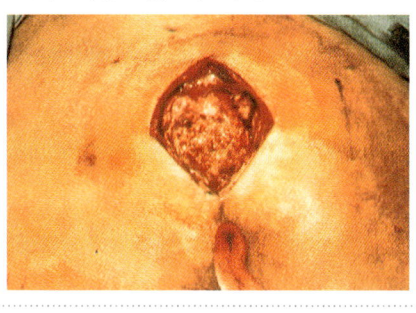

5) 次いで，皮弁を起こしにかかるが，皮弁には大殿筋の一部（厚さ 5〜10 mm）をつけるように起こす．動脈性の出血は確実に結紮しておく.

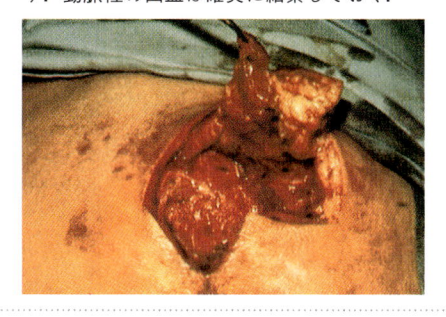

6) ドレーンチューブを先にセットしておいて，筋皮弁の移動縫着（3-0，4-0 ナイロン）し，褥瘡部位は厚い軟部組織でカバーすることを心がける.

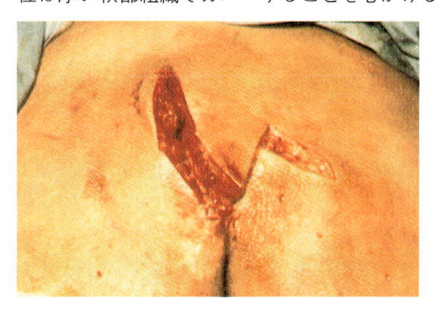

7) 皮膚を 5-0 ナイロンで縫合し手術は終了.

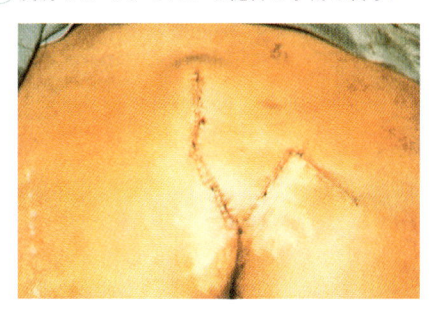

ケース2 殿部の褥瘡その2（やや大きい褥瘡）

Key points
①褥瘡手術にあたっては局所皮弁法にて皮膚欠損部位を覆うことを考える．
②実質上の皮膚欠損は死腔の平面積であるため，その大きさによって皮弁のデザインのし方を考える．その基本は次の2つである．
　a）菱形皮弁の変法であるDufourmentel flap
　b）片側殿部の大半を利用して行う回転皮弁
③a）の皮弁法はtransposition flapの一つであり殿部の場合原則として横径が8cm位までの大きさの皮膚欠損の修復に適している．
④皮膚欠損が大きく8×8cmを超えるような褥瘡ではb）の回転皮弁法が安全である．

A 症例の解説

71歳女性．脳梗塞にて入院臥床中に仙骨部が褥瘡となる．その後回復し杖歩行が何とか可能であるが，褥瘡は依然軽快せず，手術治療のため来院．

術前の褥瘡の状態である．仙骨隆起部位のみで皮膚壊死の状態となり，潰瘍が形成されている．

図 9-3

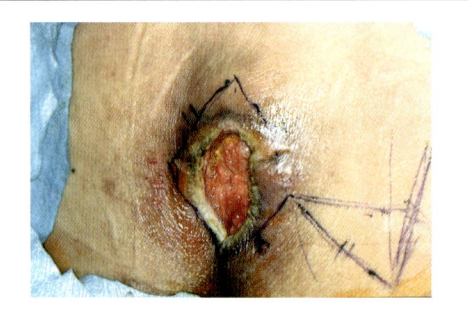

B 手術法：Dufourmentel flap法

図 9-4

① 死腔の大きさに従い菱形の皮膚欠損とみなし，Dufourmentel flapのデザインをしピオクタニンブルーにて，潰瘍と死腔をすべて青染したところ．

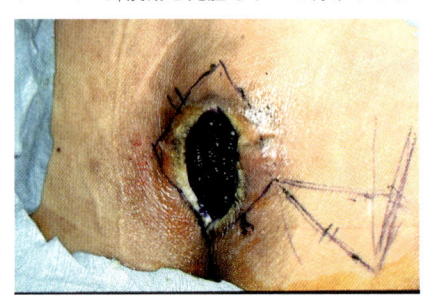

② 筋皮弁を移動し縫合を終了したところ．ペンローズドレーンを2ヵ所に挿入した．

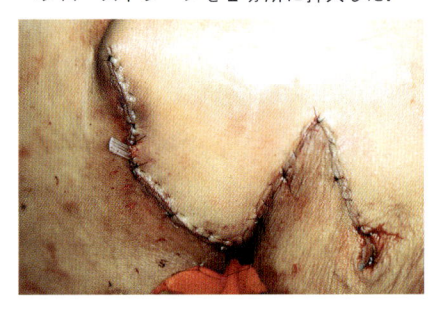

③ 術後6ヵ月目の状態．自力歩行できるケースでは再発はまずない．

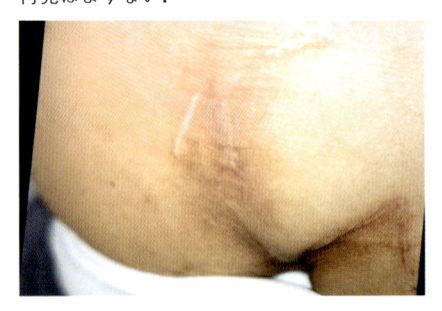

ケース3 殿部の褥瘡その3（大きい褥瘡）

Key points
① 大きい回転皮弁のデザインの際に注意すべきことは，皮弁の長さに余裕を持たせることである．
② デザインは二次元的であるが皮弁には厚さがあり，それを移動させる場合には，皮弁の厚さの約2倍の長さをプラスして皮弁の長さと考えてデザインすれば安全である．

A 症例の解説

78歳女性．脳梗塞にて入院中に褥瘡となり死腔も広く，菱形皮弁では修復が困難と判断し，片側殿部からの回転皮弁にて皮膚欠損部位をカバーする方針とした．黒マジックで褥瘡の潰瘍と死腔部位をマーキング．皮弁のデザインらしき黒いラインは，術前に整形外科のレジデントがマーキングしたもの．

図 9-5

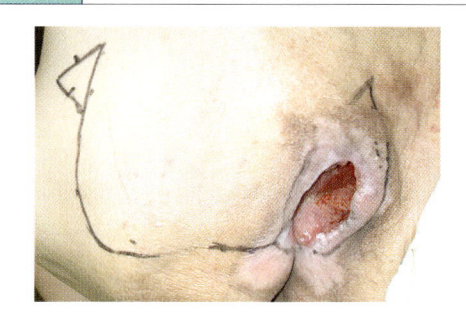

B 手術法：回転皮弁法

図 9-6

① 青色のラインは著者が皮弁をデザインしたもの．黒いラインは初心者がよく行いがちなまずいデザイン．皮弁を厚く起こすと，皮弁の先端が仙骨部下端まで届かず，結局無理な緊張を加えざるを得ず創の術後離開につながる．

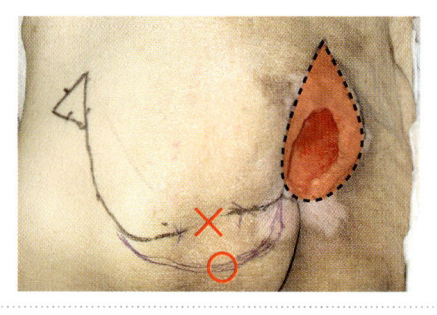

② 手術直前のデザインを示す．斜線部位の皮膚が大変重要な意味を持つわけである．

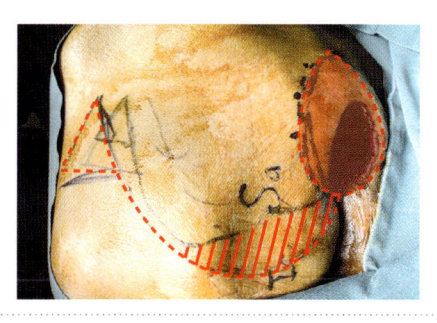

③ 手術終了時の状態．無理な緊張なく皮膚欠損がカバーできている．

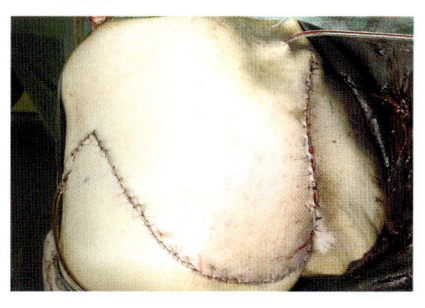

B 瘢痕

ケース1 頸部の瘢痕拘縮その1（縦方向の瘢痕）

Key points
① 頸部は瘢痕が皺の方向つまり横方向を向いていることが望ましいが，縦方向の瘢痕はW-形成術を応用する．
② ネックレスラインの縫合線瘢痕は軽いwave lineをつけて縫縮すると，瘢痕の拘縮が目立たない．
③ 気管切開瘢痕は幅があるため無理せず2回に分けて切除すると瘢痕が短くて済む．

A 症例の解説

38歳男性．瘢痕が皺の方向に一致していないため気になるということで形成手術を希望し来院．

図 9-7

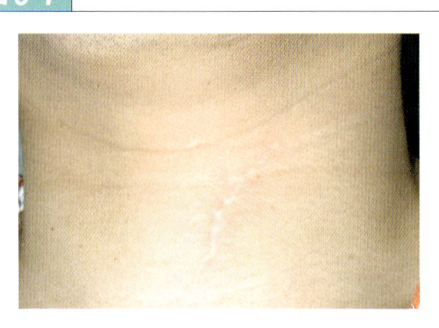

B 手術法1：W-形成術

図 9-8

1. W-形成術のデザイン．頸部ではジグザグの角度は90°よりもむしろ鋭角気味とする．

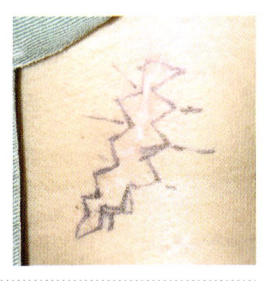

2. 皮切の後，瘢痕を切除．

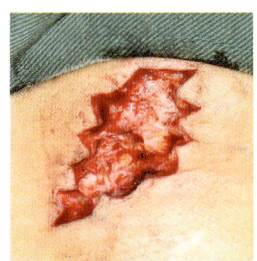

3. 皮下（真皮）縫合（5-0ナイロン）終了．

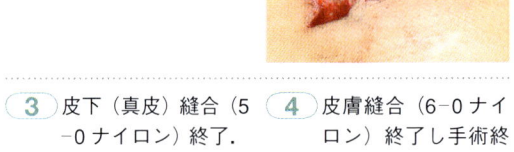

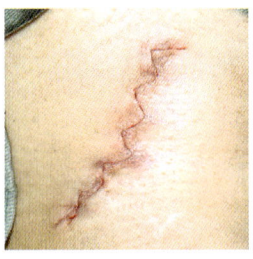

4. 皮膚縫合（6-0ナイロン）終了し手術終了時の状態．

5. 術後1ヵ月目．

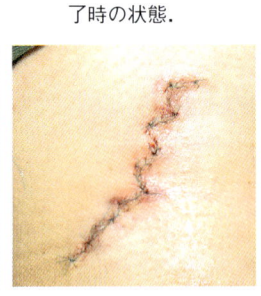

6. 術後2ヵ月目の状態．1ヵ月目に比べ，少し瘢痕の赤味が消退傾向になってきている．

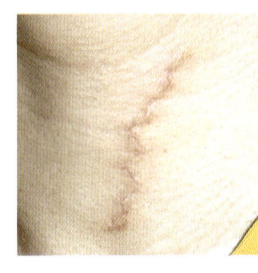

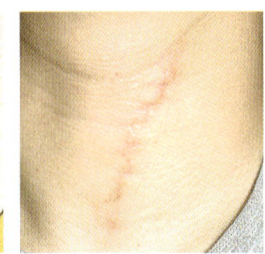

C 手術法2：紡錘状切除

図 9-9

(1) 33歳女性. 甲状腺手術後, 肥厚性瘢痕となった.

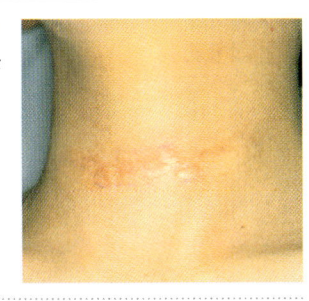

(2) 瘢痕部を全切除するためのデザイン. 少しでも拘縮を生じないように意識的に wave line をつけている.

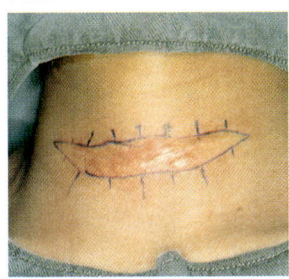

(3) 縫合処置終了時の状態.

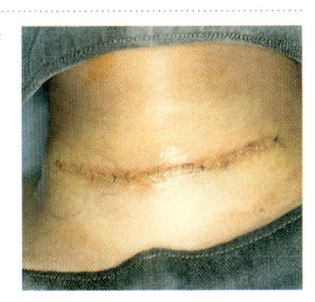

(4) 術後5ヵ月. この頃までテーピングを持続.

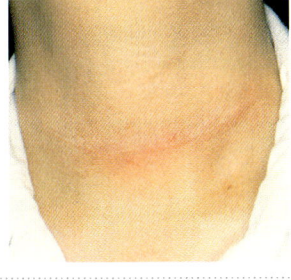

(5) 術後7ヵ月. ほとんど赤味が消失した.

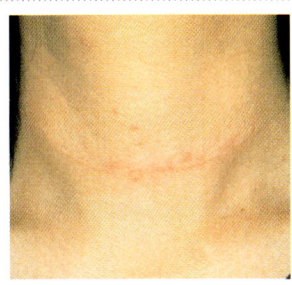

ケース2　頸部の瘢痕拘縮その2（気管切開瘢痕）

A 症例の解説

気管切開瘢痕. この瘢痕は必ず面積のある瘢痕であり, 第3者が見ると気になるものである. 特に女性では夏場はこの部位を露出することが多く, 手術を希望する人は多い.

図 9-10

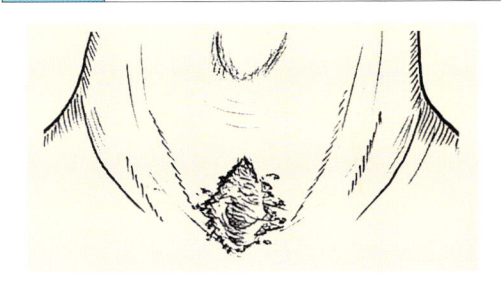

B 手術法：連続縫縮術

図 9-11

(1) 水平方向の瘢痕に置換したいのであるが, 大きいので, serial excision とすることにした. 1回目の切除デザイン.

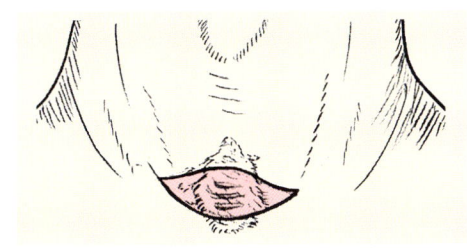

(2) 1回目縫縮終了時.

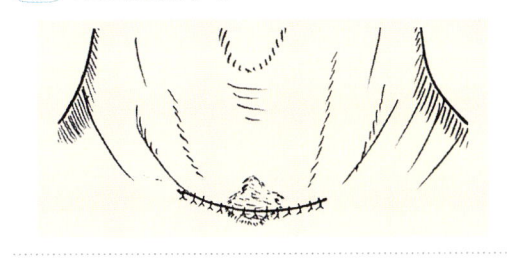

③ 術後2ヵ月で2回目手術のデザイン.

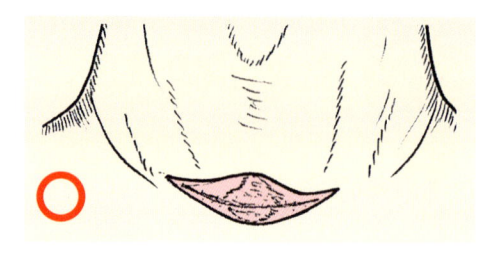

④ 縫縮終了の状態.
2回に分けた方が,縫合線の長さも短くて済むことがわかる.

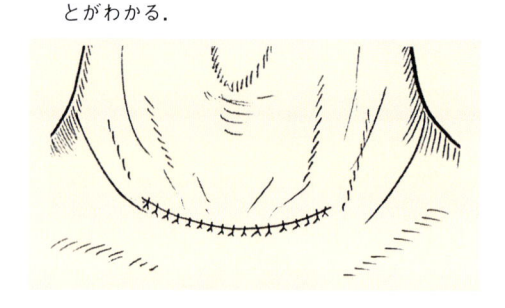

⑤ もしこの症例を1回の手術で終わらせようとした時,これだけ長い瘢痕を残すことになる.やはり2回に分けた方が結果的に短い瘢痕で済むことがわかる.

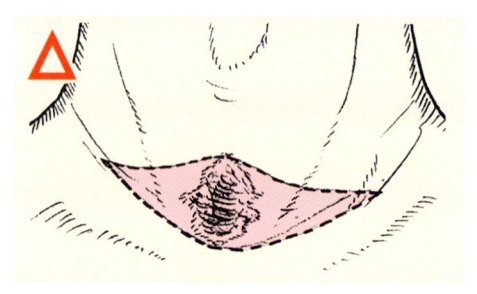

⑥ この症例を縦方向に縫合しようとすると,縦に長い瘢痕となり再び瘢痕ケロイドを生じる可能性がある.

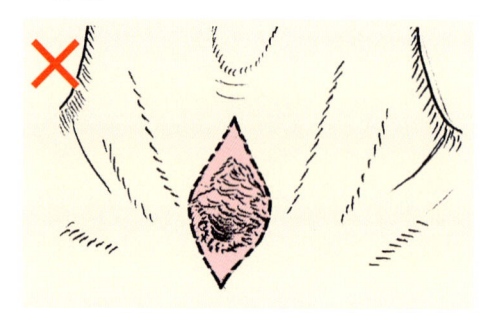

ケース3　頸部の瘢痕拘縮　その3（耳下腺付近）

A　症例の解説

28歳女性.耳下腺腫瘍術後,瘢痕ケロイドを予防して,曲線状の皮切ラインにて手術を受けたとのことであるが,瘢痕拘縮を生じてしまった.

図9-12

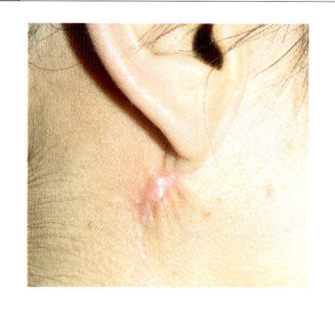

B 手術法

図 9-13

① 皮切のデザイン．拘縮を除去するジグザグラインとした．

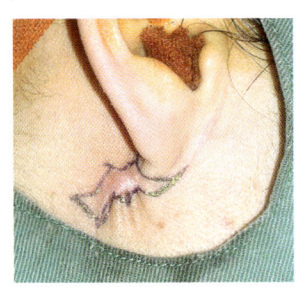

② 皮下真皮縫合（5-0 ナイロン）．ついで皮膚縫合（7-0 ナイロン）にて手術を終える．

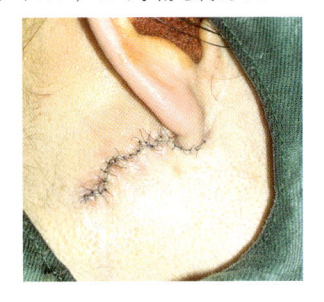

③ 術後 1 ヵ月の状態．拘縮は生じていない．

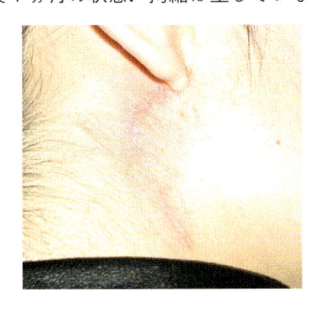

④ 術後 4 ヵ月目の状態．瘢痕の肥厚もなく順調に完治に向かっている．

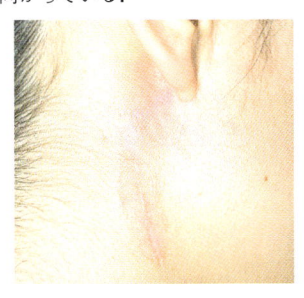

ケース 4　胸部の瘢痕ケロイド その 1（上方前胸部）

Key points

① 上方前胸部の瘢痕ケロイドは肥厚性瘢痕のケースと，真性ケロイドのケースとがある．ケロイドの好発部位で特に女性にとっては外観の醜状として，悩みの種となる．また，痒み痛みを伴うことも苦痛を増大させている．

② 真性ケロイドの場合，若年者では手術治療は原則として行わない．

③ この部位で手術を実行するのは，醜状，痛み，痒みが強いケースで再発の可能性も大きいこと，それを予防するには，テーピング，内服薬（トラニラスト）を 1 年～2 年と続行する必要があることを理解できるケースに限るべきである．

④ 皮切のデザインは横方向に長い wave line とする．

⑤ 皮切のデザインで波状かジグザグラインかは術者の好みによるが，整容的には wave line の方が印象が柔かいため著者は波状のデザインの方が better と考えている．

⑥ 皮下縫合は皮膚が盛り上がるくらい十分に寄せるべきである．

⑦ 術後ケアは手術よりもさらに重要で，テーピングとトラニラスト（リザベン®）の内服を半年～1 年続ける必要がある．

A 症例の解説

52 歳女性．若い時のニキビ跡から発生した真性ケロイド．過去に 1 回切除術を受けた経験があるが，やはり増大してしまったという．現在も痒み，痛みがあり，切除術を希望した．術後のケアを完璧に行う覚悟で手術に臨む決心をした．

図 9-14

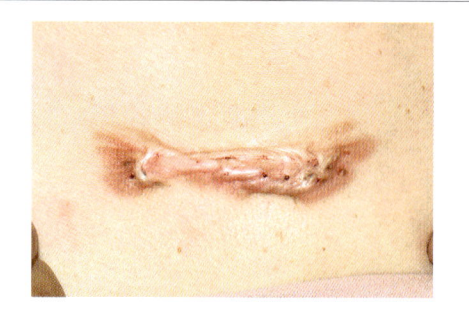

B 手術法

図 9-15

① 皮切のデザインは wave line とした．

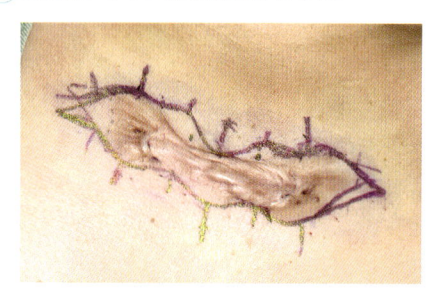

② 瘢痕の切除の次は wave の山の部位のみを皮下剥離．

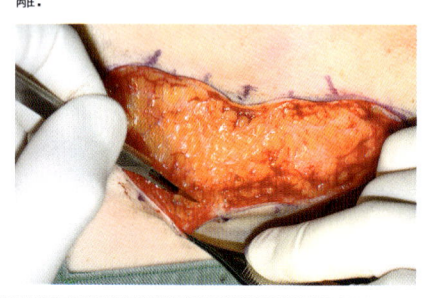

③ 皮下縫合開始．
（4-0 ナイロン糸）

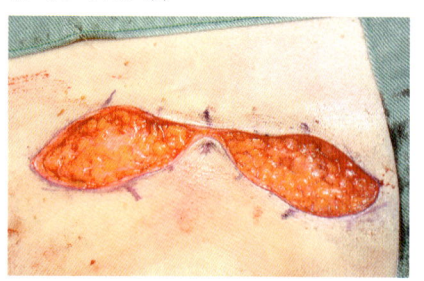

④ 皮下縫合．真皮縫合（4-0，5-0 ナイロン）．

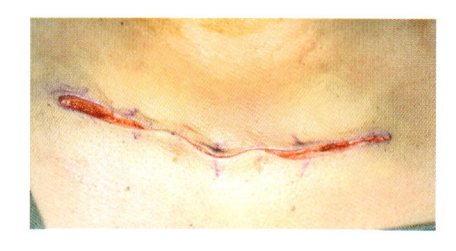

⑤ 皮膚縫合終了時の状態．

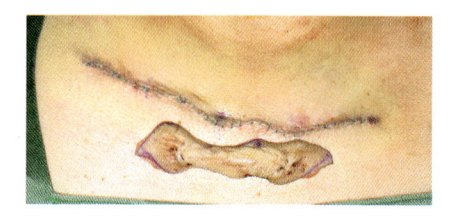

⑥ 術後 4 ヵ月目．
かなり赤味が消失傾向にある．

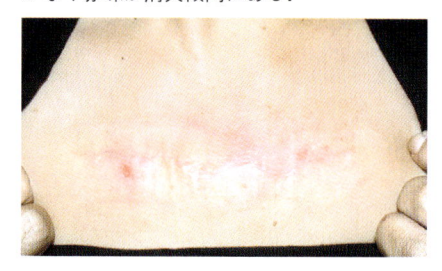

⑦ 術後 9 ヵ月目．

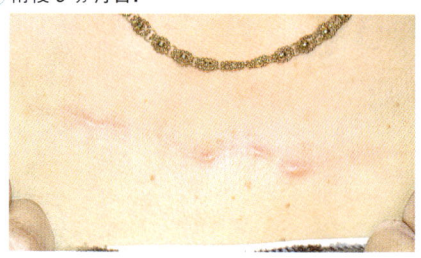

⑧ 術後 1 年 2 ヵ月目の状態．
未だ部分的に完全に成熟していないところがあるが，かなりの部位で赤味が消失している．

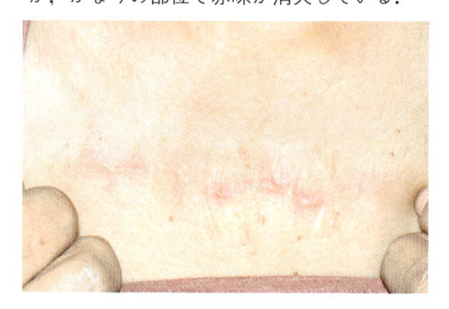

ケース 5　胸部の瘢痕ケロイド　その2（乳房部）

A　症例の解説

72歳女性．若年期のニキビ跡から生じた前胸部真性ケロイド．
4年前にケロイド切除と植皮術を受けたが，縫合線から再びケロイドを生じた．

図 9-16

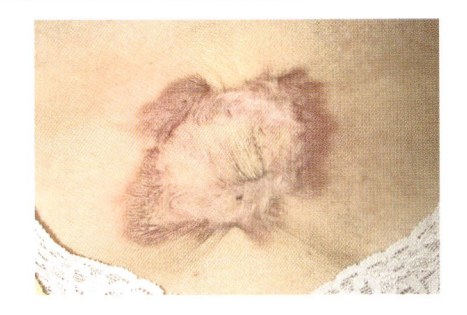

B　手術法：切除縫縮術

図 9-17

① 皮切のデザイン．植皮部を含め，瘢痕を wave line のデザインにて，全切除する方針．

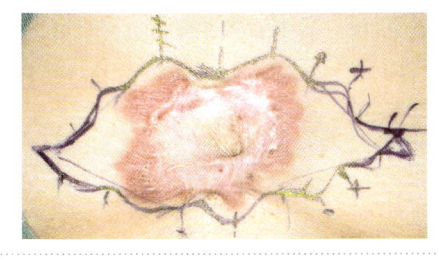

② これだけ幅のある瘢痕を全切除しても上下方向に寄せることも容易であることを確認．

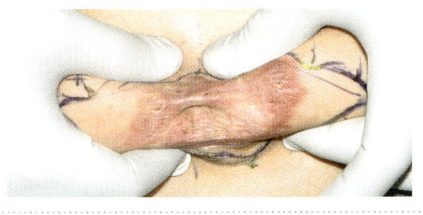

③ 皮下縫合（3-0，4-0ナイロン）真皮縫合（4-0，5-0ナイロン）を終了．

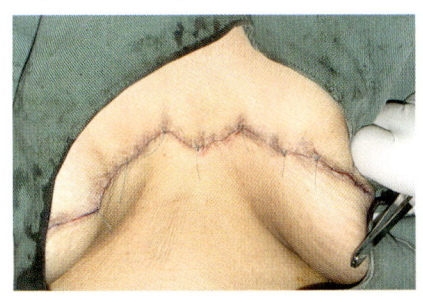

④ 皮膚縫合終了し手術終了した状態．外観上，wave line はかなり直線状に見える．

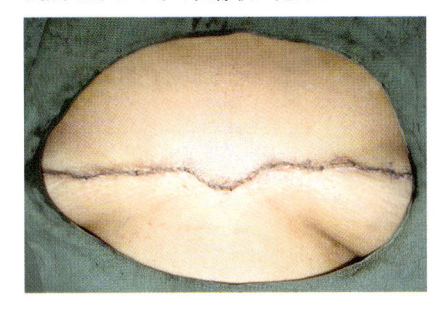

⑤ 切除された瘢痕．

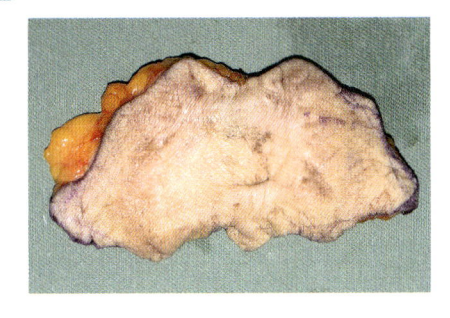

⑥ 術後7日目の状態．
1/3抜糸スタート．

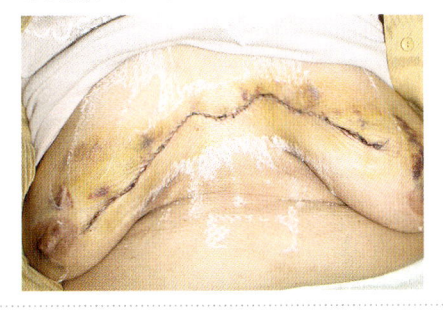

第9章　頸部・軀幹部

⑦ 術後 2 ヵ月目.
テーピングも確実に行っており瘢痕の肥厚は生じていない.

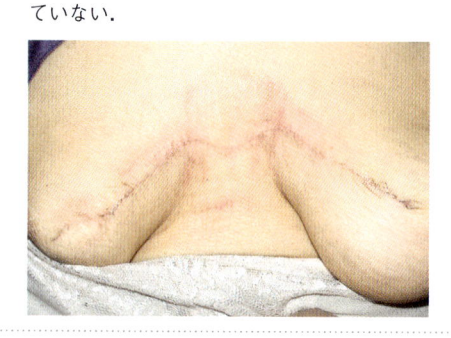

⑧ 術後 4 ヵ月目.
瘢痕に緊張が加わることを最小限にするために瘢痕を縮めるようなテーピングの方法も指導している.

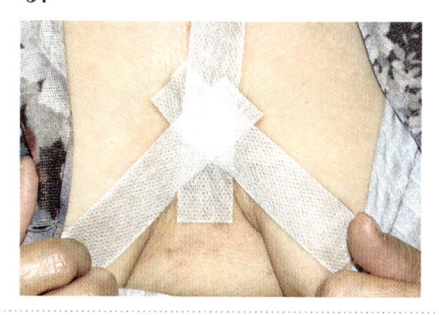

⑨ 術後 6 ヵ月目の状態.

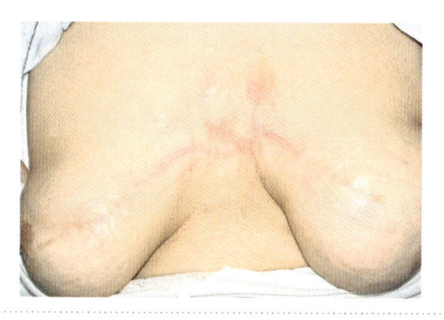

⑩ 術後 9 ヵ月目.
最も緊張のかかる部位のみ肥厚性状態となっている.

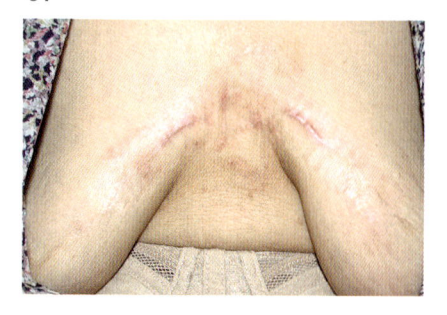

ケース6 前胸部の線状瘢痕ケロイド

Key points

① 胸部の瘢痕ケロイドは，手術治療の対象となり，改善の見込みがあるが，真性ケロイド（正常皮膚にまでどんどん増殖するタイプ）の場合は，再び増殖の可能性もあるため，患者には十分なインフォームド・コンセントを得ることが必要である.

② 瘢痕に沿ってまず片側に wave line（波状）を描き，各コーナーにマーキングを施す. 対側は反対側のデザインに合わせて描いていく.

③ まず4～5個所に3-0白ナイロンで中縫いを行い皮膚欠損面積を縮める. 残りは4-0で真皮縫合.

④ この手術は，縫合線を波状にすることが重要なポイントであるが，腹部ほどにカーブを強くする必要はない. 強いていえば，胸骨の下端周辺のみカーブを強くする.

⑤ 胸腹部の瘢痕形成術においてジグザグラインにすることと wave line（波状）にすることを比べた場合，整容的には波状の方が印象が柔らかいため，著者はジグザグよりも wave line を選ぶべきと考える.

⑥ 術後のケアが次に重要で，テーピングとトラニラスト（リザベン®）の内服は半年から1年続ける必要あり.

A 症例の解説

心臓手術後の瘢痕ケロイド．痒みと痛みを伴うことが苦痛でもある．

図 9-18

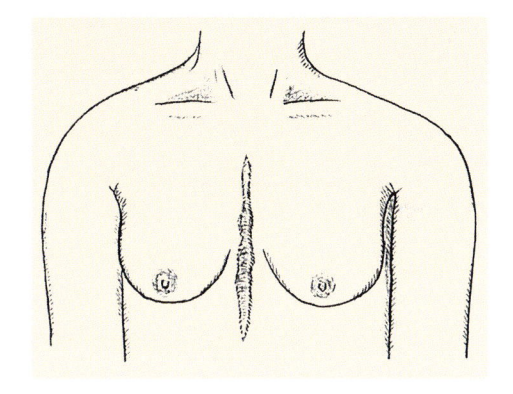

B 手術法：wave line 切除法

図 9-19

1. 手術のデザインと皮下の剥離範囲．

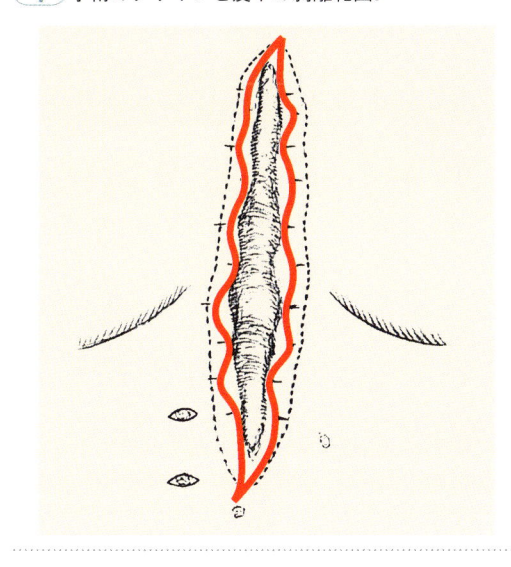

2. まず瘢痕の切除，皮下剥離と止血を行った後，皮下縫合に入る．
   まず，3-0白ナイロンにて約3cm間隔で皮下縫合を行う．浅い部分は真皮の下層にかける．

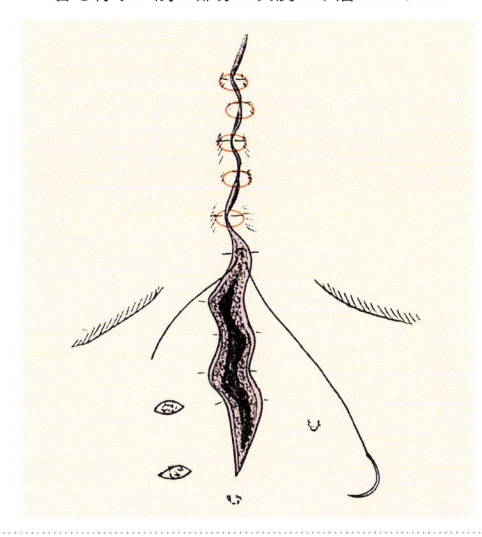

3. 次いでその間を埋めるように，4-0白ナイロンにて約1cm間隔で真皮縫合を行う．これらの縫合糸の内数本は底部にも糸をかけanchoringを行い，死腔形成を予防する．
   真皮縫合が終了すると，6-0黒ナイロンにて約2〜3cm間隔で皮膚縫合．

4. 残りの部分は連続縫合して手術を終了する．
   出血傾向のある患者や抗血液凝固剤を服用中のケースでは，ドレーンを留置しておく必要がある．

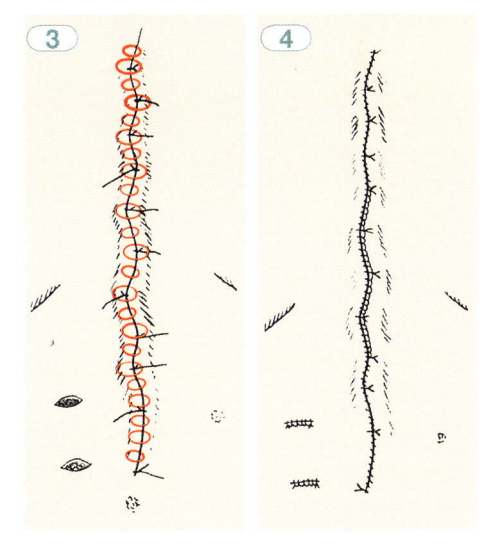

ケース7　側胸部の瘢痕ケロイド

A　症例の解説

54歳女性．肺腫瘍の術後1年目．瘢痕が肥厚し，腕を挙上する度に引きつり感があり不快症状が強くなってきたため，手術を決心した．

図 9-20

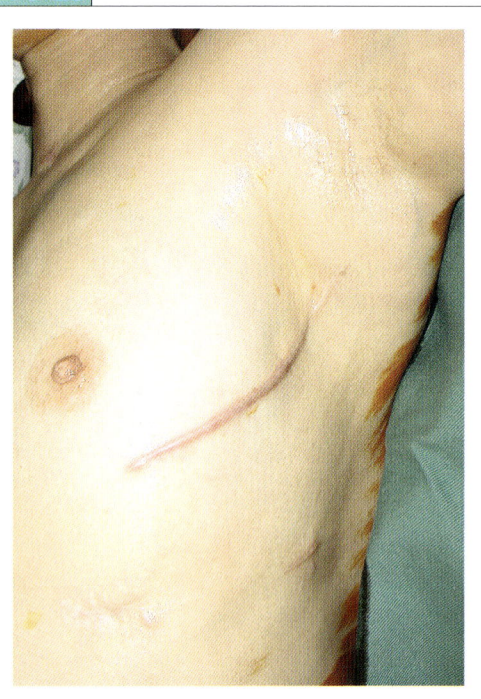

B　手術法：wave line 切除法

図 9-21

① 皮切のデザインは wave line とした．

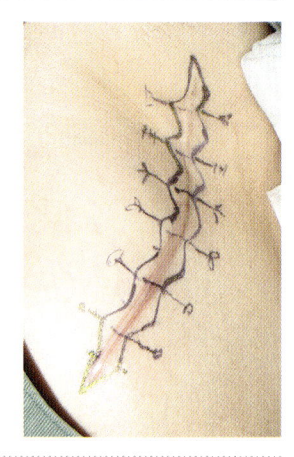

② 皮切し瘢痕の切除．

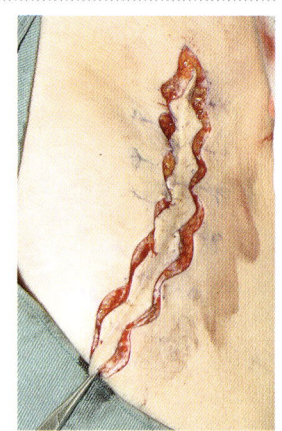

③ 皮下縫合．

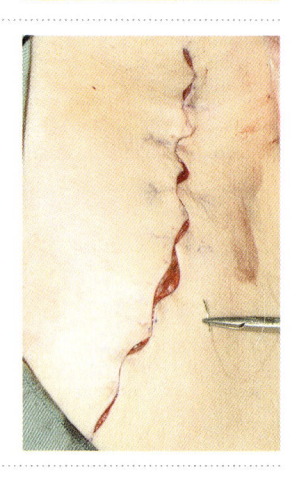

④ 皮膚縫合終了．
（★この時点ですでに術直前と比べて拘縮がとれていることが，wave line の伸展状況でわかる）．

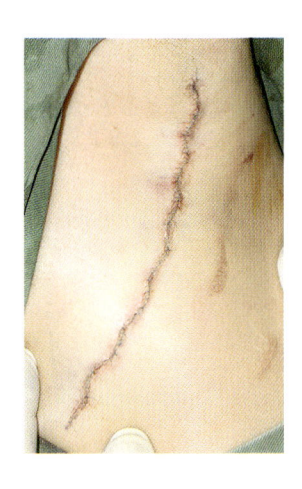

⑤ 術後 11 日目抜糸直前．
患者は拘縮がとれて腕を挙上しやすくなったと喜んでいる．

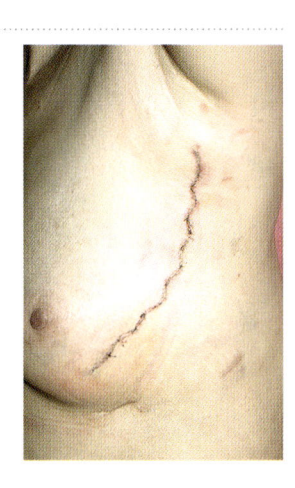

⑥ 術後 6 ヵ月目の状態．
手術直後の wave line が伸展して，拘縮がとれ，かなり直線に近くなっている．

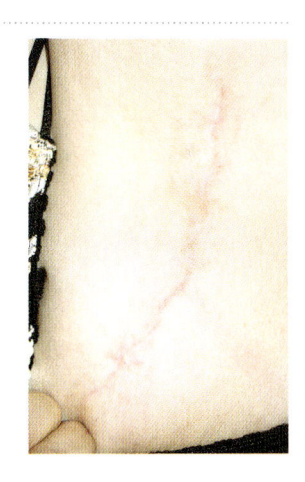

ケース 8　腹部の手術瘢痕ケロイドその 1

Key points

① 腹部の瘢痕ケロイドは，痛み，痒みが強いため，ケロイド体質ということがわかっていて，術後の完治に時間がかかる（1〜2年）ことがわかっていても，手術に踏み切る方がよい．

② 瘢痕が腹部の皮膚の伸展によって"引きつる"ことがケロイド発生の原因の一つであるから，腹部の皮膚（L_1）を完全伸展させた状態（L_2）でも瘢痕が引きつらないだけの長さの瘢痕に置換する必要がある（図 9-23 ⑤）．

③ したがって，wave line 状の縫合線となるようなデザインを考える．

④ この手術は術後ケアが重要で，a）テーピング，b）トラニラスト（リザベン®）内服の両方とも 6〜12 ヵ月続けることになる．

A　症例の解説

下腹部手術後の瘢痕ケロイド．

図 9-22

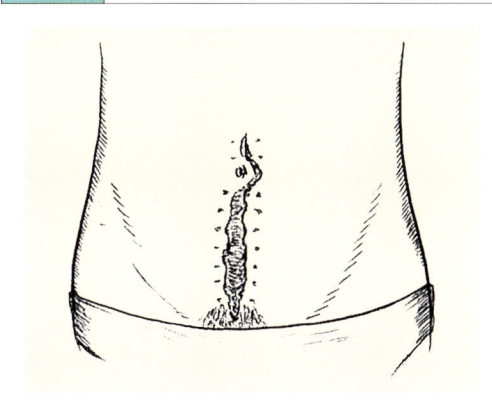

B 手術法：wave line 切除縫合術

図 9-23

(1) 皮切のデザインと皮下剝離範囲を示す．下腹部の皮膚が伸展した状態でも引きつることのないだけの縫合線となるような wave line になるデザインを考える．

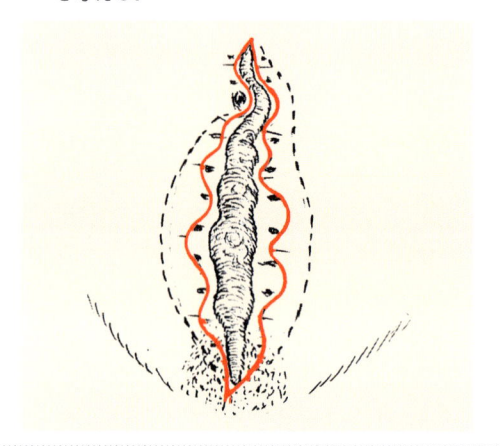

(2) 瘢痕の切除，皮下剝離（筋膜に近いところで行うと出血が少ない），止血の後 2, 3 ヵ所の仮止め（3-0 絹糸）．その後 3-0 白ナイロンにて約 3 cm 間隔で anchoring を兼ねた皮下縫合．またペンローズドレーンを setting する．

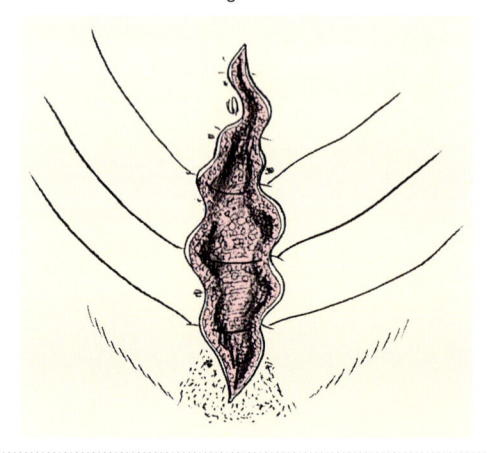

(3) 次いで，その間を埋めるように 4-0 白ナイロンにて真皮縫合．
皮膚は 6-0 ナイロンにてまず 4〜5 cm 間隔で断差を修正するように皮膚縫合．

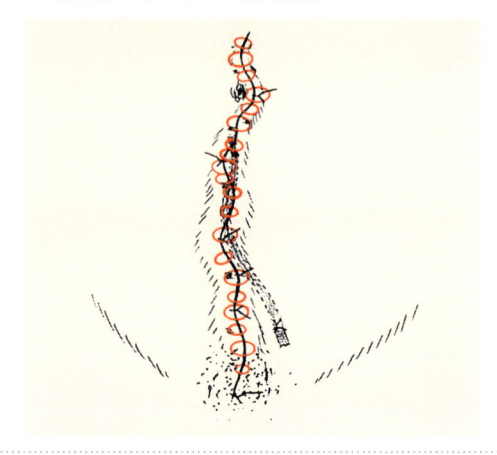

(4) 残りの部分を 6-0 ナイロンにて連続縫合．

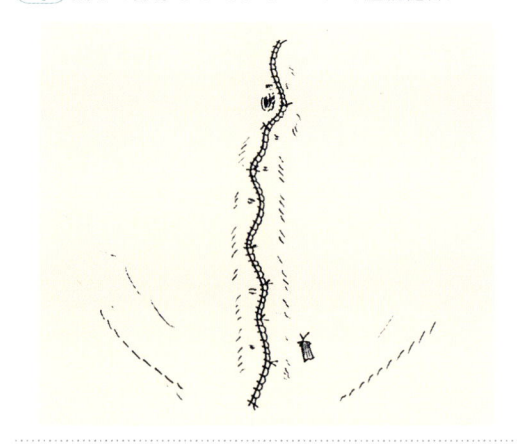

(5) (1)と(4)を比べてもわかるようにすでに瘢痕の上下端の間隔は術後に伸展している．wave line にすると線状の瘢痕そのものに伸展力がかからなくなるというメリットがあるわけである．

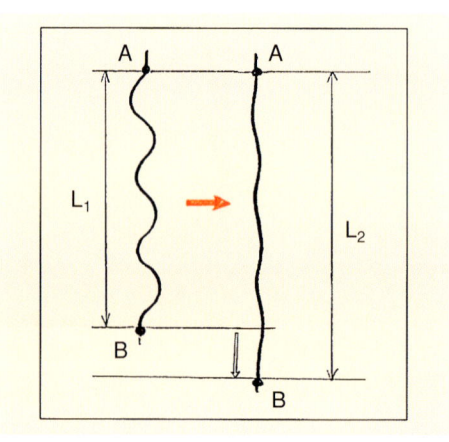

ケース9　腹部の手術瘢痕ケロイドその2

A　症例の解説

62歳女性．8年前に胃切除手術を受けたが内臓の術後経過は良好であるが，瘢痕ケロイドが引きつる痛みが持続しているため，手術を希望し来院．外来手術で局麻下手術を行うことになった．

図9-24

① 術前の状態．

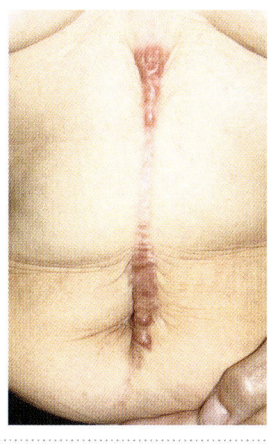

② デザイン前に瘢痕の長さと周辺皮膚の伸展時の長さを比較計測．

③ 瘢痕は術前13 cm．周辺皮膚は伸展時20 cmとなる．

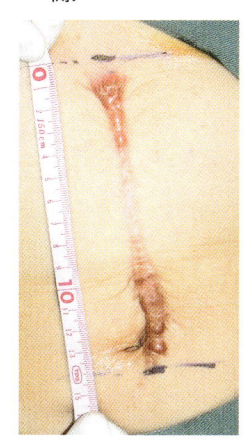

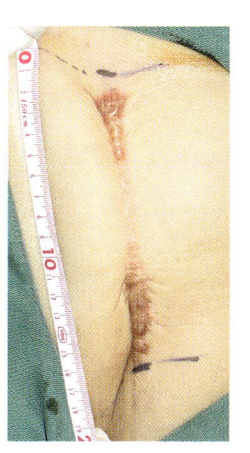

B　手術法1：wave line切除法

図9-25

① メジャーの彎曲の仕方を見てwave lineの目安をつける．

② その結果完成した皮切デザイン．

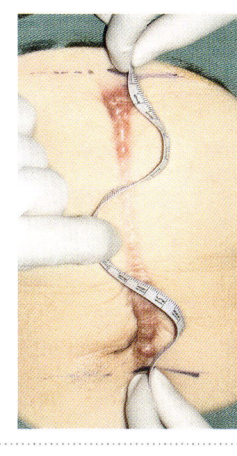

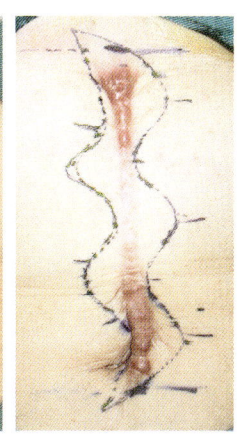

③ 手術終了時．切除瘢痕．

④ 術後3ヵ月目の状態．瘢痕の引きつり感は完全に消失して不快感が消失している．

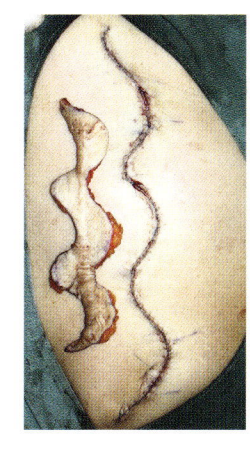

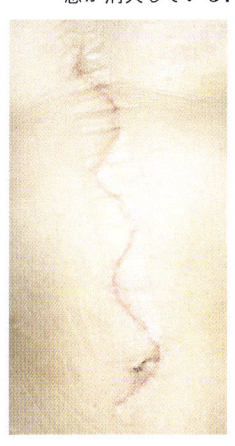

第9章　頸部・軀幹部

ケース10 腹部の手術瘢痕ケロイドその3

A 症例の解説

50歳女性．胃切除手術後3年．特に季肋部，埋没系膿瘍が生じケロイドの消退が遅く，現在もずっと痛みがあるため手術を希望し来院した．

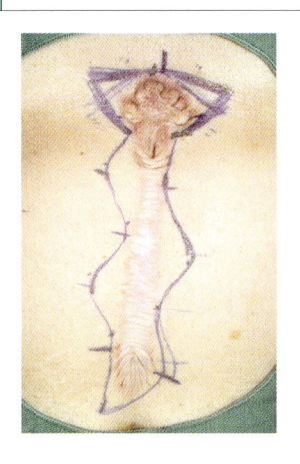

図 9-26

B 手術法：T字状縫合

図 9-27

(1) ケロイドの幅の広い部位は水平方向に縫縮することにして，下方は wave line のデザインとした．

(2) 瘢痕を全切除し，皮下剥離は，皮膚を皮弁として前進させたい．凸状部位のみを深いめに行った．

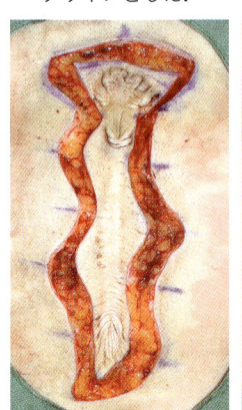

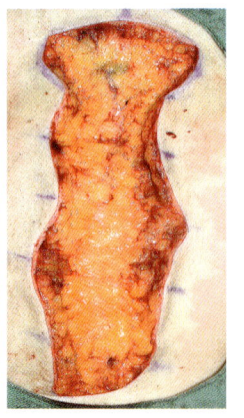

(3) 皮膚縫合終了時の状態．

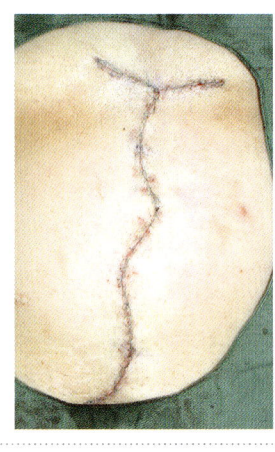

(4) 術後5ヵ月目の状態．
縫合線の赤味はかなり消退傾向にある．

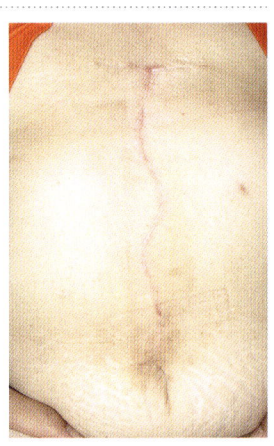

(5) 術後8ヵ月目．
瘢痕の赤味はさらに消退している．

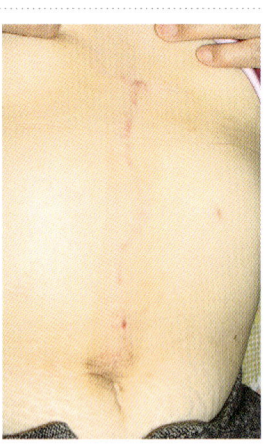

ケース11 腹部の手術瘢痕ケロイドその4（上腹部～下腹部）

A 症例の解説

67歳女性．1年前手術．
　術後瘢痕がケロイド状となり，常に痛みがあるため胸をはって腰を伸ばす姿勢をとろうとすると，常に引きつる痛みがある状態が続いている．外来手術で可能だと説明すると，手術を受けたいと希望した．

図 9-28

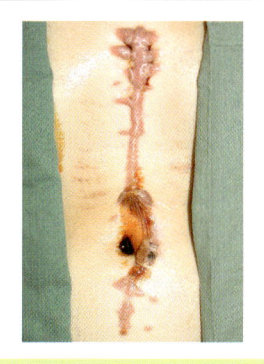

B 手術法：wave line 切除法

図 9-29

1. このケースは術後の瘢痕ケロイドの状態がかなり旺盛であるため，wave line を少し細かくデザインすることにした．瘢痕の状態に合わせながら，まず片側のラインを描く．描き初めは，臍部の曲線からスタートして上下に進めた．
2. デザイン終了． 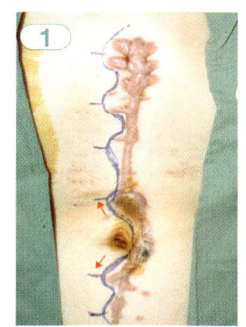 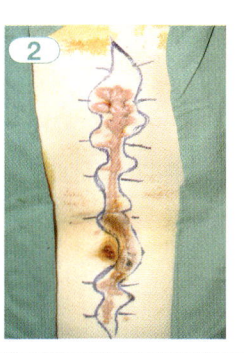
3. 皮切完了．
4. 瘢痕全切除し止血完了． 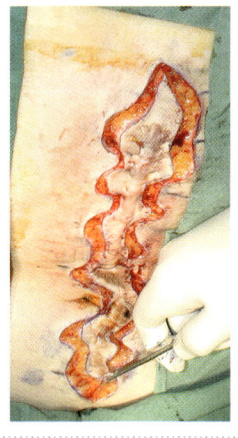 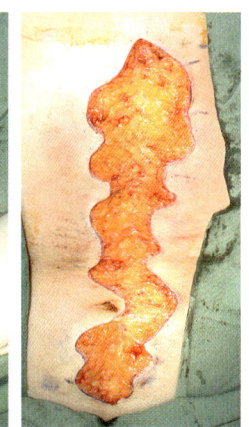
5. 手術終了時の状態．
6. 手術終了時のテーピング． 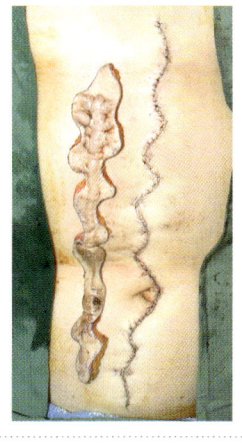
7. 術後2日目のガーゼ交換時．
8. 術後2ヵ月目の状態．外科手術時はこの時点でケロイド発生がはっきりわかるのであるが，今回はすでに瘢痕は成熟期に入っている．

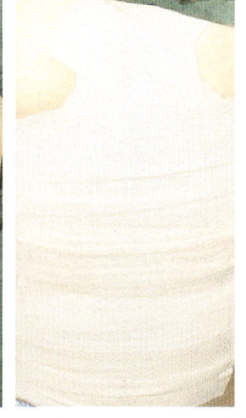

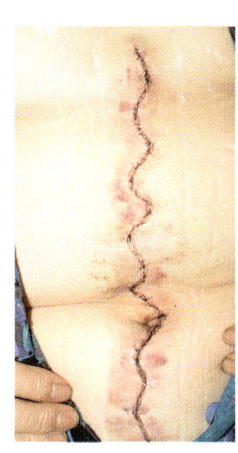

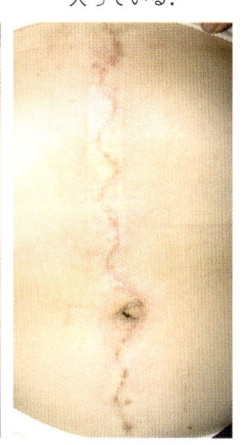

第9章　頸部・軀幹部

ケース12 腹部の手術瘢痕ケロイドその5（下腹部）

A 症例の解説

11歳男子．鼠径ヘルニア術後1年目．
瘢痕ケロイドが目立ち，圧痛も伴うため手術を希望．

B 手術法：ジグザグライン切除

図 9-30

(1) W-形成術に少し近いゆるやかなジグザグラインのデザインとした．

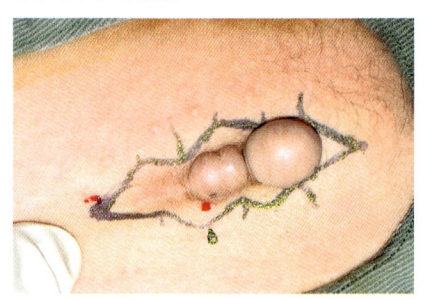

(2) 手術終了時の状態．
（皮下縫合はコーナー部のみ4-0ナイロンその他の真皮縫合は5-0ナイロン）

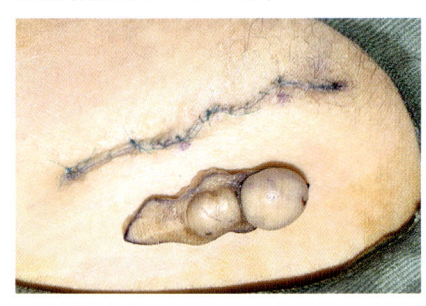

(3) 術後3ヵ月．テーピングとトラニラスト内服の効果もあってほぼ完全に赤味が消失した．

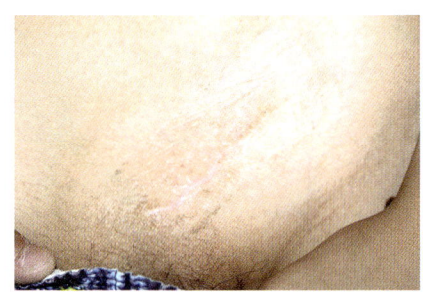

★ 完全にケロイド体質であり，これほど早く瘢痕が落ちつくとは予想できなかったが，早く完治することはあり難いことである．

C 皮膚腫瘍

ケース1 胸部の母斑

Key points
①胸背部の母斑・ほくろの切除にあたっては，他の母斑と同様，自然皺襞に沿った縫合線となるように切除することが原則である．
②特に前胸部の場合，ケロイド体質でないかどうかを確かめておくことが重要である．
③もしケロイド体質である場合は，前胸部にはできるだけメスを入れたくない旨を説明する．
④背部の母斑はどのような形状であっても縫合線は水平になるようにデザインする．
⑤真皮縫合は特に背部では強く盛り上げるように縫合する．

A 症例の解説

前胸部の母斑．aのような小母斑であれば基本的には紡錘状切除でよいが，ただし乳房部位b，cのような部位は胸部の凹凸が激しいため最初からwave lineのデザインとする．ケロイド体質であってもなくても曲線状瘢痕になるように縫合することが望ましい．

また，ケロイド体質であることがわかっているか，家族にケロイド体質の人がいることがわかっており，非常に疑わしいケースでは，悪性化の心配がない限り，この部位にはメスを入れない方が賢明である．

図 9-31
胸部の母斑．

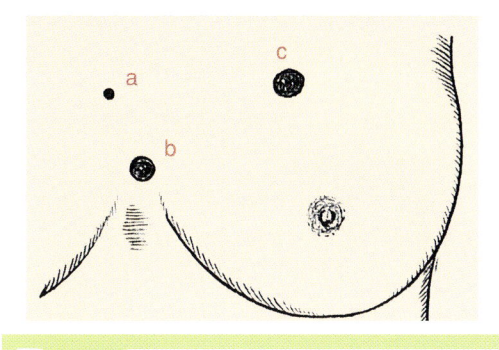

B 手術法

図 9-32

1. 皮切のデザイン．
 a は普通の紡錘形
 b は正中部で特に乳房の大きいケースでは瘢痕拘縮を生じやすいため，曲線となるようにデザイン．
 c は wave line デザインとする．

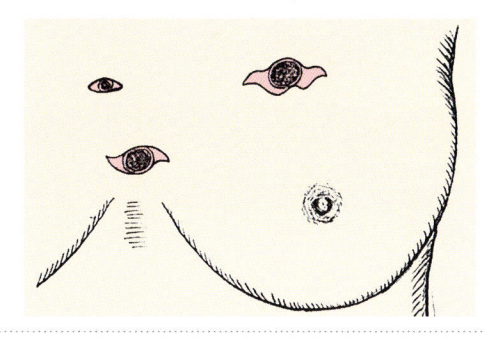

2. 縫合終了．
 （皮下縫合 5-0，皮膚縫合 6-0 ナイロン）

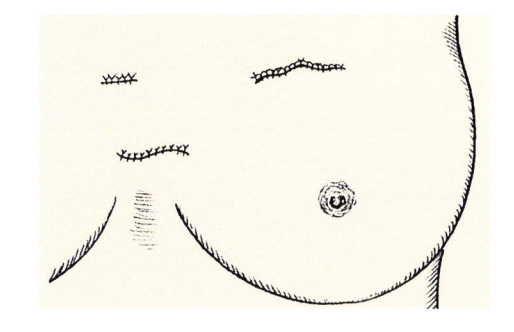

ケース2 背部の母斑

A 症例の解説

背部の母斑，縫合線が水平となることを基本にデザインする．

背部は単純に水平方向の紡錘状切除により直線状の瘢痕ができる．

この部位の皮膚は真皮層が非常に厚いため縫合も真皮縫合だけで2層に縫合するくらいでなければ，瘢痕がかなり開いて幅広い線状瘢痕となってしまう．

また，術後のケアとしてのテーピングは長期間にわたってした方がよい．

図 9-33

背部の母斑．

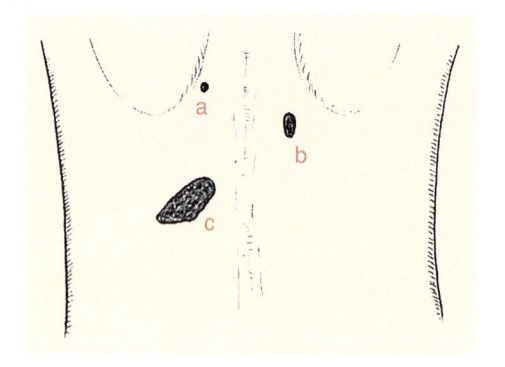

B 手術法

図 9-34

(1) 皮切のデザイン．
　a，b，c いずれも横方向の縫合線になるようにデザインする．
　皮下縫合は4-0と5-0．皮膚縫合は5-0．

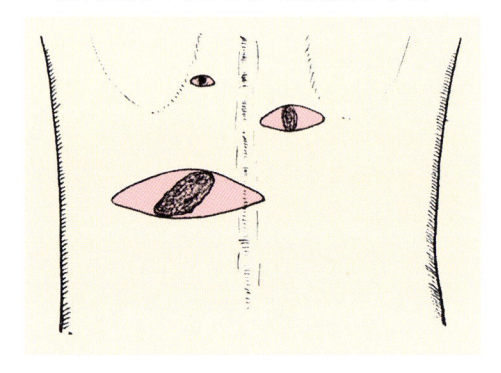

(2) 縫合終了時の状態．
　術後のテーピングは6ヵ月位持続させる．

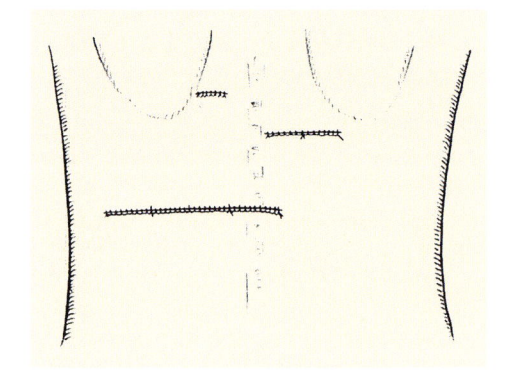

D その他

ケース 1　腋臭症手術

Key points

① 腋臭症手術は，腋窩部のアポクリン汗腺を切除することで，腋窩部からの多汗と，汗による腋臭をなくす手術である．

② 腋臭の程度が軽度であればあるほど，皮肉にも臭いに対して神経質で，必要以上に悩むケースが多いため，アポクリン汗腺の切除を徹底しなければ患者は満足しない．

③ アポクリン汗腺の剪除郭清の徹底度は諸家によって 60％から 90％以上と，かなりのバラつきがあるのが実情であるが，著者は 99％以上を剪除することが可能と考え実行している．

④ 腋毛部皮膚を温存する剪除法では，術後の血腫を防止することが最大の課題である．

⑤ 術後の皮下血腫の予防には，徹底した止血と確実なドレッシングを行うこと，それに術後 2 日間の局所の安静指導を行うしかない．

⑥ 術後 3 日目にタイオーバー固定を除去し，血腫の有無を確かめる．血腫が疑わしい場合は，すぐさま局麻を施し洗浄処置を行うことで皮膚壊死を防止できる．この処置は植皮術と同じ扱いである．

⑦ 術後 3〜4 週間目に腋窩部の拘縮が強く生じるため，腋窩部にガーゼまたは綿花の固まりを圧迫気味にあてておくこと（拘縮は 1 ヵ月半をすぎると，再び寛解し始める）．

A　症例の解説

18 歳女性．中学生の頃から腋臭を自覚した．高校を卒業する前に手術を実行することにした．

図 9-35

1. 腋窩の断面のシェーマ．
   腋窩の腋毛，アポクリン汗腺，皮下脂肪の状態．

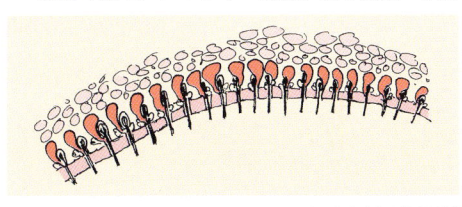

2. 剪除レベルによる手術の効果の差．
   毛根とアポクリン汗腺のシェーマと剪除する層．B の層では毛根も残存し臭いも残る．A の層で剪除すると臭いも毛根も残らない．

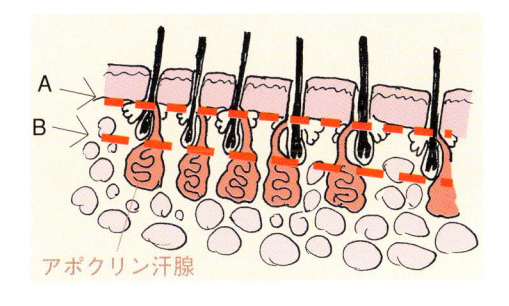

アポクリン汗腺

B　手術法：剪除法

最も基本的な剪除法について解説する．この手術法は直視下にアポクリン汗腺を切除する方法であるため，剪除（剪刀により切除すること）の仕方次第で根治術が可能となる．

局麻（著者の通常の麻酔の量）：1％キシロカイン E 30 mL＋0.25％マーカイン 30 mL＋生食水 20 mL

これを混合し，両腋窩の皮下に注射する．

図9-36

① 皮下の剥離範囲のマーキング. 皮切は1ヵ所が普通であるが, あまりに長い範囲となる場合は2ヵ所切開もやむを得ない. 術前14日間は剃毛を禁止しておく.

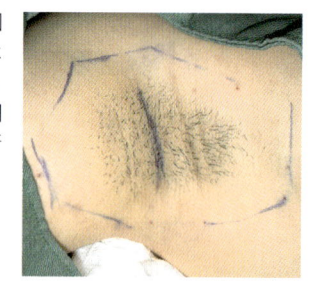

② 局麻の後, 皮下剥離：皮切線から2 cm程度はメスで剥離するが, その後は先端が鈍的になっている剥離剪刀（メッツェンバウムなど）にて, また指で剥離層の厚み, 深さを確認しながら, 剥離を進める.

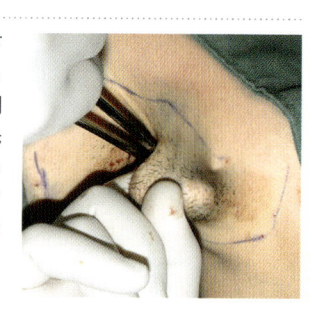

③ 止血操作の後, 外周から剪除開始. (★外周部位を先に片付けておくことが, その後の剪除操作を非常に楽にする. 剥離部位を翻転する操作には反利き手の指の力が必要である).

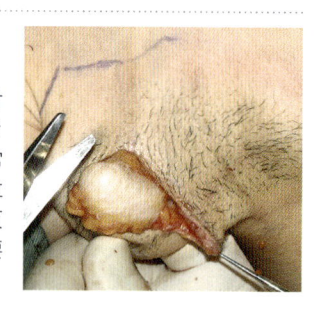

④ 外側辺縁部の剪除終了.
これで中央部の腋毛の密集部位のみが残っているが剪除操作が楽にできる.

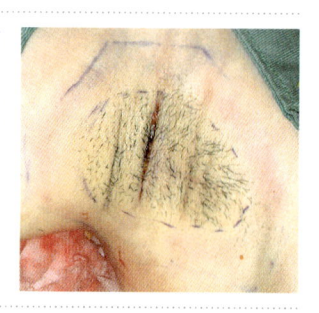

⑤ アポクリン腺密集部位の剪除.
メーヨー剪刀を用いて剪除する.
(★剪除の方法は1回1回を断片式に切除する方法が普通であるが, 著者は剪刀の先端を使って端から皮膚とアポクリン汗腺を剥がすように切り離すことにしている. 当然毛根も切断していくことになる).

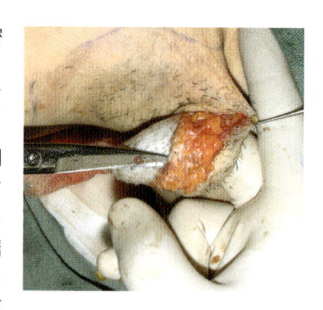

⑥ 一塊式で切除したアポクリン汗腺層の塊.
これで少なくとも90％のアポクリン腺が除去できている.
(★局所麻酔剤について：著者はマーカインをキシロカインと混合して用いることが多いが, これは以前に麻酔医から教わった方法で, 目的は①マーカインの効果持続時間が長いことを期待する②麻酔剤単独で極量使用するよりも混合使用の方が中毒症状等の麻酔剤の副作用が少なくて済むからである).

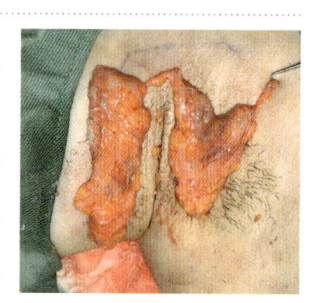

⑦ 徹底的剪除：反転した部位が白く見える真皮だけになるように, 残った汗腺をさらに剪除する.

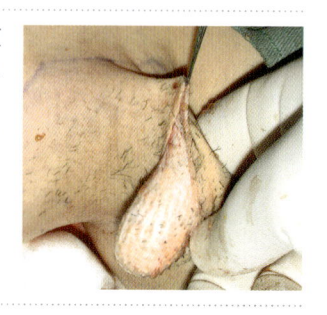

⑧ 確認操作と徹底的剪除.
（★皮膚表面に残った腋毛が容易に抜去できる部位は，確実に剪除できたところである）．

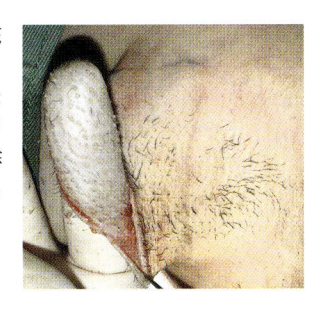

⑨ 腋毛の抜去と確認操作.
腋毛もすべて抜去できている.
（★これで99.5～99.7％は剪除できた）．

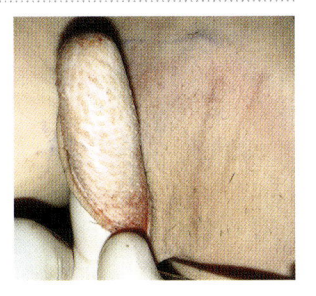

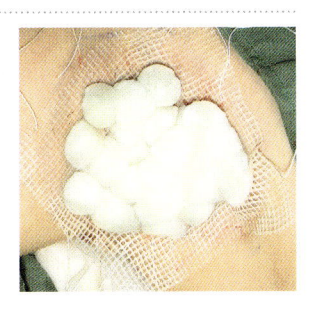

⑩ 18G針にて中央部を中心に血液漏出用の穴を50～60個くらい開ける．これで小出血による血腫は予防できる．

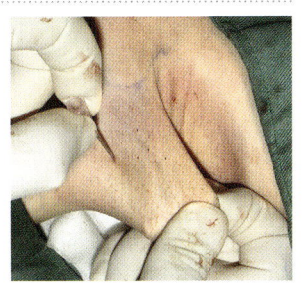

⑪ anchoring 縫合と創閉鎖.
この状態でできる限り皮下に死腔を残さないように凹面中心にanchoringを施す．

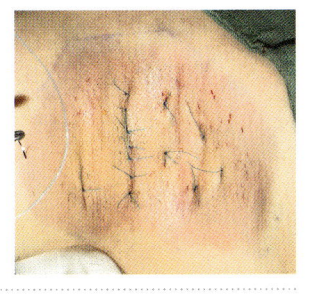

⑫ タイオーバー用の絹糸（3-0）を左右に4針ずつかける．その上にまずソフラチュールガーゼを乗せる．
腋窩部から上腕内側部は，深層になると神経も多く走っているため，術中に痛みを感じさせることは患者に非常に不快感を与える．したがって，少々多容量の麻酔剤で十分な鎮痛効果を得ることが重要である．

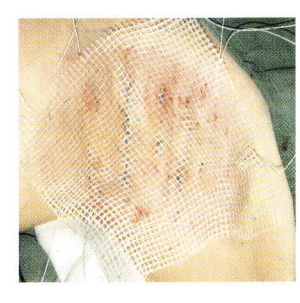

⑬ 生食水（抗生剤入り）に浸した小綿球を敷く．まずwetな層を作っておくと皮膚に開けた18G小孔から，血液が吸出されやすくなる．

⑭ さばいたガーゼを7枚程度上に乗せる．

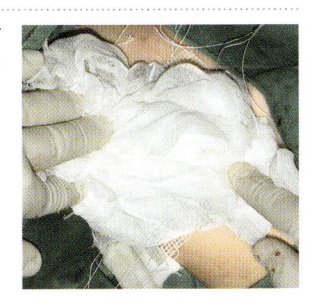

⑮ ややゆるいめに絹糸でガーゼを縛る．
この上から，弾性絆創膏で固定するため，さらに圧迫が加わるためタイオーバー用の糸はきつく締める必要はない．

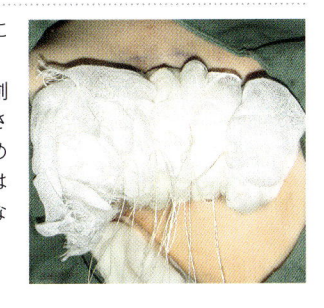

第9章　頸部・軀幹部　395

Supplement 1

「極量」という概念を知らずに招いた死亡事故

　数年前に本当にあった医療事故であるが，ある美容外科クリニックで腋臭症の手術の途中で患者の容体が急変して，死亡したという事故が起こった．事故を起こしたのは，卒後3年位のレジデントクラスの若い医師であった．その医師は局所麻酔液に「極量」なる概念があることを知らなかったのだ．極量の2倍位の麻酔液を注射していたという．知らなかったでは済まされない事故である．

　腋臭症の手術に必要な麻酔液の容量は，著者の場合普通でも片方につき30mLであるから，両方で60mLである．普通に麻酔液を浸潤させようとしたら，それだけの容量が必要なのである．これをすべて1％のキシロカインで行ったとしたら，もう極量オーバーである．それを知らずにいることほど怖いことはない．当然実際には生理食塩水で薄めて使用する．例えば著者は1％のキシロカインEを40mL，生理食塩水を20mLで60mLの麻酔液とする．これでまずは安全圏内の麻酔ができるわけである．1％キシロカインの極量が50mLであることをわかっているからである．

　極量という概念がわかっていない場合，1％のキシロカインしかなければそれを使ってしまう可能性が大いにある．1％の麻酔液ではなかなか完全な鎮痛効果が得られないケースだってある．そんなとき無制限に麻酔液を注射してしまったら，中毒症状からやがてはショックまで，危険な異常症状が現れることになる．

　極量というのは，これ以上投与すると，危険な症状が起こる可能性が高くなるという上限量のことである．もちろん一定の目安となる数値であるから，それ以上使っても大丈夫な場合もあれば，それ以下でも中毒症状が出ることもある．しかし，その数値を認識していることが重要なのである．知っているから常にそれ以内で使うことを考えるのである．局所麻酔の最重要注意点はこのことであることを認識しておいていただきたい．

第10章 下 肢

A 外傷

ケース1 下腿の挫創その1（弁状創）

Key points
① 下肢ことに膝部，下腿は挫創や擦過創の頻度が高い部位であり，ともすれば，初期治療を軽視されがちである．しかし目立たない瘢痕にとどめるには基本に忠実な処置が必要である．
② 外傷処置の基本は a）洗浄異物除去 b）デブリードマン c）真皮縫合 d）皮膚縫合であるが，下腿・膝部は血行の問題から，真皮縫合をあまり細かくしない方がよい．
③ 膝関節部は皮膚の伸縮が激しい部位であるため，創治療後も長期間のテーピングが好ましい．

A 症例の解説

7歳男児．下腿の弁状創いわゆるかぎ裂き傷である．

図10-1

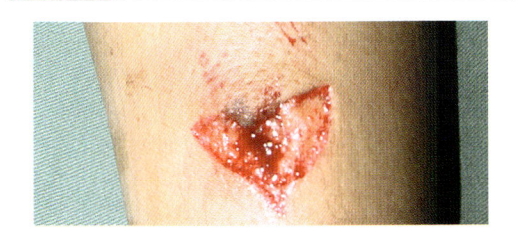

B 手術法

図10-2

1. このまま単純にもとに戻すように縫合すると，trap door scar となる．まず外側をデブリードマンして引き寄せることにより raw surface の面積を縮小する．

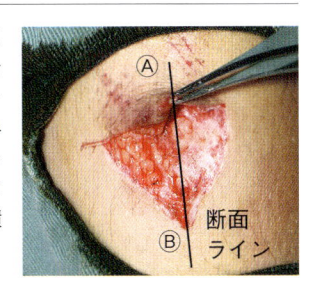

2. ⓐⓑデブリードマンして弁状創の皮弁部もデブリードマンして皮弁を縮小し，縫合した状態をシェーマで示す．

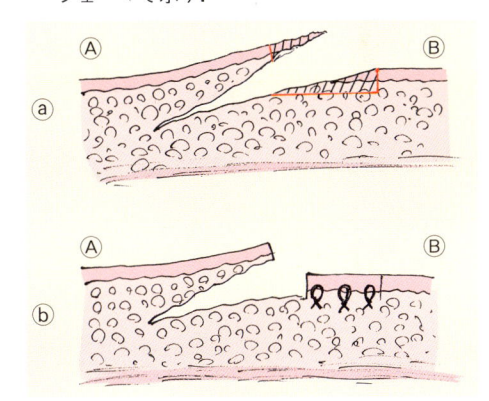

3. 縫合終了時の状態．

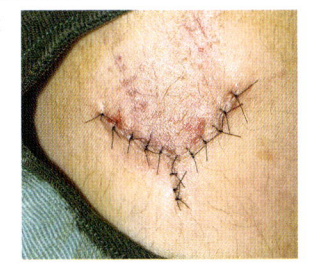

ケース2　下腿の挫創その2（弁状創皮弁壊死）

A 症例の解説

58歳女性．石段のところで転倒し左下腿に挫創を負った．

救急車にて，総合病院に搬送され外科医に縫合処置を受けた．

（ただしその病院に形成外科はなかった）

毎日通院していたが，外観が悪化するばかりと判断し，友人の勧めで形成外科のクリニックに来院した．受傷後7日目であった．

図 10-3

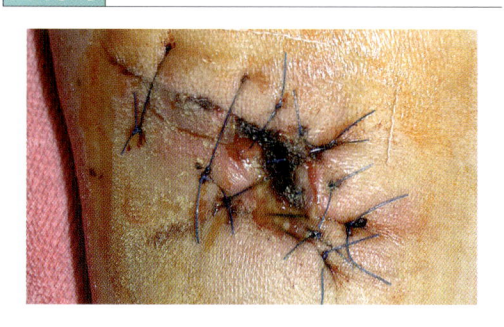

B 手術法：デブリードマン＆創縫合術

図 10-4

(1) 無理やり創を閉じるだけの処置は，かえって皮弁部位の血行を悪くするというケースである．不要な縫合糸を3針抜糸し，少し経過観察することにした．

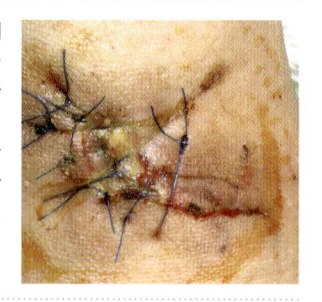

(2) 初診の後1週間後，壊死組織のデブリードマンと縫縮術を施行．
皮膚切除ラインのデザイン．

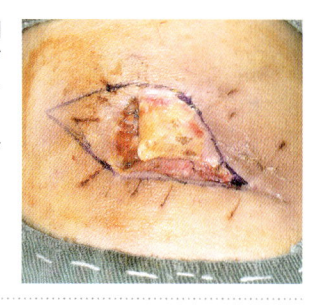

(3) 1cm間隔を目安に真皮縫合を行った状態．
比較的皮下脂肪層の厚いケースであったため，容易に皮膚を寄せることができた．

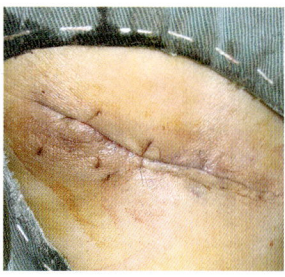

(4) 皮膚縫合を終了した状態．

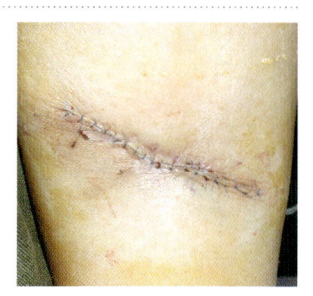

(5) 術後9日目の状態．
ここで全抜糸施行．

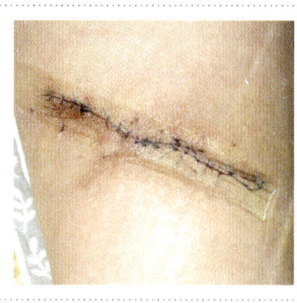

(6) 術後10ヵ月目．
縫合線の赤味，色素沈着ほとんど消失して目立たない瘢痕となっている．

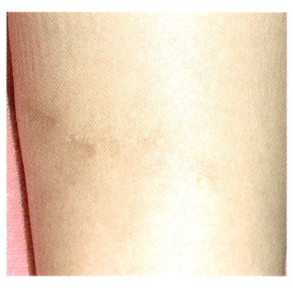

ケース 3　下腿の degloving injury

Key points
① degloving injury は皮膚が皮下脂肪をつけたまま，皮が剥離した状況となる外傷である．
② degloving injury はそのままの皮弁として縫合処置をした場合，必ず一部または大部分が壊死に陥る．
③ 初期治療として必要なポイントは，皮弁の基部からの血行を期待せずに，剥離した皮弁を全層または分層植皮のつもりで処置をすることである．
④ 皮弁として血行が期待できる範囲よりも末梢の皮下脂肪を剪除してしまい遊離植皮のつもりで縫着処置をする．

A　症例の解説

72歳女性．転倒した際，家具のカドで打ち右下腿を受傷．リウマチ，糖尿病があり，すでに皮膚は非薄化している．近医にて単純な縫合処置を受けるも壊死に陥った．①は受傷時．②は1ヵ月後来院時の状態．

図 10-5

①

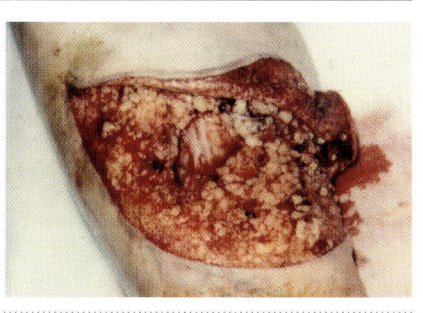

②

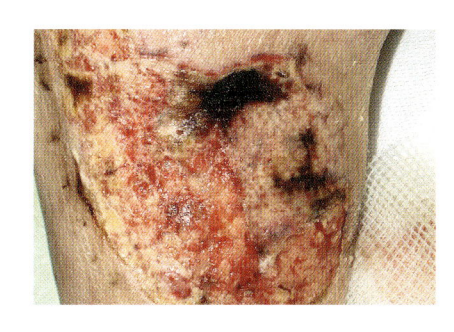

B　手術法：遊離植皮術

図 10-6

① 来院3日後．外来通院にて手術．まず壊死組織のデブリードマンから．

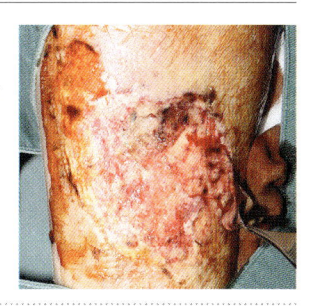

② donor を同側大腿部とした．

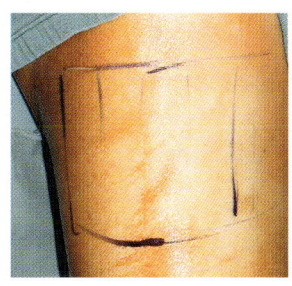

③ 採皮用剃刀にて分層皮膚を採取．（★剃刀による採皮のコツは前進よりもピストン運動の方に2倍の重点を置くこと（1：2程度））．

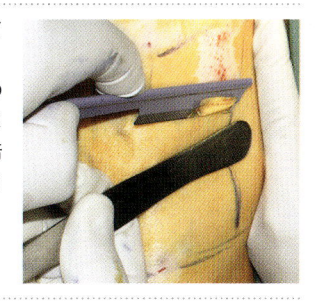

第 10 章　下　肢　399

④薄目の分層皮膚の縫着終了．あまり細かく縫合する必要はない．

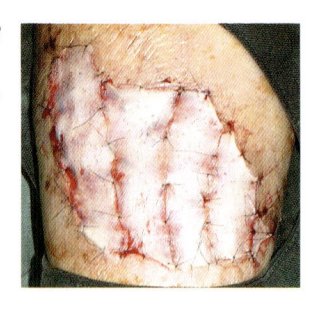

⑤術後10日目の状態．黒く見えているが大きな血腫ではないので皮片はすべて生着に向かっている．
（★右図は順調に植皮片が生着に向かっている状況であるが，下腿であるため治療過程としては非常に遅い．これが上肢であれば術後5日目位の状態であろう．それほど上半身と下半身とでは治り方のスピードに差が出るものである）．

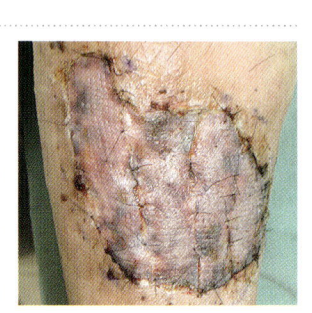

⑥結局植皮片はすべて生着し，術後5ヵ月目赤味は消失し完治．

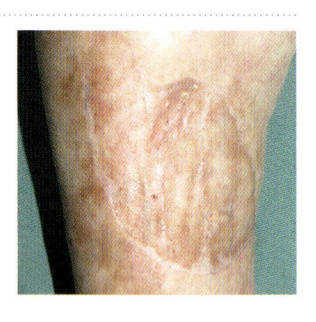

⑦術後5ヵ月目．donor部位の状態．まだ赤味が残っている．

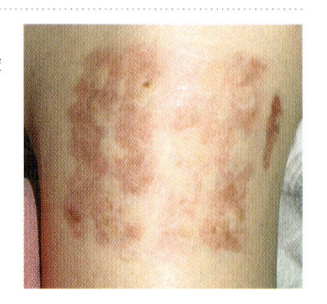

ケース4 下腿の小潰瘍

Key points
①下腿は身体の内で血行状態の不良部位である．したがって，熱傷や擦過創により生じた小さいながらも全層皮膚欠損は，周囲からの上皮細胞の伸展を期待をしても非常に長期の日数を必要とする．
②下腿の小潰瘍に対する手術治療法は，a）縫縮術 b）局所皮弁 c）遊離植皮術のいずれかである．
③皮下脂肪層が比較的厚く，指ではさんでも寄せやすい状況であればa）の縫縮術を考える．
④末梢循環不全が全身疾患等により明らかな場合はb）の局所皮弁をまず考える．
⑤単純には縫縮しにくいが，潰瘍の底部の血行が比較的良好な場合はc）の植皮術を考える．

A 症例の解説

55歳女性．アンカによる下腿中央部の熱傷．
2ヵ月経っても創が治らず来院．2×1.5cmの壊死皮膚が見える．この創を診た時，2つの治療法があると考える．縫縮術または遊離植皮術である．

図10-7

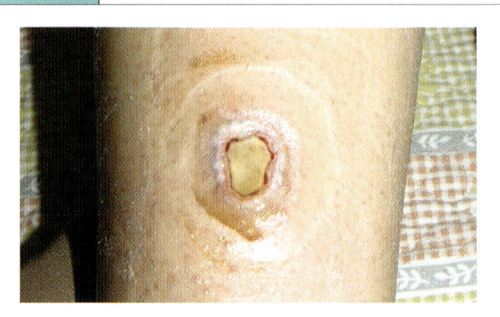

B 手術法：遊離植皮術

図 10-8

① 壊死組織の除去．

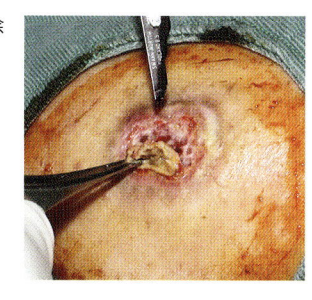

② 壊死部除去した底部からの出血を確認でき，植皮術を行うことにした．

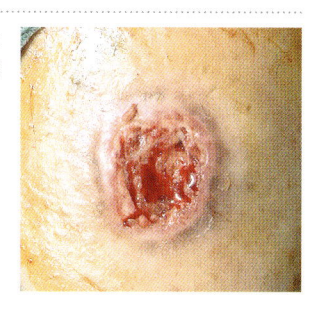

③ できるだけ近辺を donor とすることにする．
（★皮膚の性状が似ているため，カラーマッチも良いことと，術後ケアが楽であるためである）．

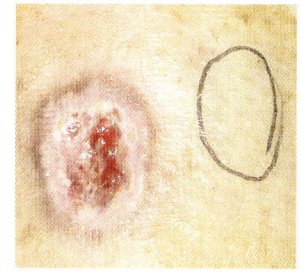

④ 採皮用剃刀にて採皮する．

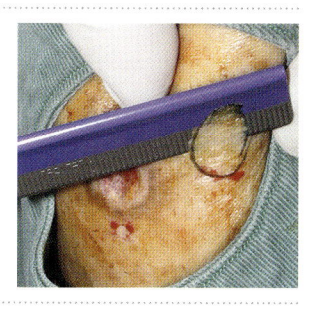

⑤ 皮片を潰瘍部に縫着．

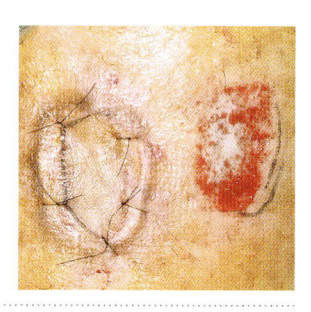

⑥ 術後2週間目．
（★下腿であるがゆえにゆっくりな治癒過程であるが順調である）．

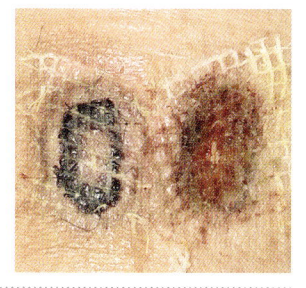

⑦ 術後6週間目．

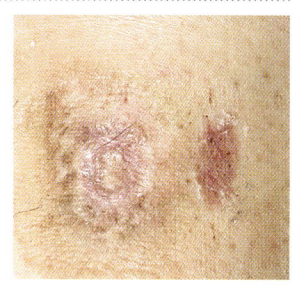

⑧ 術後3ヵ月目．

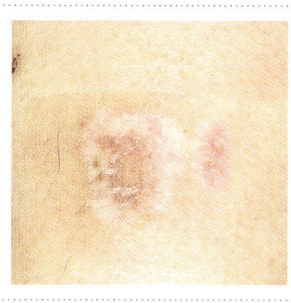

⑨ 術後6ヵ月目．植皮部の色素沈着も消失．赤味もほとんど消失．

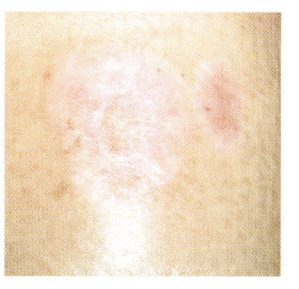

第10章 下肢

B 瘢痕

ケース 1 大腿部熱傷瘢痕

Key points

① 熱傷瘢痕の治療についてはその面積，拘縮度，醜形の程度によって以下の方法がある．
　1) 縫縮し面積を縮小する．
　2) 植皮により醜状を修正する．
　3) あきらめる．
② 縫縮して面積を縮めることの究極は線状瘢痕にしてしまうことである．
③ 縫縮してそれでも残った部位を植皮することも治療法の1つであり得る．
④ 広い面積の熱傷瘢痕で，拘縮もほとんどなく，軽度の色素脱失だけがあるようなケースは何もしない方がよい．
⑤ 連続縫縮術は原則として3ヵ月おきに行う．

A 症例の解説

12歳女児．幼時に熱湯で受傷．

来院時，家族は「皮膚移植すれば壁のぬり替えをしたかのようにきれいに治る」と思っていたが，植皮術は整容的に最良の方法ではないことを説明し，それよりも連続縫縮術を行い線状瘢痕にしてしまう方が，きれいに治す方法であると説得した．

図 10-9

大腿部の比較的広い面積の熱傷瘢痕．植皮という手段は選択せずに縫縮することを考えた．

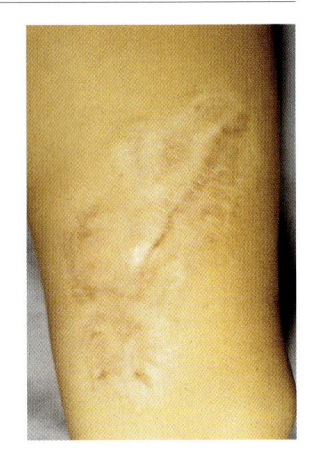

B 手術法：連続縫縮術

図 10-10

(1) 1回目縫縮術後．
(★3回の手術を予定しているため，1回目の縫縮術は少々無理をしても幅広い瘢痕を切除することで患者には期待感を持たせることが肝要である)．

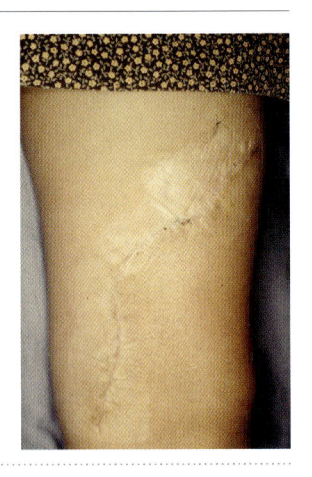

② 2回目の縫縮術後．
この時点で90％の瘢痕は切除できた．

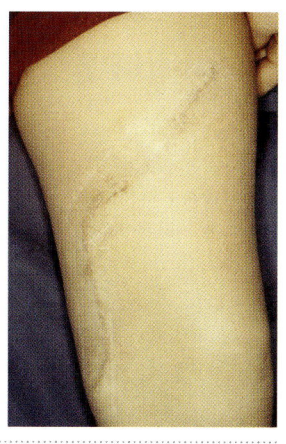

③ 3回目の縫縮術のデザイン．

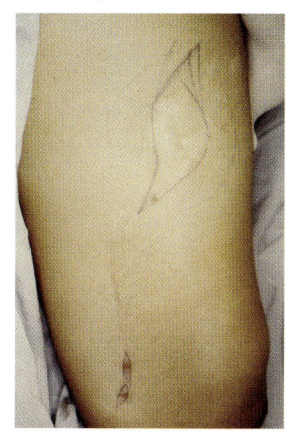

④ 3回目の縫縮術後2ヵ月目．
これで完全に線状瘢痕となった．
(★植皮術よりも線状瘢痕の方が整容的視点からして優れている)．

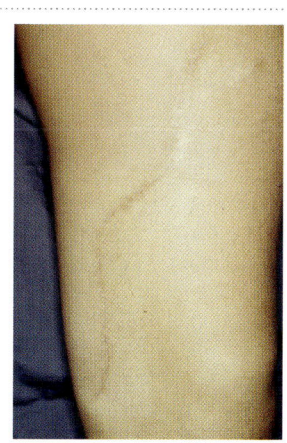

ケース2 膝関節部の瘢痕その1（前面 横長瘢痕）

Key points

① 膝関節部は皮膚の伸縮が最も激しい部位の1つであるため，瘢痕もケロイドになることが非常に多い．
② 瘢痕の上下幅が約3cm以内であれば一期的に縫縮して，横方向の線状瘢痕にすることが可能．それ以上のものは2回に分けて，連続縫縮術とする．
③ 術後ケアとしてのテーピングが最重要で，しかも一見オーバーすぎるような広範囲のテーピングが必要である．それを怠ると手術を行った甲斐なく肥厚状瘢痕が再発する．
④ テーピングと内服薬（トラニラスト）を半年～1年続ける．

A 症例の解説

膝蓋部に生じた面積のある肥厚状瘢痕の同じような症例を3例供覧する．手術法と術後ケアを確実に行えば良好な結果が得られる．

症例1：25歳女性；擦過創受傷後6ヵ月．膝蓋部に幅広い瘢痕が残った．

症例2：21歳女性；膝蓋部に挫創を負い縫合処置を受けるも肥厚状瘢痕となった．

症例3：23歳女性；膝蓋部に挫創．目立つ瘢痕が残った．

B 手術例 1

図 10-11

① 目立つ瘢痕を紡錘状に切除する方針で．

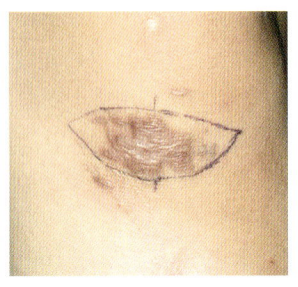

② 目立つ瘢痕を水平に長い紡錘状切除する．
真皮縫合を終了した状態．

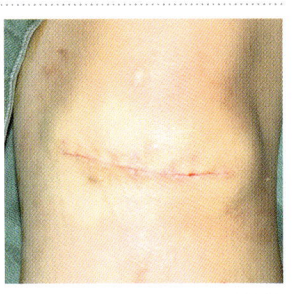

③ 皮膚縫合終了時．

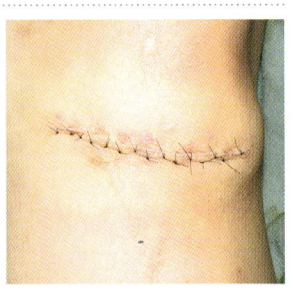

④ 術後 9 ヵ月目．テーピングとリザベン®の内服をしっかりと続けた結果，ほとんど赤味が消失している．

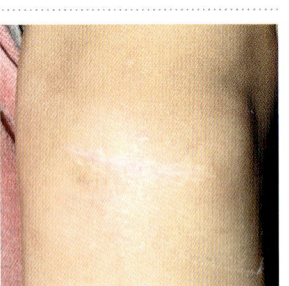

C 手術例 2

図 10-12

① 縫合糸跡の瘢痕は残し挫創瘢痕を全切除する．

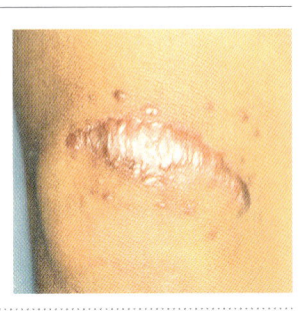

② 手術終了時の状態．真皮縫合を確実に行えば皮膚は連続縫合でよい．

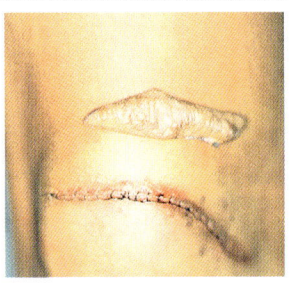

③ 術後のおおげさ気味のテーピングが，膝のような部位にはとくに必要．

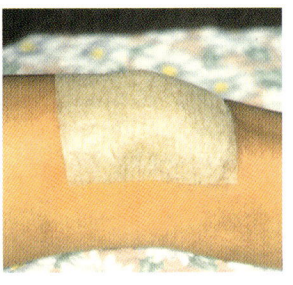

④ 術後 6 ヵ月，全く経過良好にて赤味も消失していった（リザベン®内服 6 ヵ月）．

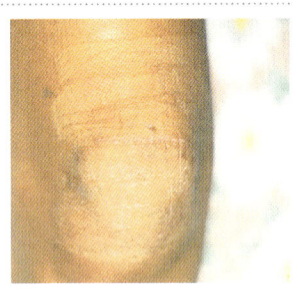

D 手術例3

図 10-13

1. 2つの接近した瘢痕であるが，まとめて1本の瘢痕になるように切除する．

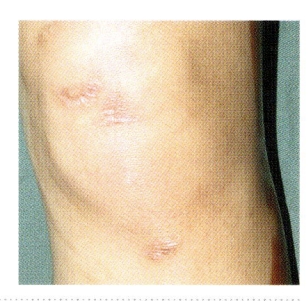

2. 瘢痕切除のデザイン．

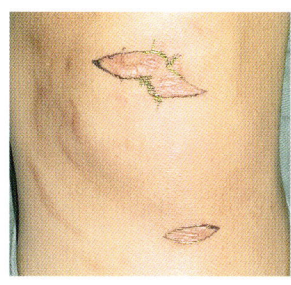

3. 手術終了時の状態．

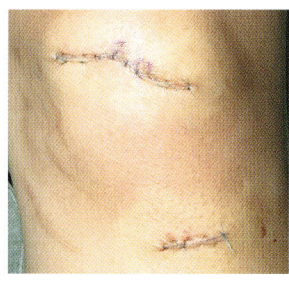

4. 7ヵ月後．テーピングを続けた結果．ほとんど赤味は消失，線状瘢痕の拡がりもほとんど見られない．

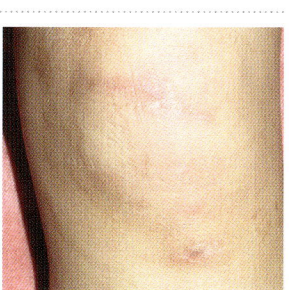

ケース3 膝関節部の瘢痕その2（前面 縦長瘢痕）

Key points

①膝関節部の3cm以上の縦長瘢痕は，前面の膝蓋部であれば，W-形成術かwave line形成術が考えられる．

②下肢では上半身ほど血行が豊富でないため，ジグザグの角は循環障害を生じやすいため，瘢痕形成術のデザインとしてはwave lineの方がbetterである．

③真皮縫合はあまり細かすぎても循環障害をもたらすため7mm間隔程度は空けて行う．

④術後の過剰なほどのテーピングが不可欠である．

A 症例の解説

23歳女性．交通事故にて受傷．
膝蓋骨部位の縦方向の瘢痕が次第に大きくなるのと膝をつくと痛みが強いため，手術治療を希望．

図 10-14

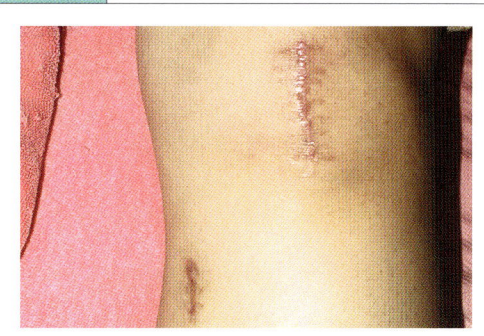

B 手術法：wave line 形成術

図 10-15

① 皮切のデザインは比較的細かい wave line とした．

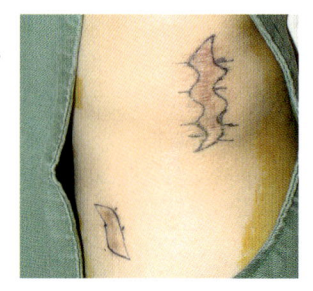

② 瘢痕の上下部位を伸展させている状態．

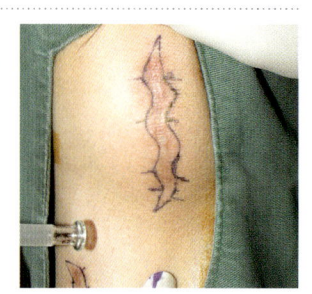

③ 瘢痕の切除は皮下剥離．

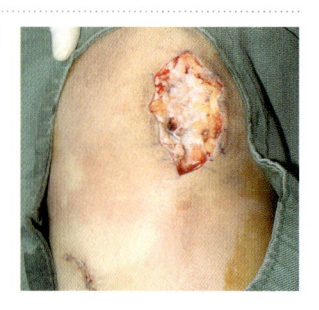

④ 3〜4ヵ所の皮下縫合（4-0白ナイロン）．真皮縫合（5-0）はあまり細かくなりすぎないように注意する．

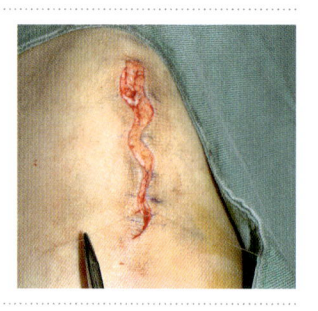

⑤ 皮膚縫合処置をして手術は終了．

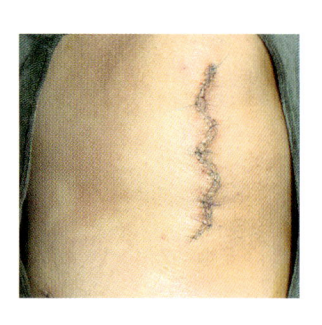

⑥ 術後3ヵ月目．テーピングと，リザベン®内服は続行中．瘢痕の赤味はかなり消退してきた．

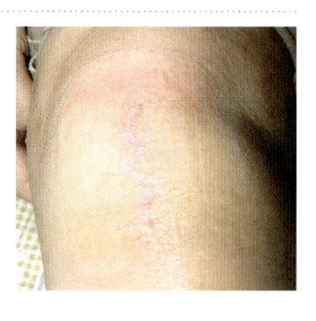

⑦ 術後6ヵ月目の状態．赤味はほとんど消失傾向にある．テーピングはまだしばらく続行予定．

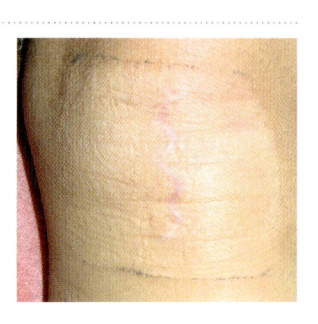

ケース 4　膝関節部の瘢痕　その3（側面の瘢痕）

Key points

① 膝関節部の縦方向の線状瘢痕の修正術では，W-形成術またはwave line形成術が第1選択である（手術法1）．
拘縮の程度が強い場合は連続Z-形成術にするか，双方の中間をとったstep状W-形成術（手術法2）とする．
② 下肢は上半身に比べ血行状態がよくないため，皮下真皮縫合をあまり密にしすぎることなく8〜10 mm間隔にとどめる．
③ 術後1週間は副子固定によって創部の安静を図る．
④ 術後のケアが大切で，テーピング（3Mマイクロポアまたはニチバンメッシュポア，ユートクバンなど）とトラニラスト（リザベン®）内服を，瘢痕がほぼ成熟し終わるまで続ける（6〜12ヵ月）．

A　症例の解説

膝部の手術瘢痕ケロイド．いわゆるミミズ腫れ状態となると，痛みを伴うことが多い．

図 10-16

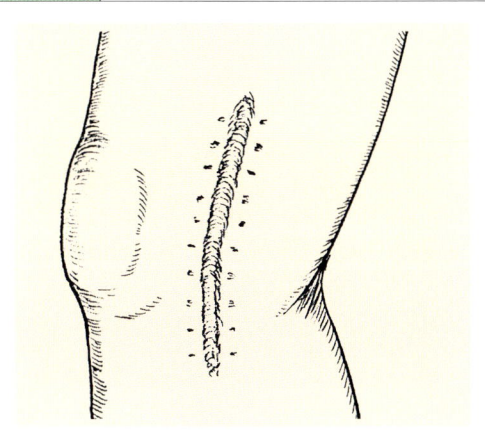

B　手術法1：W-形成術

図 10-17

① W-形成術のデザイン．1辺の長さは約1 cmとする．

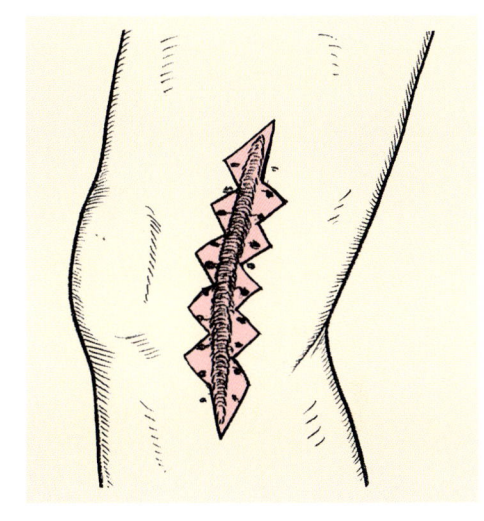

② 縫合終了の状態（真皮縫合5-0，皮膚縫合6-0）．

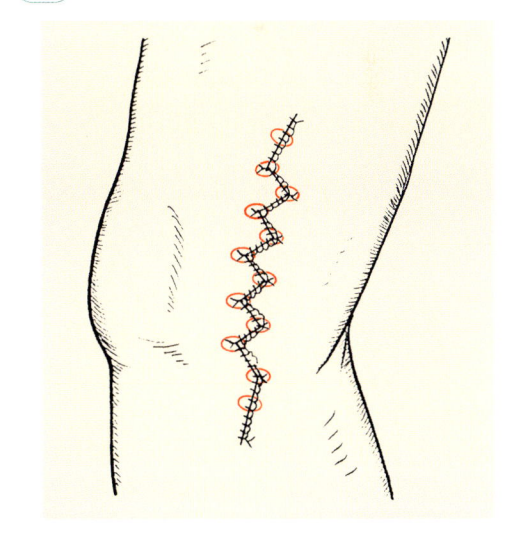

C 手術法2：step状形成術

図 10-18

(1) デザイン：縦方向の拘縮が目立つ場合にstep状のW-形成とする．手術法1のW-形成術に比べて少し伸展度が高い．

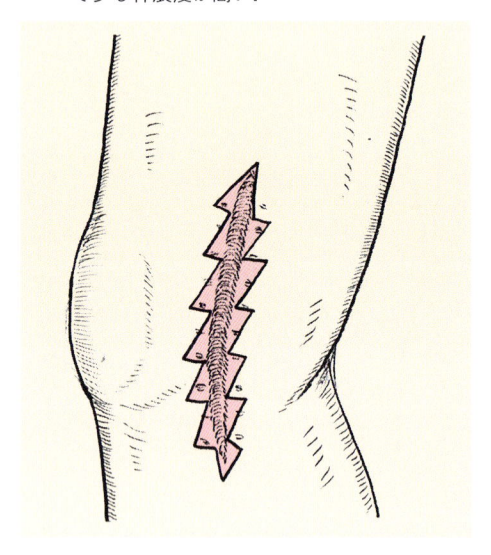

(2) 5-0白ナイロンにて真皮縫合（8〜10 mm間隔）の後6-0ナイロンにて皮膚縫合．

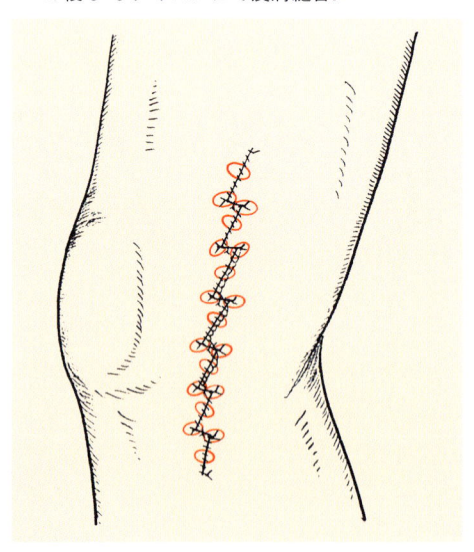

ケース5 膝関節部の瘢痕 その4（熱傷瘢痕）

A 症例の解説

4歳男児．熱傷瘢痕ケロイド．
このケースは縫縮術か植皮術か迷うところではある．しかし，植皮術は整容的に問題があること，小児では皮下脂肪層が厚く縫縮する余裕があると判断して，wave line状切除とし縫縮術を行うことにした．

図 10-19

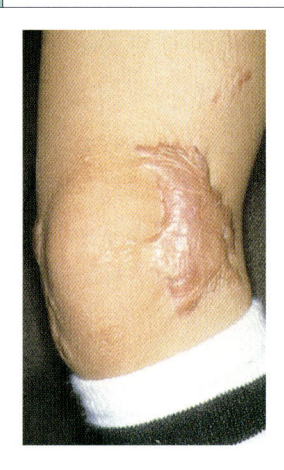

B 手術法：wave line形成術

図 10-20

(1) 幼児のため縫縮術が可能．
wave lineのデザインにて切除術施行．

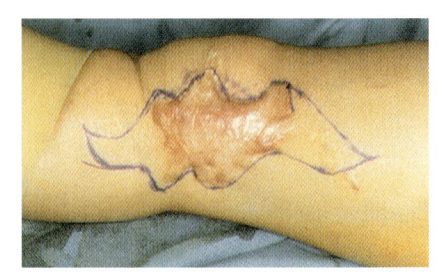

② まず3針仮縫いして，欠損面積を小さくしておいて，皮下縫合を開始する．
約2cm間隔で（4-0ナイロン）真皮縫合．
残りは8mm間隔で（5-0ナイロン）真皮縫合．
皮膚縫合終了時の状態．

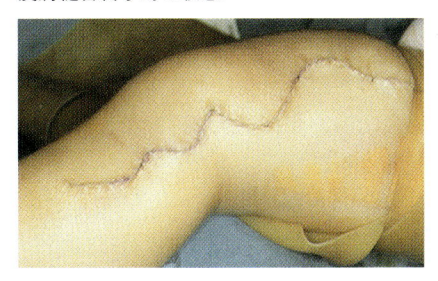

③ 術後のテーピングが最も大切．
抜糸後のテーピング．
縫合線上，直接にユートクバンまたはメッシュポアテープを貼り，その上に3Mマイクロポアテープを大きく貼り，瘢痕の盛り上がりを防止する．

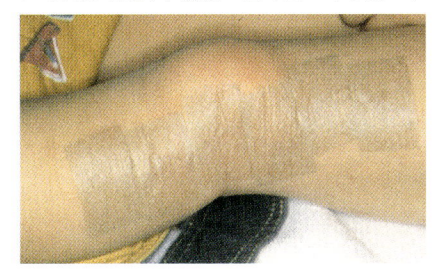

④ 術後5ヵ月，経過良好．この症例は1年半まで経過観察したが，順調に瘢痕は成熟した．
（★瘢痕部位に植皮術を施すよりも目立たない瘢痕で落ち着いた）．

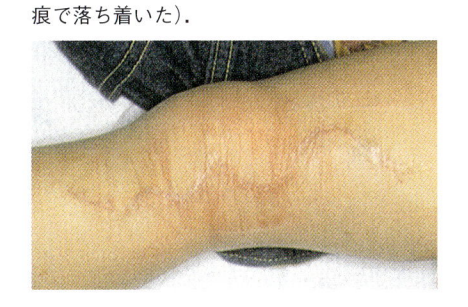

ケース6　アキレス腱部の瘢痕ケロイド

Key points
① アキレス腱部は自転車の座席に乗っていて車輪に引っかけたりして，意外によくけがをする部位で，ケロイド体質のある者は，ケロイドを生じ治療に難渋することが多いものである．
② 小さいものはまず縫縮を試みるが，靴をはく習慣で再びケロイドを生じやすい．
③ 靴に強く当たるアキレス腱正中部に縫合瘢痕ができないようにするには皮弁形成または植皮術が必要．

A　症例の解説

13歳男児．自転車による外傷後アキレス腱部の瘢痕ケロイドを生じた．

図 10-21

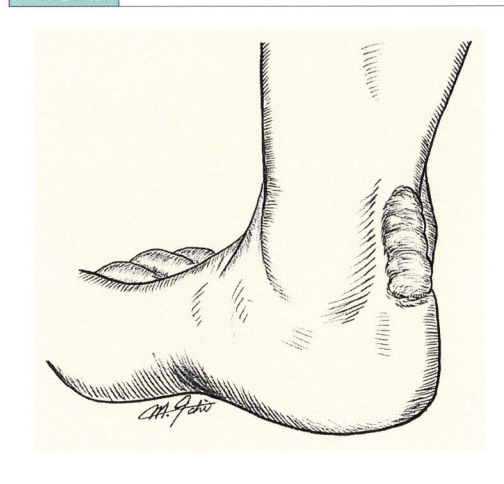

B 手術法

図 10-22

1. 植皮術を行う方針で，瘢痕の切除デザイン．

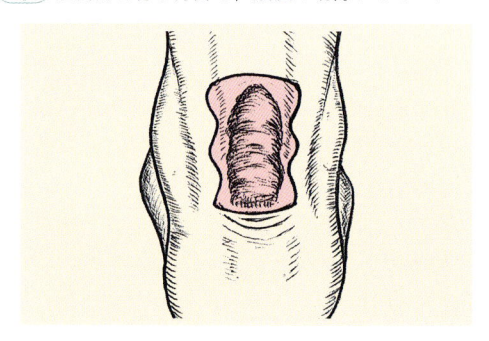

2. 瘢痕の切除は瘢痕のみにとどめ，アキレス腱を露出してしまわないことが最重要．

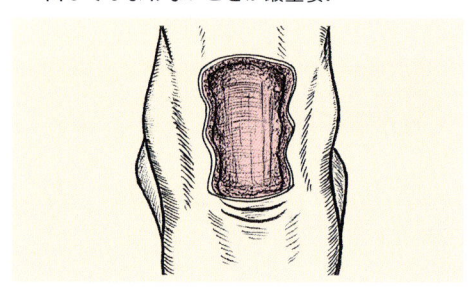

3. 鼠径部外側の皮膚の比較的厚い部位から採皮し縫着．

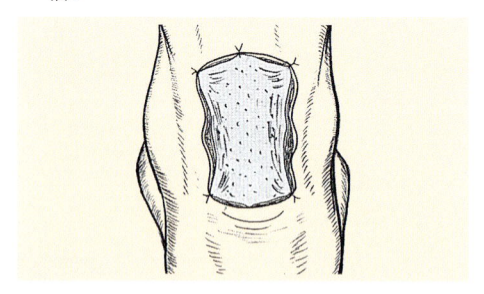

4. タイオーバー固定にて手術終了．

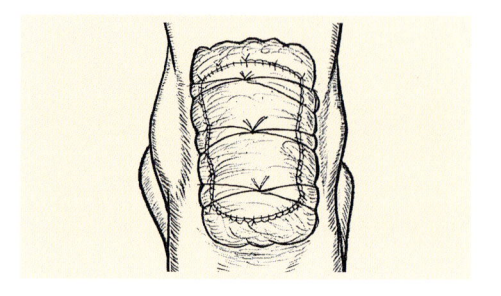

症例 7　足部の瘢痕拘縮

Key points
① 足部の外傷や熱傷による瘢痕は若年者ほど瘢痕拘縮をきたしやすく，治療としては全層植皮術を行うしかないというケースがほとんどである．
② donor は鼠径部とし，採皮後は縫縮して，線状瘢痕に落ちつくようにする．
③ 小児の植皮術は，足の成長を考慮し，直線部分を極力なくし，ジグザグまたは wave line の縫合線とする．
④ 術後のケアも大変重要でありテーピング，内服（トラニラスト）は，1年以上必要となる．

A 症例の解説

9歳女児，交通事故にて受傷．
　植皮術を受けるも皮片の縫合線も瘢痕ケロイドとなる．

図 10-23

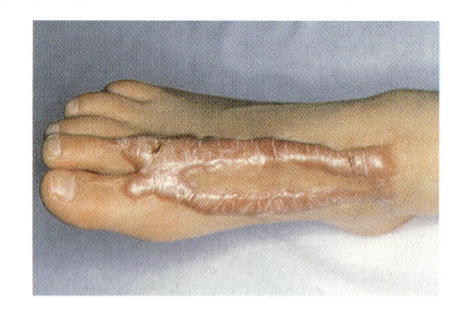

B 手術法

図 10-24

① 皮切デザイン（wave line とする．直線状ではいけない）．

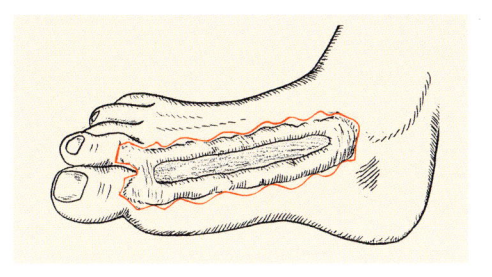

② 瘢痕の切除．
第 1，2 趾にキルシュナー鋼線（K-wire）刺入して局所に安静が保てるように下準備をする．

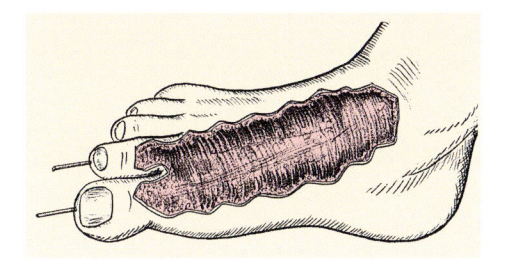

③ 採皮部は左鼠径部．
採皮部は，利き足の反対側とした．

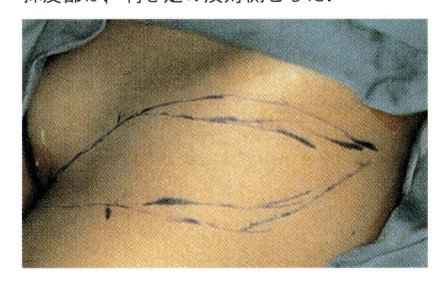

④ 植皮術終了時の状態．再拘縮の予防のため，足趾は K-wire で固定し，足背を伸展させている．

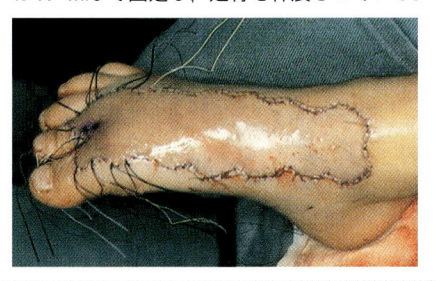

⑤ タイオーバー固定を施し手術終了．
足関節部の安静のためには，dressing の後ギプス包帯固定を下腿から足先まで施す．

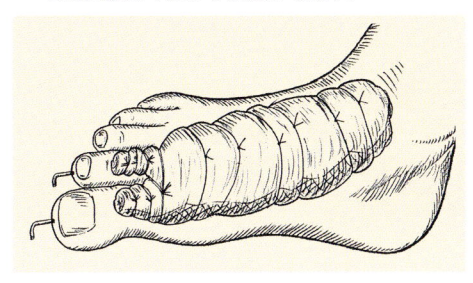

⑥ 術後 5 ヵ月．縫合線の肥厚性瘢痕に対してユートクバンのテーピングを 1 年半続けている．

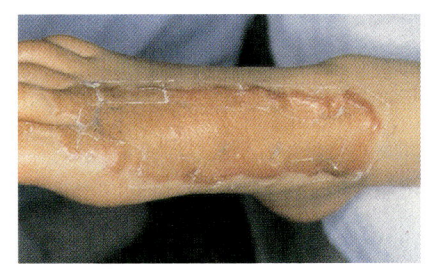

⑦ 術後 1 年 3 ヵ月．ようやく瘢痕の赤味の消退傾向が見られる．ケロイド体質の場合は長くかかる．

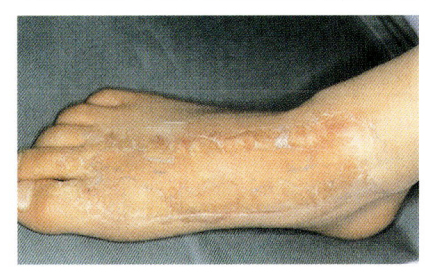

⑧ 術後 1 年 8 ヵ月．植皮皮片の縫合線瘢痕は完全に赤味も消失し，植皮皮膚の色素沈着の消失が見られた．瘢痕が完全に成熟した状態．

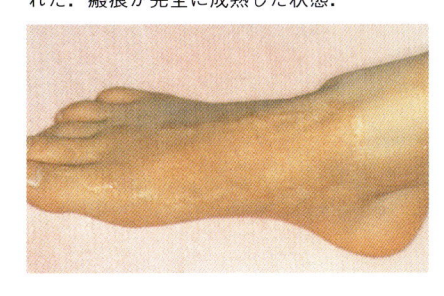

C 皮膚腫瘍

ケース 1 足底部の母斑

Key points
① 足底部の母斑は，常に刺激が加わるという性質上，発見すれば切除することが望ましい．
② 紡錘状切除を原則とし，縫合は中縫いなしの1層縫合とする．中縫いの埋没糸がしこりとなり，後日痛みを生じる危険性があるからである．
③ したがって，抜糸は急がず10日～2週間後とする．

A 症例の解説

足底部の母斑．

図 10-25

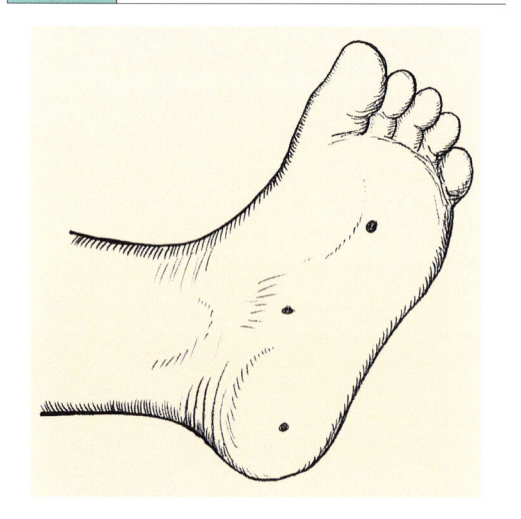

B 手術法

図 10-26

1) 切除デザイン（紡錘状切除）．

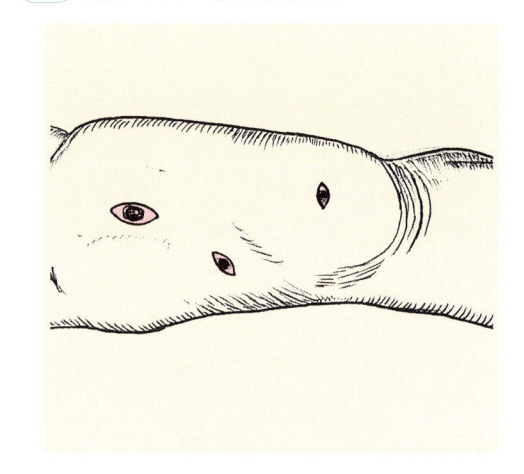

2) 足底部は中縫いをするとその埋没糸がしこりとなって後日痛みの原因となる恐れがあり，中縫いを一切行わないで，5-0または6-0ナイロンにて1層縫合とする．したがって，抜糸は早くせず10～14日後とする．

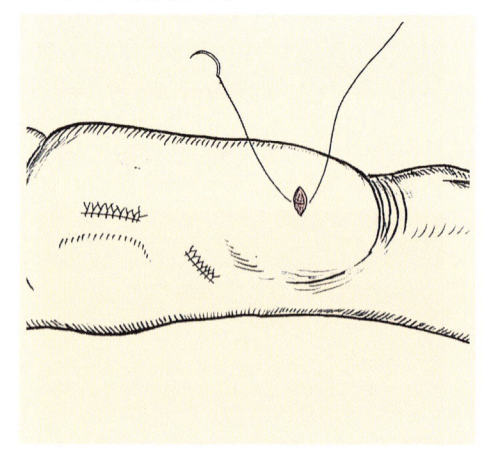

ケース 2　足趾の潰瘍

Key points

① 足部に潰瘍を生じるようなケースは，例えば糖尿病のような基礎疾患のある場合がほとんどであり，足全体の循環不全がある．
② 荷重部位の潰瘍は，有茎皮弁でカバーするしかない．
③ 局所皮弁法を採用する場合，周辺全体の血行不良を考慮に入れると，慎重な皮弁のdelay（➡基礎編 65 頁）を行う必要がある．
④ 血管拡張剤の内服も併用する．
⑤ delay の際，皮弁の下にワセリン基剤の軟膏を入れると皮弁には床下からの血行は再開せず，皮弁の基部の皮膚の方からの血行のみで栄養されるべく血液循環が増大する．

A　症例の解説

第 1 趾底部の潰瘍．
全身疾患として糖尿病あり．

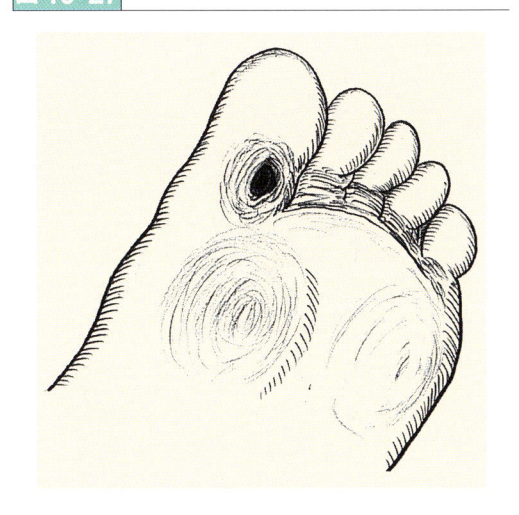

図 10-27

B　手術法：皮弁形成術

図 10-28

(1) 局所皮弁のデザイン（点線）．実線は 1 回目の皮弁 delay のデザイン．

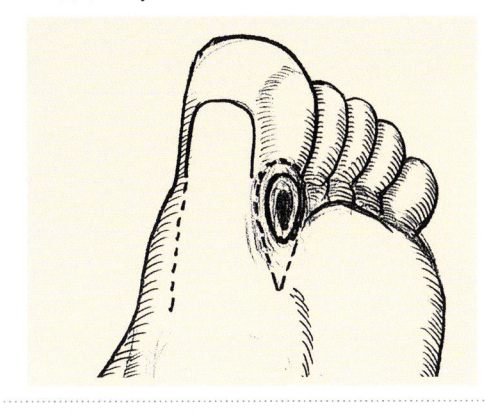

(2) 皮弁を起こす（全層で）．

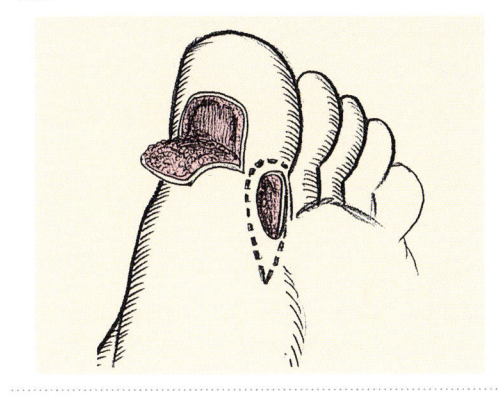

(3) そのまま元の位置に縫着．皮弁の下には抗生物質入り軟膏を塗布しておくと，皮弁の基部からの血行が促進する．

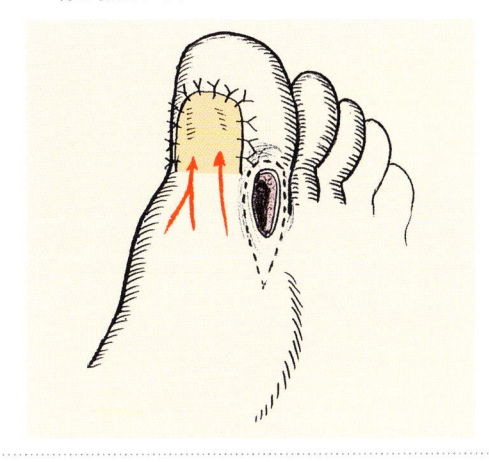

④ 2週間後2回目のdelayed flapの作成.

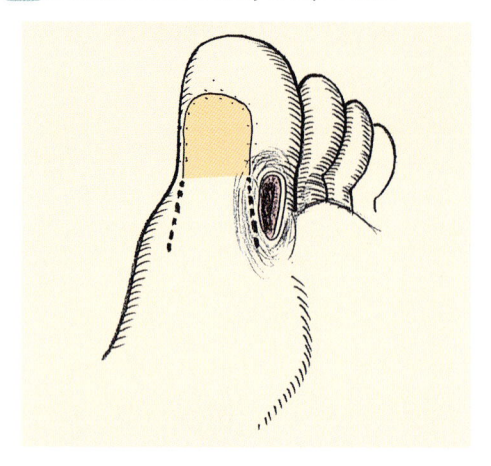

⑤ 皮弁を起こす．今度は前回の2倍の長さの皮弁となる．

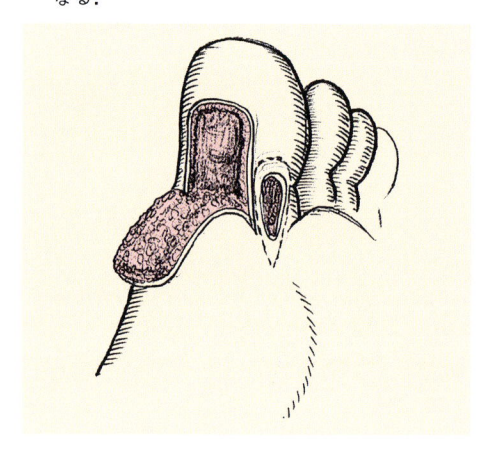

⑥ 皮弁を再び縫着．
さらに血行は皮膚側より増加する．

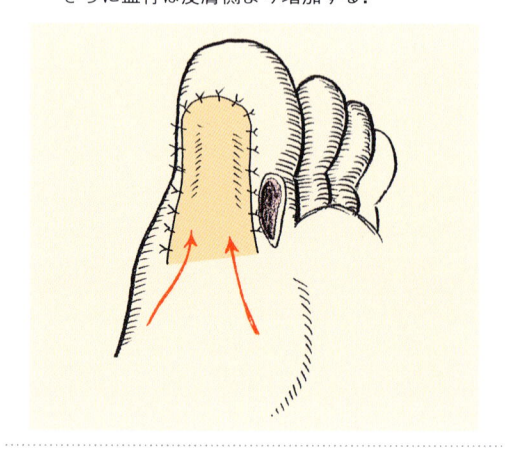

⑦ 2週間後3回目手術のデザイン（皮弁の移動を行う）．

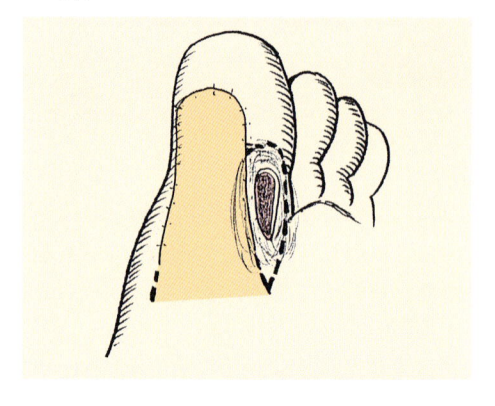

⑧ 潰瘍部分の切除のために潰瘍にピオクタニンを塗布．

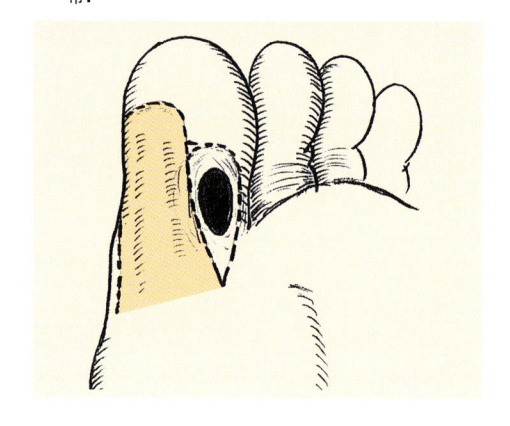

⑨ 潰瘍部分を全部切除（ピオクタニン青染部をすべて郭清）し，趾骨の突出部を削り平坦化（矢印）する．
皮弁を起こす．キルシュナー鋼線で足趾を基節関節まで固定．

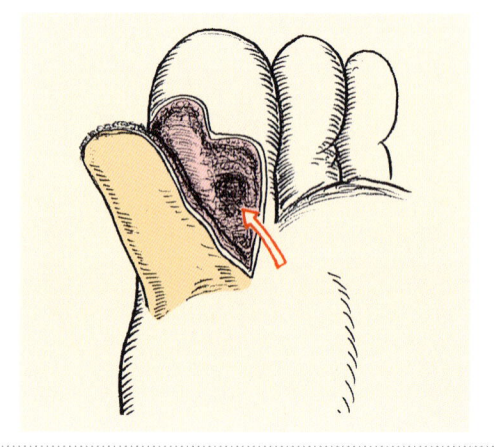

⑩ 皮弁の移動，縫着（5-0）．

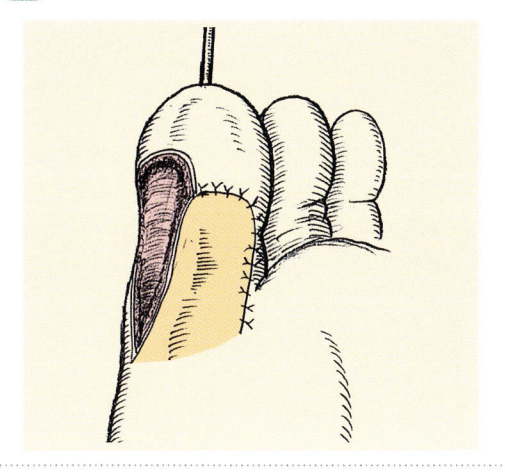

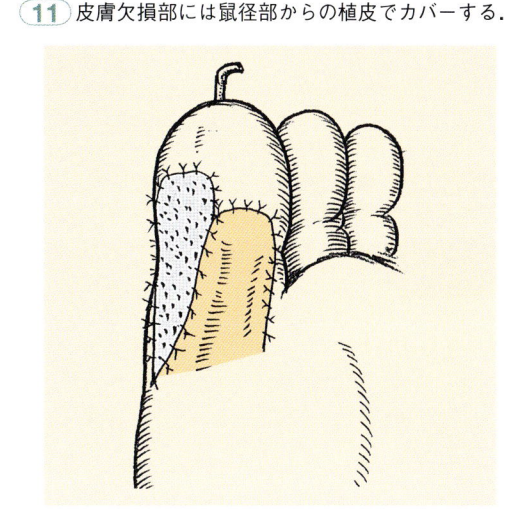

⑪ 皮膚欠損部には鼠径部からの植皮でカバーする．

Supplement 1

鶏眼治療について

　鶏眼の治療について，本書では割愛したが，実際には日常よく遭遇する患者の訴えである．この鶏眼に対して著者はほとんど手術はしない方針でいる．ただし本音からいうと，手術をしなければ，根治できないこともわかっている．以下にその理由を説明し，普段行っている処置方法と，本当は行いたい手術方法を書いておきたい．

1）鶏眼は靴等の履物が足の出っ張った皮膚に当たってできるものというのは，説明不足であって，足の骨の出っ張りと履物の挟み打ちにあった皮膚が，それに抵抗するために角質が厚くなり，いわゆる胼胝となる．その胼胝からさらに角質の一部が変性したものが鶏眼である．

2）鶏眼は，角質を軟化させるサリチル酸外用テープを7～10日貼り続けることできれいにはがれる．それで取りきれないくらい厚い鶏眼はもう1週間同様に外用テープを固定すれば完全に除去できる．

3）上記の外用テープは厚みがあるため，それだけではかえって鶏眼を圧迫して歩行にも支障をきたすため，鶏眼の周囲にドーナツ状の厚いテープ（弾性絆創膏に穴を開けるのがよい）を二重に貼り，鶏眼に圧迫が加わらないようにするとよい．

4）この処置をした後は，入浴も勧め，入浴後もそのテープを張り替えずに水分をふき取るだけにするよう指導する（7～10日間そのまま貼り続けることが大切である）．

5）鶏眼は，処置だけでは再発するのは当然である．なぜなら，根治術をしていないからである．骨の出っ張りをなくさないかぎり根治術にはならないのである．その骨を削ることは簡単であるが，そこまでの手術を希望する人はほとんどいない．

6）手術のポイントは，荷重部位に縫合線ができないように注意して鶏眼の中心の骨の突出部を出し，#15メスにてスライスするように削り平坦化すること．皮下縫合せずに一層縫合して手術を終えることの2点．

7）この手術を積極的に行わない理由は，骨を処置する手術は，術後骨膜部位の痛みが収まるのに2，3週間の期間を要するため，手術直後から痛みから開放されるという手術ではないという難点が存在するからである．

D 変形，奇形

ケース 1 陥入爪その1（爪母切除法）

Key points

①陥入爪は，爪の片方または両端部分が軟部組織に食い込むように伸びていく状態で，爪が食い込むことにより炎症と疼痛を繰り返す．

②爪切りが非常に重要で，ともすれば爪の端を尖鋭状態に切ってしまうため，それが爪の伸びに従って軟部組織に食い込んで疼痛や化膿性炎症を起こすことになる．

③陥入爪手術（根治術）は食い込んで伸びる爪の両端部位が生えなくするべく爪母（nail matrix）を切除または焼灼すればよい．

④フェノールという強い酸にて爪母を焼灼する方法も有効な方法である．

図 10-29

A 症例の解説

母趾の陥入爪．

日常診療において陥入爪が炎症を起こして来院するケースは多いのであるが，それまでに外科や整形外科のクリニックで，陥入部の部分抜爪を受けたが再発したというケースが圧倒的に多い．根治術ができる第一線の外科医が少ないのはさびしい現状である．

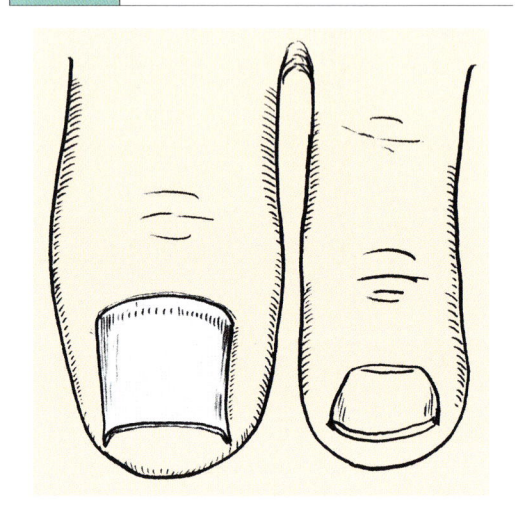

B 手術法1：陥入部の部分抜爪

図 10-30

食い込んで伸びる爪の両端部分のみを局所麻酔下に切り取る．

この方法は一時的に炎症を治療することにはなるが，陥入爪の根治には全くつながらない．また全部抜爪する方法も同様に**根治療法ではない**．

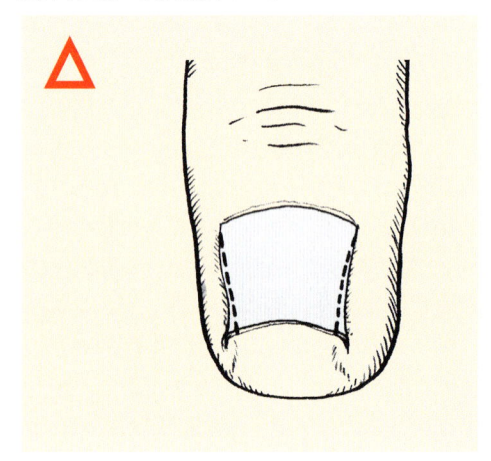

C 手術法2：陥入部の爪と爪母の切除

図 10-31

① 根治手術は爪の陥入部分が生えないように**爪根部を処理する必要がある**．切除すべき爪の部分を爪根部から爪の先端までデザインする．

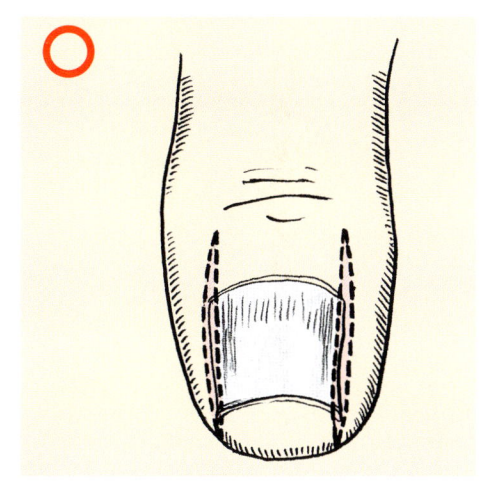

② 趾基部の伝達麻酔または局所麻酔の後，予定部分を切除する．
（★爪根部の皮膚はあまり幅広く取らないが，皮下の爪根は完全に除かなければならない．
不十分な処理を施しておくと，術後2～3ヵ月後になって**不完全な爪が単独で成長してきて痛みや炎症を起こす**ことになる）．

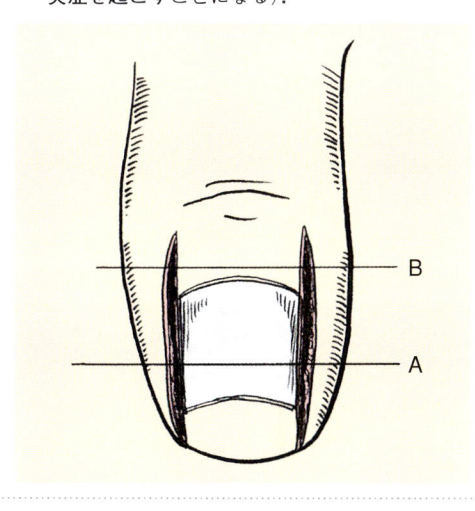

③ Aのレベルでの断面図．
陥入している爪を爪床とともに切除する．骨膜の一部を削ることになっても差し支えない．

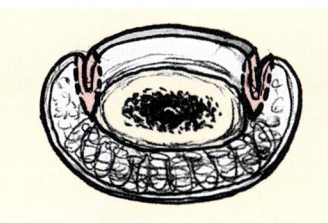

④ 陥入部を切除した状態（Aレベル）．

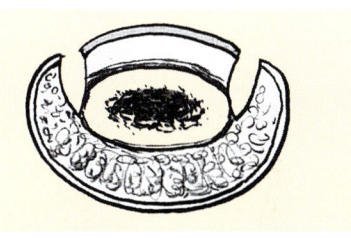

⑤ 縫合終了時の状態（Aレベル）．
縫合糸は4-0ナイロンを用いて1層縫合でよい．

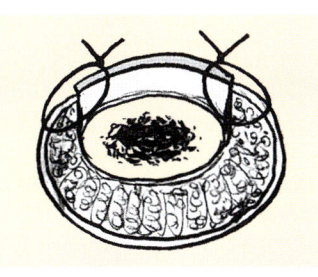

⑥ 爪根部位での断面（Bレベル）．
爪根部を確実に切除することがこの手術で最も重要なところである．

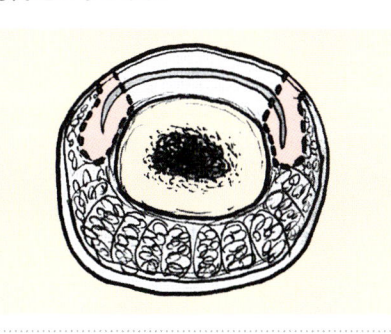

第10章　下肢　417

7. 爪根部を十分に切除する（Bレベル）．
この段階では駆血下に操作をすることが必須である．

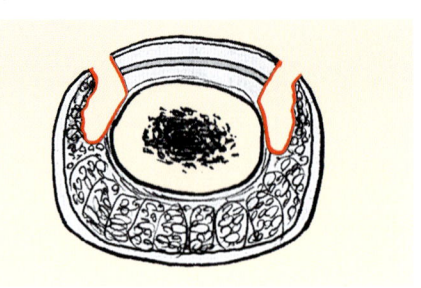

8. 縫合は4-0ナイロンにて1層縫合とする（Bレベル）．
爪根部は皮膚に比べ，かなりえぐり取った状態となるので，縫合した時に死腔を作るが，死腔を作っても差し支えない．

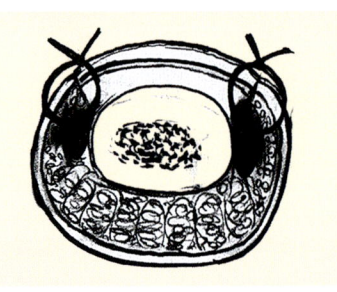

9. 縫合終了の状態．
結節の数は5〜6針でよい．爪を貫通する縫合は3針程度でよい．
爪の部分は縫合針を爪の下層から表面に向って刺すと比較的容易に貫通させることができる．
縫合糸の抜去は2週間後と，十分に期間をおく．
1ヵ月間は激しい運動を禁止する．

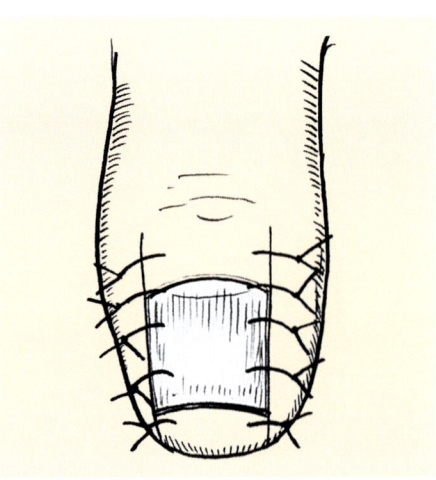

D 手術法3：爪を余分に切除する方法

図 10-32

1. 爪郭周囲炎のある場合．
すでに化膿性炎症を生じている場合にあえて手術を行う時には，創の縫合部局所に爪の断端がきては創治癒が妨げられるので著者は中央部分の1/3程度の爪は残すことにしている．

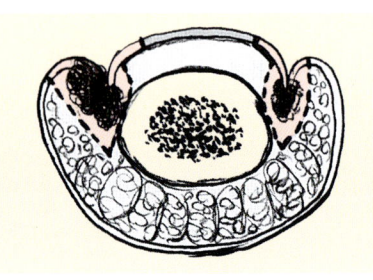

2. 著者が少しでも爪を残したい理由は，全抜爪に比べると術後の患部の圧迫や接触時に疼痛が少ないからである．
図は爪を爪床断端より2〜3mm余分に切除したところを示す．

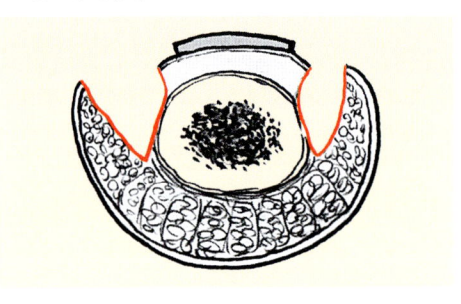

3. 5-0と6-0ナイロンを用いて縫合を終了した．
縫合線上から爪の端まで3mm程度離れているため創治癒しやすい．

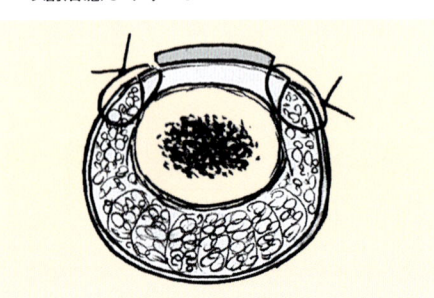

E 手術法4：巻き爪変形で爪床形成を行う方法

図 10-33

1. 爪の横幅をできるだけ元の長さに保った状態で治癒させる手術法．

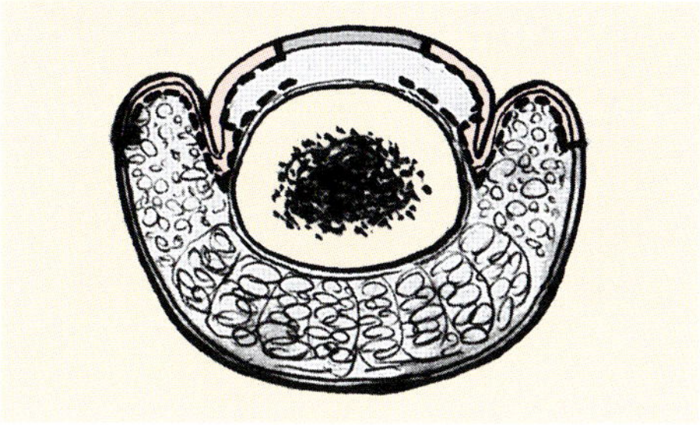

2. まず爪を中央1/3のみを残し、両側の爪を完全に抜去する．
次いで陥入部分を爪床から爪母まで切除し残った爪床を骨膜上より剝離する．爪の外側部分は皮膚組織だけを切除して、爪床の下に挿入できるようにする．

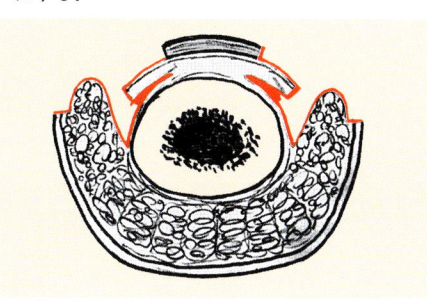

3. 爪床の側面と、外側皮膚の断端とを縫合する（6-0ナイロン）．

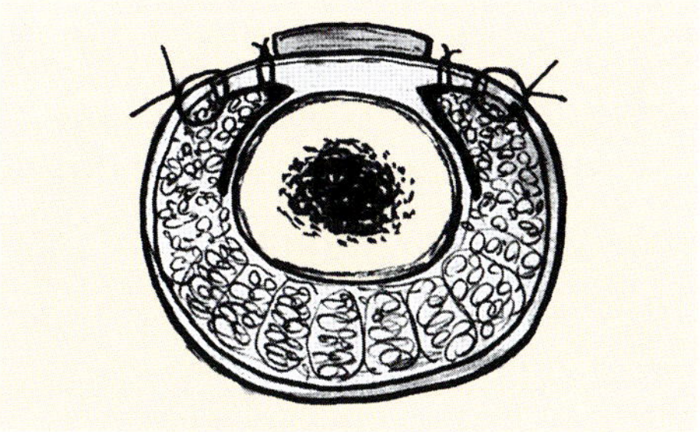

ケース2 陥入爪その2（フェノール法）

Key points

① フェノール法とは，液状石炭酸（液状フェノール）（88%フェノール水溶液）を抜爪した爪母部分に塗布して，不要な爪母部分のみを再生しないように，化学的焼灼する方法である．

② 実際的な手技は，陥入する部位のみを爪母部位まで抜去し，そこに液状フェノール原液を綿棒につけて爪母を焼灼処理するという単純なものであるが，金属芯の綿棒は液状フェノールをひたし，余分にたれたりしないようにドライガーゼで吸い取った状態のものを爪母部分に刺し込むように挿入する．30秒くらいで綿棒を抜き新しいものに取り替える．これを1ヵ所に4回繰り返す．

③ 処理を終了すると，抗生剤入り軟膏またはパウダーを塗布しガーゼをあてて，テーピング固定する．

A 症例の解説

80歳女性．左母趾の陥入爪．
これまで何度も炎症を生じたことがある．
写真のような爪の切り方，伸ばし方をしない限りすぐに痛くなる状況である．

図 10-34

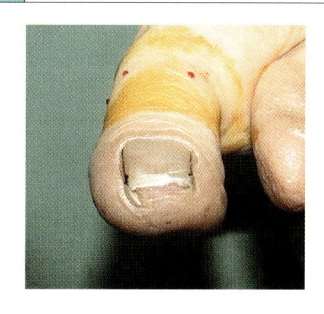

B 手術例1：フェノール法（両側例）

図 10-35

① フェノール法に必要な器具．

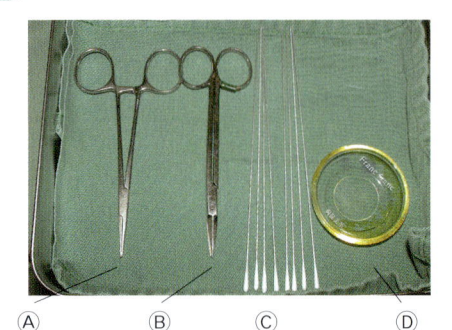

Ⓐ モスキートペアン
Ⓑ 爪切り用剪刀
Ⓒ 金属芯の綿棒
Ⓓ 液状フェノールの入ったシャーレ

② 麻酔を確認し駆血帯をした後，両側の陥入部の抜爪にかかる．まず剪刀にて爪下の剥離．

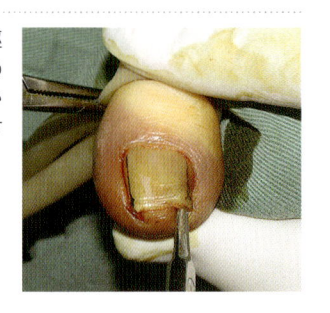

③ 剥離の後，陥入部を剪刀で切除．

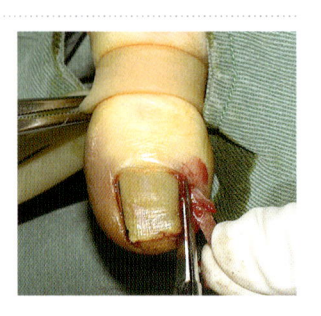

④ 両側とも陥入部を爪から爪母部位まで抜爪を終了．

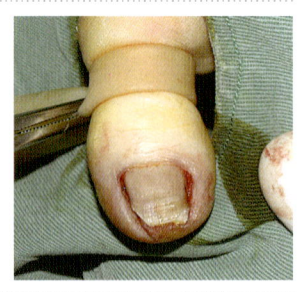

⑤ 液状フェノールをつけた綿棒を挿入．（★ただし，フェノール綿棒は綿にフェノールが一応ついている程度で，挿入した時に液が他にあまり流れないことが大切である）．

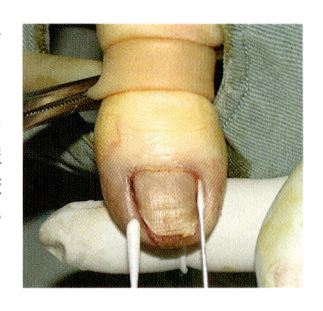

⑥ 両側ともにフェノール綿棒を挿入し30秒間置き，その綿棒を捨てる．

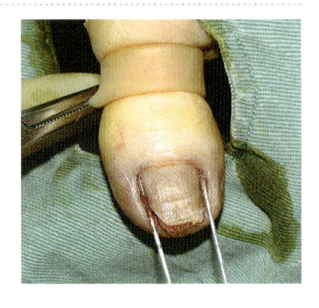

⑦ 同様の操作を4回繰り返す．駆血帯をはずし，止血を確認するまで待つ．

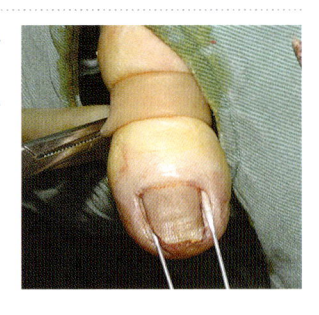

⑧ 抗生剤入りパウダーまたは軟膏を塗布．

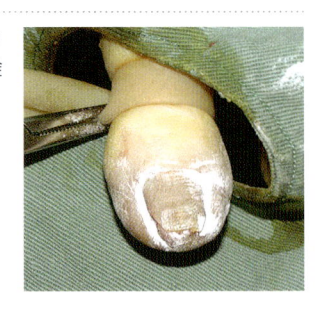

⑨ ドレッシング終了した状態．

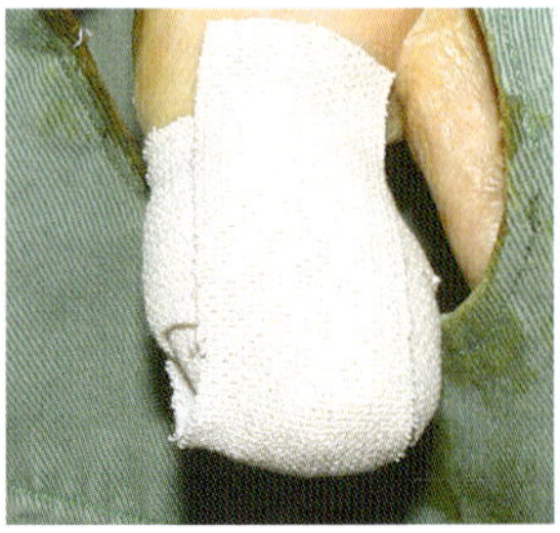

C 手術例2：フェノール法（片側例）

図 10-36

① 53歳男性．左母趾の片側のみ陥入爪．

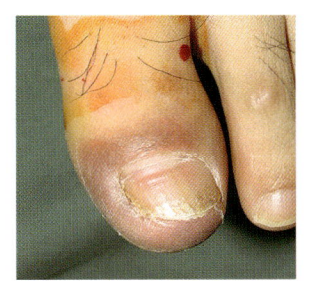

② 陥入部位の部分抜爪．

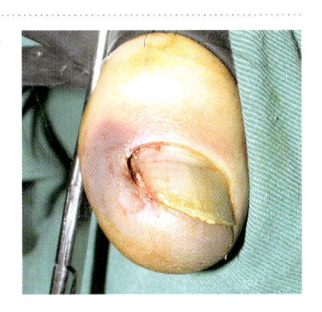

③ 液状フェノールをつけた綿棒にて爪母を焼灼しているところ．

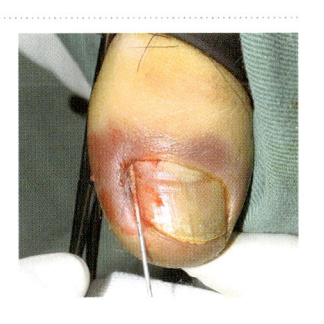

④ 術後3ヵ月目の状態．爪は全く陥入しなくなった．

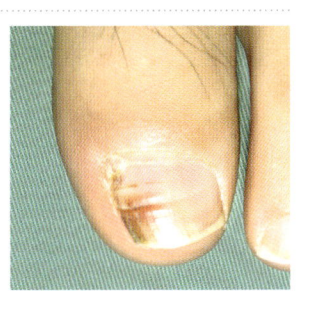

D 手術例3：フェノール法（両側例）

図 10-37

① 44歳女性．両母趾の両側ともに陥入し時に炎症を生じる．術前．

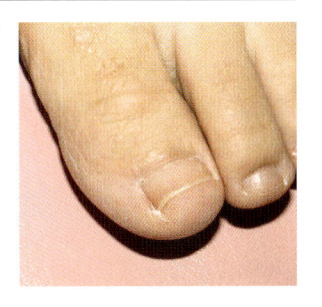

② 術後4ヵ月の状態．爪が食い込むことは全くなくなった．

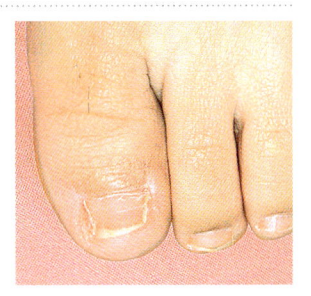

第10章　下肢

ケース3 足の合趾症（1，2趾間）

Key points
①合趾症手術は（合指症も含めて）趾間の基部（谷間）を確実に（皮弁を用いて）形成することが最も肝心な操作である．
②趾間の基部ができればその他は遊離植皮でカバーすればよい．
③植皮を行う場合は趾の固定のために鋼線の串刺し固定は必須操作である．

A 症例の解説

25歳男性．足1，2趾間の合趾症．

図 10-38

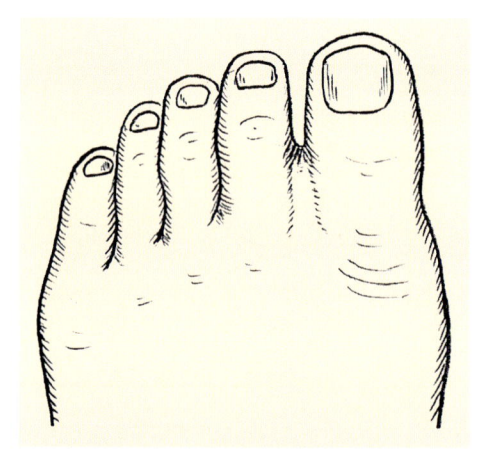

①

②

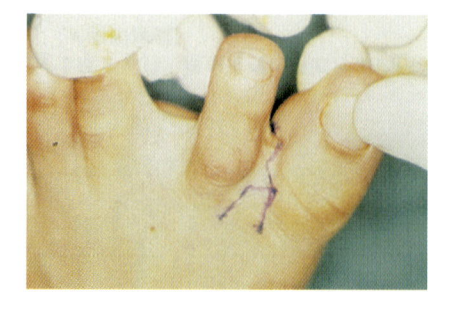

B 手術法：趾間形成術（皮弁＋植皮）

図 10-39

① デザイン：満足のいく趾間を作るためには，2，3趾間の基部よりも低いレベル（約1cm）にする必要がある．

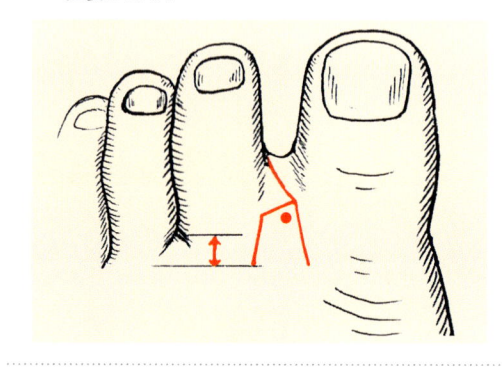

② 足趾側から見たデザイン．
1，2趾間は谷間が長いため，表裏両方からの皮弁で谷間をカバーすることにする．
（★4,5趾間の形成では足背からの皮弁のみでよい）．

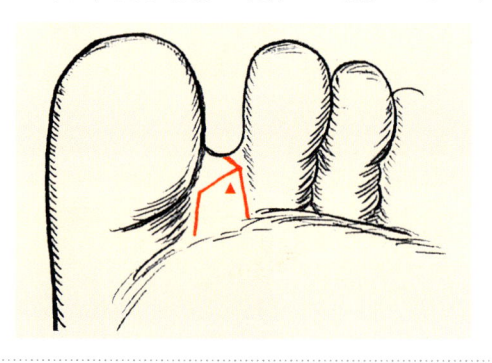

③ 足全体をエスマルヒ駆血帯にて駆血した後，皮切して趾間を開くとともに1，2趾をキルシュナー鋼線で固定（やや開き気味に）．

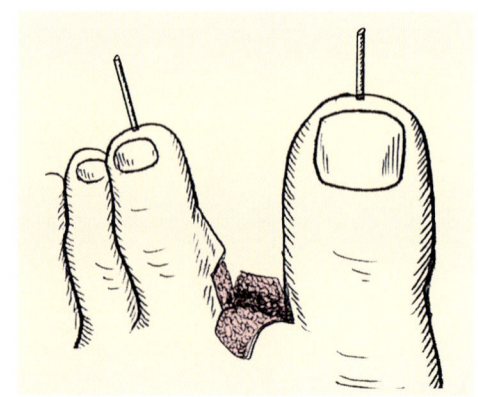

4) 皮弁を縫合し谷間を形成した後，両側の皮膚欠損部を植皮を修復する．

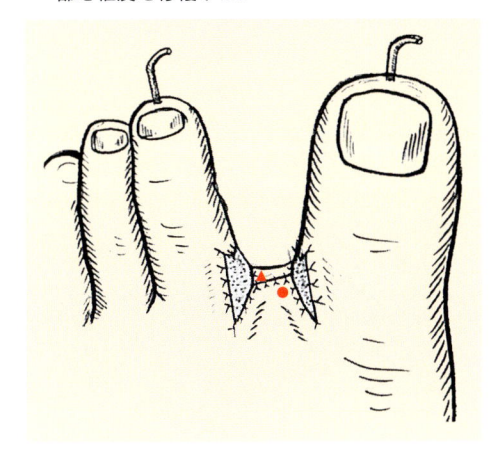

5) 抜糸終了（約3週間後，鋼線も抜去する）．

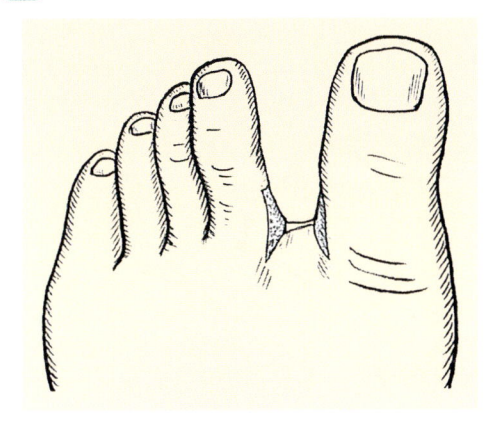

6) 術後3ヵ月の状態．

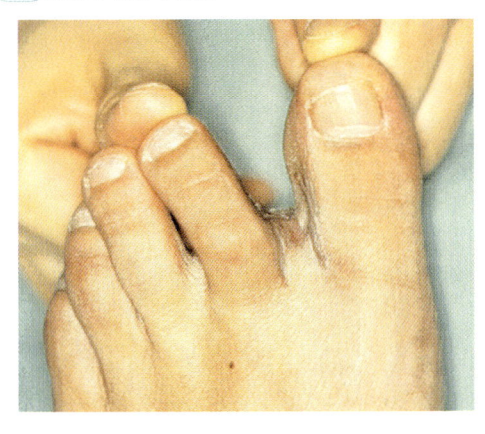

ケース4 母趾多合趾症

A 症例の解説

1歳男児．母趾多合趾症．

図 10-40

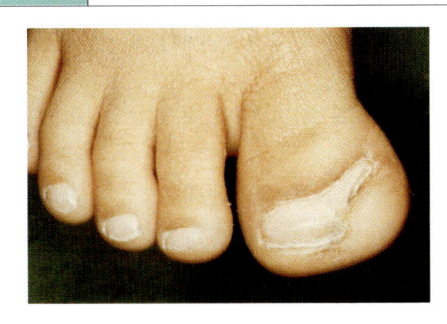

B 手術法：母趾形成術

図 10-41

1) 皮膚部位ができるだけジグザグになるように皮切のデザインをする．

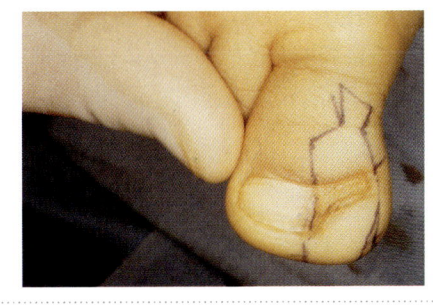

2) 余剰の骨と皮膚を切除．
皮膚縫合を終了したところ．

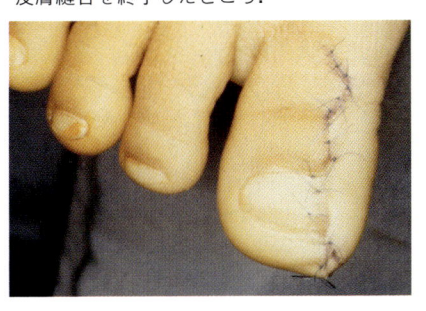

ケース5　足の多合趾症（4，5趾間）

Key points

① 多合趾症は足の奇形としてはよく見かけるもので，日本人は畳の生活をするうえで足趾の奇形は気になるため，手術治療は必要である．
② 手術は原則として満1歳になってから行う．
③ 通常は第5趾の趾骨を切除して，趾間形成術を行う．
④ 趾間形成には趾間の谷間（底部）を矩形皮弁にて作ることが最も重要なことで，それ以外は適当な工夫で趾側面を皮弁または植皮片で被覆すればよい．
⑤ 趾間を形成する矩形皮弁は長さと幅の比を2：1程度にとどめる．

A 症例の解説

右足多合趾症．
第4，5趾間の合趾の程度にはいろいろな程度がある．

図 10-42

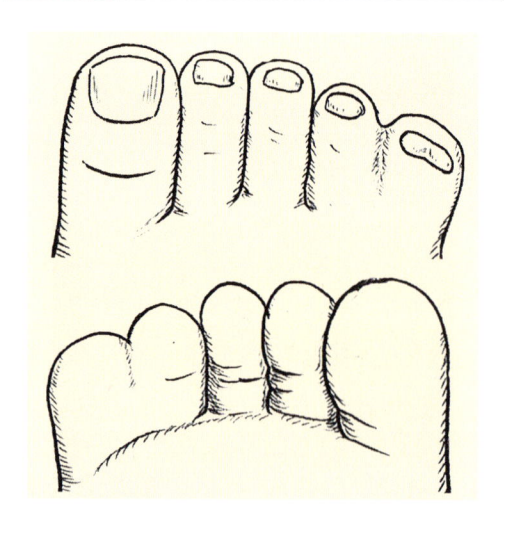

B 手術法

図 10-43

（丸毛法に準じた手術法）
1. 手術のデザインのポイントは
   (a) 背側に約8 mmの幅の矩形皮弁を作る．
   (b) 余剰の爪を捨てる．
   (c) 第6趾（術後は第5趾となる）を完全に皮弁にて被覆し，第4趾には植皮を施すデザイン．

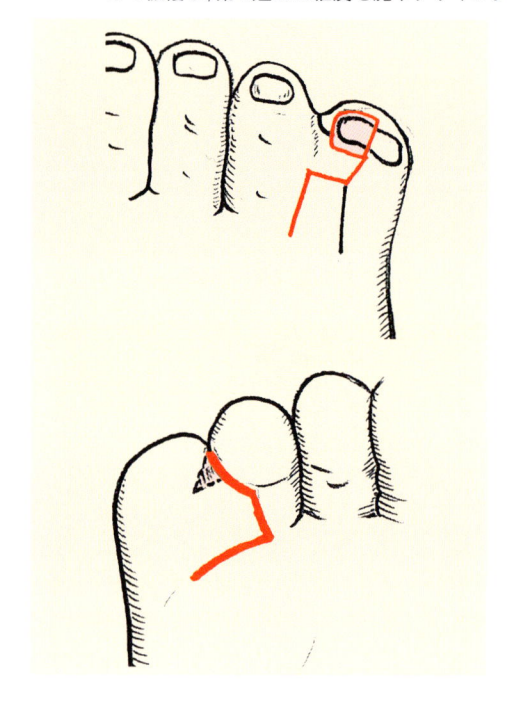

2. エスマルヒ駆血帯にて足部を駆血し皮切開始．皮弁を起こし第5趾の爪を切除，第5趾骨の摘出を行う．
   次いで第4趾，第6趾を鋼線にて串刺し固定（やや開き気味とする）．

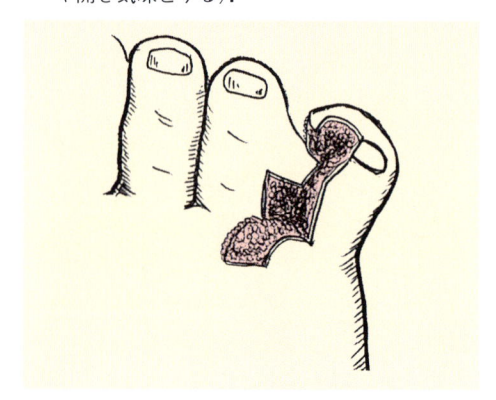

③ 趾間基部の皮弁縫着（6-0 ナイロン）を行う．

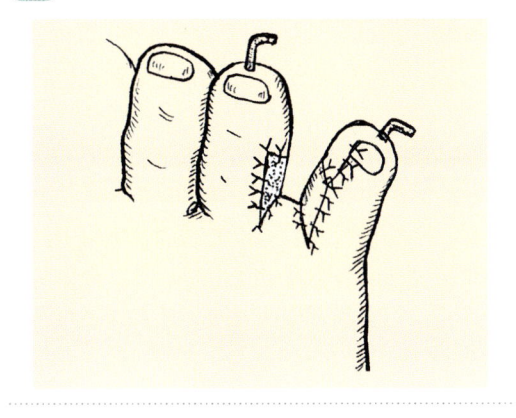

④ 第6趾への皮弁縫着を行い，第6趾は完全に被覆できる（dog ear 修正のために一部皮膚は切除）．植皮弁は，同足の土踏まず部位より分層皮膚を採取して植皮術施行．

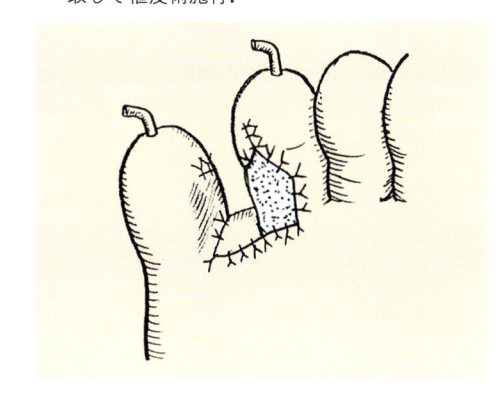

Supplement 2

ガーゼによるドレナージ法は前世紀の遺物

　あるとき，手に刺が刺さった後，化膿創となり，外科医に処置をしてもらったが，「痛くて痛くて夜も眠れない」といって，屈強な青年がやって来た．診ると手掌に皮膚切開がしてあり，その中にガーゼのドレーンが施してあった．著者はそのガーゼを取り去り，洗浄をした後1cm位シリコンドレーンを挿入した．

　翌日患者は「ここに来るまで3日間も眠れずに苦しんだのに，昨日は全然痛くなかった！」と言って喜んでいた．こちらは当然のことをしたまでである．ドレーンは3日で必要がなくなるほど順調に治癒に向かった．7日間で化膿創は完治した．

　こういうケースはこれまで何度も経験したことがある．その時いつも思うのは，「その外科医先生はガーゼのドレーンがドレーンの役割をするものと今も信じ込んで居られるのだ」ということ，ガーゼがドレナージの役を果たすのは，ほんの一瞬で，あとはタンポナーデの状態でしかないのだ．それも特に四肢には異物として刺激作用しか果たさないのだ．こういう処置を受けて苦しめられている患者は今もあちこちにいるのではないかと思う．

　昔研修医のころ，外科ではお腹に長いガーゼをドレーンとして化膿したところにつめこんでいるのを見たことがある．

　これははっきりと言って前世紀の治療法である．ペンローズドレーンというシリコンドレーンがあるのだ．シリコンが組織に対して刺激作用がほとんどないことは常識である．ガーゼでドレナージができるということだけは，絶対に考えないで欲しいとお願いする．

Supplement 3

後書きに代えて

　著者の習性ではあるが、最初は軽い気持ちで始めたものが、途中から本気になってしまっていつの間にか徹底的に追求しないと治まらない状況になることがよくある．本書改訂第3版は、まさにその状況でようやく完成にこぎつけることができた．

　「外来手術アトラスも約10年になるので、そろそろ改訂を考えては」という、文光堂浅井顧問の言葉は著者には実は「渡りに船」で、「もう少し症例を加えて充実させたい」という考えを持っていたので、これも即OKという感じで引き受けることにしたのであった．

　それがやり始めて見ると、あれも入れたいこれも入れたいで、どんどん内容は増えていくばかりとなってしまった．おかげで内容はかなり充実したものとなり、これから外科医として実力を上げていこうという若い先生方にはお役にたてるものになったと思う．

　著者はまだまだ現役の形成外科医である．それも第一線のクリニックで診療に当たっている．毎週5日間、朝9時から夜9時まで診療、その中で、毎日4，5時間は手術で、平均5，6例の手術をこなしている．今後もそのペースは続く予定である．そのほとんどがいわゆる外来手術である．本書に紹介したような症例はその中のほんの一部である．手術方法や皮切のデザインは、経験に裏打ちされたものであるから、自信を持ってお勧めしたいものばかりである．

　著者は開業してからの方がどんどん手術をできるという境遇に身を置いたことを誇りに思い、幸運だと思っている．外科医は所詮は「職人」である．またそうあるべきである．そういう道を目指す人に読んで頂きたい．本書はそういうメッセージを込めて執筆した．すべての外科系のレジデントの先生方に、本書を読んで頂き、形成外科的発想を少しでも身につけて頂きたいと願う次第である．

索引

欧文索引

Abbe flap 法　263, 266
abdominal flap　62, 64
advancement 法　60
atraumatic technique　17
axial pattern flap　59
blanket suture　27
bolster suture　221
Bunnell 法　33
Bürow の三角　52, 136
chalazion　187
chest flap 法　335
cross finger flap 法　62, 337
cross leg flap　63
crow nail deformity　327
crown excision 法　55, 60, 258, 277, 285, 292, 295
cupid's bow の形成手術　265
delay　413
delayed flap 法　65
distant flap　62
dog ear　262
dog ear の修正法　79, 81
dog ear の予防法　81
double crown excision 法　286, 296
dressing の方法　110
dressing の目的　109
Dufourmentel flap　62, 64, 373
Dufourmentel flap 法　53
fish mouth　327
fish mouth incision　343
4-flap Z-形成術　75, 358
4-flap 法　73
5-flap Z-形成術　76, 366
5-flap 法　73

free composite graft　237
island flap　62
Kleinart 法　33
Kutler 法　330
Limberg flap　62, 64, 129
Limberg flap 法　53
mesh skin graft　88
minigraft　157
mistake words　104
over and over suture　27
palmar flap　63, 64
palmer flap 法　340
pH 調整　10
random pattern flap　59
rotation flap　61
rotation flap 法　54
serial excision　124
step 状形成術　408
T 字状縫合　388
tissue expander　70, 126
transposition flap　62, 246
trap door wound　38, 40
V-Y advancement 法　51, 52, 60
V-Y 三角弁法　330
V-Y 皮弁法　143, 183, 253, 278
W-形成術　68, 138, 169, 307, 308, 310, 316, 407
W-形成術的切除法　299
W-形成術の基本ルール　77
W-形成術のデザイン　139
wave line 形成術　365, 406, 408
wave line 切除法　362, 389
wave line 切除縫合術　386
wet sponge　110
wrestler ear　204
Y-Y 皮弁法　258

Z-形成術　70, 161, 358
Z-形成術の基本　70
Z-形成術の目的　72, 74
Z-形成術のデザイン　305

和文索引

あ行

アキレス腱部の瘢痕ケロイド　409
足の合趾症　422
アドソンの有鉤鑷子　3
アポクリン汗腺　393
居直りワザ　287
犬咬創　263
腋臭症手術　393
エクボ変形　303
エスマルヒ駆血帯　13
遠隔皮弁　62
遠隔皮弁法　58
横転皮弁　62
折れ耳　223

か行

外傷処置の 3 原則　36
外傷性入れ墨　36, 260
回転皮弁　61
回転皮弁法　266, 375
顔の皮切線　44
下顎の瘢痕ケロイド　271
下顎部の母斑　297
下眼窩神経ブロック　11
下眼瞼の睫毛内反症　192
下口唇赤唇部の母斑　293
下口唇赤唇部付近の母斑　291
下口唇の全層欠損　267
過伸展位固定　348
下腿の degloving injury

399
下腿の挫創　397
下腿の小潰瘍　400
カラーマッチ　89, 103, 401
眼縁の母斑　185
眼瞼黄色腫　180
眼瞼霰粒腫　187
陥入爪　416
顔面神経麻痺　189
気管切開瘢痕　377
キシロカインショック　8
逆タイオーバー固定法　334
吸収性，多線維の合成糸　105
頬部挫滅創　300
頬部切創　301
頬部多発性瘢痕拘縮　304
胸部の瘢痕ケロイド　379
胸部の母斑　391
挙筋前転法　196
局所皮弁法　57, 79, 245, 338
局所麻酔剤　8
局所麻酔術　8
極量　8, 9
筋皮弁法　58
筋膜移植術　200
軀幹部の皮切線　46
矩形の皮膚欠損　51
久保法　220
くり抜き三叉路縫合　298
くり抜き半寄せ法　241, 247, 254, 274, 278, 281, 292
くり抜き法　288
くり抜き縫合法　183, 243, 253, 275, 280
頸部の瘢痕拘縮　376
血管再生期　87
血管収縮剤　9, 10
血腫の除去方法　102
血腫判別法　102
楔状デブリードマン　120
結膜連続縫合　150

ケロイドの好発部位　115
ケロイドの手術療法　117
ケロイドの治療　115
腱鞘切開法　371
減張切開　51
腱縫合法　34, 344, 355
腱縫合法（Kleinart法）　346, 351
腱縫合法（津下法）　345
口角部の瘢痕　307
合指症　369
口唇部挫創　259
口唇部の瘢痕拘縮　269
口唇裂の二次修正手術　270
骨腫　145
コンタクトレンズ眼瞼下垂　197

さ行

再接着法　343
採皮部の選択　88
採皮部の選択と原則　89
採皮用剃刀　399
三叉神経　11
三叉路方向の縫合線　174
3点縫合法　25
耳介血腫　204
指間形成術　369
趾間形成術　422
指間の瘢痕拘縮　358
死腔　29
ジグザグライン切除　390
指屈筋腱断裂　344
止血鉗子　4
指手掌側の瘢痕　357
指掌部の皮膚欠損　333
持針器　4
耳垂部粉瘤　208
耳垂裂　217
指尖部挫断創　328
指尖部挫滅創　325, 327
指尖部切断創　340, 343
指尖部の皮膚欠損創　324
脂腺母斑　129

耳前瘻孔　215
膝関節部の瘢痕　403, 405
膝部の皮切線　45
指中節部の挫断創　332
指軟部組織欠損創　335
指背側皮膚欠損創　339
指背部切創　347
脂肪腫　144
手関節部の切創　353
手関節部の瘢痕拘縮　362
樹脂ギプス包帯　350
手術器具　2
手掌側腱露出創　338
手掌の皮切線　44
手掌部の瘢痕拘縮　360
手掌部の皮膚欠損　331
術後瘢痕の赤み　114
手背の皮切線　44
手背部瘢痕拘縮　359
上眼瞼縁の母斑　178
上眼瞼の睫毛内反症　190
上眼瞼の瘢痕拘縮　160
上眼瞼鼻根部の多発瘢痕　159
上口唇の全層欠損　264
上口唇の皮膚欠損　261
上口唇部擦過創　260
掌側三角弁法　329, 300
静脈内局所麻酔法　13
睫毛内反　190
睫毛内反症　193
植皮術　252
植皮片の厚さと生着率　85
植皮片の壊死　87
植皮片の穿孔処理　93
植皮片の縫合法　94
ショック症状　9
神経ブロック　12
真性ケロイド　117
人中部下方の母斑　278
人中部上方の母斑　283
伸展皮弁　59, 265, 267, 268
浸透圧差　10

真皮縫合法　26
水平マットレス縫合　25
スキンフック　4, 20
スタール耳　229
ステロイド局注療法　116
生食ガーゼ　110
赤唇縁にかかる母斑　275
赤唇縁のずれ　259
赤唇部の母斑　290
切除半寄せ法　244
前額部母斑　141
前胸部の線状瘢痕ケロイド　382
剪除法　393
全層植皮術　88
先天性眼瞼下垂　195
前頭筋吊り上げ法　199
爪下外骨腫　368
爪甲整復術　323
爪床形成　419
爪床縫合　324
爪剥脱創　323
側胸部の瘢痕ケロイド　384
足趾の潰瘍　413
足底部の母斑　412
足部の瘢痕拘縮　410
組織拡張器　70, 126
組織剪刀　5

た行

タイオーバー固定　94, 98, 101
袋耳　219
大腿部熱傷瘢痕　402
楕円形切除縫合法　244
多合趾症　424
立ち耳　225
多発剥皮創　151
多発瘢痕　168
多発瘢痕ケロイド　311
単一植毛　157, 158
単純縫合　24
単純縫縮術　68, 273
単線維　105

断端形成術　327
弾発指　370
肘関節部瘢痕拘縮　363
中毒症状　9
肘部の皮切線　45
長母指伸筋腱　352
津下法　33
槌指　348
爪の穿刺　322
手場　35
デブリードマン　37, 133
殿部の褥瘡　372, 374
島状皮弁法　57
頭部挫創　120
兎眼症　163, 164, 167
トラニラスト（リザベン）　382, 407
ドラム式のダーマトーム　89
ドレーン　113

な行

内眼角形成術　192
内眼角部の母斑　181
乳房部瘢痕ケロイド　381
熱傷瘢痕　408
熱傷瘢痕拘縮　313

は行

背部の母斑　392
パクレン止血器　5
鼻の巨大な母斑　252
鼻の瘢痕　239
瘢痕性禿瘡　121
半側埋没縫合法　25
半寄せ法　244
ピアス耳垂裂変形　207
ピアス耳のケロイド　210
皮下茎皮弁　63
皮下組織茎皮弁法　57
眉間鼻根部の母斑　142
非吸収性，単線維の合成糸　105
鼻孔縁に近い母斑　276
鼻骨骨折　238

鼻根部挫創　148
鼻唇溝付近の瘢痕　306
鼻唇溝付近の母斑　272
皮切線　43
鼻尖正中部以外の母斑　243
鼻尖正中部の母斑　241
鼻背正中部の母斑　249
鼻背部の母斑　243
皮膚欠損処理　49
皮膚欠損層　153
鼻部切創　231
鼻部の皮膚欠損創　234
鼻部の弁状創　232
皮膚縫合の基本　22
皮弁 delay　413
皮弁形成術　57
皮弁遅延法　65
皮弁の長さと幅　59
眉毛の外傷状欠損　157
眉毛の剃毛　171
眉毛部挫創　147
眉毛部の母斑　172
眉毛部瘢痕　155
鼻翼外側基部の母斑　257
ピンセット　3
フェノール法　419, 420
副耳　213
副子固定の原則　111
腹部の瘢痕ケロイド　385
冨士森法　25
部分抜爪　416
プラズマ循環期　86, 87
ブレード糸　106
フロントガラス損傷　134, 159
粉瘤　315
弁状創　39, 40, 397
弁状創瘢痕　137, 308
弁状創皮弁壊死　398
縫合材料　105
紡錘形の皮膚欠損の修復　51
紡錘状切除術　316
紡錘状切除縫合　140
ぼかし効果　73, 310

索引　429

母趾形成術　423
母指伸筋腱断裂　352
母趾多合趾症　423
母指背側皮膚欠損創　336
ホッチキス縫合　132

ま行

巻き爪変形　419
マットレス縫合　24
無鉤鑷子　20
メス　2
メスを走らせる　19
滅菌テープ　114

毛細血管直接吻合期　86, 87
網状植皮術　88
毛流の方向　128
森も観ながら木を観る　112
もろ刃の刃　22

や行

有鉤鑷子　20
遊離植皮術　85, 326, 361
遊離植皮術の生着メカニズム　86
遊離複合移植　236, 237
指の瘢痕拘縮　356

ら行

菱形皮弁　129
菱形皮弁法　246
両側 V-Y 皮弁法　184
輪郭線部の母斑　320
ループ糸（津下式）　345
連続 Z-形成術　70, 72, 75, 356
連続縫縮術　70, 124, 319, 377
老人性眼瞼下垂　198, 195

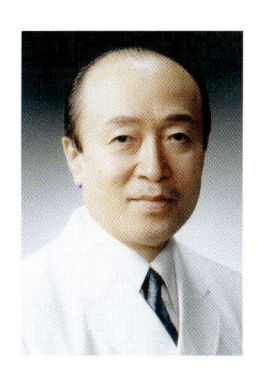

[著者略歴]

市田正成 (いちだまさなり)

1945年2月13日生まれ
1970年　京都府立医科大学卒業
　　　　同大学整形外科学教室入局
1974年　朝日大学附属村上記念病院整形外科助手
1977年　北里大学形成外科学教室講師
1979年　京都府立医科大学眼科学教室　客員講師兼任
1980年　朝日大学附属村上記念病院形成外科講師
　　　　近畿大学皮膚科形成外科　非常勤講師兼任
1985年　市田形成外科開業
1995年　医療法人社団いちだクリニック（改称）理事長，院長
　　　　現在に至る

公職
日本美容外科学会常任理事
1998年，日本美容外科学会会長を務める（第21回日本美容外科学会総会開催）
日本臨床形成美容外科医会理事

著書
形成外科手術アトラスⅠ，Ⅱ（共著）
美容外科手術プラクティス1，2（編著）
スキル美容外科手術アトラス
　第1巻　眼瞼
　第2巻　脂肪吸引・注入術

現住所
いちだクリニック
〒500-8351　岐阜県岐阜市清本町10-18
TEL　　058-253-5911
FAX　　058-252-2481
E-mail　mail@ichida-clinic.com

検印省略

スキル外来手術アトラス
─すべての外科系医師に必要な美しく治すための基本手技─

定価（本体 22,000円＋税）

実地医家のための外来小手術アトラス	1988年5月19日	第1版	第1刷発行
(改題)実地医家のための外来手術アトラス	1997年10月31日	第1版 (第2版)	第1刷発行
(改題)スキル外来手術アトラス	2006年4月24日	第3版	第1刷発行
	2020年11月22日	同	第7刷発行

著　者　　市田　正成（いちだ まさなり）
発行者　　浅井　麻紀
発行所　　株式会社 文光堂
　　　　　〒113-0033　東京都文京区本郷7-2-7
　　　　　TEL（03）3813-5478（営業）
　　　　　　　（03）3813-5411（編集）

Ⓒ市田正成, 2006　　　　　　　　　　　印刷：壮光舎印刷，製本：ブロケード

ISBN978-4-8306-2616-6　　　　　　　　　　　　　　　　Printed in Japan

・本書の複製権，翻訳権・翻案権，上映権，譲渡権，公衆送信権（送信可能化権を含む），二次的著作物の利用に関する原著作者の権利は，株式会社文光堂が保有します．
・本書を無断で複製する行為（コピー，スキャン，デジタルデータ化など）は，私的使用のための複製など著作権法上の限られた例外を除き禁じられています．大学，病院，企業などにおいて，業務上使用する目的で上記の行為を行うことは，使用範囲が内部に限られるものであっても私的使用には該当せず，違法です．また私的使用に該当する場合であっても，代行業者等の第三者に依頼して上記の行為を行うことは違法となります．
・JCOPY〈出版者著作権管理機構 委託出版物〉
本書を複製される場合は，そのつど事前に出版者著作権管理機構（電話 03-5244-5088，FAX 03-5244-5089，e-mail : info@jcopy.or.jp）の許諾を得てください．